Wolfgang Radlegger

Geschichte anders notiert

Ein Kalendarium

EDITION TANDEM

Das ist eine andere Geschichte

Den Spruch „Meine Hand ist hart, aber lieblich mein Gemüt" beherzigend, schnitt man (Anmerkung: die Repräsentanten der Kolonialregierung) den Bestraften erst die Zunge ab, dann entmannte man sie und brandmarkte ihre Wangen mit dem holländischen Wappen. In diesem Zustand mussten sie den Rest ihrer Tage immerzu angekettet arbeiten.

So beschreibt Cornelis Gerard Anton de Kom die Entscheidung der holländischen Kolonialregierung in Suriname, zum Tode verurteilte Sklaven ihren Besitzern abzukaufen, um sie dann in lebenslanger Zwangsarbeit zu „nützen". Dies veranlasste einen Herrn Godefroy zu der Dreistigkeit, Schadenersatz für 28 von ihm selbst exekutierte Sklaven zu fordern. Die holländische Verwaltung hatte Verständnis für sein Begehren und zahlte ihm tatsächlich 5.600 Gulden. Das ist nur eine von vielen bestürzenden Begebenheiten, die wir durch de Koms Buch „Wir Sklaven von Suriname" erfahren und die europäische Geschichtsbücher ihren Lesern vorenthalten. Erst in der am 22. Juni 2020 der Öffentlichkeit vorgestellten Bildungsrichtlinie für das Fach Niederländische Geschichte im Schulunterricht ‚Canon van Nederland' wurde Anton de Kom als einer von insgesamt 50 Themensträngen aufgenommen.

De Kom starb kurz vor Ende des Zweiten Weltkrieges in einem sogenannten KZ-Auffanglager (Sandbostel), in das er als Widerstandskämpfer gegen die deutsche Besatzung der Niederlande eingeliefert worden war. Man möge sich vor Augen halten: Ein Mensch, der in den Niederlanden wegen seines Buches behördlicher Verfolgung und wegen seiner schwarzen Hautfarbe ständigem Rassismus ausgesetzt war, entschloss sich trotzdem, aktiv am Widerstand teilzunehmen, obwohl er der Gestapo wegen seines Engagements für die Kommunisten bekannt war.

Sein Vater war in der Sklaverei geboren worden, die die Niederlande als letzter europäischer Staat erst 1863 abgeschafft hatten. Durch seine „Sklaven von Suriname" wurde de Kom zu einem Pionier der antikolonialen Geschichtsschreibung und für mich ein letzter Anstoß, das vorliegende Buch zu verfassen. Insbesondere eine Erinnerung de Koms hat mich dabei geleitet, wenn er „Die Geschichte des Vaterlandes" beschreibt:

Wenn uns kleinen Negerjungen, Kindern oder Enkeln von Sklaven, auf der Schule die Geschichte des Vaterlands gelehrt wurde, war das natürlich die Geschichte der weißen Kriegsherren. Vor der Klasse standen die ehrwürdigen Brüder von Tilburg und unterwiesen uns in den Heldentaten von Piet Hein und de Ruiter, von Tromp und de Evertsen und Banckert. Wir schwarzen Kinder auf den Hinterbänken (die vorderen waren für die Söhne und Töchter der Europäer bestimmt), zermarterten uns die Köpfe, um die Jahreszahlen der holländischen, bayerischen und burgundischen Fürstenhäuser auswendig zu lernen. Wir, die mit dem Stock bestraft wurden, wenn wir es wagten, innerhalb der Schulmauern unsere eigene „surinamische Sprache" zu sprechen, mussten

Das ist eine andere Geschichte

uns sowohl für den Aufstand von Claudius Civilis begeistern wie auch für das tapfere Verhalten von Wilhelm dem Schweiger. Wir, die die Namen der Aufständischen Bonni, Baron und Joli Coeur vergebens in den Geschichtsbüchern suchten, strebten danach, für das Examen schnell und gewissenhaft die Namen und Jahreszahlen der niederländischen Gouverneure herunterzuleiern, unter deren Regierungszeit man unserer Väter als Sklaven importiert hatte.

Und das System funktionierte. Keine bessere Methode, um das Minderwertigkeitsgefühl bei einer Rasse zu züchten, als diesen Geschichtsunterricht, in dem ausschließlich die Söhne eines anderen Volkes genannt und gepriesen wurden. Es hat lange gedauert, bis ich mich gänzlich von der fixen Idee befreit hatte, dass ein Neger immer und ausnahmslos weniger wert sei als ein Weißer.

Wie anders ist da meine „weiße" Erinnerung: Eroberer waren „Entdecker"; Räuber indigenen Landes nannte man „Pioniere"; Europäer brachten Kultur und Zivilisation; Missionare sorgten dafür, dass auch „Negerlein" in den Himmel kommen könnten; Indianer waren erpicht auf „Skalps" und weiße Frauen; Amerikaner mussten sich gegen japanische „Kamikaze" zur Wehr setzen, nachdem Pearl Harbour hinterlistig angegriffen worden war; der „Commonwealth of Nations" entpuppte sich als eine fröhliche Völkerschar, die sich unter dem huldvollen Szepter der britannischen Königin tummelte, und Swakopmuend, Walfisbay und Windhuk erweckten nostalgische Erinnerungen an deutsche Spuren auf dem „Dunklen Kontinent". Die Überlegenheit der Europäer als Synonyme für die „Weißen" brauchte gar nicht besonders betont zu werden, sie ergab sich schlicht und wenig ergreifend aus der Geschichtsdarstellung selbst.

Da ich die Grundschule in Buenos Aires besuchte, möchte ich noch eine Erinnerung hinzufügen, die in dieses Bild passt: Alle Helden des Unabhängigkeitskampfes gegen die „Spanier" in Südamerika waren weiß – als ob es die indigene Bevölkerung gar nicht gegeben hätte, obwohl sie einen beachtlichen Teil derer stellte, die an vorderster Front den Kopf hingehalten haben.

Ich frage mich, wieviel sich in den letzten sechs Jahrzehnten daran geändert hat, und komme zum Ergebnis, dass „Geschichte" immer noch europäische Geschichte mit eine paar Anhängseln bedeutet: das alte Ägypten, Babylonier, Assyrer und Phönizier, die Perser, von dem Makedonier Alexander besiegt, die Hunnen, Awaren, Ungarn und Mongolen als asiatische Reitervölker, die europäische Zivilisation und Kultur bedrohen, Spanier und Portugiesen als Entdecker und Seefahrer, denen die „Neue Welt" zu verdanken ist, der Seeweg nach Indien und die erste „Weltumsegelung", notgedrungen etwas China, Indien als Perle des britischen Kolonialreiches, Australien als Sträflingskolonie, die amerikanische Unabhängigkeitserklärung als Leuchtturm der Zivilisation und sonst Krieg, viel Krieg, eigentlich fast alles Krieg, der bekanntlich ja auch Vater aller Dinge ist.

Das ist eine andere Geschichte

Daher schreibe ich von den Ereignissen und Personen, die eine andere Geschichte verkörpern. Ich bediene mich dabei des Gregorianischen Kalenders, weil auch er Zeichen der europäischen, weißen Vorherrschaft ist, Prototypus der Globalisierung unter einem Vorzeichen, wie die nachstehende Darstellung anderer, noch existierender Kalendersysteme zeigt:

2021 ist im
Armenischen Kalender 1469-1470
Äthiopischen Kalender 2013-2014
Badi-Kalender 177-178
Bengalischen Kalender 1427-1428
Berber-Kalender 2971
Buddhistischen Kalender 2565
Byzantinischen Kalender 7529-7530
Chinesischen Kalender 4717-4718 oder auch 4657-4658
Hebräischen Kalender 5781-5782
Hindu-Kalender Vikram Sambat 2077-2078
Shaka Samvat 1943-1944
Iranischen Kalender 1399-1400
Islamischen Kalender 1442-1443
Japanischen Kalender Köki 2681
Koptischen Kalender 1737-1738
Koreanischer Kalender Daugun Ära 4354
Seleukidischen Kalender 2332-2333
Thai-Solar Kalender 2564

Jetzt könnte man der Annahme verfallen, der Gregorianische Kalender sei deshalb weltumspannend in der Anwendung, weil er der präziseste ist (der genaueren Berechnung wegen hat er schließlich ja auch den Julianischen – nach Julius Cäsar benannt – abgelöst). Das ist jedoch eine Fehleinschätzung. Der persische Sonnenkalender, auch Iranischer Kalender genannt, ist einer der präzisesten auf der Welt. Er besitzt eine Genauigkeit mit einer Abweichung von einem Tag in 110.000 Jahren. Auch der Maya-Kalender, eingeführt etwa ein halbes Jahrhundert vor unserer Zeitrechnung, ist noch immer doppelt so exakt wie der seit 1582 geltende, von Papst Gregor XIII. eingeführte.
Das mathematische und astronomische Wissen war in anderen Regionen schon sehr weit entwickelt, als die Katholische Kirche noch in Scheiben dachte, um die sich Sonne und Sterne drehten.

Das ist eine andere Geschichte

Sucht man nach der ursprünglichen Bedeutung des Wortes „Kalender", so erfährt man, dass das römische „Calendarium" ein Schuldbuch war – also ein Verzeichnis der Calendare, der jeweils ersten Tage der antiken Monate, an welchen Darlehen ausgezahlt und Darlehensrückzahlungen fällig wurden. Terminkalender sind konsequenterweise moderne Aufzeichnungen darüber, wem wir eine Begegnung schulden oder von wem wir eine solche einfordern. Soll und Haben an Kontakten gewissermaßen. Festzustellen, für wen dabei wann die Stunde schlägt, war noch nie so einfach wie heute, denn jedes Handy, das man mit sich herumschleppt, zeigt Tag und Stunde an, ergänzt mit anderen nützlichen Hinweisen wie etwa Terminerinnerungen und Wettervorhersagen, Stauwarnungen, offenen Tankstellen und empfehlenswerten Restaurants.
Aber es gab auch Epochen, in denen Kalender im heutigen Sinn noch nicht existierten. Dem Menschen wurde durch das Beobachten seiner Umwelt bewusst, dass dem Licht des Tages die Dunkelheit der Nacht folgte, wobei es Abschnitte gab, wo das eine deutlich länger als das andere war und umgekehrt. Auch war nicht zu übersehen, dass die Sonne heißer brannte, wenn die Tage länger waren, und es kälter wurde, wenn die Nacht überwog. Dazu kam jene grausilberne Scheibe des Mondes, die regelmäßig zu- und abnahm und zumeist verschwand, wenn die Sonne am Horizont auftauchte. Für die Menschen dieser Zeit war es lebenswichtig, einschätzen zu können, ob es heißer oder kälter werden würde, ob mit einer Regenzeit gerechnet werden musste, ob Trockenheit bevorstand, welche Früchte zu welcher Jahreszeit essbar waren und wann die Tierherden wanderten, die es zu jagen galt.
Kurz und gut – die Zeit einzuteilen und das Kommen und Gehen von Tag und Nacht in den Jahreszeiten zu beobachten, war für die Menschen von einer Bedeutung, die wir schon längst vergessen haben, weil wir uns von diesen Wirkungen der Zeit entfernt haben. Zu den schlimmsten Beispielen dieser scheinbaren Emanzipation gehören Ski- und Eislaufhallen in arabischen Wüsteneien und „Rund um die Uhr Shops" in immer mehr Städten, die uns permanenten Konsum einreden.
Und so wundert es nicht, dass Zeugnisse ältester Kulturen, wie etwa Stonehenge, nicht nur kultischen Zwecken dienten, sondern den Versuchen gewidmet waren, die Dauer des Jahres und zyklisch wiederkehrende Himmelsereignisse wie Sonnenwende und Tag- und Nachtgleiche zu bestimmen.

Der Gregorianische Kalender – ebenfalls ein Sonnenkalender – brachte eine Abweichung von nur 27 Sekunden im Jahr. Daher brauchen wir uns bis zum Ende des 49. Jahrhunderts keine weiteren Gedanken über die Folgen von Zeitverschiebungen zu machen und können uns naheliegenderen Gefahren wie Atomkriegen oder der Klimaerwärmung widmen.

Das ist eine andere Geschichte

Die Verbesserung gegenüber dem Julianischen Kalender wurde erreicht, indem das durchschnittliche Jahr eben nicht mehr aus 365,25 Tagen, sondern nur mehr aus 365,2425 Tagen besteht – kleine Ursachen, große Wirkungen also!
Die Verspätung des Kalenders gegenüber den Jahreszeiten wurde im Jahr der Einführung, also 1582, dadurch korrigiert, dass man zehn Kalendertage ausließ. Es gibt sie einfach nicht. Vom 4. Oktober 1582 an entstand ein „Kalenderloch" und es wurde einfach mit dem 15. Oktober weitergezählt.
Gewissermaßen ein Nebenprodukt der Kalenderreform war auch, dass der Jahresbeginn offiziell auf den 1. Januar verschoben wurde, der sich auf Grund des Namens (lat. Ianua bedeutet „Tür") und der zeitlichen Nähe zum Christfest und der Wintersonnenwende als Neujahrestag anbot.

Im Mittelalter hatte das Jahr nämlich an unterschiedlichen Tagen begonnen, darunter Weihnachten, Ostern und Maria Verkündigung. Um es noch komplizierter zu machen: Der päpstlichen Bulle Gregors war eine Liste beigefügt, die die restlichen Feiertage 1582 bis zum 31. Dezember und die des ganzen folgenden, neu aufgeteilten Jahres (und aller zukünftigen) aufführte. So kam es zu Überschneidungen von elf Tagen zwischen dem abgelösten julianischen und dem neuen gregorianischen Kalender.
Um die höhere Kalendermathematik noch zu vervollständigen, sei darauf verwiesen, dass der 15. Oktober 1582 als erster Geltungstag des Gregorianischen Kalenders nur im Heiligen Römischen Reich Deutscher Nation und anderen katholischen europäischen Ländern galt, während sich die weltweite Ausbreitung bis ins 20. Jahrhundert verzögerte (Griechenland 1923 und China 1949).
Da man alles und jedes als Vorwand für Streitereien verwenden kann, blieb das auch beim Kalender nicht aus – der Kalenderstreit in Augsburg und die Kalenderunruhen in Riga sind bezeichnende Beispiele dafür. Die nicht zeitgleiche Einführung in verschiedenen Ländern hat auch skurrile Folgen: so sind die Sterbedaten von William Shakespeare und Miguel de Cervantes zeitgleich mit 23. April 1616 angegeben, obwohl der Engländer den Spanier um zehn Tage überlebt hat. Auf der anderen Seite wurden alle Menschen, die in einem der damaligen Länder die Kalenderumstellung erlebten, der „Papierform" entsprechend um zehn Tage älter, als ihre tatsächliche Lebensdauer ausmachte.
Da eine nicht unbeträchtliche Zahl an Menschen, die mit uns leben, der Religion Mohammeds anhängen, mag es zumindest für Neugierige von Interesse sein, was den Islamischen Kalender von dem bei uns gebräuchlichen unterscheidet.
Zum ersten ist er ein reiner Mondkalender. Seine Kalenderjahre bestehen aus zwölf Mondmonaten zu 29 oder 30 Tagen und sind im Durchschnitt 354 1/3 Tage lang und somit etwa elf Tage kürzer als die durchschnittlichen gregorianischen Kalenderjahre.

Das ist eine andere Geschichte

33 Jahre islamischer Zeitrechnung entsprechen also ungefähr 32 Jahren der Christenheit. Die Folge ist, dass in diesem Zeitraum die Daten des islamischen Jahres einmal das Sonnenjahr durchwandern. Der Fastenmonat Ramadan fällt damit in jede unserer Jahreszeiten – vom Hochsommer bis zum tiefsten Winter.
Das islamische Jahr 1441 hat am 1. September 2019 begonnen und der 9. Monat des islamischen Kalenders, also der Ramadan, entfällt auf die Zeit 23. April bis 23. Mai 2020, nachdem die prophetische Anweisung lautet: *Fastet erst, wenn ihr sie* (die Mondsichel) *seht, und brecht das Fasten erst, wenn ihr sie wieder seht*.
Dass „Ramadan" aus dem Arabischen übersetzt „der heiße Monat" bedeutet, mag für einen in Skandinavien lebenden Muslim nur insoferne tröstlich sein, als die Zeit von Sonnenaufgang bis Sonnenuntergang (wo das Fastengebot gilt) in den kältesten Wintermonaten am kürzesten ist.
Wenn Sie andererseits am Samstag, dem 5. Oktober 2019 irgendwo gelesen haben, es wäre der 6. Tischri 5780, so haben Sie eine jüdische Kalenderangabe vor sich, deren Zeitrechnung 3761 v. Chr. (nach gregorianischer Zählung) beginnt. Ein Jahr hat da gewöhnlich zwölf Mondmonate (354 Tage) und wird durch Schaltjahre mit 13 Mondmonaten (384 Tage) ergänzt.
Das jüdische Jahr beginnt heute im Herbst mit dem Tischri, der nach jüdischer Auffassung der Monat ist, in dem die Menschheit erschaffen wurde.
Die biblische Schöpfung ist dabei nach den Berechnungen des Rabbi Hillel II. auf Grund biblischer Chroniken im Jahr 3761 v. Chr. angenommen, was fromme Juden und christliche Fundamentalisten glauben lässt, wir würden im letzten Viertel des sechsten Jahrtausends leben. Sarah Palin, die schräge Ikone der amerikanischen *Teaparty*-Bewegung, wird da sicherlich zustimmen. Nicht unerwähnt darf jedoch bleiben, dass es außer dem christlichen, islamischen und jüdischen Kalender noch eine Vielzahl an heute noch regional gebräuchlichen Kalendern gibt, deren bloße Aufzählung nur Verwirrung stiften würde. Da sie sich auf Weltgegenden außerhalb Europas beziehen, möchte ich mich auf den Hinweis ihrer Existenz beschränken, wo wir doch nicht einmal alle Probleme unseres gregorianischen Kalenders bewältigt haben.
So gibt es ein Jahr „Null“ nicht – oder vielleicht doch? In der von Historikern angewendeten traditionellen christlichen Zeitrechnung endet das Jahr 1 vor Christi Geburt am 31. Dezember und am nächsten Tag beginnt der 1. Januar des Jahres 1 nach Christi Geburt.
Dazwischen müsste also Christus geboren sein – wie lässt sich das allerdings mit dem 24. Dezember vereinbaren? Ich weiß keine Antwort darauf, was aber wahrscheinlich gar nicht so wichtig ist, weil nach neuesten Forschungsergebnissen Christus tatsächlich vier bis sechs Jahre früher auf die Welt kam. Er war also schon einige Jahre älter, als es in der bisherigen Überlieferung dargestellt wird.

Historisch zutreffender wäre also, wenn wir statt von „Christi Geburt“ von ,,vor und nach unserer Zeitrechnung“ sprechen.
Im Übrigen spielt es keine große Rolle, wann Jesus Christus geboren wurde. Denn der Geburtstag als Markstein des Lebens ist laut Kirchenvater Origines „heidnische Praxis". Im Christentum gilt der Todestag als Geburtstag, nämlich für den Eintritt in das wahre, in das ewige Leben.
Gefeiert wird im traditionellen christlichen Glauben daher kein Geburtstag, sondern der Namenstag, also der Gedenktag des Heiligen gleichen Namens.
Aber zurück zum Ursprung: unser Kalender beginnt also mit dem 1.1.1, auch wenn es logisch wäre, dass der erste Tag unserer Zeitrechnung mit der Stunde 0 am 1.1.0 beginnt.
Aber weil es eben so nicht ist, begann das 3. Jahrtausend mit dem 1.1.2001, obwohl der 1.1.2000 weltweit als Eintritt ins neue Jahrtausend gefeiert wurde.
Unser Kalender beginnt aber auch deshalb mit dem 1.1.1, weil man im frühen Mittelalter die Null nicht kannte und Dionysius Exigius, ein skythischer Mönch, der in Rom lebte, der eigentliche Begründer der christlichen Zeitrechnung ist, die er im Jahr 525 erstmals vorschlug. Warum es bis zu ihrer Umsetzung noch mehr als 1.000 Jahre brauchte, weiß ich nicht, sondern kann es höchstens vermuten: Weil erst dann die zehn Tage Unterschied bewirkten, dass das Osterfest spürbar zu früh begangen wurde. Aber vielleicht war es auch ganz anders – die Zahl der „verschluckten" Tage wäre geringer gewesen und Shakespeare und Cervantes hätten eben kein gleiches Sterbedatum. Aber bevor es zu kompliziert wird, möchte ich noch ein anderes Kalenderthema aufgreifen, welches ebenfalls nicht ins allgemeine öffentliche Bewusstsein gedrungen ist: nämlich die Frage des Wochenbeginns.

Wann ist eigentlich Wochenanfang?
Nach jüdischer und christlicher Tradition beginnt die Woche mit dem Sonntag. Der siebente Tag, an dem geruht werden soll, ist also konsequenterweise bei den Juden der Sabbat. So wird es heute auch in den USA, in Israel, arabischen Ländern sowie Japan und China gehandhabt. Auch der deutsche „Mittwoch“ ist von Sonntag und nicht von Montag her gesehen in der Mitte der Woche gelegen.
Dennoch ist in den Kalendern der meisten europäischen Staaten der Montag als erster Tag der Woche verzeichnet, und unter „Wochenende" versteht man gemeinhin die Samstage und Sonntage.
Dass der Sonntag ein Ruhetag ist, hat immerhin eine bis Kaiser Konstantin zurückzuverfolgende Geschichte, da im Jahr 321 n. Chr. in der damaligen Gesetzgebung die Arbeits- und Gerichtstagsfreiheit fixiert wurde. Um sich vom Judentum abzugrenzen, bestimmten Kaiser Konstantin und vier Jahre später Papst Silvester I. nach dem Konzil

von Nicäa gemeinsam den Sonntag als Ruhetag und verwarfen den Sabbat. Im Laufe des 19. Jahrhunderts und der zunehmenden Industrialisierung, die eine extreme Fremdbestimmung der Arbeit mit sich brachte, zerbrach diese althergebrachte Ordnung und der Sonntag wurde zunehmend zum Arbeitstag.

Der Acht-Stunden-Tag und der Sonntag als Ruhetag wurden zu Kampfbegriffen der organisierten und politisierten Arbeiterschaft, die sich Zug um Zug Zugeständnisse in der Sozialgesetzgebung sicherte. Der Schutz der Sonntagsruhe wurde für bestimmte, gesetzlich genau definierte Zwecke und Veranstaltungen solange durchbrochen, bis die Ausnahmen immer mehr wurden und es gelang, den Konsumenten als Verbündeten für eine weitgehende Öffnung zu gewinnen.

Im Kampf gegen eine stets weiter voranschreitende Regelung, bei der die Salamitaktik angewendet und zur Verschleierung der eigentlichen Absichten von einer „Liberalisierung" gesprochen wird, die es dem Konsumenten ermöglichen soll, alles zu jeder Zeit kaufen zu können, finden sich Gewerkschaften und christliche Kirchen Seite an Seite.

Leider sind es vermehrt Rückzugsgefechte, die da inszeniert werden, weil die Entsolidarisierung der Arbeitnehmer dazu geführt hat, dass sie als Konsumenten in die Rolle als „der Kunde ist König" treten und für die berechtigten Wünsche beispielsweise der Verkaufsmitarbeiterinnen nur eingeschränkte Sympathie besitzen. Einwände, die die religiöse Bedeutung der Sonntagsruhe unterstreichen, fallen da sowieso nicht mehr ins Gewicht. Aber immerhin sollte darüber nachgedacht werden, was Daniele Deckes in der FAZ vom 24.12.2017 zur „Arbeitsruhe: In der christlichen Tradition" schreibt: *Jedoch sind die gesellschaftlichen Kosten kaum zu unterschätzen, wenn die Freizeitbedürfnisse der einen dazu führen, dass andere immer mehr „Arbeit für den Sonntag" leisten müssen (wie es beschönigend heißt). Das sieht auch das Bundesverfassungsgericht so. Einerseits, so das Gericht in seiner Entscheidung aus dem Jahre 2009, sei dem Schutz der Sonn- und Feiertage durch die Verfassung ein in der christlichen Tradition wurzelnder Gehalt eigen.*

Doch gehe dieser Sinngehalt mit einer *dezidiert sozialen, weltlichneutralen Zwecksetzung einher: der synchronen Taktung der Zeit. Sie ist ein unabdingbares Element für die Wahrnehmung der verschiedenen Formen des sozialen Lebens, von der Familie bis zum Sport und – ja, auch des Kirchgangs an Sonn- und religiösen Feiertagen.*

Zeitgeschichten

Die „synchrone Taktung der Zeit" – eine Herausforderung auch in anderer Hinsicht, denn mit dem gregorianischen Kalender und seiner weltweiten Verbreitung ist erst ein Teil der „Zeiteinteilung" bewältigt. Denn „high noon" ist nun einmal nicht gleich-

zeitig auf der ganzen Welt „zwölf Uhr mittags", und zumindest zu Silvester bekommen wir eine Ahnung davon, wenn wir bereits viele Stunden vor dem Läuten der Pummerin und dem Erklingen des Donauwalzers die Silvesterraketen in Sidney, Hongkong, und Shanghai fernsehtauglich ins Haus geliefert bekommen. Heutzutage mit all den technischen und kommunikativen Möglichkeiten, die sich zur Feststellung der Uhrzeit auch in den entlegensten Teilen der Welt bieten, ist das zur Selbstverständlichkeit geworden, über die nicht nachgedacht wird.
Aber wie war es in Zeiten, als es diese Voraussetzungen noch nicht gab?
Noch Ende des 19. Jahrhunderts kam die Zeitansage in der damaligen Welthauptstadt persönlich vorbei: Die Engländerin Ruth Belville ging täglich durch London und versorgte die Bewohner mit der korrekten Uhrzeit – sie bestritt damit ihren Lebensunterhalt in dem sonderbarsten Beruf jenes Königreiches, das für Absonderlichkeiten und Skurrilitäten an sich bekannt war: Sie war „Zeithändlerin".
Spiegel-Online berichtet über sie am 28.3.2013: *Von 1892 an konnte man Belville Tag für Tag in den Straßen Londons bei der Arbeit sehen: Jeden Montagmorgen fuhr sie zum Observatorium in Greenwich, um dort ihre Uhr korrekt zu stellen. Anschließend ging sie durch die Straßen der Londoner Innenstadt und des West Ends, klopfte hier und dort an Türen und nahm einen kleinen Geldbetrag entgegen. Dann ließ sie ihre Kunden einen Blick auf „Arnold" werfen* (so nannte sie ihre Uhr, Anm. d. Verf.) *und setzte ihren Weg fort ...*
Fast ein halbes Jahrhundert lang versorgte die „Greenwich Time Lady" wie die Londoner Ruth Belville nannten, die Hauptstadt mit der genauen Uhrzeit.
Das lief so lange gut, bis im Jahr 1936 ein neuer Telefondienst eingeführt wurde, in dem eine freundliche Frauenstimme vom Band jedem auf die Sekunde genau die korrekte Greenwich Zeit verriet.
Am Land – also außerhalb der Hauptstadt – war bis ins 18. Jahrhundert die Messung der Uhrzeit eine recht einfache gewesen: jeder Ort hatte seine eigene. Das führte dann zu Problemen, wenn es eine zeitliche Abstimmung brauchte, denn in ganz England gab es Unterschiede von bis zu 20 Minuten. Aber wen rührte das schon – bis zu dem Zeitpunkt, als ein immer dichter werdendes Eisenbahnnetz Fahrpläne brauchte, die nicht mit Circa-Angaben versehen werden konnten.
Reisende wollten einigermaßen pünktlich umsteigen, Zugunglücke galt es zu vermeiden und mit Hilfe der Telegraphie wollte man auch mitteilen, zu welchem Zeitpunkt man an einem bestimmten Bahnhof anzukommen gedachte.
Die „Railway Time" der britischen Eisenbahngesellschaft Great Western Railway brachte dann ab 1840 eine ortsübergreifende einheitliche Uhrzeit – die erste Standardzeit, die die Welt kannte und die auf der Zeitangabe des Royal Greenwich Observatory aufbaute. In den übrigen Teilen der Welt dauerte es mehr oder weniger

lang, bis sich ein Zeitkoordinationssystem durchsetzte. Und so erinnern wir uns gerne an die vielen Bahnhofsszenen in amerikanischen Western, in denen Pistoleros, den Hut ins Gesicht geschoben, stundenlang geduldig und tabakkauend auf ihren Einsatz warten, während irgendwo in der weiten Prärie Indianer das Ohr horchend an die Eisenbahnschiene legen und ein Summen das Nahen des Zuges ankündigt.

Weltvermessung

Greenwich wurde 1884 zu einer Art Nabel der Welt, denn hier verläuft der Nullmeridian, der die Welt seither in die östliche und westliche Hemisphäre teilt.
Das war kein Zufall, denn als die „internationale Meridiankonferenz" stattfand, auf der man sich auf Greenwich als Nullmeridian einigte, war London das Zentrum eines gewaltigen Empires und sollte es noch ein paar Jahrzehnte lang bleiben. Ab diesem Zeitpunkt gab es die erste weltgültige Standardzeit: Zwölf Uhr Greenwich Mean Time (GMT) war, wenn die Sonne in Greenwich im Zenit stand. Heute allerdings ist nicht nur der Nimbus des Empire verblasst, sondern es gilt die koordinierte Weltzeit (UTC), die das Zeitsignal eines Netzes von Atomuhren an die Schwankungen der Erdrotation anpasst.
Aber zurück zum Jahr 1884: Die Meridiankonferenz, zu der sich Vertreter von 25 Nationen versammelten, nahm zukünftige Machtkonstellationen bereits vorweg, denn sie fand nicht in der Millionenmetropole London, sondern in der vergleichsweise noch immer bescheidenen US-Hauptstadt Washington statt.
Frankreich, das bis zuletzt Paris ins Spiel gebracht hatte, enthielt sich dann bei der Abschlussresolution am 22. Oktober trotzig der Stimme. Nullmeridian, Datumsgrenze, Standardzeit, Zeitzonen: die Welt bekam ein Koordinatensystem übergezogen – Grundlage der globalen Gesellschaft. Dass bald darauf – noch im selben Jahr – in Berlin unter der Federführung Bismarcks eine Aufteilung Afrikas erfolgte, war wohl ein Zufall, aber dem gleichen imperialen Geist geschuldet. Das ist jedoch eine andere Geschichte.
100 Jahre nach der Meridiankonferenz wurde das Koordinatennetz der Erde durch das World Geometric System definiert, das mit einem abstrakten Erdmodell arbeitet: Längen- und Breitengrade sind seither nicht mehr erdgebunden, die Kontinente verschieben sich unter ihnen hindurch – und der Nullmeridian liegt etwa 100 Meter östlich der historischen Linie. Statt Greenwich Mean Time gilt heute die Universal Time Coordinated, die ebenfalls unabhängig von allen Standorten definiert ist.
Raum und Zeit haben sich gewissermaßen emanzipiert und entwickeln sich unabhängig von Ländergrenzen und Kontinentalmassen.
Sowohl die Erdrotation als auch die Umlaufzeit der Erde um die Sonne unterliegen

nach menschlichen Zeitmaßstäben geringfügigen Schwankungen und lassen sich auch nicht mit der nötigen Genauigkeit messen.
Im Atomzeitalter bedienen wir uns daher der Atomzeit, das ist eine Zeitskala, die auf der Atomsekunde basiert, und das „Urmeter“, die bis 1960 gültige Maßverkörperung der Längeneinheit „Meter“, wurde mit Bezug auf die Wellenlänge der Krypton-86-Lampe neu definiert, um nur 23 Jahre später von der Lichtgeschwindigkeit abgelöst zu werden. Auch vom Ur-Kilo hat man sich mittlerweile verabschiedet, und mit 20. Mai 2019 wurde der 130 Jahre lang als Maß geltende Pariser Metallzylinder durch eine bestimmte Anzahl von Silizium-Atomen und zusätzliche Faktoren abgelöst. Die neue Definition war notwendig geworden, weil das Urkilogramm auf rätselhafte Weise stetig an Masse verlor – so viel wie ein Salzkorn möglicherweise. Für Menschen, die sich mit dem Messen befassen und die versuchen, weltweit gleiche Maßeinheiten zu gewährleisten, ist das eine fast genauso große Katastrophe wie das Chaos des Mittelalters, als das Längenmaß „Fuß“ je nach Schuhgröße des jeweiligen Königs variierte.

„Wir sind nicht die Herren der Welt“ betitelt Helmut L. Müller einen Beitrag in den Salzburger Nachrichten (30.04.2021) und führt dabei unter anderem aus:

Die Europäer und die Nordamerikaner glauben weiter, dass ihre Sicht auf das internationale Geschehen das Maß aller Dinge ist. Die „Westler“ übersehen dabei, dass in anderen Erdteilen ganz andere Welt- und Geschichtsbilder herrschen. Das bedeutet: Wenn wir die Geschichte der letzten 150 Jahre aus der Perspektive der nichtwestlichen Länder betrachten, können wir besser begreifen, was jene Staaten antrieb, die bei den geopolitischen Verschiebungen heute eine große Rolle spielen.
Doch eine schlüssige Analyse der veränderten Weltlage gelingt uns nicht, weil die Art und Weise, wie wir unsere eigene Position definieren, sich so sehr unterscheidet von dem, wie die übrige Menschheit auf uns blickt. Selbstbild und Fremdbild klaffen etwa im Fall der Vereinigten Staaten von Amerika besonders weit auseinander.

Er verweist auch auf das Buch des indisch-britischen Politologen Pankaj Mishra „Aus den Ruinen des Empire“, welches ich mit viel Gewinn gelesen habe.
Im Mittelpunkt seiner Erzählung stehen die „subalternen“ Völker mit der Sichtweise der „Anderen“, also jener Völker, die zu Verlierern in den vom westlichen Imperialismus geprägten Machtverhältnissen wurden.

Pankaj Mishra und Anton de Kom standen gewissermaßen Pate für dieses Buch, das sich als Fortsetzung meiner Gedanken in *„Ohne Zweifel für die Schwächeren“* versteht.

... und die Letzten werden die Ersten sein

Dass es eine Art „Kalender" geworden ist, ist Eduardo Galeano zu verdanken, dessen Bücher für mich viele Anregungen enthalten.
Die Auswahl an Menschen und Ereignissen, die ich getroffen habe, ist bewusst höchst subjektiv und wahrscheinlich kein Beispiel für „political correctness", aber damit unterscheide ich mich nicht von zahlreichen Geschichtsdarstellungen, die den Stempel der „Wissenschaftlichkeit" tragen und trotzdem dem Eurozentrismus verpflichtet sind.
Wie heißt es im Evangelium des Matthäus? *Aber viele, die da sind die Ersten, werden die Letzten, und die Letzten werden die Ersten sein.*
Bei der nächsten Jahrhundertwende werden die Europäer, weißen Amerikaner, Kanadier, Australier und Neuseeländer wahrscheinlich kein Zehntel der Weltbevölkerung ausmachen (so es diese überhaupt noch gibt), während es vor 500 Jahren nur Indien und China zahlenmäßig mit den „weißen Herren" aufnehmen konnten. Noch vor 200 Jahren war China die größte Wirtschaftsmacht der Welt und produzierte ein Viertel aller weltweit hergestellten Güter. Das Reich der Mitte ist drauf und dran, dort wieder anzuschließen. Indien, Japan und eine Reihe neuer „Tigerstaaten" werden diese Dominanz Asiens unterstreichen. Afrika, das zu Beginn des 20. Jahrhunderts weniger Einwohner hatte als Europa, wird in wenigen Jahrzehnten das Vielfache aufweisen. Ähnliches gilt für Lateinamerika.

Grund genug, sich etwas mehr mit der Geschichte derjenigen zu beschäftigen, die mehr oder weniger ausgeblendet waren oder eine Statistenrolle im Machtgefüge der Imperien spielten.

... und die Letzten werden die Ersten sein.
Zu den Allerletzten gehörten ohne Zweifel jene Afrikaner, die in ihrer Heimat geraubt und als Ware jenseits des Atlantiks verkauft wurden.
Meine Kalendergeschichten beginnen mit ihnen und ihrem Schicksal auf einer Karibikinsel, wo der Jahresanfang eine große Rolle spielt.
Schon im antiken Griechenland und Rom gab es regelrechte Sklavenaufstände, von denen wohl jener des Spartacus der bekannteste ist.
Weit weniger in Erinnerung ist der Aufstand der Zandsch im arabischen Irak (Gegend um Basra), der erst nach 14 Jahren niedergeschlagen werden konnte und von schwarzen Sklaven ausgelöst worden war.

Zu dieser Zeit waren die Saqaliba (Slawen) als „Weißeste" die angesehensten, während die afrikanischen Zandsch als die Verachtenswertesten galten und für die niedrigsten und schwersten Arbeiten eingesetzt wurden. Wir erleben also hier ein Form des

Rassismus, die den Europäern noch nicht geläufig war, aber dafür später umso perfider beherrscht wurde. Anfang des 16. Jahrhunderts wurden dann die ersten Afrikaner als Sklaven in die Karibik verschifft, weil die einheimische Bevölkerung von eingeschleppten Krankheiten dahingerafft, von Konquistatoren und ihren Mordtruppen umgebracht wurde oder sich allgemein als körperlich zu schwach für die schwere Arbeit in den Bergwerken und auf den Plantagen erwies. Schon bald kam es zu den ersten Aufständen, von denen einige Kalenderblätter Zeugnis geben werden. Der folgenreichste ereignete sich um die Wende vom 18. zum 19. Jahrhundert ausgerechnet auf jener Insel, vor der Kolumbus' Schiff Santa Maria am 25. Dezember 1492 auf einer Untiefe aufgelaufen war. Aus den Überresten seines Schiffes ließ er die erste spanische Festung der Neuen Welt errichten und nannte sie „La Navidad" – nach dem spanischen Weihnachten – und der Geburt Christi. 312 Jahre später war der 1. Januar der Tag der Geburt eines Staates von Sklaven, des ersten auf der Welt, wenn man von der Palmares-Siedlung in Brasilien absieht, die immerhin fast ein Jahrhundert Bestand hatte.

Der folgende Kalender versteht sich nicht als Flaggenparade, denn dafür gibt es mit der Vexillologie (Flaggenkunde) sogar eine eigene Lehre.
Aber zum Jahresbeginn will ich eine Ausnahme machen, weil die zugrundeliegende Geschichte recht skurril ist. Haitis Nationalflagge besteht aus zwei gleich großen, horizontalen Streifen, die oben blau und unten rot angeordnet sind. Sie entstand im Unabhängigkeitskampf gegen Frankreich, indem der weißen Streifen aus der Tricolore entfernt wurde und die beiden verbliebenen Streifen horizontal angeordnet wurden. Es blieb einem Sportfunktionär namens Eduard Alexandrowitsch von Falz-Fein ausgerechnet bei den Olympischen Spielen in Berlin vorbehalten, die Identität mit der Liechtensteinischen Flagge zu bemerken. 1937 wurde dieser dann, um Verwechslungen zu vermeiden (etwa bei aufmarschierenden Sportkohorten oder Fußballländerspielen) der Fürstenhut hinzugefügt. Bei aller völkerverbindenden Kraft Olympischer Spiele muß das Trennende ersichtlich bleiben, schließlich ist das eine ein Fürstentum mit hoheitlicher Behutung und das andere bloß eine Republik, die nicht einmal die Jakobinermütze trägt.

AYITI: Heimat der Tainos

Das bergige Gebiet in der Karibik mit seinen über 11 Millionen Einwohnern zählt zu den am wenigsten entwickelten Ländern der Erde.
Als Kolumbus die Insel Hispaniola betrat, lebte dort gut eine Million Tainos, ein karibisches Volk, das zu den Arawak gehört. Kolumbus beschreibt sie als freundlich und friedfertig, was sich allerdings bei seinem zweiten Besuch dramatisch änderte, da seine Siedlung zerstört und die zurückgebliebenen Matrosen getötet worden waren. Zur Strafe wurde gleich ein Taino geköpft und 50 Jahre später waren sie so gut wie ausgerottet. Bald darauf wurden die ersten afrikanischen Sklaven auf die Zuckerrohr-Plantagen gebracht. Die ursprüngliche Heimat dieses Süßgrases war in Asien gelegen und die Araber verbreiteten es bis Marokko und Sizilien. Den Kreuzzügen folgte das Rohr nach Europa und wurde etwa von den Spaniern bald nach der Reconquista auf den Kanaren angebaut. Kolumbus brachte schließlich Stecklinge nach Hispaniola; nachdem die Sklavenarbeit für den begehrten Zucker schon auf den Anbaugebieten der Spanier und Portugiesen erprobt war, blieb es seinem Bruder und seinem Sohn vorbehalten, Afrikaner erstmals in der Karibik auszubeuten.
Bis 1791 die Sklavenrevolte ausbrach, waren über eine Million Menschen auf die Insel verschleppt worden, die aus dem Kongo und dem Gebiet zwischen dem heutigen Nigeria und Liberia kamen. Sie bekamen Brandzeichen ihrer Besitzer, wie amerikanische Rinder, und starben zumeist sehr bald an Krankheit oder Erschöpfung.
Ausgerechnet für Napoleon, der in Europa eine neue Ordnung schaffen wollte, war eine Autonomie des Überseegebietes undenkbar und eine Wiedereinführung der in der Französischen Revolution abgeschafften Sklaverei notwendig, um mit den Gewinnen aus Zucker und Kaffee seine Kriege finanzieren zu können.
Aber auch die Amerikaner wollten keinen unabhängigen schwarzen Staat in der Karibik, weil sie Beispielswirkungen für die Sklaven auf den Baumwollfeldern des Südens befürchteten, und auch die Sklavenhalternation Britannien signalisierte, dass sie allen europäischen Widrigkeiten zum Trotz ein Eingreifen der Franzosen wünsche. Von den Spaniern ganz zu schweigen, die ja „ihre" kubanischen Latifundien zu verteidigen hatten so wie die Portugiesen die unruhigen brasilianischen Gebiete. Wenn es um Kolonialismus und Sklaverei ging, waren sie sich alle einig – an den europäischen Höfen wie in der amerikanischen Präsidentschaftskanzlei. Dem Übervater der haitianischen Revolution Toussaint-Louverture, der in Frankreich gefangen gehalten wurde („Ich wurde als Sklave geboren, aber ich habe die Seele eines freien Menschen") folgte Dessalines, der am 1.1.1804 die unabhängige Republik ausrufen konnte. Sie hatte nur einen Bestand von wenigen Monaten, denn schon am 8. Oktober 1804 ernannte sich der autoritäre Opportunist zum Kaiser, zwei Monate vor Napoleon.
Das bitterarme Land verpflichtete sich 20 Jahre später, den Franzosen eine ungeheure Entschädigung zu zahlen. Daran würgte das Land bis 1947.

Kuba: „Patria o muerte“

„Für Vaterland oder Tod“ lautet der Wahlspruch der República de Cuba, der größten der Antilleninseln mit ihren über elf Millionen Einwohnern.
Der Name geht auf „Colba“ zurück, womit wahrscheinlich das „Land der Taino im Osten“ gemeint war. Es waren somit die gleichen Ureinwohner wie auf Hispaniola, denen das selbe Schicksal beschieden war – nämlich sehr bald ihr Vaterland zu verlieren und den Tod zu erleiden.
Die spanische Herrschaft endete nach 400 Jahren und die Insel wurde zum „Hinterhof“ der USA. Als sich die Amerikaner mit den Spaniern 1898 im Frieden von Paris einigten, war von den Kubanern keine Rede – auch nicht von ihrer Unabhängigkeit, sondern es gab nur „Untertanen“ des spanischen Königs, Spanier und andere „Einwohner“. Die Amerikaner sicherten sich in weiterer Folge Eingriffsrechte, von denen sie immer wieder Gebrauch machten, und Stützpunkte (wie Guantánamo). Was sie nicht sicherten, waren demokratische Grundrechte, solange amerikanische Firmen (wie die United Fruit Company) das Land mit Billigung der Regierung ausbeuten konnten. Einer ihrer Günstlinge war Fulgencio Batista, gegen den sich Fidel Castro erstmals im Jahr 1953 mit dem fehlgeschlagenen Sturm auf die Moneda-Kaserne auflehnte.
Die Geschichte wird mich freisprechen, verantwortete sich Castro in dem darauffolgenden Prozess:
...Unvorstellbar ist, dass es Menschen gibt, die sich hungrig schlafen legen, solange nicht Saatgut auf jeden Zollbreit Boden ausgebracht ist; unvorstellbar ist, dass es Kinder gibt, die sterben müssen, weil sie nicht medizinisch versorgt werden; unvorstellbar ist, dass dreiunddreißig Prozent unserer Campesinos ihre eigene Unterschrift nicht leisten können, und dass neunundneunzig Prozent die Geschichte Kubas nicht kennen; unvorstellbar ist, dass die Mehrheit unserer Landbevölkerung schlimmer leben soll als die Indios, die Kolumbus antraf, als er das schönste Stück Erde entdeckte, das menschliche Augen je gesehen hatten ...
Vor soviel Elend kann man sich nur durch den Tod retten; und dabei hilft ihnen der Staat tatsächlich: zu sterben. Neunundneunzig Prozent der Kinder auf dem Lande werden von Parasiten aufgefressen, die durch die nackten Fußsohlen in ihre Körper eindringen ...
Mehr als die Hälfte des bebauten Landes ist in ausländischen Händen. In der Ostprovinz, der größten unserer Provinzen, reichen die Ländereien der United Fruit Company und der West Indian Company von der Nordküste bis zur Südküste ...
Sechs Jahre später war es soweit: Am 2. Jänner 1959 zog Fidel Castro als Sieger in Santiago de Cuba ein, nachdem sich der Diktator Batista in der Silvesternacht samt Entourage mit einem Großteil der Staatskasse in die Dominikanische Republik abgesetzt hatte. Der „Jefe en Comandante“ starb hochbetagt, und „Cuba libre“ gibt es heute noch.

Liberia: „The love of liberty brought us here"

Das ist der Wahlspruch jener westafrikanischen Republik, die ihrem Namen LIBERIA nicht immer im Laufe ihrer Geschichte gerecht geworden ist.
Ihr erster Präsident war Joseph Jenkins Roberts, der am 3. Jänner 1848, also zu einem Zeitpunkt, als halb Europa im vorrevolutionären Fieber lag, in sein Amt eingeführt wurde. Seine Familie hatte zu einem Zeitpunkt, als er 20 Jahre alt war, beschlossen, sich in den USA den „Afrika-Heimkehrern" anzuschließen. Finanziert wurde das Projekt von der Amerikanischen Kolonialgesellschaft, deren Gründung zwei Gruppen zufriedenstellen sollte: die Philanthropen, deren Absicht es war, die afrikanischen Sklaven und ihre Nachkommen zu befreien und ihnen die Rückkehr nach Afrika zu ermöglichen. Die andere Gruppe – vornehmlich Sklavenhalter – sah in den freien Afrikanern nichts anderes als Unruhestifter. Auch Gutmeinende waren der Auffassung, dass auf Grund „unüberwindbarer Vorurteile" gegen ihre Hautfarbe den Schwarzen niemals die Gelegenheit gegebene würde, den Weißen gleichberechtigt gegenüberzustehen. Dabei durfte natürlich auch das Geschäft nicht zu kurz kommen, denn Kaufleute wünschten sich einen (damals nicht vorhandenen) US-Brückenkopf in Afrika. Die Amerikanische Kolonialgesellschaft erhielt dank amerikanischer und britischer „Militäraktionen" eine Konzession an der afrikanischen Küste, musste aber einsehen, dass ihr Kalkül, die aus Amerika herübertransportierten Sklaven als billige Arbeitskräfte benutzen zu können, nicht aufging, weil diese selbst Handelshäuser gründeten und ein Regierungssystem errichteten, das auf Zwangsarbeit und Unterdrückung beruhte, wie sie es selbst am eigenen Leib kennengelernt hatten. Im Laufe der Zeit bildete sich jene Elite, die die ursprüngliche Bevölkerung diskriminierte und an der Macht nicht teilhaben ließ.
So gesehen war der 16. Januar 2016 ein Zivilisationsbruch, als Ellen Johnson Sirleaf das Präsidentenamt antrat, denn sie war nicht nur die erste Frau, die durch eine Wahl das Amt eines Staatsoberhauptes in Afrika erlangte, sondern auch keine afroamerikanischen Vorfahren hatte.
Für ihren gewaltfreien Kampf für die Sicherheit von Frauen und Frauenrechte wurde ihr gemeinsam mit ihrer Landsfrau Leymah Gbowee und der Jemenitin Tawakkul Karman der Friedensnobelpreis verliehen.
Als im Juni 2003 Friedensgespräche zu scheitern drohten, kündigte Gbowee an, sich vor allen Anwesenden auszuziehen. Nach afrikanischer Kultur können Männer verflucht werden, wenn sie mitansehen, wenn sich eine Frau aus freien Stücken auszieht. Die Ankündigung zeigte Wirkung, die Friedensgespräche wurden verlängert und einige Tage danach unterzeichneten die Konflikt-Parteien ein Agreement. Damit nicht genug: Sie rief die Frauen auch zu einem „Sex-Streik" nach dem Vorbild Lysistratas auf, um die Männer zu pazifistischer Politik zu zwingen. Mehr solche Frauen braucht die Welt!

Myanmar: Für die Briten war es die Kolonie Birma

Jenes Land, das bei den Briten auch „Burma“ oder „Birma“ hieß, weil es die einheimische Bezeichnung für die größte Bevölkerungsgruppe des 54 Millionen Einwohner zählenden Staates ist, wurde am 4. Januar 1948 endgültig von den Briten unabhängig. Die imperialen Eroberer waren 120 Jahre davor in die alten Königreiche Pegu, Ava und Arakan eingedrungen, hatten drei Kriege gegen die Einheimischen geführt und schließlich das Gebiet ihrem indischen „Kronjuwel“ einverleibt. Im Zweiten Weltkrieg besetzten die Japaner auch Birma, um dann wieder den Briten Platz machen zu müssen, die dann drei Jahre später endgültig das Feld räumten. Einer demokratischen Phase, in der auch U Thant als erster Asiate Generalsekretär der Vereinten Nationen wurde (1961,) folgten Staatstreiche und Putsche, bei denen das Militär mehr oder weniger direkt die Macht übernahm.

Die weitere Entwicklung ist untrennbar mit Aung San Suu Kyi verbunden, einer Politikerin, die sich unbeugsam seit den späten 80er-Jahren für eine gewaltlose Demokratisierung einsetzte. Die Folge war eine Aneinanderreihung von Repressionen, die in einem insgesamt 15 Jahre währenden Hausarrest mündeten. Ihr Kampf gegen Unterdrückung und soziale Ungerechtigkeit wurde zwar 1991 mit dem Friedensnobelpreis gewürdigt, aber erst zwanzig Jahre später (2010) wurde sie aus ihrer letzten Festhaltung entlassen. Zwei Jahre später errang sie einen Parlamentssitz und konnte am 22.Oktober 2013 eine Rede im Europaparlament in Straßburg halten. Dabei sagte sie unter anderem:

Die Freiheit der Gedanken beginnt mit dem Recht, Fragen zu stellen; und dieses Recht hatten die Menschen in Birma solange nicht mehr gehabt, so dass einige unserer jungen Leute nicht einmal mehr wissen, wie Fragen gestellt werden.

Ihr Sieg bei den Parlamentswahlen 2015 bedeutete, dass sie faktisch Regierungschefin wurde, aber *das Militär hat nach wie vor das Geld, Gewehre und die Infrastruktur*, so Beobachter des politischen Geschehens.

Fünf Jahre später, im November 2020, erreichte Aung San Suu Kyis Partei die absolute Mehrheit bei den Parlamentswahlen – international als frei und fair angesehen.

Die Armee dagegen sprach von Wahlbetrug, begann einen Putsch und inhaftierte die charismatische Politikerin mit anderen hochrangigen Mitgliedern ihrer Partei.

Seither regiert wieder die Gewalt auf den Straßen der Städte, und friedliche Demonstranten werden auch wieder ermordet. Der Hauch der Demokratie ist angesichts der Gewehrläufe verweht.

Im Schatten dieser Tragödie spielt sich das Schicksal der Rohingya, einer Gruppe sunnitischer Muslime im Westen des Landes, ab, die gemäß einem nationalistischen Gesetz keine Staatsbürgerschaft besitzen. Auf Grund von Verfolgungen und Repressionen lebt mindestens eine Million von ihnen als Flüchtlinge im benachbarten Bangladesh und anderen asiatischen Ländern.

Sudan: Das Land der Schwarzen

Der Landesname „Sudan“ ist eine Kürzung der mittelalterlichen arabischen Bezeichnung, mit der die christianisierten Reiche in Nubien gemeint waren.
Heute ist es der Fläche nach der drittgrößte Staat auf dem afrikanischen Kontinent, verlor jedoch seinen Status als größtes Land durch die Abspaltung seines Südens im Jahr 2011. Trotzdem wohnen noch immer 44 Millionen Menschen innerhalb seiner Grenzen und müssen dem arabischen Wahlspruch „an-nasr lana“ („Der Sieg ist unser“) vertrauen, der sich wahrscheinlich auf die Tatsache bezieht, dass der Sudan am 1. Januar 1956 unabhängig von britischer Herrschaft wurde.
Ägypten, das seit 1882 durch Großbritannien besetzt war, zog sich infolge des Aufstandes von Muhammad al-Mahdi zunächst aus dem Sudan zurück, wo sich die erste nationale sudanesische Regierung bildete. In dieser Zeit spielte auch eine der abenteuerlichsten Gestalten österreichischer Herkunft eine Rolle: der 1857 bei Wien geborene Rudolf Carl Freiherr von Slatin, der im Alter von 24 Jahren als ägyptischer Offizier in den Sudan gerufen wurde, wo er als Gouverneur Aufstände niederschlug und 1883 in Gefangenschaft des Mahdi geriet. Slatin konnte überzeugend darlegen, dass er vom Christentum zum Islam übergetreten sei, und wurde deshalb nicht umgebracht. Die nächsten zwölf Jahre verbrachte er als Sklave des Kalifen und wurde allmählich zum Vertrauten der Mahdisten. Als ihm 1895 unter abenteuerlichen Umständen die Flucht gelang, konnte er sich bis zu den englischen Truppen durchschlagen. Am 21. März des gleichen Jahres wurde er vom ägyptischen Khediven zum Pascha ernannt und ging als Slatin Pascha in die Geschichte ein, die genau so abenteuerlich ist wie die des Lawrence von Arabien, nur dass letztere mit Peter O'Toole verfilmt wurde, während es die österreichische Abenteurerausgabe nur zu einer Fernsehdokumentation schaffte. Aus lauter Dankbarkeit für die Anerkennung, die ihm zuteil geworden war, nahm er an der Rückeroberung Khartums teil und führte ein Kommando zur Verfolgung des Kalifen. Bald darauf wurde er vom österreichischen Kaiser in den Ritterstand erhoben.
Aber noch ein kleiner Exkurs zu den „Heldentaten“, an denen er im Solde der Briten und Ägypter beteiligt war. In der entscheidenden Schlacht bei Omdurman hatte seine Seite nur 44 Gefallene zu beklagen, während es auf der Seite der Mahdisten 11.000 waren. Die weißen Rassisten faselten zwar etwas von moralischer Überlegenheit, die zugleich Ausdruck der naturgegebenen Vorrangstellung nicht nur der weißen, sondern einer spezifisch „britischen Rasse“ war. Wie treffend formulierte es Cecil Rhodes einmal: *Die Briten sind die Rasse mit den besten Eigenschaften, und je mehr wir von der Welt in Besitz nehmen, umso besser ist es um die Zukunft der Menschheit bestellt.*
Der Grund für den überlegenen Sieg war aber etwas profaner: 55 moderne Maxim-Maschinengewehre und 500 Schuss pro Minute ergaben 27.500 Geschoße insgesamt. Da sind 11.000 doch bald „niedergemäht“, wie ein Offizier triumphierend meinte.

Die „Vier Freiheiten"

Präsident Franklin Delano Roosevelt formulierte sie am 6. Januar 1941 in seiner Rede zur Lage der Nation so:
In künftigen Tagen, um deren Sicherheit wir uns bemühen, sehen wir freudig einer Welt entgegen, die gegründet ist auf vier wesentliche Freiheiten des Menschen.
Die erste dieser Freiheiten ist die der Rede und des Ausdrucks – überall auf der Welt.
Die zweite dieser Freiheiten ist die jeder Person, Gott auf ihre Weise zu verehren – überall auf der Welt.
Die dritte dieser Freiheiten ist die Freiheit von Not. Das bedeutet, weltweit gesehen, wirtschaftliche Verständigung, die jeder Nation gesunde Friedensverhältnisse für ihre Einwohner gewährt – überall auf der Welt.
Die vierte Freiheit aber ist die von Furcht. Das bedeutet, weltweit gesehen, eine globale Abrüstung, so gründlich und so lange durchgeführt, bis kein Staat mehr in der Lage ist, seinen Nachbarn mit Waffengewalt anzugreifen – überall auf der Welt.
Wenige Jahre später wurde seine Frau Eleanor, nach dem Tod des Präsidenten, Delegierte der Vereinten Nationen und saß der Kommission vor, die die Allgemeine Erklärung der Menschenrechte ausarbeitete.
Schon vorher hatte sie um Unterstützung für den Briand-Kellogg-Pakt, einen von den USA mitgetragenen, 1928 in London unterzeichneten Kriegsächtungs-Pakt, geworben, sich gegen die Rassentrennung engagiert und eine Reihe pazifistischer Organisationen unterstützt. Bereits zu Beginn der 20er-Jahre hatte sie sich dem sozialen Feminismus zugewendet: der Auffassung, die Emanzipation der Frauen sei untrennbar mit ihrer Verantwortung verknüpft, drängende soziale Reformen voranzutreiben. Nach ihrer Überzeugung gingen Männer vor allem in die Politik, um ihre eigenen Karrieren zu verfolgen, während Frauen insbesondere von dem Wunsch getrieben seien, die Gesellschaft zu verändern und die Bedingungen des alltäglichen Lebens zu verbessern.
Welch eine großartige Frau, die noch dazu von ihrem Mann nicht behindert, sondern ermutigt wurde.
Auch die EU hat vier Freiheiten, die allerdings eher mit „Verkehr" zu tun haben: jenen von Waren, Personen, Dienstleistungen und Kapital.
Der Unterschied: Roosevelt hatte eine Vision, ebenso stark wie sein „New Deal", die Europäer haben heute dafür die Buchhalter. Wo sind die Visionäre des Nachkriegseuropa mit ihren Botschaften geblieben?
Das Schlußwort soll jedoch Erich Fried haben:

Herrschaftsfreiheit

Zu sagen: „Hier herrscht Freiheit"
Ist immer ein Irrtum.
Oder auch eine Lüge: Freiheit herrscht nicht.

Von den Doktrinen

Das Wort „Doktrin" leitet sich aus dem Lateinischen ab und bedeutet dort „Lehre". Insofern ist es recht verständlich, dass sich amerikanische Präsidenten bei politischen Erklärungen seit 200 Jahren gerne einer Doktrin bedienen – sie wollen ja gewissermaßen dem Rest der Welt eine Lehre erteilen. Da konnte es nicht ausbleiben, dass sich auch andere Potentaten mit globalem Anspruch wie etwa Breschnjew und Ulbrich der doktrinären Sprache bedienten und nicht einfach so formulierten, wie Kreisky es tat: „Ich bin der Meinung ..." Nein, das wäre doch zu wenig, handelt es sich ja nicht um Meinungen, sondern um Diktate.
Das Erstgeburtsrecht kann 1823 Präsident Monroe für sich in Anspruch nehmen, der sich gegen jeden Versuch der reaktionären Monarchien Europas wandte, die Republiken Lateinamerikas, die gerade ihre Unabhängigkeit erlangt hatten, wieder zu kolonialisieren (die Briten taten es trotzdem – aber mit Kapital statt Waffen).
80 Jahre später erweiterte der erste Roosevelt im Präsidentenamt das Ganze zum „Big Stick" (eher eine Keule als der Rohrstab des Pädagogen) und bildete damit die Grundlage für etwa 50 direkte Militäreinsätze – die Anmaßung einer Art „Weltpolizei" in der westlichen Hemisphäre.
Folgerichtig doktrinierte Präsident Eisenhower am 5. Jänner 1957, die USA würden überall und mit allen zur Verfügung stehenden Mitteln (also auch der Verwendung von Atomwaffen) prowestliche Regimes vor kommunistischer Unterwanderung oder einer Bedrohung durch die Sowjetunion schützen. Seit dem Atmbombenabwurf auf Hiroshima und Nagasaki musste man davon ausgehen, dass es sich dabei um keine leere Drohung handelte.
Der Hintergrund: Die Doktrin wurde als Reaktion auf die Suez-Krise des Vorjahres formuliert, die zu einem Ende der westlichen Dominanz im arabischen Raum geführt hatte. Kein Wunder, hatten doch Engländer und Franzosen im Verein mit den Israelis den Versuch unternommen, Ägyptens Präsident Nasser mit Bomben in die Knie zu zwingen, und damit panarabische Tendenzen gestärkt.
Der zunehmende arabische Nationalismus bemühte sich um Unabhängigkeit und Souveränität seiner Staaten, was von den Amerikanern der Einfachheit halber mit kommunistischen Tendenzen gleichgesetzt wurde.
Truman, Carter, Nixon, Reagan und Bush – allesamt haben sie sich mit Doktrinen einen Platz in patriotischen amerikanischen Geschichtsbüchern gesichert. Eigentlich ging es dabei immer um das Gleiche: nämlich die Drohung, den Knüppel aus dem Sack zu holen, wenn amerikanische Macht- und Wirtschaftsinteressen bedroht waren. Um eines ging es jedoch zu keiner Zeit: nämlich die Demokratie zu stärken. Wie lässst sich sonst erklären, dass viele Nutznießer dieser Politik zu den miesesten Despoten gehörten, nach dem Motto „Er ist zwar ein Hurensohn – aber unserer".

Von den Bullen der Päpste und dem Recht der Völker

Was den US-Präsidenten eine Doktrin war, wurde 500 Jahre zuvor von Päpsten in Bullen verpackt.
So geschehen auch am 8. Jänner 1455 durch Papst Nikolaus V., der seine Kompetenz ganz offensichtlich in der Nachfolge Petri sah, dem ja bekanntlich aufgetragen wurde, auf einem Fels jene Kirche zu bauen, die sich schlussendlich als „katholisch“, also allumfassend, verstand. Dazu gehörte nicht nur die Verteilung von Ämtern und Pfründen, sondern auch die Zuteilung von ganzen Erdsegmenten an die katholischen Majestäten Spaniens und Portugals.
Folgerichtig wird eine Art „Bulletin“ verfasst und die Verdienste Heinrichs des Seefahrers im Kampf gegen die Sarazenen und für die Ausbreitung des Christentums werden gepriesen. Den portugiesischen Eroberern wird das königliche Recht zugesprochen, die Sarazenen, Heiden und andere Feinde des Christentums zu überfallen, sie auf ewig zu Sklaven zu machen und ihren Besitz zu rauben.
Gläubig wie sie waren, ließen sich Spanier wie Portugiesen diesen gewissermaßen als göttlich punzierten Auftrag nicht zweimal erteilen, sondern machten sich rechtschaffen ans christliche Werk. Das hindert bis heute allerdings nicht, den Islam als jene Religion zu verunglimpfen, die den Prophetenauftrag „mit Feuer und Schwert“ zu erfüllen habe, während das Christentum die Botschaft der Liebe und des Friedens verkörpert.
463 Jahre später – auch an einem 8. Januar (1918) – präsentierte ein neuer Weltherrscher, nämlich der amerikanische Präsident Woodrow Wilson, ein Programm, das der alten Bulle diametral entgegen zu stehen schien: das Selbstbestimmungsrecht der Völker! Was er nicht erwähnte: Es ging nur um das Selbstbestimmungsrecht der Weißen. Mit seiner privaten Meinung hielt er nämlich ebenso wenig hinterm Berg: Es sollte die weiße Zivilisation und ihre Herrschaft über den Planeten bewahrt werden. Andere „Rassen“ wären schlicht zu „unterentwickelt“. Während Kabinettsitzungen wurden von Wilson auch gerne „darky stories“ erzählt, das waren rassistische Witze über Schwarze. Weil sie das allerdings nicht wissen konnten, kamen manche Vertreter kleiner Nationen und Völker (wie Kurden und Armenier) nach Versailles und versuchten erfolglos, Wilson davon zu überzeugen, dass Selbstbestimmung auch für ihre Länder gelten sollte.
Einer davon war der junge Ho Chi Minh aus Vietnam, der, gemeinsam mit seinen Wegbegleitern und Nachfolgern, den Amerikanern ein halbes Jahrhundert später ihre demütigendste Niederlage bereiten sollte.
Sie alle hatten wahrscheinlich keine Ahnung von Thukydides, jenem antiken griechischen Geschichtsschreiber, der schon im 4. Jahrhundert vor Christus erkannt hatte: „Große Mächte tun, was sie wollen; kleine Mächte tun, was sie müssen.“

Rigoberta Menchú: Hochachtung, Respekt und Bewunderung

Diese drei Begriffe fallen mir spontan ein, wenn mir Rigoberta Menchú in den Sinn kommt. „Rigoberta wer?“, werden nun viele fragen, denn 30 Jahre sind viel in unserer schnelllebigen Zeit.
Genau vor eben diesen 30 Jahren, es war 1992, erhielt Rigoberta Menchú den Friedensnobelpreis. Sie war bis dahin die jüngste Preisträgerin – am 9. Januar 1959 in Guatemala geboren – und noch dazu die erste Indigene. Ausgezeichnet wurde die Menschenrechtsaktivistin aus dem Volk der Quiché-Maya für ihren Kampf für eine Strafverfolgung der Verbrechen an der indigenen Bevölkerung in Guatemala. Wenn man ins Kalkül zieht, dass die allermeisten Massaker von Militärs begangen wurden, kann man nicht anders, als den Mut dieser Frau zu bewundern. Im katholischen Internat, das sie besuchte, kam sie mit den Ideen der Befreiungstheologie und der indigenen Frauenbewegung in Berührung. Als sie 21 Jahre alt war, starb ihr Vater in der spanischen Botschaft, als diese von Regierungsanhängern in Brand gesetzt wurde. Auch ihre Mutter und ein Bruder wurden gefoltert und ermordet. Mein Respekt gilt der Zähigkeit und dem eisernen Willen einer Frau, die sich trotzdem nicht unterkriegen ließ und weiterkämpfte.
Sieben Jahre nach Erhalt des Nobelpreises erhob sie vor dem Nationalen Gerichtshof in Madrid Anklage gegen drei Generäle in Guatemala und erhielt dafür nicht nur Morddrohungen, sondern sogar eine Gegenklage wegen Hochverrats, da sie das Verfahren im Ausland eröffnet hatte. 200.000 Menschen, überwiegend Maya, waren Opfer planmäßiger Massaker der wechselnden Militärregierungen geworden.
„Wir indigenen Völker sind keine Mythen der Vergangenheit. Wir sind lebendig und träumen von einer besseren Zukunft“, sagte Rigoberta Menchú kurz vor der Verleihung des Nobelpreises.
In ihrer Rede prangerte sie die Unterwerfung der Ureinwohner durch die Europäer an und würdigte die Millionen von Opfern.
Mit dem Preisgeld gründete Rigoberta Menchú eine Stiftung, die sich für Bildung und Bürgerbeteiligung der Indigenen engagiert.
Dass sie den Nobelpreis erhalten hatte, bezeichnete sie als Signal der Hoffnung für die indigenen Völker auf dem ganzen amerikanischen Kontinent.
Hochachtung für eine solche Haltung zu empfinden ist das Wenigste, was wir tun können!

10

Januar

Die Geburt der Vereinten Nationen

Am 10. Jänner 1946 trat in der Londoner Westminster Central Hall erstmals die Vollversammlung der Vereinten Nationen zusammen, an der Vertreter aus 51 Staaten teilnahmen. Dass die UNO heute 193 Staaten umfasst, ist ein Zeichen, dass man aus der Erfolglosigkeit des Völkerbundes nach dem Ersten Weltkrieg gelernt hat.
Er war ebenfalls an einem 10. Jänner, allerdings des Jahres 1920, konstituiert worden und litt von Beginn an an Akzeptanzproblemen, die etwa im Nichtbeitritt der USA ihren Ausdruck fanden. Nazideutschland erklärte ebenso seinen Austritt wie Japan, und Sanktionen beim Angriff Italiens auf Abessinien blieben wirkungslos. Sicherlich haben die Lehren aus der Zahnlosigkeit des Völkerbundes, das Grauen des Zweiten Weltkrieges und das Entsetzen über den Holocaust bei der Gründung der Vereinten Nationen ein globales Umdenken bewirkt, denn wenige Jahre nach ihrer Gründung war man in der Lage, trotz des bereits beginnenden Kalten Krieges einen Kompromiss zu finden und die Charta der Menschenrechte zu verabschieden. Abdulgawi Ahmed Yusuf, Präsident des Internationalen Gerichtshofes der Vereinten Nationen in Den Haag, würdigte die Charta als ein „multilaterales, rechtliches Manifest basierend auf Grundprinzipien und Normen mit dem Ziel, weltweit Frieden, Freiheit, Entwicklung, Gleichheit und Menschenrechte zu sichern."
Der Philosoph Jürgen Habermas wiederum erkennt in den Vereinten Nationen den Auftakt der Herstellung *einer weltbürgerlichen Ordnung, die den Gebrauch politischer Macht in rechtlich verbindliche Bahnen lenken kann.*
Bei manch berechtigter Kritik muss man sich die Frage stellen: Was wäre, wenn es das Flüchtlingshilfswerk nicht gäbe, das Kinderhilfswerk als entwicklungspolitisches Organ nicht bestünde, kein UN-Tribunal Verbrechen gegen die Menschheit verfolgte oder Blauhelme-Einsätze für friedenssichernde Missionen ausfallen würden.
Schließlich bleibt eine Erkenntnis: Die Vereinten Nationen können letztlich nur so gut sein wie ihre Mitglieder. Je mehr stabile Demokratien sich etablieren, je mehr die Großmächte zusammenwirken, statt sich im Sicherheitsrat durch Vetos zu blockieren, je überzeugender die Persönlichkeiten sind, die an der Spitze stehen, umso wirkungsvoller werden Entscheidungen dieses Weltparlaments in Zukunft sein.
Im hundertsten Jahr des Bestehens der Nobelpreise wurde der Friedensnobelpreis an die UN als Organisation und an ihren Generalsekretär Kofi Annan verliehen.
Seine Rede beginnt im Geiste eines wahren Weltbürgers: *Heute wird in Afghanistan ein Mädchen geboren. Seine Mutter wird es im Arm halten und stillen, wird es umhegen und liebevoll umsorgen – so wie es jede Mutter überall auf der Welt tun würde. In dieser urmenschlichen Vorgangsweise kennt die Menschheit keine Unterschiede. Aber als Mädchen im heutigen Afghanistan geboren zu werden bedeutet, ein Leben zu beginnen, das Jahrhunderte von dem Wohlstand entfernt ist, den ein kleiner Teil der Menschheit für sich errungen hat.*

Zulu: Ein Krieg, der nie erklärt wurde, aber trotzdem stattfand

Die Zulu sind ein Bantu-Volk, das Anfang des 19. Jahrhunderts zwischen den südafrikanischen Flüssen Tugela und Pongola ein beachtliches Königreich errichtete, das sich gegen die burischen Angriffe während des „Großen Trecks" behaupten konnte, aber gegen die Militärmaschinerie der Briten letztlich machtlos war. In einem Krieg, der zwar nie erklärt wurde, aber trotzdem am 11. Januar 1879 begann.
Nach der Annexion Natals 1843 und der Südafrikanischen Republik 1877 durch das britische Empire war Zululand fast vollständig von britisch beherrschtem Gebiet umschlossen.
Der nach Südafrika entsandte Hochkommissar Henry Bartle Frere war zum Krieg gegen die Zulus entschlossen und stellte am 11. Dezember 1878 ein Ultimatum, dessen Zeitpunkt ganz bewusst gewählt war, weil sein Ablauf in die Erntezeit fiel, wo noch viele Krieger mit dem Einbringen des Getreides beschäftigt waren. Hier hatte er sich allerdings verschätzt, da die Feiern zum Beginn der Erntezeit verspätet begonnen hatten und sich daher die Zulu-Regimenter schon voll mobilisiert in der Hauptstadt Ulundi befanden, als die britische Invasion begann und ab dem 11. Januar britische Truppen in Zululand eindrangen.
Den modernen britischen Gewehren, Raketen-Batterien, Geschützen und Kanonen standen im Wesentlichen Krieger gegenüber, die sich mit Schildern aus Kuhhaut schützten und Kriegsspeere zum Angriff verwendeten. Ein paar Musketen und alte Gewehre fielen nicht ins Gewicht.
Trotzdem erlitten die Briten zunächst eine verheerende Niederlage, aber auch auf Zulu-Seite war die Zahl der Toten beträchtlich.
Diese Ereignisse weckten das öffentliche Interesse. In Großbritannien kam es zu einer regelrechten Kriegseuphorie, die Rache für die erlittenen Schmach forderte. Man bezeichnete diesen kriegerischen Patriotismus als „Jingoismus": Der Begriff wurde geprägt, als ein Lied der populären Musikhalle, in dem militärische Maßnahmen gefordert wurden, den Satz „von Jingo" enthielt.
Das kam der „Kriegspartei" zugute, die da meinte, das britische Empire müsse seinen Ruf verteidigen, denn alles andere als ein klarer Sieg über die Zulu wäre ein Signal an die Kolonien gewesen, dass das Empire nicht unverwundbar sei. So setzte sich die Überzeugung durch, dass sich die Kosten eines Sieges auf lange Sicht amortisieren würden, weil er eine Warnung an andere aufmüpfige Geister sei.
Gatling Maschinengewehre mit ihren bis zu 1.200 Schuss pro Minute gaben schließlich den Ausschlag, und so konnte am 1. September Zululand von einem britischen Residenten unter 13 britisch-freundlichen „Sub-Königen" aufgeteilt werden. Ein Film mit Michael Caine („Zulu") und ein Königtum ohne Land (ein Titel ohne Mittel) erinnern an einen Krieg, der nie erklärt worden war.

Herero und Nama: Deutschland erkennt Völkermord an

Mehr als 100 Jahre nach den Verbrechen der deutschen Kolonialmacht im heutigen Namibia erkennt die deutsche Regierung die Gräueltaten an den Volksgruppen der Herero und Nama als Völkermord an und wird deren Nachkommen mit einem Milliardenbetrag unterstützen. Zudem will man offiziell um Vergebung für die Verbrechen bitten.

Was war damals geschehen?

Neben dem existenzbedrohenden Verlust immer größerer Weidegebiete an deutsche Siedler war es die rassistische Diskriminierung der Herero, die als Auslöser für den Aufstand wirkte, der am 12. Januar 1904 ausbrach.

Im Juli 1900 sprachen sich 75 Bürger der südwestafrikanischen Stadt Windhuk in einer Eingabe an die Kolonialabteilung des Auswärtigen Amtes gegen die Abschaffung der Prügelstrafe mit den Worten aus: *Für Milde und Nachsicht hat der Eingeborene auf die Dauer kein Verständnis: Er sieht nur Schwäche darin und wird infolgedessen anmaßend und frech gegen den Weißen, dem er doch nun einmal gehorchen lernen muss, denn er steht geistig und moralisch tief unter ihm.* Unter anderem mit Lattenstöcken und Rhinozerospeitschen wurden die oft nackt über ein Bierfass gebundenen Opfer so lange misshandelt, bis sie schwere Verletzungen davontrugen. Der Kolonialbeamte Wilhelm Vallentin fasste seinen Eindruck in die Worte: *Ein rohes, gehacktes Beefsteak ist nichts dagegen!*

Am 11. und 12. August versuchte Lothar von Trotha, der Oberkommandierende von Deutsch-Südwestafrika, in der Schlacht am Waterberg, die Herero einzukesseln und zu vernichten.

Die Truppen wurden angewiesen, den bereits mehr oder weniger wehrlosen Flüchtenden nachzusetzen und sie immer wieder von dort gefundenen Wasserstellen zu verjagen. Der deutsche Oberkommandant Trotha notierte dazu: *Ich glaube, dass die Nation als solche vernichtet werden muß, oder, wenn dies durch taktische Schläge nicht möglich war, operativ und durch weitere Detail-Behandlung aus dem Lande gewiesen wird. Es wird möglich sein, durch die erfolgte Besetzung der Wasserstellen von Grootfontein bis Gobabis und durch eine rege Bewegung der Kolonnen die kleinen von Westen zurückströmende Teile des Volkes zu finden und sie allmählich aufzureiben. Dieser Aufstand ist und bleibt der Anfang eines Rassenkampfes, den ich schon 1897 in meinem Bericht an den Reichskanzler für Ostafrika vorausgesagt habe.*

Klarer als hier kann die Absicht eines Völkermordes wohl nicht formuliert werden. Sich dafür zu entschuldigen, kommt nach 117 Jahren etwas spät.

Iberiens Könige und die Aufteilung der Neuen Welt

Zwei Könige – nämlich der spanische und der portugiesische – und nicht mehr wie früher der Papst zogen durch den Vertrag von Madrid am 13. Januar 1750 Grenzlinien zwischen ihren Kolonien in Amerika.
Einfach so – weil sie damit auf die Macht des Faktischen setzten und ein Prinzip des Römischen Rechts anwandten, das da besagte: *Demjenigen, der das Besitzrecht ausüben will, muss es auch gehören*. Und da die Römer weder die Neue Welt noch gar die Guarani gekannt hatten, war dieses auch nicht anzuwenden, sondern blieb eine Sache zwischen Iberern.
Und weil die iberischen Herrscher es eben so wollten, wurde eine große Expansion portugiesischer Territorien möglich. Man verfügte, und der Rest hatte sich zu fügen. Das galt auch für die Jesuiten-Reduktionen am Oberlauf des Rio Uruguay, die schon lange als Störfaktor empfunden worden waren. Da die Versklavung von Indianern für die Portugiesen nur recht und billig war, erhoben sich die Missionare gegen den Vertrag und wehrten sich mit den Mitteln der Guerilla gegen Soldaten und Bandeirantes, wobei man unter letzteren Sklavenjäger, auch Mörder und Menschenschlächter verstehen muss. Sie fielen immer wieder in die Jesuiteneinrichtungen ein, um Indigene zu entführen und sie als (von den Jesuiten) gebildete Sklaven in Brasilien zu verkaufen. Der Erfolg der Reduktionen löste aber auch zunehmenden Konkurrenzneid aus und führte zu Feindseligkeiten, sodass die tapferen Patres auch auf spanischer Seite keine Unterstützung hatten. Die Tatsache, dass die Einheimischen in den Reduktionen Schutz vor Versklavung, gesicherte Tagesabläufe, Gemeinschaft und, besonders die Guarani, spirituelle Begleitung erhielten, war wohl der Hauptgrund für den großen Erfolg der Jesuitensiedlungen, wo das Denken der Einheimischen respektiert wurde. Wahrscheinlich ist das mit ein Grund, dass sich die Sprache der Guarani in Paraguay neben Spanisch als offizielle Sprache bis heute erhalten hat und auch von der Mehrzahl der Bürger gesprochen wird. 1781 annullierte Spanien dann diesen Vertrag und gestand dadurch vergangene Fehler zumindest indirekt ein. Für die Jesuiten kam das allerdings zu spät, denn am 2. April 1767 unterzeichnete der spanische König einen Erlass, der die Verbannung der Jesuiten vom spanischen Besitz verordnete. Leider wurden sie aber auch von den eigenen Oberen wie Rebellen behandelt und fügten sich in ihr Schicksal.
Konrad Haebler schreibt im „Jahrhundert der Geschichtswissenschaf" 1895: *Was immer man sagen kann über die Jesuiten-Missionen, sie verdienen absolutes Lob, dass ihre Siedlungen die einzigen waren, wo die Einheimischen nicht ausstarben, sondern sich vermehrten.* Und ein anderer: *Die Erinnerungen an die Missionare leben noch weiter als Segen unter den Indianern, die von den Regeln der Patres als ihrem Goldenen Zeitalter sprechen.*
Zum Gold: Es stand ihnen einfach nicht zu, auch wenn es nur in Zeit gegossen war.

14

Januar

Arabischer Frühling: Im Nahen Osten bleibt kein Stein auf dem anderen

So titelte der STANDARD im Dezember 2020 und erinnerte daran, dass der tunesische Präsident Zine Al-Abidine Ben Ali, der seit einem Vierteljahrhundert an der Macht war, am 14. Januar 2011 ins saudische Exil ging. Allgemein wird das als Beginn des „Arabischen Frühlings“ angesehen, obwohl der eigentliche Auslöser der Protestbewegungen die Selbstverbrennung eines jungen Straßenhändlers ein paar Wochen zuvor war. Unübersehbar war die arabische Welt ins Wanken geraten – aber gefallen ist sie beileibe nicht.

So bedrückend der Flammentod von Mohamed Bouazizi war, er war der Funke an einer Lunte, die in der arabischen Welt ein hochexplosives Gemisch entzündete.

Den Proteststurm löste nämlich nicht ein einzelnes Ereignis aus, sondern autoritäre Regimes, repressive Sicherheitsapparate, fehlende Mitbestimmung, Korruption allüberall, hohe Arbeitslosigkeit, wachsende Armut und fehlende Sicherungssysteme im Sozialen und bei der Gesundheit waren ein Amalgam, das die Menschen auf die Straßen der Städte trieb. Plötzlich war aber auch die Möglichkeit gegeben, sich blitzschnell untereinander zu vernetzen und (ungefilterte, nicht zensurierte) Informationen dank Internet auszutauschen. Ein Jahrzehnt später ist die Bilanz ernüchternd.

Dort wo alles begann, in Tunesien, und wo Beobachter übereinstimmend am ehesten und nachhaltigsten demokratische Entwicklungen konstatierten, hat der Präsident mittlerweile die alleinige Macht an sich gerissen. Zum heutigen Zeitpunkt (April 2022) kann niemand wirklich voraussagen, wie es weitergehen wird und ob sich das zarte Pflänzchen der Demokratie wieder erholt oder es vom nächsten Kälteschub vernichtet wird.

In Ägypten wurde Hosni Mubarak nach 30 Jahren an der Macht zum Rücktritt gezwungen. Nach einem kurzen Zwischenspiel der Muslimbrüder (Präsident Mursi) kam General Abdelfattah al-Sisi ans Ruder, der sich seinen Verbleib bis 2030 sicherte. Das Militär ist stärker denn je.

Libyen kann nur als „failed state“ bezeichnet werden, wo unter heftiger Mitwirkung vieler Kräfte, von der Türkei bis Italien, eine „shit show“ (Originaleinschätzung von Präsident Obama) veranstaltet wird, die kein Ende absehen lässt.

Die regionale Rolle des Iran wurde gestärkt und reicht heute vom Irak, Syrien bis in den Libanon, ist aber ebenso im zerfallenen Jemen spürbar.

Saudi-Arabien unterdrückt brutal jede aufkeimende Opposition, macht ein paar Zugeständnisse z.B. an die Frauen, die mittlerweile Auto fahren dürfen, deckt sich dank seiner Petrodollars mit milliardenteuren Waffen ein und pflegt mit dem Wahabismus eine fundamentalistische Spielart des sunnitischen Islam.

Die Vereinigten Arabischen Emirate versuchen Macht weit über ihren Platz am Golf hinaus auszuüben und beschäftigen mit Bauprojekten die halbe Welt – pakistanische Sklavenarbeiter inklusive. Das Elend bleibt, vom Frühling ist nichts zu spüren.

Äthiopien: Die Schlacht von Senafe

Man muss nicht unbedingt wissen, wo Senafe liegt, aber die Schlacht dort am 15. Jänner 1895 bedeutete das Ende des tigrinischen Heeres (neuerdings weiß man ja leider, wo sich Tigray befindet) und mehr oder weniger der Beginn des Italienisch-Äthiopischen Krieges.
Schon neun Jahre zuvor hatte das Königreich Italien eine Reihe von militärischen Aktionen auf afrikanischem Boden durchgeführt, die sich gegen das Kaiserreich Abessinien richteten und zur Eroberung Eritreas führten, ohne dass ein Krieg erklärt worden wäre.
Dieses späte europäische Königreich hatte offenbar das Gefühl, im „Wettlauf um Afrika" zu kurz zu kommen, denn zu Beginn der Kämpfe waren die „Filetstücke" bereits verteilt und neben Abessinien nur noch die Siedlungskolonie Liberia, der Oranje-Freistaat und Transvaal unabhängig (bei letzteren beiden hätte sich Italien wohl die Finger an den Briten verbrannt).
So konzentrierte sich das italienische Interesse und der kolonial unbefriedigte Appetit auf Abessinien und später Libyen. Die Italiener gaben den Kriegen die Bezeichnung „Guerra d'Africa", was wohl heißen sollte, dass die erträumte Reichweite der italienischen Kolonialambitionen über Äthiopien hinausreichte, wenn sich dazu die Gelegenheit als günstig erweisen sollte. Die Anfänge waren allerdings eher klein, und so war Assab am Südufer des Roten Meeres die erste italienische Besitzung, die 1890 mit Massaua und Asmara zur Kolonie Eritrea verbunden wurde.
Gegen den äthiopischen Kaiser und seine Truppen setzte es allerdimgs eine so schwere Niederlage, dass die Italiener sich zunächst mit der Situation abfinden mussten. Aufgeschoben ist allerdings nicht aufgehoben, und so begann der Duce im Oktober 1935 einen völkerrechtswidrigen Angriffskrieg, der mit Überfällen aus Eritrea und Italienisch Somaliland in einem Zangenmanöver begann und faktisch im Februar 1937 endete. Addis Abeba war bereits am 9. Mai 1936 gefallen.
Die Welt erlebte eine neue besonders brutale Form der Kriegsführung, da chemische Massenvernichtungswaffen verwendet wurden und der massivste Luftkrieg der Geschichte stattfand. In der folgenden Terrorherrschaft wurden die Eliten des alten Kaiserreiches systematisch ermordet und ein rassistisches Apartheidsregime aufgebaut. Der Leiter des Britischen Roten Kreuzes im Kriegsgebiet, John Melly, erinnerte sich: *Das ist keine Krieg, es ist auch kein Blutbad, es ist eine Folterung von zehntausenden wehrloser Männern, Frauen und Kindern mit Bomben und Giftgas.* Das alles minderte die Begeisterung der Italiener nicht, die durch die „Siegesmeldungen" in einen kollektiven Rauschzustand versetzt wurden.
Die Ernüchterung kam dann spätestens mit dem Inferno des Zweiten Weltkrieges, dessen Schockwellen bis nach Afrika reichten.

El Salvador: Maras sind die Kinder des Bürgerkriegs

Im „Land des Erretters“ – wir kennen es unter dem spanischen Namen El Salvador – wüteten wie in den meisten anderen Ländern Süd- und Mittelamerikas Bürgerkriege mit schrankenloser Gewalt und vielen tausend Opfern. Der letzte – von 1980 bis 1991 – kostetet 70.000 Menschen in dem kleinen Land mit seinen damals 4,5 Millionen Einwohnern das Leben. Es waren die brutalen Repressionen des Militärregimes, die die Opposition in den bewaffneten Widerstand trieben. Leider überrascht es nicht, dass die USA die Militärs durch Waffenlieferungen und Berater massiv unterstützten, weil man hinter den Christen, Gewerkschaftern und Kommunisten, die den Widerstand trugen, eine linke Verschwörung vermutete. Da genügte schon, dass sie sich auf Farabundo Martí beriefen, der 1932 Vorsitzender der neu gegründeten Kommunistischen Partei war und im Aufstand gegen die Militärjunta den Tod fand. Neben ihm wurden 30.000 Menschen umgebracht, und „La Matanza“ – das Massaker – war das physische und kulturelle Ende der indigenen Völker. Menschen wurden alleine schon deshalb umgebracht, weil sie Nahuatl sprachen oder „indianische“ Kleidung trugen.
50 Jahre später wiederholte sich die Geschichte und das von US-Soldaten aufgestellte und trainierte Bataillon Atlacatl beging mit dem Massaker von El Mozote und dem Mord an 900 Zivilisten im Dezember 1981 eines der schlimmsten Kriegsverbrechen in der Geschichte Lateinamerikas. Aber das alles nahm die Reagan-Administration auf dem „Testfeld des Kalten Krieges“ (US-Außenminister Alexander Haig) bewusst in Kauf und deckte die salvadorianische Regierungsstrategie der systematischen Ermordung von etwa vierzigtausend Oppositionellen durch Todesschwadrone. Dass dabei Gräueltaten wie die Ermordung von Erzbischof Óscar Romero, ebenso von sechs Jesuitenpatern und die Vergewaltigung und Ermordung dreier US-amerikanischer Nonnen und einer Missionarin geschahen, wurde von den offiziellen Stellen in „God's own country“ offensichtlich als Kollateralschaden hingenommen. Wo die rote Schicht abgehobelt werden muss, fallen halt menschliche Späne.
1993 wurde vom Parlament den Verantwortlichen und Tätern eine Generalamnestie für alle Kriegsverbrechen vor 1992 nach lateinamerikanischem Muster erlassen.
Die schätzungsweise 70.000 „Mara“-Mitglieder – also Angehörige krimineller Banden, die in vor dem Bürgerkrieg in die USA Geflüchteten ihren Ursprung haben – sind hauptsächlich für die grassierende Gewalt verantwortlich: pro Kopf der Bevölkerung besitzt El Salvador eine der höchsten Mordraten der Welt. Die Militärdiktatur gebar ihre Kinder!
Der amtierende Präsident Nayib Bukele versucht mit zunehmend autoritären und brutalen Mitteln, die Gewalt einzudämmen. Ob daraus wieder Gegengewalt entsteht, muß man leider abwarten.
Zu erwähnen ist, dass am 16. Jänner 1992 Friedensverträge unterzeichnet wurden, die dauerhaft den Übergang zu demokratischen Verhältnissen sicherstellen sollten.

Patrice Lumumba: Tödlicher Mut

Am 17. Januar 1961 wurde Patrice Lumumba, der erste Regierungschef des Kongo, mit Hilfe der CIA und der ehemaligen Kolonialmacht Belgien ermordet. Sein Fehler: Er hatte selbstbewusst wirkliche Unabhängigkeit von den Kolonialmächten gefordert und damit sein Leben verspielt.

Der Beginn vom Ende des 36 Jahre jungen Regierungschefs war möglicherweise schon der 30. Juni 1960. Die Kongolesinnen und Kongolesen feiern die Unabhängigkeit und müssen sich trotzdem die herablassende Rede des belgischen Königs Baudouin anhören, der die angeblichen Wohltaten von König Leopold II. rühmt: *Kongos Unabhängigkeit stellt die Krönung des Werkes dar, das König Leopolds eigenes Genie ersann, das er mit hartnäckigem Mut unternahm und an dem Belgien unverdrossen weiter arbeitete.*

Kein Wort zu den unvorstellbaren Gräueltaten an der kongolesischen Bevölkerung, kein Wort zu den Millionen Opfern belgischer Ausbeutung und Unterdrückung. Ein Schlag ins Gesicht der Kongolesen. Während der König spricht, notiert Patrice Lumumba in Windeseile eine Rede. Ohne dass es im Protokoll vorgesehen wäre, ergreift er das Wort. Was dann folgt, ist eine spektakuläre Abrechnung mit Belgien und ein flammendes Bekenntnis zur Überwindung der Kolonialherrschaft.

Kämpfer der Unabhängikeit, heute siegreich. Unsere Wunden sind zu frisch und noch immer zu schmerzhaft, um sie aus unserer Erinnerung zu vertreiben. Wer wird je die Massaker vergessen, in denen so viele unserer Geschwister umgekommen sind, die Gefängnisse, in die jene geworfen wurden, die sich weigerten, sich einem Regime der Unterdrückung und Ausbeutung zu unterwerfen?

König Baudouin ist erzürnt. Bereits zu diesem Zeitpunkt bahnt sich an, dass die ehemalige Kolonialmacht brutal zurückschlagen wird. Denn allen ist klar: Lumumba schickt sich ernsthaft an, der Ausbeutung des Kongo ein Ende zu bereiten.

Ein Schreckensszenario für Belgien, für die mächtige Bergbauunion Union Minière und die Konzessionäre, sagt Autor Emmanuel Mbolela: *Die Kolonalmächte wussten, dass es für sie nicht mehr möglich sein würde, sich ohne Wenn und Aber der Ressourcen des Landes zu bedienen, wenn Lumumba an der Spitze des Staates stünde. Sie wussten, dass Lumumba alle bisherigen Wirtschaftsbeziehungen neu verhandeln würde.*

Im September wird Lumumba zu Hausarrest verurteilt. Er versucht zu fliehen, doch Armeechef Mobutu lässt ihn von Soldaten verfolgen. Mit zwei seiner Mitstreiter wird er gefasst und in einer Kaserne bei Thysville interniert. Bald danach bringt man ihn auf Betreiben des belgischen Ministers d'Aspremont nach Katanga. Er wird stundenlang verhört und gefoltert. Im Beisein von vier belgischen Polizisten, Präsident Tschombé und zwei Ministern der abtrünnigen Provinz werden Lumumba und seine Mitstreiter erschossen. Um alle Spuren zu beseitigen, gräbt ein belgischer Polizeibeamter die Leichen kurze Zeit später aus, zerstückelt sie mit einer Säge und löst sie in Säure auf.

Sierra Leone: Die Löwenberge gaben dem Land seinen Namen

Es waren zwar die Portugiesen, die schon ein halbes Jahrhundert vor der weißen Entdeckung der Neuen Welt die Küste Afrikas entlangsegelten und die nord-westliche Küstengegend „Serra Lyoa“ nannten, aber geblieben ist schließlich der spanische Name Sierra Leone. Es wäre zwar ein Zufall, hätten die Europäer dort tatsächlich Löwen gesehen, aber möglicherweise vermuteten sie in einem, in ihrem Empfinden, derart wilden Land auch den wilden König der Tiere. Sei es wie es sei, aber 200 Jahre später dominierten die Briten mit der British Royal African Company den Sklavenhandel in diesem Gebiet. Die Idee einer Kolonie für freigelassene Sklaven wurde von Abolitionisten in England geboren und ab 1791 umgesetzt, indem „Nova Scotians“ angesiedelt wurden. Dabei handelte es sich um Afrikaner, die für das Versprechen der Freilassung im Amerikanischen Unabhängigkeitskrieg auf Seiten der Briten gekämpft hatten und anschließend in der kanadischen Provinz Neuschottland angesiedelt worden waren. Sie tauschten jedoch bald das raue Klima im Norden gegen die süßen Versprechungen einer neuen Heimat und gründeten die spätere Hauptstadt Freetown. Bald wollten sie die britischen Kolonialfesseln abstreifen, wurden jedoch von der englischen Begleitescorte eines Schiffes aus Jamaika besiegt. Auf dieser Karibikinsel hatten die Briten nach 100 Jahren das Gemeinwesen der „Maroons“ (Nachfahren entlaufener Sklaven) endgültig zerstört und verbrachten sie schließlich nach Afrika. Die entstandene Kronkolonie wurde im „Scramble for Africa“, dem Wettlauf um die noch europäisch beherrschten Teile des Kontinents, um das Hinterland in Form eines britischen Protektorats erweitert, was im Laufe der Zeit zu Spannungen zwischen den einheimischen Afrikanern und den „Zugewanderten“ führte.
Milton Margai, der spätere Präsident Sierra Leones, äußerte sich dazu sehr britisch: *Unsere Vorväter, muss ich bedauerlicherweise sagen ..., haben einer Handvoll Fremder Zuflucht geboten, die keine Bereitschaft haben, mit uns zu kooperieren, und die sich uns überlegen fühlen, weil sie die westliche Lebensweise nachäffen und nie den wahren Geist der Unabhängigkeit geatmet haben.*
Am 27. April 1961 wurde die Unabhängigkeit erklärt, doch wenige Jahre darauf bemächtigten sich Militärs und autoritäre Regimes der Macht im Land.
30 Jahre nach Erlangung der Unabhängigkeit brach ein blutiger Bürgerkrieg aus, der bis zu 200.000 Menschen das Leben kostete. Eine große Rolle spielte dabei der Diamantenreichtum, der allerdings der breiten Masse der Menschen nicht zugute kommt.
Der Bürgerkrieg wurde am 18. Jänner 2002 beendet und für die strafrechtliche Verfolgung der Haupttäter ein eigener Strafgerichtshof von der UNO geschaffen. Erstmals in der Geschichte der internationalen Strafjustiz wurden auch Verantwortliche für die Rekrutierung von Kindersoldaten verurteilt und Vergewaltigungen als Kriegshandlung verfolgt.

Der Hannibal Südamerikas

Am 19. Januar 1817 überquerte José de San Martín die Anden, um die Spanier auf der chilenischen Seite mit einem Angriff zu überraschen. Trotz des Hochsommers, der zu dieser Zeit herrschte (wir befinden uns ja auf der Südhalbkugel), kostete dieser Gewaltmarsch viele Opfer unter den bis zu 6.000 Soldaten und rund die Hälfte der Pferde verendeten, denn die Andenpässe sind extrem hoch. So herrschten der Jahreszeit zum Trotz Wintertemperaturen, Schneemassen behinderten das Fortkommen.
In der Schlacht von Chacabuco schlugen San Martíns Truppen, gemeinsam mit seinem chilenischen Vertrauten O'Higgins, die Spanier, die sich nach zähem Kampf den Angreifern geschlagen geben mussten. So war der Weg frei nach Santiago de Chile, und nach einem entscheidenden Sieg bei Maipú konstituierte sich die erste nationale Regierung Chiles. Bei dieser Gelegenheit lehnte San Martín das Amt des Präsidenten zugunsten von Bernardo O'Higgins ab, dessen Vater ironischerweise Gouverneur von Chile und Vizekönig von Peru gewesen war. Da Peru der reichste Teil des Spanischen Kolonialreiches und sein Vizekönig der angesehenste Posten außerhalb Europas war, war es ausgerechnet ein irischstämmiger Vertrauter des spanischen Königs, der diese Aufgabe bis zu seinem Tode 1801 wahrnahm. Sein Sohn wurde deshalb in London ausgebildet und kam dort in Kreise der südamerikanischen Unabhängigkeitsvertreter. San Martín wiederum war der Sohn spanischer Eltern, wuchs in Spanien auf und war 20 Jahre Offizier in dessen Armee.
Bald nach dem Erfolg in Chile führt er eine Operation zur Befreiung Perus an, besiegte die Kolonialmacht 1820 bei Pisco, besetzte dann Lima, wo er am 28. Juli 1821 die Unabhängigkeit ausrief und zum Protektor des Landes ernannt wurde. Erst mit Hilfe der Truppen von Simón Bolívar gelang es, den weiter anhaltenden Widerstand der Spanier und Royalisten niederzuschlagen. Simón Bolívar wiederum war der Sohn einer reichen Kreolenfamilie (Spanier, die schon in Südamerika zur Welt gekommen waren), die offensichtlich sehr traditionsbewusst war, wie der dem Sohn gegebene Name bezeugt: Simón José Antonio da la Santísima Trinidad Bolívar y Ponte (-Andrade)(y) Palacios y Blanco, später vom Volk einfach genannt „El Libertador". Er war Republikaner, San Martín Monarchist, deshalb trennten sich ihre Wege, als die Spanier mehr oder weniger besiegt waren. Heute werden sie als Helden verehrt – wie viele Afrikaner und Einheimische der Weg zum Sieg das Leben gekostet hat, weiß man nicht so genau. Vielleicht wurde gar nicht versucht, ihre Zahl zu erfassen, denn es waren ja nur „Indianer und Neger". Ohne sie wäre allerdings Südamerika noch lange spanisch geblieben.

Hongkong: Wie sich die Briten mit Opium eine Kronkolonie schufen

Es war der 20. Januar des Jahres 1841, als die Britische Ostindien Kompanie die Insel Hongkong besetzte, die zwei Jahre später zur britischen Kronkolonie erklärt wurde. Der „Duftende Hafen" sollte mitsamt der Erwerbungen, die den Chinesen gemeinsam mit anderen europäischen Staaten und Japan in den „Ungleichen Verträgen" abgepresst wurden (Kowloon, New Territories, Weihawei und weiteren 235 Inseln) das wichtigste Tor zu Warenein- und -ausfuhr aus China und Südostasien werden. Erst Ende des 20. Jahrhunderts fielen diese Besitzungen an China zurück, nachdem niedrige Lohnkosten, auch herbeigeführt durch Jahrzehnte der Kinderarbeit, von britischen Kaufleuten weidlich genützt worden waren. Eigentlich wäre es somit die Geschichte einer von vielen Kolonien und würde sich nicht grundsätzlich von anderen Beispielen mit Waffengewalt eroberter Gebiete der Briten unterscheiden. Wäre da nicht die Geschichte mit dem Opium, die den Auslöser darstellte und von den Chinesen auch heute noch nicht vergessen ist. Und das wohl völlig zu Recht!
„Wo, bitte, ist Euer Gewissen?" Diese Frage, in einem Brief des chinesischen Gesandten gestellt, mußte sich Queen Victoria nach dem Vorwurf gefallen lassen, Großbritannien stecke hinter dem massiven Opiumschmuggel, der China langsam in den Ruin trieb, nachdem geschätzte 10 Prozent der 400 Millionen Chinesen von dem Rauschgift abhängig gemacht worden waren.
Angenommen, es kämen Ausländer nach England, um Opium zu verkaufen und die Menschen zum Konsum zu verführen: Das würdet Ihr, ehrenhafte Königin, sicher tief verabscheuen ... Wenn Ihr solchen Schaden in Eurem Land nicht zulasst, solltet Ihr ihn doch wohl nicht auf andere Länder übertragen, schon gar nicht auf China!
Die Antwort ließ nicht auf sich warten: Sie erfolgte in Form der britischen Flotte mit ihren Kanonen.
Das glänzende Geschäft wollte man sich nicht verderben lassen, noch dazu wo es durch den Abfluss von vielen Millionen Silberdollars die Handelsbilanz der Briten mit China zugunsten der Europäer umdrehte. Zum Entsetzen der Engländer machte der chinesische Kaiser ernst: Mehr als 20.000 Kisten indischen Opiums gingen in Flammen auf. Das war ein Angriff auf die „Freiheit des Handels" (!!) und bedeutete Krieg. Die Kanonen der Navy brachen den Widerstand – die britische Seite verzeichnete bis zum Kriegsende 530 Mann Verluste, davon waren allerdings nur 69 im Gefecht gefallen. Schätzungen der chinesischen Seite belaufen sich auf 20.000 Tote.
Von den Reparationszahlungen, die den Chinesen aufgezwungen wurden, entfiel fast die Hälfte auf die Entschädigung für die Opiumhändler. Die Briten waren endgültig auch auf diesem Gebiet Marktführer. Vielleicht hat Rudyard Kipling damit die „Bürde des weißen Mannes" gemeint, die er in einem seiner Gedichte so wehmütig beklagt hat.

Die SOA: Eine Schule für Mord, Totschlag und Folter

Wenn man die Wahlsprüche diverser Staaten, auch der autoritären Exemplare bis hin zu Diktaturen, ansieht, so wimmelt es nur so vor hehren Ansprüchen und großen Worten. Aber selten wird so ungeniert gelogen wie bei der Escuela de las Américas, ursprünglich angesiedelt in der Panamakanal-Zone, mit dem Motto „Libertad, Paz y Fraternidad" ausgestattet und Ausbildungsstätte für 60.000 lateinamerikanische Militärs, die dort von US-Experten angeleitet die Schule der Schmutzigen Kriege durchliefen. Offensichtlich handelte es sich um recht gelehrige Schüler, wie die Geschichte der Massaker, Folterungen und gezielten Tötungen durch diverse brutale Regimes im *Kampf gegen den Kommunismus und sonstige linke Anarchisten* dokumentiert.

Ihre Absolventen waren an der Ermordung von Erzbischof Óscar Romero und an der Hinrichtung von vier amerikanischen Nonnen beteiligt. 1992 waren sechs peruanische SOA-Absolventen in die Ermordung von neun Studenten und einem Professor verwickelt. Der salvadorianische Führer einer Todesschwadron Roberto D'Aubuisson, Boliviens Diktator Hugo Banzer, Panamas Manuel Noriega, die argentinischen Diktatoren Roberto Viola und Leopoldo Galtieri, die gegen ihr eigenes Volk einen „schmutzigen Krieg" führten, waren ebenfalls Absolventen der „School of the Americas".

Auch Manuel Contreras, der Chef des mörderischen chilenischen Geheimdienstes DINA während der Diktatur Pinochets, lernte dort sein Handwerk. Selbst Augusto Pinochet durfte ebenfalls sein Wissen an dieser Schule vervollkommnen und seine Methoden verfeinern.

Sehr anstellig und gelehrig war auch der Präsident Gambias, Yahya Abdu-Aziz, der allen Schwulen und Lesben in seinem Land drohte, ihnen den Kopf abzuschneiden, Immigranten und demonstrierende Studenten gegelegentlich einfach erschießen, angebliche Zauberer und Hexer verfolgen und unliebsame Widersacher verschwinden ließ.

Die Schule, 1946, also am Beginn des Kalten Krieges, gegründet, wurde 2001 in „Western Hemisphere Institute for Security Cooperation" umgetauft und schon 1984 nach Georgia/USA verlegt. Aber sie ist auch nach dem Ende des Kalten Krieges eine Schule der Putschisten und Mörder geblieben, die im lateinamerikanischen Volksmund auch als „Escuela de los Golpistas" (Schule der Putschisten) berüchtigt war. Dies sagt Reverend Roy Bourgeois, der sich den Protest gegen diese Schule zum Lebensinhalt gemacht hat und deshalb bereits über vier Jahre im Gefängnis saß: *Die USA wissen genau, wie ihre Feinde zu bestrafen sind.*

22

Januar

Evo Morales: Ein „World Hero of Mother Earth"

Am 22. Januar 2006 wurde zur Überraschung der Weltöffentlichkeit erstmals ein Indigener Präsident eines südamerikanischen Landes. Er entstammt einer Aymara-Familie aus dem kleine Dorf Orinoca auf dem bolivianischen Altiplano und lebte dort in großer Armut. Vier seiner Brüder starben in jungen Jahren, Schwester Esther erinnert sich: *Meine Mutter behandelte unser Fieber allein mit Koka und Zucker. Manchmal heilte uns das. Wenn das Fieber so hoch war, dass es wehtat, bekamen wir Koka und Zucker unter die Achseln gedrückt. Um unsere Füße wurde ein schwarzes Tuch gewickelt. Was so viel bedeutetet wie: Du wirst durchkommen oder musst sterben.*
Ihr berühmter Bruder hieß Evo Morales. Er blieb 15 Jahre Präsident und trat nach einer höchst umstrittenen weiteren Kandidatur samt Manipulationsvorwürfen zurück.
Am 26. Jänner des Jahres 2009 hatte eine Volksabstimmung der neuen, von Morales vorgeschlagenen Verfassung zugestimmt. Bis zu diesem Tage waren die Indios keine Söhne und Töchter Boliviens: Sie waren nichts weiter als seine Arbeitskräfte. Im Jahr 1825 verlieh die erste Verfassung die Staatsbürgerschaft an gerade drei oder vier Prozent der Bevölkerung: Der Rest – Indios, Frauen, Arme, Analphabeten – wurden zu diesem Fest nicht eingeladen. Es war die Verfassung der Revolution gegen die Spanier, aber nicht für die Menschen.
Wenige Monate später wurde Evo Morales von der UNO-Generalversammlung zum „Welthelden von Mutter Erde" ernannt. Diese Auszeichnung hatte die UNO zuvor nur zwei anderen Staatsmännern zuteil werden lassen: Fidel Castro als Welthelden der Solidarität und dem Präsidenten von Tansania Julius Nyerere als Welthelden der sozialen Gerechtigkeit. Verständlich bei diesen Namen, dass bei uns sehr wenig davon zu hören und darüber zu lesen war. Fidel Castro. Igittigitt! Julius wer?
Der Präsident der Generalversammlung Miguel D'Escoto Brockmann bezeichnetet Morales als den führenden Vertreter und Vorbild der Liebe zu Pachamama, dem Quechua-Begriff für Mutter Erde. Morales habe klar gezeigt, dass die Umweltkrise durch „Anti-Werte" Individualismus, Gier, Egoismus und ökologische Verantwortungslosigkeit verursacht werde – und dass sie nur durch den Geist und die Praxis menschlicher Solidarität überwunden werde.
Morales antwortete, Boliviens Erfahrungen bei der Förderung des *Lebens in Harmonie mit der Verteidigung der Mutter Erde* habe internationale Auswirkungen. Als Papst Franziskus anlässich eines Südamerika-Besuches zuließ, dass bei einer Messe auch eine „Pachamama" anwesend war, wurde er von katholischen Fundamentalisten als Häretiker beschimpft. „Betonköpfe" gibt es leider überall.

Indígenas: Wegen Kolumbus' Irrtum nannte man sie Indianer.

Als Evo Morales im Jahr 2006 als erster Indigener das Amt des Staatspräsidenten in einem lateinamerikanischen Land antrat, löste dies international Erstaunen aus. Bis dahin war es in der Berichterstattung eher um Themen wie Widerstand (gegen Unterdrückung und Diskriminierung) oder Armut und wirtschaftliche Ausgrenzung gegangen. Verallgemeinerungen prägten das Bild, das in der Öffentlichkeit entstand. Selbst die Bezeichnungen wie Indio und Indianer entstammen der kolonialen Herrschaftsideologie und hatten praktisch bis vor wenigen Jahrzehnten Bestand bzw. werden auch heute noch verwendet. Sie sind keine präzise Kennzeichnung für bestimmte Kulturen, sondern charakterisieren ein politisches und soziales Konstrukt seitens der europäischen Eroberer, das dazu führte, dass sie auch im 20. Jahrhundert trotz formaler Rechte Bürger dritter Klasse blieben. Wie viele Beispiele zeigen, ist der Rassismus bis heute nicht überwunden.

Die indigene Bevölkerung Lateinamerikas umfasst ca. acht bis zwölf Prozent, das entspricht etwa 40 bis 50 Millionen Menschen. Es gibt über 400 ethnische Gruppen und Völker und 917 gesprochene indigene Sprachen, ein Zeichen der großen kulturellen Vielfalt. Die Anzahl der indigenen Bevölkerung nimmt erkennbar zu. Allerdings sind zahlreiche kleine Gemeinschaften, insbesondere in ökologisch sensiblen Regionen mit wertvollen Naturressourcen, vom Aussterben bedroht, weil ihre Lebensgrundlagen zerstört werden.

Die indigene Bevölkerung mit der größten ethnischen und kulturellen Vielfalt in einem Nationalstaat lebt in Mexiko, wenngleich sie mit 10,9 Millionen prozentual an der Gesamtbevölkerung nur 12,6 Prozent ausmacht. Die Länder mit dem stärksten Bevölkerungsanteil sind Bolivien (Zensus 2002: 65 Prozent), Guatemala (Zensus 1994: 48 Prozent) und Ecuador (Zensus 1991: 35 Prozent). Im größten Land Lateinamerikas, Brasilien, gibt es zwar 210 indigene Völker, doch leben diese überwiegend in Amazonien und machen nur ein bis eineinhalb Prozent der brasilianischen Bevölkerung aus. Das Vordringen von Viehzüchtern, Siedlern und die rücksichtslose Durchsetzung von Wirtschaftsinteressen externer Akteure bedrohen ihre Lebensräume und damit ihre Existenz als indigene Gemeinschaften.

Ab dem Moment, wo Europäer ihren Fuß auf den Boden der neuen Welt setzten, bestand in erster Linie die Absicht, sie auszubeuten. Dazu brauchte man die Einheimischen, einerseits um die Stätten des vermuteten Silbers und Goldes leichter aufzufinden und andererseits als billige Arbeitskräfte.

Als der Domikanerpater Anton Montesinos 1511 den Spaniern von der Kanzel herab ins Gewissenn reden wollte, trug seine Predigt den Titel „Ego vox clamantis in deserto". („Ich bin die Stimme des Rufers in der Wüste.") Er ahnte wohl, welchen Lauf die Geschichte nehmen würde.

Die Macht der Bilder und ein Geheimnis der Sprache

Am 24. Januar 1955, fast zehn Jahre nach dem Ende des Zweiten Weltkrieges, starb Ira Hamilton Hayes, ein Pima-„Indianer“ aus dem Gíla River Reservat wenige Tage nach seinem 32. Geburtstag. Er war mit dem Ruhm, den er und seine Kameraden praktisch über Nacht besaßen, nicht zurecht gekommen, litt an posttraumatischen Belastungsstörungen und flüchtete sich in den Alkohol. Berühmt war er nämlich durch jenes Foto geworden, das ihn und fünf Kameraden zeigte, wie sie die US-Flagge auf einem Berg der japanische Insel Iwojima hissten. Wahrscheinlich ist es das am meisten reproduzierte Bild aller Zeiten und nimmt einen wichtigen Platz im kollektiven Gedächtnis der Vereinigten Staaten ein. Dem Foto entsprechend wurde ein Denkmal gestaltet, das neben dem berühmten Nationalfriedhof Arlington steht, wo auch Hayes seine letzte Ruhe fand. Er selbst hatte sich nicht als Held gesehen und verschmähte seinen ungewollten Ruhm. Als ihn 1954 bei einer Ehrung durch Präsident Eisenhower im Weißen Haus ein Reporter fragte, wie ihm der Pomp und die Umstände gefielen, antwortete er mit gesenktem Kopf „Gar nicht.“ *Nur ein toter Indianer ist ein guter Indianer*, soll General Sheridan, ein Held des Amerikanischen Bürgerkrieges, gesagt haben. Es bedurfte erst zweier Weltkriege, um Sheridans Credo vergessen zu machen. Zunächst in den Köpfen amerikanischer Militärs, die begriffen, über welche Geheimwaffen sie verfügten.

Allein aus dem Stamm der Navajos dienten mehr als 500 Mann im US-Marine Corps, die meisten als Funker. Denn die Indianer besaßen eine Fähigkeit, die selbst im modernen Maschinenkrieg einen Vorteil bot: die vielfältigen Sprachen, derer sie sich bedienten, während die europäischen Armeen auf komplizierte Verschlüsselungscodes zurückgreifen mußten, die auch immer wieder ausspioniert oder enträtselt werden konnten. Trotz hoher Verschlüsselungsqualität des deutschen ENIGMA-Codes (Rätsel) gelang es den Alliierten mit hohem personellem und maschinellem Aufwand, die deutschen Funksprüche immer wieder zu entziffern.

Ein „Indianer“ konnte über Funk sprechen, wie er wollte – kein Feind konnte ihn verstehen.

Die Navajos waren deshalb so begehrte Funker, weil ihre Sprache mit keiner einzigen europäischen oder asiatischen Sprache verwandt ist und sie außerdem das einzige Volk waren, das niemals von deutschen Forschern besucht worden war. Noch unmöglicher wurde eine Entschlüsselung dadurch, dass sie überdies Codes verwendeten: „hockende Gewehre“ waren Mörser, „Höhlensiedlungen“ Bunker und Adolf Hitler ein „verrückter weißer Mann“. Letzteres zu erkennen haben viele Landsleute des „Führers“ etwas länger gebraucht.

Idi Awo – Ongo Angoo

Er wurde der Welt bekannt als Idi Amin und geleichzeitig berüchtigt als der „Schlächter von Uganda", der sich am 25. Januar 1971 an die Macht putschte, als der amtierende Präsident Milton Obote an einer Konferenz der Commonwealth Staaten in Singapur teilnahm.

Er begnügte sich nicht damit, Präsident und Alleinherrscher von eigenen Gnaden zu sein, sondern seine Hybris spiegelt der selbstgewählte Titel wider, der obligatorisch verwendet werden musste: *Seine Exzellenz, Präsident auf Lebenszeit, Feldmarschall Haddsch Doktor Idi Amin Dada, Viktoria Kreuz, Orden für hervorragenden Dienst, Militärkreuz, Herr aller Tiere der Erde und aller Fische der Meere und Bezwinger des Britischen Weltreiches in Afrika allgemein und besonders in Uganda*.

Neben Jean-Bédel Bokassa war er wohl der skurrilste und eitelste unter einer ganzen Reihe schrecklicher postkolonialer Autokraten und Diktatoren.

Ein Titel, auf den er in seiner Sammlung offensichtlich vergessen hatte: Mit seiner Größe von 1,93 Metern und seinem Gewicht um 120 Kilogramm war er neun Jahre lang ugandischer Boxmeister.

Seine Karriere hatte er allerdings in der Britischen Kolonialarmee begonnen. Über diese Zeit ist im „Tagesspiegel" zu lesen:

Nummer 9 redet. Sonst hätte ihm der junge Leutnant den Penis abgehackt. Der Soldat soll die Stämme im Norden Ugandas entwaffnen, die sich gegenseitig das Vieh stehlen und dabei mit immer moderneren Waffen kämpfen. Also, berichtete die Schweizer „Weltwoche", stellt der Leutnant die Männer des Stammes in Reihe vor einen langen Tisch und lässt sie ihre Geschlechtsteile darauf ablegen. Dann schlägt er mit der Machete zu. Acht Mal. Nummer 9 verrät das Versteck.

Der Soldat hat seinen Auftrag erfüllt. Die Briten, 1961 noch Kolonialmacht in Uganda, schätzen seine Effizienz in der „King's Rifles Army", der schwarzen Einheit der Armee. Sie schätzen seine Effizienz so sehr, dass sie über die Grausamkeit seiner Pflichterfüllung hinwegsehen. Zumal Uganda ein Jahr später in die Unabhängigkeit entlassen werden soll, und ein unkontrollierbarer Killer, aufgebaut unter dem Kommando des Commonwealth, gäbe ungute Schlagzeilen.

Als Alleinherrscher steigerte er seine bekannte Brutalität in einen wahren Blutrausch. Nach wenigen Tagen verschwanden Intellektuelle, hohe Offiziere und Richter. Ganze Dörfer wurden dem Erdboden gleichgemacht und die Bewohner ermordet.

Er brüstete sich, Menschenfleisch verzehrt zu haben, ließ eine untreue Ehefrau zerstückeln und angeblich Menschen den Krokodilen zum Fraß vorwerfen. Abtrünnige Minister trieben tot im See.

Am 11. April 1979 floh der Diktator mit einem Teil seiner Familie und starb letztlich in einer Villa in Saudi-Arabien, die ihm die dortige Regierung zur Verfügung gestellt hatte, an Bluthochdruck und Nierenversagen, „friedlich" im Koma.

Australia Day

Am 26. Januar ist der offizielle Feiertag Australiens, der an die Ankunft der First Fleet 1788 erinnert. An Bord der Flotte mit elf Schiffen, die am 13. Mai 1787 in Portsmouth aufgebrochen war, befanden sich 756 Strafgefangene und 550 Besatzungsmitglieder. Die Straftäter, die meistens zu mehrjähriger Verbannung verurteilt worden waren, hatten sich vielfach so geringer Verbrechen wie Diebstahl von Lebensmitteln schuldig gemacht (sonst wären sie wohl gleich gehängt worden) und konnten nach der Amerikanischen Unabhängigkeitserklärung nicht mehr in diesen Teil der Neuen Welt verbracht werden. Den Jüngsten und die Älteste kennt man heute noch mit Namen: Sie hießen John Hudson (13 Jahre) und Elizabeth Beckford (70 Jahre). Der Ort, an dem sie landeten, wurde nach dem Innen- und Kolonialminister benannt. Es war Lord Sidney. Des Erfolgs und der vielen Sträflinge auf englischem Boden wegen gab es auch eine Second Fleet und wiederum ein paar Jahre später sogar eine Third Fleet, die insgesamt 3.200 männliche und weibliche Sträflinge nach Australien exportierten.
Die hohe Todesrate fand gemäß einem Bericht des Wachkommandanten eine durchaus kommerziell nachvollziehbare Erklärung: *Je mehr sie* (die Schiffseigner) *bei den unglücklichen Kerlen einsparten, umso mehr Proviant haben sie für den Verkauf auf einem ausländischen Markt zur Verfügung, und je früher auf der Reise sie sterben, desto länger können sie für den Verstorbenen bestimmte Summen in die eigene Tasche stecken.*
Diese Kalkulation war nicht neu – sie wurde erfolgreich schon auf den Sklavenschiffen angewandt und Menschlichkeit besaß auf dem Habenkonto keine Rubrik. Innerhalb von acht Jahrzehnten kamen auf diese Art und Weise 168.000 Gefangene nach Australien.
Es versteht sich von selbst, dass diese Deportierten gewinnbringend durch eine Elite privatwirtschaftlicher Unternehmungen ausgebeutet wurden.
Keine Regel ohne Ausnahme: Die dreizehnjährige Mary Reibey, ursprünglich wegen Pferdediebstahls verurteilt, häufte ein ansehnliches Vermögen an. Ihr Porträt ziert heute die australische 20-Dollar-Note!
Am 23. November 1789 wurden der etwa 30-jährige Bennelong, seine Frau und zwei weitere Aborigines gefangen genommen. Sie wurden wie Hunde an der Leine gehalten, mit eisernen Ringen an den Füßen.
An so etwas will man sich heutzutage am Australia Day nicht mehr allzu gerne erinnern und feiert lieber ausgelassen mit großen Feuerwerken als Höhepunkt. Einige sehen den Feiertag allerdings mit großer Skepsis: Die Aborigines als ursprüngliche Einwohner des Kontinents begehen den 26. Januar eher als „Invasion Day“ oder „Survival Day“, da ja ihre Unterwerfung mit dem Zeitpunkt begann, wo der erste Weiße den Boden Australiens betrat.

Pakistan: Asma Jilani Jahangir

Sie war eine pakistanische Menschenrechtsaktivistin, die am 27. Januar 1952 zur Welt kam und schon mit 66 Jahren an einem Schlaganfall starb.
Ihr war der Widerstand buchstäblich in die Wiege gelegt, denn ihr Vater war ein Kämpfer für Menschenrechte, der jahrelang im Gefängnis saß oder unter Hausarrest stand, weil er sich allgemein gegen Militärdiktaturen ausgesprochen hatte – und das richtete sich auch gegen die Junta im eigenen Land, der er noch dazu Völkermord in Bangladesch zum Vorwurf machte.
Seine Tochter Asma kämpfte mit der ersten von Frauen geleiteten Anwaltspraxis ihres Landes gemeinsam mit ihrer Schwester gegen „Ehrenmorde", Kinderarbeit, die Todesstrafe und Hinrichtungen durch den Geheimdienst, verteidigte Frauen, die nach einer Vergewaltigung des Ehebruchs (!) bezichtigt wurden, und Angehörige religiöser Minderheiten gegen Blasphemie-Vorwürfe, die ja tödliche Folgen haben konnten.
Vor ihrem Tod war sie Sonderberichterstatterin für Menschenrechte, was ihr hohes internationales Ansehen beweist.
Die pakistanische Friedensnobelpreisträgerin Malala Yousafzai, Pakistans zweite Menschenrechtsikone, erklärte nach Asma Jahangirs Tod: *Ich kann nicht glauben, dass sie nicht mehr mit uns ist. Die beste Würdigung für sie ist, den Kampf für Menschenrechte und Demokratie fortzusetzen.* Die um 45 Jahre jüngere Kinderrechtsaktivistin war mit 17 Jahren (!) die mit Abstand jüngste Persönlichkeit, die den Friedensnobelpreis erhielt. Sie wurde nach der Volksheldin Malalai von Maiwand benannt, die die aufständischen Paschtunen gegen die britischen Truppen anführte – der Name bedeutet so viel wie „kummervoll" oder „leidend" und kann im Hinblick auf ihr späteres Schicksal als Vorherbestimmung gesehen werden. Unter dem Pseudonym „Kornblume" schilderte sie schon mit elf Jahren auf einer Website der BBC ihre Ängste aufgrund der Gewalttaten pakistanischer Taliban. Inspiriert wurde sie dabei vom Tagebuch der Anne Frank. Wie die europäische Jüdin sollte auch sie ermordet werden – sie erlitt einen Kopfschuss aus dem Colt eines Taliban-Mörders, aber im Gegensatz zu Anne Frank überlebte sie schwerverletzt.
Im Oktober 2013 war sie Gast von Präsident Obama im Weißen Haus und scheute sich nicht, die Fortführung des Drohnenkrieges zu kritisieren: *Durch diese Taten werden unschuldige Opfer getötet, und das führt zu Abscheu in der Bevölkerung Pakistans. Das fördert den Terrorismus.* Wie viel andere haben den Mut gehabt, diese Wahrheit dem amerikanischen Präsidenten so offen ins Gesicht zu sagen?

José Martí: Kubanischer Poet, Revolutionär, Nationalheld

Am 28. Januar 1853 wurde in Havanna José Julián Martí y Pérez geboren, dessen Büste dutzendfach in kubanischen Städten zu sehen ist. Gilt er doch als einer der Nationaldichter und Nationalhelden zugleich. Obwohl zu seinen Lebzeiten nur zwei schmale Gedichtbände veröffentlicht und zwei weitere posthum publiziert wurden, war er als Schriftsteller Mitbegründer der ersten voll eigenständigen lateinamerikanischen Literaturbewegung, des Modernismo.

Schon als Jugendlicher drückte er seinen kämpferischen Patriotismus gegen die Kolonialmacht unverblümt aus, obwohl seine Eltern aus Spanien eingewandert waren. Wegen seiner Kritik („der unbesiegbare Hass gegen die Unterdrücker") wurde er zu Zwangsarbeit verurteilt und deportiert.

1895 kehrte er nach Kuba zurück, um am Unabhängigkeitskrieg gegen Spanien teilzunehmen, fiel aber bald in den Kämpfen in der Provinz Oriente. Jede kubanische Schule hat eine Büste von ihm auf dem Schulhof stehen – ebenso wie die vielen Tempel der Freimaurer, deren Zahl in Relation zur Landesgröße unvergleichlich ist.

Bei der jährlichen Kranzniederlegung in Santiago de Cuba sind viele hundert seiner „Brüder" anwesend. Ausgehend von seinen Warnungen vor einer Vorherrschaft der USA in Lateinamerika und seinen Forderungen nach sozialer Gerechtigkeit wurde er schon am Beginn des 20. Jahrhunderts als Vorkämpfer des Antiimperialismus verstanden und über Kuba hinaus verehrt.

Im Exil verfasste er mehrere Schriften, darunter den Gedichtband *„Versos sencillos"* (Einfache Verse), aus dem Teile des Textes des bekannten Liedes *„Guantanamera"* stammen, das auch in Europa populär wurde:

Ich bin ein aufrichtiger Mensch
von da, wo die Palme wächst,
und bevor ich sterbe, möchte ich
mir meine Verse von der Seele singen.

Mein Vers ist von hellem Grün
und von entflammtem Rot
Mein Vers ist ein verwundeter Hirsch,
der auf dem Berg Zuflucht sucht.

Ich ziehe eine weiße Rose heran,
im Juli wie im Januar,
für den ehrlichen Freund,
der mir seine freie Hand reicht.

Mit den Ärmsten der Erde
will ich mein Glück machen.
Der Bach des Gebirges
erfreut mich mehr als das Meer.

Für mich, in der Freiheit lebend, gewohnt frei zu denken, was ich will, frei zu reisen, wohin ich will, frei zu kennen, wen ich will, ist als „Freimaurer" José Martí mein Bruder im Geiste, der uns „in den Osten vorangegangen" ist.

Porto Alegre: Der „Freudige Hafen“ ist mehr als nur eine Stadt

Der „Freudige Hafen“ ist mehr als nur eine Stadt – er ist ein Symbol geworden. „Porto Alegre“ – so heißt dieser Hafen auf portugiesisch – ist nicht nur eine große Stadt in Braslien am Zusammenfluss mehrerer Flüsse, die bald darauf in den Atlantik münden, sondern sie hat Vorbildcharakter für Kommunen auf der ganzen Welt: Nachdem 1988 die Arbeiterpartei die Wahlen gewonnen hatte, konnte sie die Idee des „Beteiligungshaushaltes“ durchsetzen. In einem offenen Verfahren wurden und werden sowohl Einnahmen als auch Ausgaben offengelegt und durch eine direkte Beteiligung der Bürger in ihren Stadtvierteln („barrios“) neue Maßstäbe der Kommunalpolitik gesetzt. So werden Versammlungen einberufen, in denen Betroffene in einem mehrstufigen Verfahren selber über Infrastrukturprojekte entscheiden. Aber Porto Alegre ist auch die Stadt, wo vor 20 Jahren das erste „Weltsozialforum“ stattfand, und wurde damit ein die Erde umspannender öffentlicher Ort für die Bürgerrechte.
Das Manifest „Eine andere Welt ist möglich“ umfasst zwölf Vorschläge, die von Intellektuellen, Literaten, Historikern, Wissenschaftlern und Nobelpreisträgern aus der ganzen Welt unterfertigt wurden.
Eine andere Welt sollte möglich werden:
... indem neue Regeln in der Wirtschaft aufgestellt werden, die für alle Menschen das Recht auf Leben achten.
... indem auf der Ebene der Menschheit das „Zusammenleben“ in Frieden und Gerechtigkeit gefordert wird.
... indem die Demokratie auf lokaler und globaler Ebene entwickelt und ausgebaut wird.
Eingeleitet wird der Katalog an Forderungen mit dem Hinweis, dass es vor allem an den sozialen Bewegungen aller Länder liegen werde, die zu ihrer Verwirklichung erforderlichen Kämpfe auf sämtlichen Ebenen – des gesamten Planeten, der Kontinente, national und lokal – zu führen. Die Unterzeichner betonen, dass sie sich keine Illusionen über den tatsächlichen Willen der Regierungen und internationalen Institutionen machen, diese Vorschläge von sich aus umzusetzen, auch wenn sie aus purem Opportunismus die Begriffe daraus entlehnen. Ein weltbewegendes Manifest von Stéphane Hessel fällt mir dabei ein: An die Jungen gerichtet, fordert er: „Empört Euch“.
Einer der Unterfertiger des Manifests war der portugiesische Literaturnobelpreisträger José Saramago. In seinem Roman „Hoffnung im Alentejo“ heißt es: *Und ich frage die Politökonomen, die Moralisten, ob sie jemals die Zahl der Individuen errechnet haben, die zum Elend verdammt sind, zur ungleichen Arbeit, zum moralischen Verfall, zur Unmündigkeit, zur erschreckenden Unwissenheit, zur völligen Entbehrung, zum ewigen Unglück, um einen Reichen zu produzieren.*
Meine Bitte an die Jungen: Fragt nicht nur, handelt – tut das, was viele von uns Alten zu wenig getan haben!

Die zwei Gesichter des Mohandas Karamchand Gandhi

Er wurde vom indischen Philosophen und Literaturnobelpreisträger Rabindranath Tagore „Mahatma“ genannt, was ein sanskritischer Ehrenname war und „große Seele“ bedeutet. Im Laufe der Zeit wurde er gebräuchlicher als sein Geburtsname und beweist die tiefe Verehrung, die dem Kämpfer gegen Kolonialismus, Unterdrückung und soziale Ungerechtigkeit entgegengebracht wurde. Und so wurde er zum „Bapu“ (Vater) der indischen Nation auf dem Weg in die Unabhängigkeit. Nach Jahren der Ausbildung in seiner Heimat, ebenso wie in London, kam er als Rechtsanwalt 1893 nach Südafrika und wollte mit dem Zug von der Hafenstadt Durban nach Pretoria fahren. Wie von zu Hause gewohnt, wollte er erster Klasse fahren, wurde jedoch als „Farbiger“ aufgefordert, in den Gepäckwagen (!) umzusteigen. Als er sich weigerte, wurde er aus dem Zug geworfen und musste mit einer Postkutsche weiterfahren. Auch da wurde er auf den Kutschbock verwiesen, sollte sich auf den Boden setzen und wurde geschlagen und getreten.
Später sollte er sagen: *Die Belästigungen, die ich persönlich hier zu dulden hatte, waren nur oberflächlicher Art. Sie waren nur ein Symptom der tiefer liegenden Krankheit des Rassenvorurteils. Ich mußte, wenn möglich, versuchen, diese Krankheit auszurotten und die Leiden auf mich zu nehmen, die daraus entstehen würden.*
Die Schattenseite war, dass Gandhi die Schande der Rassendiskriminierung alleine auf die indische Bevölkerung Südafrikas bezog. Für die schwarze Mehrheitsbevölkerung übernahm er den von den Kolonialisten gebräuchlichen entwertenden Ausdruck „Kaffir“ und empörte sich darüber, dass Inder „auf die Stufe von ungeschlachten Kaffirs“ degradiert wurden. Eine Trennung von Indern und „Kaffirs“ hielt er für eine „physische Notwendigkeit“. Im Grunde genommen war er der gleiche Rassist wie die weißen Südafrikaner, ohne dass er dafür ein Einsehen gehabt hätte.
Nach den Burenkriegen kehrte er nach Südafrika zurück, um mit dem britischen Kolonialminister Joseph Chamberlain über die Rechte der Inder zu verhandeln. Es gelang ihm jedoch nicht, Chamberlain von seinen Ansichten zu überzeugen, und weitere Gespräche wurden ihm einfach mit britischer Arroganz verweigert.
Seine Politik des gewaltlosen Widerstands war mitverantwortlich für den Zerfall des Indischen Kaiserreiches. Zwei unabhängige Staaten, Indien und Pakistan, entstanden. Mit Blick auf die Gewalt an Frauen ist negativ zu bemerken, dass er die Schuld an Vergewaltigungen bei den Frauen sah, weil sie auch für die Triebe der Männer verantwortlich seien. Empfängnisverhütung galt ihm als Zeichen der Unzucht.
Ein anderer Rassist und gleichzeitig ein Großer der Weltgeschichte, Winston Churchill, nannte ihn einen „aufrührerischen Fakir“, der „halb nackt“ und von gleich zu gleich mit den Vertretern der englischen Krone zu verhandeln wagte. Seinen Tod im Hungerstreik hätte Churchill hingenommen. Er starb am 30. Jänner 1948 durch den Schuss eines fanatischen Hindus.

Ripubrikin Naoero: „Sonnenschein" im Deutschen Kaiserreich

Diese Republik, sowohl nach Fläche wie auch Einwohnern einer der kleinsten Staaten der Erde, liegt auf einem Koralleneiland, das zu Mikronesiens Inselwelt gehört.
Am 1. Oktober 1887 annektiert das Deutsche Reich Nauru, das bald darauf zum „Protektorat" und ein Jahr darauf in die Verwaltung der ebenfalls deutsch besetzten Marshallinseln eingegliedert wird.
Der Kaiserliche Kommissar, der die deutsche Flagge hissen lässt, heißt ausgerechnet Sonnenschein, obwohl vielen Einwohnern garantiert nicht danach war.
Es vergehen einige bedeutungslose Jahre, aber dann entdeckt ein Australier namhafte Phosphatablagerungen. Flugs wird eine Company gegründet und der Düngemittelexport trägt unmittelbar zur Verwüstung der Insel bei. Der kommerzielle Erfolg ist augenscheinlich und der Abbau erfolgt ab 1905 durch billige chinesische Arbeitskräfte. Die Verwaltung wird nach Neuguinea verlagert, bis Australien im Ersten Weltkrieg Nauru kampflos einnimmt. Das Phosphat wird weiter abgebaut – den Gewinn schöpfen die Australier ab. Nach der Unabhängigkeit am 31.Januar 1968 baut der junge Staat selbst das begehrte Düngemittel ab und wird damit – pro Kopf der Bevölkerung gerechnet – zum zweitreichsten Staat der Welt.
Das Glück währte keine drei Jahrzehnte, denn der Abbau nahm ab und Armut begann sich auszubreiten. Korruption und Fehlinvestitionen führten dazu, dass die Insel auf den Status eines Entwicklungslandes zurückfiel.
Trotzdem arbeitet die Hälfte der Erwerbstätigen nach wie vor im Phosphatabbau, der wiederum an Schwung zugenommen hat, nachdem neue Vorkommen entdeckt wurden.
Die jahrzehntelange Boden-Ausbeutung hinterläßt weiter ihre Spuren: 90 Prozent der Insel sind vom Phosphatabbau vernarbt – eine Gegend, die noch dazu im Müll buchstäblich erstickt.
Die jahrzehntelange staatlich ermöglichte und geförderte Prasserei der Bevölkerung hat ebenfalls ihre Spuren hinterlassen und die Menschen tragen eine schwere Bürde: Bewegungsmangel, sorglose Ernährung und genetische Anfälligkeit machten Diabetes zur Volksseuche. 76 Prozent der Bevölkerung sind übergewichtig, 46 Prozent fettleibig. Auch so kann man Weltrekorde einheimsen!
Ein Reisender: *Die Arbeitslosigkeit scheint das größte Problem zu sein. Die Menschen lungern sowohl tagsüber, als auch in Zeiten angenehmer Temperarturen viel herum. Arbeitende Menschen sind wenig zu sehen ...*
Sollte durch den Klimawandel der Meeresspiegel steigen, wären Naurus Küstengebiete in Gefahr.
Wir hatten Reichtum, haben ihn aus Gier und Selbstsucht verloren, sagte Präsident Waqa. *Nauru repräsentiert die Niederlagen und Siege der gesamten Menschheit. In vielerlei Hinsicht.* Der Wahlspruch „Gottes Wille zuerst" hilft da auch nicht.

Nguyen van Lem: Der Mord vor den Augen der Weltöffentlichkeit

Ich sah ein Bild, ein Foto mit zwei Menschen: der eine hat einen gestreckten Arm mit einer Pistole in der Hand, der andere kneift verzweifelt die Augen zusammen.
Man weiß, dass gleich etwas Schreckliches passieren wird, unabwendbar, unverhinderbar, weil das Bild sichtlich den Augenblick davor festhält. Das Schreckliche: Der willkürlich herbeigeführte Tod eines Menschen, der gerade noch lebt, aber in Sekundenbruchteilen leblos zusammenbrechen wird, wenn der verhängnisvolle Schuss fällt.
Was man nicht vergessen kann: Ein Blick, der von der Gewissheit gezeichnet ist, nichts mehr ändern zu können, was ihm gleich unwiderruflich widerfahren wird, die Verzweiflung, die daraus erwächst, die Ohnmacht, nichts mehr tun zu können, das Kommen des Todes.
Nguyen Van Lem war etwa 34 Jahre alt, als er in Saigon vom dortigen Polizeichef, einem südvietnamesischen General, auf offener Straße und vor laufender Kamera erschossen wurde.
Der Vorwurf: Das Opfer sollte am Vortag im Rahmen der von Hanoi gestarteten Tet-Offensive einen terroristischen Anschlag verübt haben, bei dem unter anderem die Familie eines Polizeioffiziers ermordet wurde. Ob diese Behauptung zutreffend war oder ob es einfach eine aus Hass und Zorn verübte Hinrichtung ohne Prozess und Rechtsmittel war, konnte nie aufgeklärt werden.
Der Film zeigt lediglich die Brutalität und Kaltblütigkeit des Vorgangs.
Nguyen Van Lem, dessen Hände auf dem Rücken gefesselt sind, steht, ohne den Polizeichef anzusehen. Dieser richtet zügig und ohne weitere Worte die Waffe auf die rechte Kopfseite und erschießt Nguyen Van Lem. Sein Körper sackt zusammen, verkrampft sich für einen Moment, entspannt sich dann und bleibt auf der linken Seite liegen. Aus der Eintrittswunde am Kopf strömt eine Blutlache auf den Asphalt. Der Polizeichef steckt den Revolver in den Gürtel und verlässt ruhig den Bildausschnitt nach rechts.

In seinem 1967 erschienenen musikalischen Monolog „Alice's Restaurant" erzählt Arlo Guthrie, wie er zum Wehrdienst eingezogen und bei dem Aufnahmezentrum in New York zum Armeepsychiater geschickt wird: *Und ich ging dorthin und sagte: „Seelenklempner, ich will töten. Ich verlange, ich will, ich will töten. Töten. Ich will, will sehen, ich will Blut und Gedärm und Venen in meinen Zähnen sehen. Viele verbrannte Leiber essen. Ich will töten, töten, töten, töten, töten. Und ich fing an, herumzuspringen und „töten, töten" zu schreien, und er fing an, herumzuspringen und „töten, töten" zu schreien. Und der Sergeant kam herüber, heftetet mir eine Medaille an, schickte mich runter in den Saal und sagte: „Du bist unser Mann."*

Feuchtgebiete: Das Pantanal darf nicht sterben

Heute ist der Welttag jener *Feuchtwiesen, Moor- und Sumpfgebiete oder Gewässer, die natürlich oder künstlich, dauernd oder zeitweilig, stehend oder fließend, Süß-, Brack- oder Salzwasser sind, einschließlich solcher Meeresgebiete, die eine Tiefe von sechs Metern bei Niedrigwasser nicht übersteigen.* Kurz gesagt, heute ist der Welttag der Feuchtgebiete. Sie gehören für das Klima zu den wichtigsten Biotopen und sind gehörig unter Druck gekommen: Fast drei Viertel sind weltweit gefährdet. Sie verschwinden mit einer noch größeren Geschwindigkeit als die Wälder. Ihre Rolle bei der Kohlenstoffbindung und Speicherung wurde lange unterschätzt. Sie bedecken zwar nur sechs bis neun Prozent der Erdoberfläche, enthalten aber immerhin 35 Prozent des weltweiten Kohlenstoffs. Werden sie zerstört, werden große Mengen Treibhausgase in die Atmosphäre freigesetzt.

Mit seinen 230.000 km^2, was der vierfachen Fläche Österreichs entspricht, ist das Pantanal – in Brasilien, Bolivien und Paraguay gelegen – das größte Binnenland-Feuchtgebiet weltweit. Seinen Namen besitzt dieses Gebiet abgeleitet von pantano, was portugiesisch Sumpf bedeutet. Es ist Heimat indigener Völker und überdurchschnittlich vieler seltener oder gefährdeter Arten wie Jaguare und Riesengürteltiere. Verheerende Brände, viele auch durch Brandstiftung ausgelöst, haben im Jahr 2020 einen erheblichen Teil der Vegetation zerstört. Zwischen Januar und Mitte Oktober brachen 11.000 Brände aus, die von einer schweren Dürre begünstigt wurden. Etwa 30 Prozent des gesamten Pantanal-Gebietes brannten ab, und man muss mit einer Erholungszeit von 30 bis 40 Jahren rechnen.

Der „Umweltminister“ von Jair Bolsonaros Gnaden hat allen Katastrophen zum Trotz die Brandbekämpfungsmaßnahmen Ende August 2020 in Amazonien und im Pantanal einstellen lassen, Mitarbeiter entlassen, die Budgets gekürzt und Hubschrauber zur Brandbekämpfung außer Dienst gestellt. Er befindet sich damit im Einklang mit der verbrecherischen Entwaldungspolitik, die von vielen Umweltaktivisten, aber auch vom österreichischen Bischof Erwin Kräutler erfolglos bekämpft wird. Die Agrarindustrie nutzt diese Art der „Landgewinnung“ und macht ein Riesengeschäft. Zwischen 1985 und 2018 hat sich die Weidefläche in dem Gebiet verdreifacht!

Schätzungsweise 1,2 Millionen Menschen leben im Pantanal, darunter mehrere indigene Gruppen. Das Land der Guato war am schlimmsten betroffen: Sie verloren 2020 rund 90 Prozent ihres Gebietes.

Vielleicht ist es ganz nützlich zu wissen, dass die EU weltweit der größte Abnehmer brasilianischer Agrar-Exporte ist. Da könnte man über Handelsabkommen ganz schön Druck machen – wenn man nur will. Davi Kopenawa, ein Yanomami-Sprecher: *Warum ist so viel Zeit notwendig, um zu verstehen, dass wir uns selbst schaden, wenn wir die Natur zerstören. Wir betrachten nicht die Welt von außen. Wir sind nicht von ihr getrennt.*

Die Logik des Konflikts überwinden

Das Treffen zwischen Franz von Assisi und Sultan al-Malik-al-Kamil vor 800 Jahren in Damiette im Nildelta gilt als eine der wichtigsten interreligiösen Begegnungen.
Die Stadt war Hauptangriffsziel des 1217 begonnenen Fünften Kreuzzugs, denn von dort aus sollte Ägypten erobert werden. Damals, wie auch im nächsten Kreuzzug, mussten sich die Christenscharen den Mamluken auf dem Weg nach Kairo geschlagen geben und letztlich den Plan zur Eroberung Ägyptens aufgeben. Um die Erinnerung an vergangene Zeiten nicht völlig verblassen zu lassen, ist Damiette bis heute als untergegangenes Bistum Namensgeber für das römisch-katholische Titularbistum Tamiathis.
Aber viel wichtiger ist das schon angeführte Treffen, von dem historische Quellen berichten, dass die Begegnung der zwei Glaubensmänner zwar keine „Bekehrung" in einem wie immer gearteten Sinn hervorgerufen habe, sie aber dennoch von gegenseitigem Respekt geprägt gewesen sei. Das ist umso erstaunlicher, als es 1219 am Rande der Kreuzzüge mit ihren blutigen Kämpfen stattgefunden hat. Insbesondere der Sultan habe den Christen aus Assisi *in allen Ehren empfangen und ihm gerne zugehört*, hieß es beispielsweise bei Tommaso da Celano. Er hatte im Vorfeld der Heiligsprechung des Franziskus (1228/1229) seine „Vita beati Francisci" verfasst. Der Sultan *war beeindruckt durch seine* (Franziskus) *Persönlichkeit, aber jeder blieb seiner Position treu*, hieß es dort. Andere Quellen wiederum sprachen von einem spannungsgeladenen Zusammentreffen.
Dieses Treffen zwischen dem Sultan und Franziskus bedeutet sehr viel, denn damals wie heute gab es Stimmen, die einen Zusammenprall der Zivilisationen beschworen haben. Diese Begegnung erinnert daran, dass es eine Möglichkeit gibt, über den Konflikt hinauszugehen, meint ein Franziskaner. Der heilige Franziskus und der Sultan hätten mit ihrem Treffen gezeigt, *dass es möglich ist, sich brüderlich zu begegnen. Und auf dieselbe Weise schlägt Papst Franziskus heute dieses Paradigma der Begegnung und des Dialogs vor.* Genau das bewog den Papst, im Jahr 2019 – also 800 Jahre nach der historischen Begegnung seines Namenspatrons – eine Einladung in die Vereinigten Arabischen Emirate anzunehmen, dort die höchsten muslimischen Führungspersönlichkeiten zu treffen und für Glaubenstoleranz zu werben.
Höchst bemerkenswert an der Reise war nicht nur, dass mit 120.000 Teilnehmern die größte Messe gefeiert wurde, die je auf arabischem Boden stattfand, sondern vor allem, dass der Papst gemeinsam mit dem Großscheich der islamischen al-Azhar Universität von Kairo, Ahmed al-Tajib, am 4. Februar 2019 das „Dokument über die Geschwisterlichkeit aller Menschen für ein friedliches Zusammenleben in der Welt" unterzeichnete, das den Kampf beider Religionen gegen Extremismus und Terror festschreibt. Franziskus rief dazu auf, dass sich die Religionsvertreter mehr gegen Krieg und Ungerechtigkeit starkmachen müssten. Starke Worte in des gemeinsamen Gottes Sinn.

Ceylon Tee ist das Markenzeichen – Sri Lanka der Landesname

Es war ausgerechnet ein Schotte, nämlich James Taylor, dem es 1870 erstmals gelang, auf der Insel Ceylon Tee anzubauen. Der Anbau war in erster Linie eine Reaktion auf Pilzseuchen, die die Kaffeepflanzen vernichteten. Das Klima und die Lage im Hochland machten den Teeanbau äußerst lukrativ, und so kamen südindische Tamilen vom Festland auf die Insel, um das Fehlen von einheimischen Arbeitskräften auszugleichen. Die Zahl der indischen Zuwanderer überschritt bald jene der Gesamtbevölkerung der einheimischen Tamilen. Ihren höchsten Anteil erreichten sie mit 15 Prozent in den 1930er-Jahren gegenüber elf Prozent der Einheimischen. Etwa ein Viertel der Bevölkerung war somit tamilisch und stand der singhalesischen Mehrheitsbevölkerung gegenüber.

Nach der Unabhängigkeit Ceylons von den Briten wurde durch den Ceylon Citizenship Act den schon früh zugewanderten Sri Lanka-Tamilen die Staatsbürgerschaft vorenthalten, die dadurch staatenlos wurden. In weiterer Folge wurden 1964 und 1974 zwei Verträge mit Indien ausgehandelt, die die Repatriierung von Tamilen indischer Abstammung nach Indien vorsahen und nur zum Teil das gewünschte Ergebnis brachten. Gleichzeitig hatte sich der ethnische Konflikt der Mehrheitsbevölkerung mit den einheimischen Tamilen verschärft, weil diese eine Autonomie ihrer Gebiete oder ihren eigenen Staat „Tamil Eelam“ forderten.

Ein Vierteljahrhundert (von 1983 bis 2009) wütete auf der Insel ein bewaffneter Konflikt, der mit dem vollständigen militärischen Sieg der Regierungstruppen endete und bis zu 100.000 Opfer forderte. Neben ethnischen, kulturellen und ökonomischen Gründen wird auch die Religion eine Rolle gespielt haben, denn tamilischen Hinduisten standen buddhistische Singhalesen gegenüber. Die Kriegsverbrechen, für die beide Seiten verantwortlich waren, sind bis heute nicht aufgearbeitet, und viele Angehörige der Minderheit fühlen sich noch immer ausgegrenzt. Seit einem halben Jahrhundert nennt sich der Staat mit seinen etwa 22 Millionen Einwohnern Sri Lanka (das bedeutet auf Sanskrit „ehrenwerte Insel“). Man begeht den 4. Februar als Feiertag, weil an diesem Tag des Jahres 1948 die Insel von den Briten unabhängig wurde. Auf eine Tatsache wird mit Stolz verwiesen: Sirimavo Bandaranaike war die erste frei gewählte Regierungschefin der Welt, deren Tochter Chandrika Kumaratunga sogar mehr als ein Jahrzehnt (1994 bis 2005) Präsidentin des Landes war. Die Entscheidung, Englisch als Landessprache abzuschaffen und generell durch Sinhala, die Sprache der singhalesischen Mehrheit zu ersetzen, führte zu einer Kampagne des zivilen Ungehorsams durch Angehörige der tamilischen Minderheit. Heute ist auch Tamil Amtssprache, und es scheint so, als ob sich die Situation zwischen den beiden Volksgruppen langsam entschärfen würde.

Mexiko: „Tierra y libertad"

Wenn man heute nach diesem Begriff auf Google sucht, wird man unter anderem auf einen Spielfilm verwiesen, der an den Kriegsbericht George Orwells „Mein Katalonien" angelehnt ist und vom Bürgerkrieg in Spanien erzählt.
Allerdings handelt es sich bei „Tierra y libertad" ursprünglich um die Parole der zapatistischen Bewegung in der „Revolución mexicana".
Der Widerstand gegen den diktatorisch regierenden Langzeitpräsidenten Porfirio Díaz stand 1910 am Beginn von blutigen Kämpfen und Unruhen, die große Teile Mexikos erfassten und das Land bis weit in die 1920er-Jahre nicht zur Ruhe kommen ließen. Zum Teil wurde dabei auch eine echte soziale Veränderung verwirklicht. Die wesentlichen Ergebnisse waren die Verdrängung der alten mexikanischen Oligarchie, die Vernichtung des repressiven Staatsapparates und die Verabschiedung einer neuen Verfassung am 5. Februar 1917, die bis heute noch gültig ist.
Die Revolutionsjahre, die bis hinein in die angrenzenden Vereinigten Staaten ihre Wirkung hatten, sind mit unzähligen Romanen und Filmen bis heute lebendig geblieben. Pancho Villa, der eigentlich Doroteo Arango Arámbula hieß, war einer der prominentesten Anführer der Revolution. Er wurde von Feinden wie Bewunderern mit vielen Attributen versehen: Freiheitskämpfer, Guerrillero, Outlaw, Volksheld, Warlord, Gouverneur und General. Ein Mensch wie er konnte nicht friedlich im Bett sterben. 1923 wurde er Opfer eines Attentats, als er mit seinem Auto an einer Kreuzung stehen blieb, nach Mafia-Art sieben Attentäter auf ihn schossen und er von neuen Kugeln getroffen wurde.
Auch die zweite Ikone der Revolution Emiliano Zapata Salazar wurde in einem Hinterhalt von Kugeln regelrecht durchsiebt.
Schon 100 Jahre vor dem Ausbruch der Revolution, im Morgengrauen des 16. September 1810, ließ ein mexikanischer Priester namens Miguel Hidalgo die Kirchenglocken läuten, um die Kirchengemeinde zum Kampf gegen die Spanier aufzurufen („Grito de dolores", was soviel bedeutet wie „Schmerzensschrei"). Hidalgo wurde aber bald gefangen genommen, von der spanischen Inquisition verhört (er war ja Priester!), zum Tode verurteilt und hingerichtet. Sein Kopf wurde zehn Jahre lang in einem Käfig ausgestellt – der Kampf, den er begonnen hatte, führte trotz allem Leid zur Unabhängigkeit. Dabei wurde das Bildnis der „Jungfrau von Guadalupe" zu einem Bindeglied, das zwischen der indigenen und der christlichen Religion vermittelte, und zu einem Zeichen der mexikanischen Nation, als die Aufständischen unter Miguel Hidalgo das Abbild der Jungfrau zu ihrem Revolutionssymbol machten. Eine ähnliche Ehrenrolle erhielt die „Maria von Guadalupe" auch bei der Revolution von 1920.

Neuseeland: Te Tiriti o Waitangi

So heißt in der Sprache der Maori jener Vertrag, der die älteste Verfassungsurkunde Neuseelands darstellt und am 6. Februar 1840 bei Waitangi zwischen dem Vertreter der britischen Krone und 45 Chiefs der nördlichen Maori-Klans unterzeichnet wurde. Hauptpunkt war dabei, dass alle Souveränität an die britische Krone übertragen wurde, wodurch Neuseeland zu einer britischen Kolonie wurde. „Übersetzungsfehler“, von denen man annehmen darf, dass sie nicht ungewollt passiert sind, weil sie ausschließlich den Briten nutzten, wurden anschließend zum Zankapfel und führten dazu, dass durch Gesetze und Krieg die Maori ihres Landes enteignet, ihrer kulturellen Identität und wirtschaftlichen Unabhängigkeit beraubt wurden. Bei richtiger Übersetzung hätte wohl kein Führer der Klans den Vertrag unterzeichnet.

Die Besiedlung Neuseelands durch Europäer hatte erst relativ spät begonnen, und so wird das Volk der Maori als *die letzte große Gemeinschaft der Erde, die unberührt und unbeeinflusst von der Außenwelt lebt* beschrieben. Den ersten Europäern, so auch James Cook, erschienen sie als grimmiges und kämpferisches Kriegsvolk. Auf alle Fälle war es eine seit über 1.000 Jahren sesshafte indigene Bevölkerung mit einer ausgeprägten Kultur und differenzierten sozialen Organisation. Während die Zahl der Einheimischen zu der Zeit, als die „Pakehas“ kamen (die Europäer), auf etwa 220.000 bis 250.000 geschätzt wurde, wurde 1830 die Zahl der Einwanderer mit 2.000 angegeben. Kein Jahrzehnt später waren die Einheimischen durch Krankheiten und kriegerische Auseinandersetzungen auf 40.000 geschrumpft. Te Reo Maori ist heute zwar Amtssprache in Neuseeland, wird aber nur mehr von vier Prozent der Bevölkerung gesprochen und war beispielsweise an Schulen ab 1867 unter Strafe lange Zeit verboten. Vor allem aber sahen sich Ende des 19. Jahrhunderts die Einheimischen des größten Teils ihres Landes beraubt, so dass sich nur noch ein Sechstel des Gebietes, und zwar besonders die unwirtlichen Gebiete der Nordinsel, in ihrem Besitz befand. Manches ihrer einzigartigen Kultur haben sie sich im Tanz, bei der Tätowierung und in ihrer Gastfreundschaft erhalten:

Der Hongi ist der traditionelle Gruß der Maori, der in ihrem Alltag auch heute weit verbreitet ist. Dabei drücken die beiden Grüßenden Stirn und Nase gleichzeitig sanft aneinander und sagen „Hm, Hm“, beziehungsweise atmen hörbar aus. Außerdem reicht man sich beim Hongi in der Regel die rechte Hand und fasst mit der linken den Unterarm des Gegenübers. So verbindet sich der Lebensatem der beiden Menschen. Für die Maori ist der Begrüßte nach diesem Ritual nicht mehr manuhiri (Besucher), sondern tangata whenua (Mensch des Landes). Damit übernimmt der Gast für die Dauer seines Aufenthaltes alle Rechte und Pflichten des begrüßenden Maori.

Grenada: Kolumbus nannte sie Concepción

Ursprünglich war das heutige Grenada von den Arawak besiedelt, die später von den indigenen Kariben, vom südamerikanischen Festland kommend, dominiert wurden. Bemerkenswert ist nicht, dass sie ausgerottet wurden, ein Genozid fand auf allen karibischen Inseln statt, sondern in diesem Fall waren es nicht spanische Eroberer, sondern französische Kolonialbeamte, die das Vernichtungswerk zu Ende brachten. Mit einem derartigen Erfolg, dass heute fast die gesamte Bevölkerung von afrikanischen Sklaven abstammt.

Die prägenden Kolonialherren waren allerdings die Briten, die die Insel bis 1958 beherrschten. Es folgte ein Zwischenspiel als Teil der Westindischen Föderation und dann ein halbkolonialer Status bis 1974. Am 7. Februar jenes Jahres wurde die Unabhängigkeit rechtskräftig, Englisch blieb die Amtssprache ebenso wie Königin Elisabeth II. das Staatoberhaupt. Anspruchsvoll für die etwa 112.000 Einwohner bleibt die Erfüllung des Wahlspruchs: *Immer auf Gott vertrauend streben, bauen und schreiten wir als ein Volk voran*. Ob das alle Grenadiner so sehen, ist fraglich, bei einer Arbeitslosenrate von 25 Prozent und einer großen Zahl junger Menschen, die das Land verlassen müssen, um überleben zu können. Einmal in seiner Geschichte hat das Land dann auch Erfahrungen mit dem gemacht, was die USA und ihre Politiker unter „Western Hemisphere" verstehen, die seit Teddy Roosevelts Zeiten mit einem Big Stick zur Räson gebracht werden sollte, wenn es die Nordamerikaner als notwendig empfanden. Da genügte eine marxistische Bewegung, die sich als blockfrei erklärte, im Volk beliebt war, sich um soziale Reformen bemühte, aber zu keinem Kotau vor den USA bereit war.

Der Vorgänger, der sich nicht scheute, Waffen vom chilenischen Mördergeneral Augusto Pinochet zu beziehen und der an die Bedrohung der Menschheit durch Außerirdische und UFOs (auch vor der UNO) glaubte, der Menschenrechte verletzte, war in den Augen amerikanischer Militärs offensichtlich keine Bedrohung der Sicherheit im karibischen Raum. Also entlud sich am 25. Oktober 1983 die „dringende Wut" der Amerikaner („Urgent Fury" hieß die militärische Operation) und führte zu einer Invasion, die nach vier Tagen zu einem Sieg der überlegenen Militärmacht führte. Immerhin der erste nach den demütigenden Erfahrungen in Korea und Vietnam. Da durfte Jubel nicht ausbleiben.

Die britische Regierung war entsetzt über das Vorgehen der USA in einem Land des Commonwealth, denn der amerikanische Präsident hatte auch noch dazu gelogen und die Absicht einer Invasion glatt bestritten.

Ronald Reagan später: *100 Nationen in den UN waren so ziemlich mit allem nicht einverstanden, was ihnen da, wo wir beteiligt waren, widerfuhr, und es hat mein Frühstück in keiner Weise gestört*. Guten Appetit.

General Allotment Act: Den „Indianern" wird ein Land zugewiesen

Die Boston Tea Party, als die Teeladung dreier englischer Schiffe im Hafen von Boston über Bord geworfen wurde, entbehrt nicht einer gewissen Ironie, denn die Bürger, die ihren Protest gegen die von den Engländern eingehobene Teesteuer zum Ausdruck bringen wollten, verkleideten sich als „Indianer". Wahrscheinlich wollte man den Zorn der Besatzer auf die Ureinwohner lenken, aber auch ohne diese Aktion waren diese zu Leidtragenden des amerikanischen Unabhängigkeitskrieges geworden. Sei es, weil sie auf einer Seite standen und dafür von der anderen verfolgt wurden, sei es, dass sie auf keiner Seite standen und so die Repression beider Streitteile zu spüren bekamen.

Nach dem Krieg entwickelte sich ein immer stärker werdender Siedlungsdruck durch eine wachsende Zahl einwandernder Europäer, gesteigert durch die fast ungehemmte Landaneignung der Siedler, begleitete von einem religiösen und kulturellen Überlegenheitsanspruch, der sich zur Ideologie des „Manifest Destiny" verdichtete. Man erkannte so etwas wie eine „offensichtliche Bestimmung und Schicksal", das in einem überlegenheitsgläubigen Sendungsbewusstsein kulminierte; „Göttlicher Auftrag" und die angenommene Prädestination der Weißen, diesen zu erfüllen, sollten verhängnisvolle Folgen in der weiteren Geschichte der indigenen Bevölkerung haben.

Ab 1830 wurden fast alle Angehörigen indigener Völker aus dem Gebiet östlich des Mississippi unter Zwang umgesiedelt und in Reservate gezwängt, die ihnen bei weitem nicht die Lebenschancen boten wie die ursprünglichen Jagd- und Weidegründe. Dazu kamen auch die Strapazen der Gewaltmärsche. Allein bei der Umsiedlung von 70.000 „Indianern" aus dem Südosten erreichten 20.000 den Bestimmungsort nicht und ebenso verheerend wirkte sich der Goldrausch in Kalifornien aus, wo die indigene Bevölkerung innerhalb weniger Jahrzehnte von 100.000 auf 20.000 Menschen sank. Wenn es dann zu bewaffneten Auseinandersetzungen kam, betrachtete die Regierung die „Indianer" formal nie als Kriegsgegner, sodass es keine Gefangenen gab, sondern nur Hinrichtungen wegen „Gewaltverbrechen". So gingen ihnen sukzessive fruchtbare Gebiete verloren, ihre Bisons wurden schon vorher erschossen, und am 8. Februar 1887 wurde der Dawes General Allotment Act verabschiedet, wodurch das „Indianerland" nicht mehr „Gemeingut" war, das alle nutzen konnten, sondern in Parzellen zerstückelt wurde. Die Folge war ein massiver Besitzverlust. Hatten die „Indianer" 1881 noch 155 Millionen Acres Land besessen, war es 20 Jahre später nur mehr die Hälfte. Am 19. Dezember 2009 unterzeichnetet Präsident Barack Obama eine Erklärung, in der er im Namen des Volkes der Vereinigten Staaten bei allen Ureinwohnern für die vielen *Vorfälle von Gewalt, Misshandlung und Vernachlässigung, die den Native Peoples durch Bürger der Vereinigten Staaten zugefügt wurden*, um Verzeihung bat. Möglicherweise hat er sich den Friedensnobelpreis doch verdient.

Irakkriege: Lügen über Lügen und zigtausend Tote

Es war die Erfindung einer amerikanischen Werbeagentur, die sich Bush sen. zunutze machte, um den Kongress von der Notwendigkeit eines Militärschlages gegen den Irak zu überzeugen. Die „Brutkastenlüge“ besagte, dass irakische Soldaten bei der Invasion Kuwaits im August 1990 Frühgeborene getötet hätten, indem sie diese aus den Brutkästen gerissen und auf dem Boden hätten sterben lassen. Eine junge Frau, die sich vor dem US-Kongress als kuwaitische Hilfskrankenschwester vorstellte, berichtete tränenreich von den Gräueltaten der Iraker. Erst später wurde bekannt, dass es sich um die Tochter des Kuwaitischen Botschafters in den USA sowie Mitglied der Herrscherfamilie gehandelt hatte, die nie in dem Krankenhaus gearbeitet hatte. Es ist nicht von der Hand zu weisen, dass die amerikanische Regierung von der Schmierentragödie wusste, noch dazu wo der prominente Vater als Zuhörer im Publikum der Anhörung saß. Der Präsident erwähnte die Lügengeschichte in wenigen Wochen viele Male, und der US-Senat stimmte schließlich äußerst knapp mit 52:47 Stimmen für die amerikanische Intervention. Das war den Kuwaitis allemal die zehn Millionen Dollar wert, die sie an die Werbeagentur bezahlt hatten.

Die Iraker wurden zwar binnen kurzer Zeit wieder vertrieben und hinter die eigenen Grenzen zurückgedrängt, aber Saddam Hussein durfte bleiben, was er war: ein brutaler Diktator, den die USA weiter in Gebrauch nehmen wollten, um die Mullahs im Iran im Zaum zu halten.

Nach dem Schock von 9/11 war alles anders und Saddams Irak mutierte zum „Hort des Bösen“. Als Begründung dieses neuerlichen Krieges gegen den Irak nannten die USA und Tony Blairs Großbritannien die akute Bedrohung durch Massenvernichtungswaffen, vor allem Giftgas, das in Saddams Bunkern in großen Mengen gelagert sein sollte.

Manche Menschen, zu denen ich mich zähle, halten es für wahrscheinlicher, dass die Erdölindustrie und die Waffenlobby großes Interesse an einem militärischen Eingreifen hatten, und die Protagonisten des Krieges in der amerikanischen Regierung, Dick Cheney und Donald Rumsfeld, lassen diese Annahme recht glaubwürdig werden. Die Behauptungen waren von Anfang an stark umstritten, denn die von der UNO beauftragten Experten widersprachen den Regierungsangaben und verwiesen auf fragwürdige Quellen. Die Begründung mit Giftgaslagern war wohl eine vorsätzliche und kampagnenartige Täuschung nach Art der „Brutkastenlüge“, um eine ausreichende Zustimmung zur schon getroffenen Kriegsentscheidung zu bekommen.

Viele tausend Tote später gab am 9. Februar 2004 Junior-Bush erstmals zu, *dass Zweifel an Geheimdienstberichten zu Massenvernichtungswaffen im Irak gerechtfertigt sind*. In der Kurzfassung: Wir haben wieder gelogen, weil der Zweck die Mittel heiligt. Da ist der Bruch des Völkerrechts schon zu verschmerzen.

Kennaook ist der „Peerapper Name“ für Cape Grim

Nicht zu wissen, wo dieses Kap liegt, ist wahrlich keine Bildungslücke, denn als nordwestlichster Punkt vom australischen Tasmanien ist es so isoliert, dass die nächstgelegene Landmasse die Südspitze Argentiniens ist.
Ebenso verzeihlich ist, nicht zu wissen, dass „Peerapper“ eine Sprache der Ureinwohnen Tasmaniens ist. Die Gesellschaften der dort ansässigen Aborigines sind auf jene Menschen zurückzuführen, die vor 65.000 Jahren auf dem Kontinent gelandet sind. Das ist insofern beachtenswert, als der Neandertaler in Europa erst 25.000 Jahre später vom Homo sapiens verdrängt wurde. Diese Tatsache sollten wir in Erinnerung behalten, wenn wir uns mit dem Massaker am Cape Grim am 10. Februar 1828 beschäftigen. Vier weiße Schäfer mit Musketen töteten aus dem Hinterhalt 30 Aborigines vom Clan der Pennemuker und warfen die Leichen von 60 Meter hohen Klippen ins Meer. Der Hügel, auf dem die Schlachterei stattfand, wurde von den Mördern bezeichnenderweise „Victory Hill“ benannt. Hätte dieses Beispiel andere nach sich gezogen, würde die halbe Welt aus Siegeshügeln bestehen.
Gewalt und Grausamkeit, die Verschleppung und Vergewaltigung von indigenen Frauen, die beispielsweise von Robbenfängern als Sex-Sklavinnen gehalten wurden, gehörten zum brutalen Alltag. Der Autor Jan Roberts sagte: „Im Allgemeinen wurden männliche Aborigines erschossen, wenn sie gesichtet wurden, und Frauen ergriffen, um den Bedürfnissen der Schäfer und Robbenfänger zu dienen.“ Gott sei Dank gab es aber auch andere Menschen, wie Georg Augustus Robinson, ein englischer Bauhandwerker und Prediger, der zum „Schutzchef der Aborigines“ in Tasmanien wurde. Er untersuchte das Massaker am Cape Grim und hielt dazu Folgendes fest:
Im Falle des Massakers an einem Stamm von Eingeborenen mit Frauen und Kindern waren diese nach Doughboy Island gekommen. Die Vorsehung hatte sie mit schönem Wetter gelockt ... sie schwammen und ließen ihre Kinder bei den Felsen in der Obhut der Älteren. ... Der ganze Stamm saß um seine Feuer und nahm Teil an der hartverdienten Belohnung, als eine Bande wilder, blutdürstiger Barbaren auf diese ungeschützten und harmlosen Menschen herabstürzten. Sie flüchteten und ließen dabei ihre Vorräte zurück. Einige eilten in das Meer, andere krabbelten um die Klippen, und wer blieb, wurde von den Monstern getötet. Jene armen Kreaturen, die Schutz in den Spalten der Klippen gesucht hatten, wurden an den Rand eines schrecklichen Abgrundes getrieben, alle massakriert und ihre Körper den Abgrund hinabgeworfen ...
Exakt 100 Jahre später fand das letzte Massaker an Aborigines statt. Ein Veteran des Ersten Weltkrieges erschoss 32 Ureinwohner, nachdem zwei Weiße attackiert worden waren. Ein Gericht befand, dass die Aktion „gerechtfertigt“ gewesen sei. Nicht die der Aborigines, sondern die der Weißen selbstverständlich.

Iran: Das „Land der Arier“ wird zum Gottesstaat

„Bum-i aryanam“, also das Land der Arier, ist altpersisch und sprachliche Wurzel des Iran, einer Weltgegend, die bereits 4.000 v.Chr. Hochkulturen entwickelte, wie etwa das Reich Elam.
Was später folgte und die europäische Geschichte beeinflusste, beschreibt der griechische Dichter Aischylos in seiner großen Tragödie „Die Perser“, die als ältestes erhaltenes Drama der Welt gilt und 472 v. Chr. uraufgeführt wurde. Eineinhalb Jahrhunderte später erfolgte der Siegeszug Alexander des Großen, der den Makedonier bis an den Indus führte.
Auch die weiteren Jahrhunderte schildern die wechselvolle Geschichte einer Region, die spätestens im 19. Jahrhundert zum Spielball der Großmachtpolitik wurde. Russland hatte mittlerweile in vier Kriegen den Persern das heutige Georgien, Armenien und Aserbaidschan abgenommen und schickte sich an, ganz Zentralasien zu beherrschen. Auf der anderen Seite waren die Briten drauf und dran, ihr Weltreich in Indien und Vorderasien zu konsolidieren, und den Riegel zwischen den beiden Imperien bildeten Persien und Afghanistan, die aufgrund ihrer Lage zum Zielpunkt des „Great Game“ wurden. 1907 einigte man sich schließlich in Sankt Petersburg auf eine faktische Teilung Persiens in eine russische, britische und eine neutrale Zone, und schließlich wurde das Gebiet 1915 bis 1921 von britischen und russischen Truppen besetzt. Auch im Zweiten Weltkrieg rückten wieder Soldaten beider Länder im neutralen Persien ein und verließen es nach Kriegsende zwar wieder, aber beide Seiten waren bestrebt, ihren Einfluss aufrecht zu erhalten. Dazu kamen noch die Amerikaner, die ab 1943 Handelsverträge abschlossen und sich auch für das iranische Öl zu interessieren begannen. Die iranische Ölindustrie befand sich allerdings fest in britischer Hand. Persien profitierte nur wenig davon, und der demokratisch gewählte Premier Mohammed Mossadegh brachte im Parlament 1951 ein Gesetz zur Verstaatlichung der Ölindustrie durch. Das war sein politisches Todesurteil. Denn die CIA zettelte mit Dollarmillionen, die in Koffern nach Teheran transportierte worden waren, Unruhen an („Operation Ajax“), deretwegen Mossadegh zurücktreten musste. Was dann folgte, beschreibt der Historiker Jürgen Martschukat 2003 in der „Zeit“: *Im Iran errichteten sie* (die Amerikaner) *das Paradebeispiel eines korrupten und brutalen Marionettenregimes. Gefüttert mit hoher Militär- und Wirtschaftshilfe sowie gestützt durch einen rücksichtslosen Geheimdienst SAVAK, machten sie den Schah für die nächsten fünfundzwanzig Jahre zur starken Figur im Land – und zu einem der verhasstesten Diktatoren der islamischen Welt.*
Am 16. Januar 1979 verließ der Schah Persien, und der exilierte islamische Führer Ruhollah Chomeini kündigte seine Rückkehr an. Zwei Wochen später war es soweit, und am 11. Februar 1979 floh der letzte vom Schah eingesetzte Premierminister Schapur Bachtiar, und seither ist es so, wie es ist.

Bhutan: Das „Land des Donnerdrachens“

Wir sagen „Bhutan“ und meinen ein kleines Vorder-Himalaya-Königreich, das halb so groß wie Österreich ist und zehn Prozent seiner Einwohner hat. Winzig also für asiatische Verhältnisse, und trotzdem findet es immer wieder unsere Aufmerksamkeit. Bei Bergsteigern, weil der 7.570 Meter hohe Gangkhar Puensum der weltweit höchste Berg ist, der noch nie von einem Menschen bestiegen wurde.
Vielleicht bei Religionsinteressierten, weil es weltweit das einzige Land ist, das die tantrische Form des Mahayana-Buddhismus als Staatsreligion praktiziert. Vielleicht auch, weil der Staatsgrundsatz „tsa wat um“ (Einheit der drei Elemente König, Regierung, Land) dort lebenden Menschen auferlegt, die Ngalong-Traditionen einzuhalten, das heißt dem herkömmlichen Verhaltenskodex zu entsprechen, die nationale Kleidung zu tragen und die Sprache der Ngalong als alleinige Amtssprache zu benützen. Möglicherweise, weil die wirtschaftlichen Interessen des Landes dem Umwelt- und Naturschutz untergeordnet werden, die Verfassungsgrundsätze sind.
Daher ist auch erklärbar, warum Reisen in Bhutan nur mit gebuchten Touren und in Begleitung eines lizensierten Führers möglich sind. Man möchte Massen- und Billigtourismus verhindern, sodass für jedes Arrangement ein relativ hoher Mindestpreis gilt.
Das Land hat erst am 12. Februar 1971 seine volle Souveränität von Indien erlangt.
Das, was aber Bhutan wirklich fast einzigartig macht, ist die Suche nach einem nicht materiellen Weg zum Glück, indem man auf Bruttonationalglück statt ökonomische Kennziffern des Wachstums setzt. Ecuador geht in seiner Verfassung einen ähnlichen Weg, der vor allem im Denken indigener Kulturen verankert ist und nutzenorientierten Europäern schwer zugänglich ist.
Ein Franzose mit asiatischen Wurzeln, der im Dienst der bhutanischen Regierung steht, beruft sich bei dem staatlich gewünschten Glücksstreben auf Platon und Aristoteles, um klarzumachen, worum es geht: *nicht um Hedonismus*. Denn *angenehmen Gefühlen nachzugehen*, danach strebe jeder für sich. Es gehe vielmehr um die „Eudämonie“, das gute sinnvolle Leben – etwas viel Dauerhafteres. Und *wir gehen nicht davon aus, dass die Regierung die Menschen glücklich machen kann oder auch nur soll. Das muss dem Einzelnen überlassen werden. Der Staat ist nur für die Rahmenbedingungen verantwortlich: Erziehung, Gesundheit, Bewahrung von Natur und Kultur*. Die abschließende Botschaft lautet: *Es ist unfair, sich Bhutan in einem paradiesischen Zustand vorzustellen. Es ist ein kleines Land mit vielen Problemen. Aber es versucht ehrlich, seinen Weg zu gehen* (Karl Gaulhofer, „Die Presse“). Zum Beispiel mit zu 100 Prozent erneuerbarer Energie.

Die „Fourty-Eighters“

Wenn man von „48ern“ hört, denkt man unwillkürlich an Infanterieregimente, Maturajahrgänge, Weinköstlichkeiten oder Männer in *the middle of the life crisis*.
Allerdings werden mit dem Begriff in den USA und Australien jene Einwanderer bezeichnet, die sich wegen der niedergeschossenen bürgerlich-demokratischen Revolutionen im Europa der Jahre 1848 und 1849 gezwungen sahen, vom Alten Kontinent zu fliehen und in der „Neuen Welt“ Aufnahme zu finden.
Ich erinnere mich an das Schicksal des Österreichers Ernst Violand, eines Revolutionärs aus Wien, der im Februar 1849 vom Wiener Kriminalgericht zur Verhaftung ausgeschrieben und des Hochverrats angeklagt wurde. Jene, denen es nicht gelang, zu fliehen, drohte zumeist die Hinrichtung.
Violand schaffte es, in einer abenteuerlichen Flucht durch Schlesien und über Leipzig nach Hamburg zu gelangen, wo er 1850 seine Erinnerungen niederschrieb. Diese packende und gleichzeitig bedrückende Reportage ist im Übrigen die einzige authentische Beschreibung der Ereignisse aus der Sicht der Besiegten. Später wanderte er nach Amerika aus und verdiente sich seinen spärlichen Lebensunterhalt als Tabakarbeiter in Virginia.
Damals gab es in den USA noch keine Einwanderungsbeschränkungen, und ein oft beschworenes Motto der Auswanderer war: *Ubi libertas, ibi patria* (*Wo die Freiheit ist, dort ist meine Vaterland*).
Am 13. Februar 1849 landete das erste nichtbritische Schiff, die aus Hamburg kommende „Goddefroy“, mit zahlreichen politisch Verfolgten in Melbourne, von denen es etwa Carl Linger als Komponist des „Song of Australia“ zu regionaler Berühmtheit gebracht hat.
In den USA setzten sich 1860 viele der Immigranten für die Wahl Abraham Lincolns zum US-Präsidenten ein oder ergriffen Partei gegen die Sklaverei. In der Konsequenz traten nicht wenige von ihnen im Amerikanischen Bürgerkrieg zwischen 1861 und 1865 freiwillig der Armee der Nordstaaten bei. Teilweise gab es eigene nationale, besonders deutsche und polnische Immigranteneinheiten in der Unionsarmee. Es gab jedoch auch einige wenige Revolutionsflüchtlinge, die sich in den Südstaaten der USA niedergelassen hatten und teilweise sogar Sklaven hielten. Ein bekannter Vertreter war der schweiz-stämmige Henry Wirz, Kommandant des berüchtigten Kriegsgefangenenlagers Andersonville auf Seiten der Konföderierten Staaten von Amerika. Nach dem Ende des Bürgerkrieges wurde er mehrerer Kriegsverbrechen beschuldigt und schließlich zum Tode verurteilt. Die Hinrichtung wurde einerseits als Signal der Bereitschaft zu harten Strafen, gleichzeitig aber auch als Anfang einer Versöhnung und des Wiederaufbaus gesehen, da weitere ausblieben.

„Jesus ist der Sohn von Gott und Maria – Männer hatten damit nichts zu tun"

Mit diesem beißenden Humor fragte Sojourner Truth männliche Abolitionisten, die das Wahlrecht für schwarze Männer in den USA forderten, ob sie denn nicht an Jesus glaubten. Als diese mit „natürlich" antworteten, verblüffte die Kämpferin für Frauenrechte sie mit dieser originellen Erklärung.

Ursprünglich hatte sie „Isabella" geheißen, denn Nachnamen waren bei Sklavinnen nicht üblich – bis sie von einem Quäker ausgelöst wurde, zum Christentum konvertierte, beschloss, als Predigerin durch das Land zu reisen, und sich Sojourner Truth nannte. Und die Wahrheit sprach sie auch schonungslos aus, indem sie etwa eine Verbindung von Frauen- und Sklavenrechten herstellte – und das als dunkelhäutige Frau! *Und bin ich denn keine Frau?!*, fragte sie anlässlich eines Frauenrechtskonvents. 1863, im Alter von 66 Jahren, zog sie nach Washington, wo sie schwarze Soldaten aus dem Bürgerkrieg betreute. Daneben kümmerte sie sich um freigelassene Sklavinnen, indem sie ihnen Tätigkeiten in der Hauswirtschaft vermittelte. In Vielem war sie ihrer Zeit weit voraus und setzte sich sogar bei Abraham Lincoln in einer persönlichen Aussprache gegen die Rassentrennung in öffentlichen Verkehrsmitteln ein.

So wie sie weiße Frauen aufgefordert hatte, sich auch für die Rechte schwarzer Frauen einzusetzen, war sie auch die erste laute Stimme, die nicht nur für ihre schwarzen Geschlechtsgenossinnen sprach, sondern den Zusammenhang von Rassismus und sexueller Gewalt anprangerte. Aber auch schwarze Männer wurden von ihr nicht geschont, wenn es um Frauenrechte ging.

There is a great stir about colored men getting their rights, but not a word about the colored women and if colored men get their rights, and not colored women theirs, you see the colored men will be masters over the women, and it will be just as bad as it was before.

Sie hatte ganz klar erkannt, dass das Verhältnis Frau zu Mann keine Frage der Hautfarbe, sondern einzig eine Frage der Macht war.

Aber ebenso war sie unter den ersten, die lange vor dem Entstehen des Civil Rights Movements verlangte, die schwarze Bevölkerung für erlittenes Unrecht zu entschädigen. Großartig die Art der Begründung – mutig und selbstbewusst: *Our nerves and sinews, our tears and blood, have been sacrificed on the altar of this nations's avarice. Our unpaid labor has been a stepping stone to its financial success. Some of its dividends must surely be ours.* Die Wahrheit ist eben unteilbar auch zwischen Schwarz und Weiß.

Heut gehört Sojourner Truth zu den ersten historisch realen Frauenskulpturen im New Yorker Central Park. Ihr sind meine Blumen zum Valentinstag gewidmet.

Der König von Araukanien und Patagonien

Die Globalgeschichte erweist sich gelegentlich als Sammlung auch skurriler Episoden, die zwar keinen Einfluss aufs Weltgeschehen genommen haben, aber als Randnotiz stehen bleiben, weil sie eine manchmal heitere, gelegentlich auch tragisch anmutende Note besitzen. So erhielt der chilenische Präsident am 17. November 1860 ein Schreiben, in dem er von Orélie-Antoine I., von Gottes Gnaden König von Araukanien, von dessen Thronbesteigung informiert wurde. Offensichtlich hatten die stets widerspenstigen Mapuche-Indianer den französischen Anwalt und Abenteurer Orélie-Antoine de Tounens zum König von „Araukanien" gewählt. Soeben erst inthronisiert, verkündete er flugs auch die Annexion Patagoniens und fertig war das Doppelkönigreich. Das Vertrauen der indigenen Stämme hatte er sich dadurch erworben, dass er ihnen die Verteidigung gegen das militärische und wirtschaftliche Vordringen der Chilenen und Argentinier versprach.

Allerdings fehlte den „Aggressoren" der gebührende Respekt und so wurde „Seine Hoheit" wiederholt inhaftiert. Als er zehn Jahre Kerker hätte absitzen müssen, wurde er nach Frankreich abgeschoben, obwohl der französische Botschafter in Santiago de Chile darauf bestanden hatte, sein Landsmann sei ja nicht *Herr seiner Sinne*.

Als Exilant in der eigenen Heimat konnte er jedoch nicht das Leben anderer ausgebürgerter Hoheiten führen und starb verarmt als Laternenanzünder, nicht ohne immer wieder versucht zu haben, seinen Thronanspruch durchzusetzen.

Den Chilenen kam der Verdacht, dass dahinter Interessen Frankreichs standen, nicht ungelegen, denn so hatten sie ein Argument, die Unterwerfung des Gebietes zu rechtfertigen. Im Unabhängigkeitskrieg gegen die Spanier hatten die araukanischen Kaziken (Anführer, Häuptlinge) in ihrer Mehrheit nämlich die Kolonialherren unterstützt.

Obwohl „Seine Hoheit" keine Kinder hatte, eigneten sich Verwandte den Titel an, und heute gibt es noch immer eine angeblich gemeinnützige Organisation, die sich um das Wohl der Mapuche besorgt zeigt.

Ein französischer Champagnerhändler reklamierte später als Aquiles I. den vakanten Thron für sich, und nach einigen Nach-Nachfolgern „regiert" heute ein französischer Heraldiker als Prinz von Araukanien. Sucht man im Internet, so kann man aktuelle „Hofnachrichten" lesen, so etwa die Tatsache, dass das Königshaus seit über 100 Jahren im Exil besteht und nie auf seine Rechte nach internationalem Gesetz verzichtet hat. Daher versucht man auch vor den Vereinten Nationen als Sprecher der Mapuche aufzutreten.

Ob ihnen das in ihrer prekären Lage, in der sie sich in jeder Beziehung am „Ende der Welt" befinden, geholfen hat, ist eher fraglich.

Der „Tag des strahlenden Sterns“

Wann der strahlende Stern zum ersten Mal sichtbar war, ist nicht ganz geklärt, genauso der Ort des Geschehens. Wollen wir einmal annehmen, dass der 16. Februar als Tag der Geburt zutrifft, so gilt das ganz sicher nicht für den höchsten heiligen Berg der Koreaner, den Paektu, als eher symbolischen Ort des Erscheinens. Denn der „strahlende Stern“ ist irdisch und himmlisch zugleich. In seinem Erdendasein trat er als Kim Jong-il auf, ist am 17. Dezember 2011 wieder jeder irdischen Last entschwebt und nicht nur „strahlender Stern“, sondern gleich auch „Ewiger Generalsekretär“ und „Ewiger Vorsitzender des nationalen Verteidigungskomitees der Demokratischen Volksrepublik Korea“. Sein Vater war der Menschenschlächter Kim Il-sun. Auch der Sohn Kim Jong-un ergriff den Beruf eines Diktators. Bald war der „liebe Führer“ akzeptierter und quasi logischer Nachfolger des „großen Führers“ und „Ewigen Präsidenten“. Konsequent ist dabei, dass letzterer die Sonne im nordkoreanischen Universum ist, die den Stern zum Strahlen brachte. Der aktuell amtierende Jungspund im Hause Kim muss auf die außerirdische Verzauberung noch warten und begnügt sich einstweilen mit dem Rang eines Marschalls.

Über dem Dreigestirn steht lediglich die vom Clan-Begründer entwickelte Chuch'e-Ideologie der Eigenständigkeit statt Internationalismus: Ohne sich inhaltlich zu verändern, wurde daraus der „Kimilsungismus“, und 2012 erfand Kim Jong-un dafür das Begriffsmonster „Kimilsungismus –Kimjongilismus“; man geht wohl nicht fehl in der Annahme, dass der „Kimjongunismus“ früher oder später die logische Ergänzung der Trilogie sein wird. In Wahrheit lässt sich das alles auf einen gemeinsamen Nenner bringen: brutaler, diktatorischer Personenkult in einem bitterarmen Land. Entlarvend sind die raren Fernsehbilder eines offensichtlich allwissenden Kim Jong-un, der seine Weisheiten gestikulierend verbreitet, während rundumstehende, Jahrzehnte ältere, ordensbehängte Militärs aufmerksam lauschen, um alles geflissentlich auf kleinen Notizblöcken zu notieren. Nicht unterwürfig konzentriert des Marschalls Worte zu verinnerlichen, deutet auf Abweichlertum und latentes Aufwieglertum hin und ist für sich allein schon lebensgefährlich. Der Onkel des kleinen Diktators musste das auf grausame Weise mit seinem Leben büßen. Kongenial ergänzt wird der Marschall durch seine jüngere Schwester, die das Handwerk verbaler Drohgebärden gegen sämtliche Feinde rundum bereits recht gut beherrscht.

Eine hausgemachte Hungersnot, die bis zu drei Millionen Menschen das Leben kostete, stellt eine Tragödie dar, die bis heute weitgehend im Dunkeln geblieben ist, aber die Statik der Kim-Diktatur nicht ins Wanken gebracht hat.

Bleibt noch zu erwähnen, dass sich Nordkorea in den 60er-Jahren einen eigenen Kalender erstellt hat, der auf das Geburtsjahr Kim Il-sungs zurückgeht (1912). Alles andere ist düster, deprimierend perspektivenlos und gefährlich – so wie Kims permanente Atomdrohung, die die Welt in Atem hält.

Auf Deutsch heißen Kolonien „Schutzgebiete"

Diese angesichts vieler brutaler Übergriffe verharmlosende Bezeichnung geht auf Bismarck zurück, der den Handel „schützen" wollte und durchaus in Kauf nahm, dass „Aufständische", die mit dieser Art „Schutz" nicht einverstanden waren, *außer Gefecht gesetzt wurden*, wie man so schön (und irreführend) sagt.
Man hatte ja angesichts der Tatsache, dass das Deutsche Reich erst so spät im Jahrhundert gegründet worden war und frühere kurbrandenburgische Bemühungen im Sand verlaufen waren, einen beachtlichen Nachholbedarf an Kolonialem, der bis zum Ersten Weltkrieg auch einigermaßen befriedigt werden konnte. Immerhin war das Deutsche Reich 1914 die nach Fläche dritt- und nach Einwohnern viertgrößte Kolonialmacht. Tüchtiger im Erobern, Besetzen und Auspressen waren nur die Engländer, Franzosen und Niederländer gewesen, denn die Spanier waren schon außer Gefecht gesetzt, und die Portugiesen hatten ihr Juwel Brasilien eingebüßt. Und so kam es, dass Kaiser Wilhelm II. am 17. Februar 1900 die Westlichen Samoainseln unter deutschen Schutz willkommen heißen konnte. Allerdings hatte es allerlei Vorgeplänkel gegeben, denn sowohl die Briten wie die Amerikaner hatten ein begehrliches Auge auf die pazifische Inselwelt geworfen. Diese Auseinandersetzungen wurden 1899 geklärt, da sich Großbritannien wegen des Burenkrieges zurückzog, sodass Ost-Samoa amerikanischer Besitz wurde und es bis heute blieb (Tutuila, Manuainseln, Rose-Atoll, Swains-Island). West-Samoa fiel an das Deutsche Reich, unter dessen „Schutz" es eben am 17. Februar 1900 gestellt wurde. Die Samoaner wurden natürlich nicht gefragt, ob ihnen das recht sei, geschweige denn, ob sie einen Anspruch hätten, den „Höchsten Häuptling" zu wählen, der einfach vom Gouverneur bestimmt wurde.
Deutsche Pflanzer verlangten dann bald die Einsetzung einer Militärregierung und die Einführung einer Arbeitspflicht für alle Samoaner.
Bismarck im Jahre 1884: *Die Südsee ist das Mittelmeer der Zukunft. Mir kann es ganz recht sein, wenn die anderen dort unten Beschäftigung finden. Man hat dann endlich Ruhe hier oben.* Im selben Jahr wurde die Neuguinea-Kompagnie gegründet, die einen Staat in Melanesien unter deutschen „Schutz" gründen sollte. Der Südosten Neuguineas war kurz davor von Großbritannien als British-Neuguinea beansprucht worden und der Westen zählte zum niederländischen Kolonialreich. Der Nordosten wurde (deutsches) Kaiser-Wilhelm-Land; der Bismarck-Archipel und die nördlichen Salomon-Inseln kamen noch dazu.
Auch in Mikronesien setzten sich die Deutschen fest. Sie kauften den Spaniern die Karolinen- und Palau-Inseln sowie die nördlichen Marianen um 25 Millionen Pesetas ab. 1886 hatte ein Kaiserlicher Kommissar die Hoheit über die Marshall-Inseln übernommen und zwei Jahre später fiel dem Deutschen Reich auch noch Nauru zu. Im Laufe des ersten Weltkrieges büßte Deutschland allerdings sämtliche Kolonien ein, die aber natürlich flugs von den Siegermächten beansprucht und eingeheimst wurden.

Gambia: Möglicherweise gab ein Fluss dem Land den Namen

Es ist nach Fläche und Einwohnern das kleinste Land auf dem afrikanischen Kontinent: Mit seinen 12.000 Quadratkilometern und etwas über zwei Millionen Einwohnern zählt Gambia zu den Winzlingen und nimmt nur bei den Indizes der menschlichen Entwicklung einen, allerdings negativen, Spitzenwert ein. Es gibt vielerlei Deutungen, woher der Name des Landes stammt, doch manches weist darauf hin, dass ein Fluss von den Einheimischen Gambu oder Gambea genannt wurde, woraus sich der später gebräuchliche Landesname ableitete.

Ursprünglich waren in diesem Teil Westafrikas drei mächtige Reiche in geschichtlicher Abfolge aufgetreten: zuerst das Ghana-Reich, dann das Mali-Reich und schließlich das Songhai-Reich, das Ende des 16. Jahrhunderts von marokkanischen Herrschern besiegt wurde. Von den Europäern erreichten 1446 zuerst die Portugiesen die Mündung des Flusses, und schon bald segelten sie 450 Kilometer hinauf in das Landesinnere. Auf diese Weise kamen die ersten schwarzafrikanischen Sklaven nach Portugal und wurden eher als Attraktion „vorgeführt“ oder als exotische Hausdiener angestellt. Auf die Idee, sie als Arbeitskulis schuften zu lassen, kam man erst später.

Im 17. Jahrhundert gaben die Brandenburger ein Zwischenspiel auf einer Insel vor der Küste; ab dann rauften sich Engländer und Franzosen, bis schließlich die Briten mit Senegambia ihre erste afrikanische Kolonie errichteten. Später gab es eine Kolonialregierung Britisch-Westafrika und dann eine gemeinsame Verwaltung mit Sierra Leone. Was sich nicht änderte, war die forcierte Monokultur, und so blieb das Land vom Erdnussexport abhängig. Am 18. Februar 1965 wurde Gambia als konstitutionelle Monarchie in den Commonwealth mit Königin Elisabeth II. als Staatsoberhaupt aufgenommen. Fünf Jahre später wurde es durch Volksentscheid Republik. Ausgerechnet als sich der Regierungschef zur Trauung von Prinz Charles und Lady Diana in London befand, nützten dies einige Oppositionelle zu einem blutigen Putsch mit hunderten Toten, der aber in wenigen Tagen von senegalesischen Soldaten niedergeschlagen wurde. Im Jahr 1994 wurde Premier Jawara durch einen unblutigen Militärputsch entmachtet. Er war zu diesem Zeitpunkt der dienstälteste afrikanische Staatschef. Der an der Spitze der Putschisten stehende Jammeh sollte sich politisch als ähnlich zählebig erweisen und blieb bis 2017, also immerhin 23 Jahre im Amt, bis er nach verlorener, aber von ihm nicht anerkannter Wahl aus dem Amt verwiesen wurde und ins Exil gehen musste.

An einem 18. Februar, allerdings des Jahres 1931, wurde die US-amerikanische Schriftstellerin Toni Morrison geboren (sie starb 2019), die eine der bedeutendsten Vertreterinnen afroamerikanischer Kultur ist und 1993 als erste afroamerikanische Autorin den Literaturnobelpreis erhielt. Für „Solomons Lied“, eine Art Bildungsroman, erhielt sie den National Book Award. Die Nutzung des Buchs wurde seit 1993 von verschiedenen lokalen School Boards in den USA verboten.

Die Bahia Esperanza und ihr Erstgeborener

Warum die schwedische Antarktisexpedition diesen eiskalten Flecken Erde bei seiner Entdeckung im Jahre 1902 als „Bucht der Hoffnung" bezeichnet hat, ist mir nicht bekannt. Bekannt ist sie allerdings, weil sie eine der größten Kolonien der Adeliepinguine und viele andere Vogelarten beherbergt. Das eisfreie Land am Ostufer der Hope Bay wird darum als Important Bird Area ausgewiesen und ist als solche nicht nur Vogelkundlern, sondern Naturfreunden im Allgemeinen bekannt und daher auch Anlaufpunkt für Kreuzfahrtschiffe. Ursprünglich bestand hier eine britische Forschungs- und Militärstation, die ab dem 13. Februar 1945 errichtet worden war.
Die heutige argentinische Basis wurde dann 1952 aufgebaut und als Base Antartica Esperanza kontinuierlich betrieben. 1978 ließen sich sieben Familien in der Bucht nieder, und es entstand neben den militärischen und Forschungseinrichtungen ein argentinisches Dorf mit Wohnhäusern und ziviler Infrastruktur.
Die Station ist die einzige zivile Siedlung auf dem antarktischen Festland und beherbergt im Winter um die 60 Personen, darunter zehn Familien und Lehrer.
Diese ständige Besiedelung – wahrscheinlich nur einer beträchtlichen Finanzspritze Argentiniens zu verdanken – soll die Ansprüche des südamerikanischen Staates auf Antarktisterritorium untermauern. Die Station besitzt heute auch eine touristische Infrastruktur und verzeichnet immerhin mehr als 1.000 Besucher jährlich. Unter den Bewohnern erwarb der am 7. Jänner 1978 geborene Emilio Palma eine besondere Bekanntheit, da er nicht nur der erste Mensch ist, der auf antarktischem Festland geboren wurde, sondern damit ist er auch jener Mensch, von dem man mit Bestimmtheit weiß, dass er überhaupt als erster auf einem Kontinent geboren wurde.
1959 wurden im Antarktisvertrag internationale Regeln für die friedlichen Nutzung und Forschung der Polkappe aufgestellt.
Seitdem gilt die Antarktis als das größte Naturschutzgebiet des Planeten und ist gleichzeitig die größte Eiswüste der Erde. Der Kontinent ist auch größer als Europa.
Seit 1998 existiert ein internationales Umweltschutzabkommen, das den Kontinent für die nächsten 50 Jahre vor jedwedem Rohstoffabbau schützt. Man kann nur hoffen, dass sich die Weltgemeinschaft auch danach gegen eine Ausbeutung zusammentut. Der Klimawandel für sich alleine setzt dem ewigen Eis ohnehin schon genug zu.
In die Geschichte unserer Welt eingehen wird der Wettlauf um den Südpol zwischen Roald Amundsen und Robert Falcon Scott, den ersterer für sich entscheiden konnte und der dem anderen den Tod brachte.
In einer Zeit, in der die gesamte Welt entdeckt erschien, empfand man die Antarktis als letzten unbekannten Flecken Erde, und seine Eroberung wurde zur Metapher für den Triumph des Imperialismus. Amundsen 1911: *Wild wie kein anderes Land unserer Erde liegt es da, ungesehen und unbetreten.*

Von Reisenden und „Entdeckern", die eigentlich Eroberer waren

Schon in meiner argentinischen Volksschulzeit beschäftigten sie meine Phantasie: die Schiffe des Kolumbus, eines Magellan oder Vasco da Gama, die windumtost auf unseren Wandkarten die Meereswellen durchpflügten. Übertroffen wurde meine Verehrung dieser Heldengestalten nur durch Simón Bolívar und San Martín. Es dauerte dann einige Jahrzehnte, bis ich einen eher nüchternen Blick auf die „Entdeckungen" der Spanier und Portugiesen werfen konnte. Andere, etwa Engländer, Niederländer oder Franzosen, hatten auf den Wänden meiner Klasse keine Aufnahme gefunden.
Es dauerte noch viel länger, bis mir bewusst wurde, dass die erste Weltumsegelung gar nicht Magellan wegen seines vorzeitigen Ablebens gelungen war, sondern seinem Nachfolger Elcano .
100 Jahre zuvor hatten sich die Portugiesen auf die erste Entdeckungsreise gemacht – zu einem Zeitpunkt, als ein gewisser Zheng He bereits mit großen Flotten im Pazifik und Indischen Ozean unterwegs war. Gegen seine Schiffe nahmen sich allerdings jene der Iberer wie Nussschalen aus, denn des chinesischen Admirals Flotte, die aus bis zu 62 Schiffen bestand, beförderte um die 40.000 Soldaten! Die „Schatzschiffe" maßen in der Länge bis zu 120 und in der Breite bis zu 50 Metern (Kolumbus' Santa Maria war 27 Meter lang!). Es gab Versorgungsschiffe mit Obst- und Gemüsegärten, weshalb Skorbut eine europäische Krankheit blieb. Diese Reisen dienten der Erkundung und dem Handel, nicht der Eroberung. Kein Herrscher zwang die Erkunder, das geringzuschätzen oder zu verachten, was sie fanden. Von Reise zu Reise wuchs auch die kaiserliche Bibliothek in Peking, die 4.000 Bände umfasste. Der König von Portugal hatte deren ganze sechs. Die Mission bestand im Gegensatz zu den Europäern nicht darin, Reichtümer zusammenzuraffen oder eine Religion zu exportieren, sondern das Wissen um die Welt zu erweitern. Vielleicht sind die Reisen Zheng Hes deshalb so unbekannt in Europa.
Jedem Schüler geläufig ist allerdings das Leben des Marco Polo, der den Vorderen Orient bereiste, nach Indien und China kam und sogar Sumatra und Ceylon streifte. Das alles im 13. Jahrhundert und somit im hohen Mittelalter. In genuesische Gefangenschaft geraten diktierte er seine Erinnerungen, die den anspruchsvollen Titel „Die Aufteilung der Welt" trugen.
Als Marco Polo starb, verließ der berberische Weltreisende Ibn Battuta seine Geburtsstadt Tanger, um seine „Hadsch" anzutreten. Aus der Mekkareise wurden viele Jahre der Wanderschaft, und als er im Auftrag des Sultans einen Reisebericht verfasste, nannte er ihn schlicht „Rihla" (Reise). Er hatte in 27 Jahren mehr als 100.000 Kilometer zurückgelegt und seine Sammlung von geographischen und topographischen Daten sowie von historischen, religiösen und ethnographischen Informationen erweisen ihn als vielleicht den größten Weltreisenden des Mittelalters. Als Nichteuropäer blieb er jedoch in unseren Breiten weitgehend unbekannt.

Die Sprache hat eine Mutter, nur das Land einen Vater

Land uns'rer Väter, lass jubelnd Dich grüßen – die Salzburger Landeshymne zeugt von jenem patriotischen Pathos, der allen derartigen Huldigungen zu Eigen ist. Ich habe mich immer gefragt, wieso wir im Land der Väter leben und dabei die Sprache unserer Mutter verwenden.

Im Laufe meines Lebens ist mir klar geworden: Besitz ist meistens männlich, Kommunikation eher weiblich.

Die Mutter ist es, zu der wir schon als Ungeborene eine Beziehung haben, die sich zuerst in Zeichen, Geräuschen und Blicken ausdrückt und allmählich versprachlicht. Es ist und bleibt unsere Muttersprache, in der wir uns am unbefangensten verständigen können. Manches verlernen wir im Laufe der Zeit – ich bin zweisprachig in Argentinien aufgewachsen; heute ist Spanisch für mich fast so etwas wie eine Fremdsprache. Anderes lernen wir hinzu in der Schule, im Beruf, auf Reisen oder in unserer freien Zeit. Sprachen zu lernen ist ein beachtlicher immaterieller und kultureller Gewinn. Wenn sie verloren gehen, stellt das einen unwiederbringlichen Verlust für die gesamte Menschheit dar. Und die sprachliche Vielfalt ist zunehmend gefährdet. Schon bisher sind im Verlauf der Menschheitsgeschichte tausende Sprachen ausgestorben, weil Stämme ausstarben, sich assimilierten und die alte Sprache aufgaben, Sprachen sich gegenüber anderen durchsetzten, aber keine neuen entstanden. Weltweit gibt es heute zwar noch immer 6.700 Sprachen, aber mindestens 40 Prozent davon sind bedroht. Alarmierend ist, dass im Durchschnitt alle zwei Wochen eine Sprache verschwindet und damit auch unwiederbringlich ihr kulturelles und intellektuelles Erbe. Manchmal geschieht es aber auch, dass Sprachen eine Art Wiedergeburt erleben. So wandelte sich das Quechua, das weltweit von mehr Menschen gesprochen wird als etwa Dänisch, Finnisch, Norwegisch oder Schwedisch, von einer Sprache der Armen Perus zu einer Sprache der Freiheit, und bei der letzten Volkszählung haben erstmals mehr Menschen sich als Quechua-Sprechende bezeichnet als in der Zählung zuvor.

Aber generell gesehen gilt, dass die indigenen Sprachen besonders gefährdet sind, weil Menschen, die sie sprechen, auch diskriminiert werden. So behauptete ein junger Peruaner in einem Interview: *Quechua spricht nur, wer nicht gut Spanisch kann.* Es gibt leider noch immer Fälle, wo kleine Völker vom Aussterben bedroht sind und mit ihren letzten Angehörigen auch die Sprache stirbt. Sie lebt nur noch auf dem Papier. Vor 70 Jahren beschloss die pakistanische Regierung, dass „Urdu" die alleinige Amtssprache sein sollte, obwohl in Ostpakistan ausschließlich Bengalisch gesprochen wurde. Bei Protesten am 21. Februar 1972 schoss die Polizei auf Demonstranten und es gab Tote.

Die fortlaufende Unterdrückung führte zur Abspaltung von Bangladesh, das diesen Tag als „Tag der Märtyrer" feiert. Dieses Land gab auch den Anstoß, den 21. Februar zum Internationalen Tag der Muttersprachen zu erheben.

St. Lucia: Neben Land und Leuten spielt das Licht eine Rolle

Die Inselgruppe wurde zwar von Kolumbus gesichtet, aber es war in den Anfangsjahren der Atlantikquerung, als am 13. Dezember 1502 französische Schiffbrüchige auf einer kleinen Antilleninsel an Land gingen und sie nach dem Fest der heiligen Jungfrau und Märtyrerin Lucia von Syrakus „Saint Alousie" benannten. Die ersten bekannten Einwohner waren die indianischen Arawak, die die Insel „Iouanalas" nannten, was „Land der Leguane" bedeutet, die auch heute noch in großer Zahl anzutreffen sind. Die Arawak wurden durch kriegerische Kariben verdrängt, die mehr oder weniger ausgestorben sind, und der Großteil der Inselbewohner stammt von Schwarzafrikanern ab, die während der Kolonialzeit als Sklaven auf die Insel gebracht wurden. Heute leben etwa 180.000 Menschen auf der 600 km^2 großen Hauptinsel.

In der Kolonialzeit erlebte die Insel eine wechselvolle Geschichte, weil sie abwechselnd von Franzosen und Engländern beansprucht wurde. Im Zuge dieser Streitigkeiten wechselte der Besitz insgesamt 14 Mal zwischen beiden europäischen Ländern. Obwohl sie ab 1814 dauerhaft im Besitz von Großbritannien war, heißt sie heute noch St. Lucia, doch es wird hauptsächlich Englisch gesprochen. An die Zeit der Franzosen erinnert das Antillen-Kreolisch (Kwéyól oder Patois genannt), das in der Bevölkerung ebenfalls verwendet wird.

Am 22. Februar 1979 erhielt St. Lucia die volle Unabhängigkeit und entschied sich für einen Wahlspruch mit fast poetischen Anklängen: *The Land, the People, the Light*. Einst bestimmte „König Zucker" die Wirtschaft des Landes, heute sind es Tourismus und der Export von Bananen.

Was man allerdings nicht erwarten würde, ist, dass diese kleine Insel Geburtsort zweier Nobelpreisträger ist. Bekam Sir William Arthur Lewis 1979 den Wirtschaftsnobelpreis, wurde 1992 Derek Walcott für seine Literatur ausgezeichnet. Er verband in seiner Arbeit karibische und afrikanische Wurzeln, orientierte sich in seiner Theaterarbeit aber auch an Bertolt Brecht. Sein bekanntestes Werk ist das Versepos „Omeros", eine Homer-Adaption aus der kulturellen Perspektive der Karibik. Seine Beschäftigung mit der karibischen Geschichte und Kultur während und nach der Kolonialzeit spiegelt sich in seiner Gedichtsammlung „Green Night" wider.

Damit hat St. Lucia nach den Faröer-Inseln die meisten Nobelpreisträger pro Einwohnern. Ein Spitzenplatz, auf den die Karibikinsel wirklich stolz sein kann!

Nicht aber auf die Tatsache, dass noch immer die Todesstrafe gilt, die zwischen 1987 und 2001 nach offiziellen Angaben insgesamt 18 Mal verhängt wurde.

Brunei: Dieses Land nennt sich selbst „Heimat des Friedens"

Von der Fläche wie auch von der Zahl der Einwohner her gehört es zu den asiatischen Zwergen: Mit nicht einmal 6.000 km^2 und weniger als einer halben Million Einwohnern ist es aber auch nach europäischen Maßstäben klein.
„Negara Brunei Darussalam", Sultanat und absolute Monarchie, liegt an der Küste Borneos und war in historischer Zeit weit größer, als es fast die gesamte Nordküste der Insel umfasste.
Heute ist es eines der reichsten Länder der Welt, was gleichbedeutend damit ist, dass der 29. Sultan Hassanal Bolkiah einer der reichsten Männer auf der Welt ist. Das ist möglicherweise damit zu erklären, dass er auch einer der meistbeschäftigten Männer der Welt ist. Staatsoberhaupt, Premierminister, Finanz- und Verteidigungsminister und dazu noch geistliches Oberhaupt aller bruneischen Muselmanen, da kommt auch in einem kleinen Land für einen gerade 75 Jahre alt Gewordenen verdammt viel zusammen! Dafür darf er auch im Istana Nurul Imam, dem größten Palast der Erde, wohnen – in seinem Fall residieren.
Seine Umsetzung der Malay Islamic Monarchy macht ihn zum Obersten Verteidiger des Glaubens. Weil man sich ja sonst nichts gönnt, gehört ihm die größte Sport- und Luxuswagen-Sammlung der Welt, für deren standesgemäße Nutzung er eigens eine Rennstrecke auf seinem Palastgelände bauen ließ. Es soll sich um 3.000 bis 5.000 Fahrzeuge handeln, darunter unzählige Einzelanfertigungen. Die für einen muslemischen Potentaten geradezu dürftige Anzahl von drei Frauen und zwölf Kindern runden nebst Flugzeugen und Yachten seinen Besitz ab. Dies sorgt dafür, dass Brunei „Darussalam" bleibt, das heißt nicht weniger als „Ort des Friedens". Dabei hilft ihm ein wenig, dass jede seiner Proklamationen sofort geltendes Recht wird und niemandes Zustimmung braucht.
Für Ruhe sorgt auch, dass sich das Land einen kostspieligen Sicherheitsapparat leisten kann. Eine Leibwache gibt es ebenfalls, die aber auch für eventuell notwendige Repressionen von Regimegegnern zuständig ist. Aber dank des Ölreichtums läuft ohnehin alles wie geschmiert und „Friede" ist örtliche Pflicht. Als Staatsbürger dürfen sich nur zwei Drittel der Einwohner ansehen, denn jeder zehnte ist als Chinese „Nicht-Staatsbürger" (die Staatsbürgerschaft wurde ihnen verwehrt) und der Rest sind zumeist „Gastarbeiter". Streng ist er auch, der absolute Monarch, denn männliche Homosexualität soll ebenso wie Ehebruch und Gotteslästerung mit dem Tode bestraft werden. Da wartet dann ein Steinhaufen darauf, auf das arme Opfer geworfen zu werden. Frauen haben es da bei „Uni-sex" besser, denn dort reichen 40 Stockhiebe oder auch zehn Jahre Haft. Am leichtesten kommen Diebe davon, denn ihnen wird nur eine Hand amputiert. Brunei – das ist dort, wo der Frieden wohnt!
Der Nationalfeiertag ist der 23. Februar. An ihm wird an die Unabhängigket des Landes, nicht so sehr seiner Einwohner, erinnert.

Dieser König wohnt lieber in Bayern

Ein anderer Luxus-Monarch befindet sich im nicht sehr weit entfernten Thailand (in asiatischen Dimensionen gemessen), allerdings wird er nicht mehr so wie noch sein Vater König Bhumibol Adulyadej (Rama IX.) fast gottgleich verehrt, sondern sogar öffentlich kritisiert. Das kann teuer werden, denn wer den Regenten beleidigt, riskiert bis zu 15 Jahren Haft.

Im buddhistischen Thailand kann der König sich zwar nicht jener absolutistischen Mittel bedienen wie sein islamischer Amtskollege an der Inselküste von Bormeo, aber auf die Militärs ist Verlass, da sie die Schein-Demokratie fest im Griff haben.

Rama X., auch Maha Vajiralongkorn genannt, ist eher sehr geschickt darin, das bescheidene thailändische Volksvermögen mit beiden Händen auszugeben, wobei ihm das bayrische Voralpenklima lieber ist als die Schwüle seiner südostasiatischen Heimat. Er dürfte eher bizarre Vorlieben besitzen, denn neben seinen Frauen und Geliebten versorgt er auch seinen Pudel Fufu (zumindest wenn es nach diversen Society Magazinen geht), der in den Rang eines Luftwaffengenerals erhoben worden sein soll und angeblich nur in Gala-Uniform Gassi geführt wird. Möglicherweise verleitet ihn seine „Gottgleichheit“ dazu, sich das irre Treiben antiker Götter zum Vorbild zu nehmen. Mit seinem Hofstaat mietet der König öfter mal das gesamte Grand Hotel Sonnenbichl in Garmisch-Partenkirchen und lebt sonst recht gerne in seiner Villa am Starnberger See. Steuern zu zahlen ist in seinen Augen allerdings den Irdischen vorbehalten, weshalb er sich weigert, solche für seine Residenz in Tutzing zu leisten, und sein bescheidenes Anwesen kurzerhand zum exterritorialen Konsulat erklärt.

Seine 70 Millionen Untertanen sind derweil der Willkür eines Militärregimes ausgeliefert, das Folter und andere Formen der Misshandlung nicht nur zulässt, sondern sich einer Polizei bedient, die mit ihren metallspitzenbewehrten Schlagstöcken Demonstranten schwere Verletzungen beibringt.

Umso bewundernswerter sind jene Menschen, die trotzdem auf die Straße gehen, gegen die bestehenden Verhältnisse samt einem in Luxus schwelgenden König auftreten und dabei Verletzungen, langjährige Haftstrafen oder sogar das Leben riskieren. Es sind darunter viele Frauen, die wegen „Lese-Majesté“ verfolgt und verurteilt werden. Besonders mutig ist das Auftreten der 22-jährigen Pannsaya „Rung“ Sithijiratrattnakul, die zur Anführerin der Studentenproteste aufstieg.

Also dachte ich, einer muss es ja tun, erklärte sie dazu schlicht. Am 15. Oktober 2020 wurde sie in Bangkok verhaftet und einen Monat später mit 15 anderen Aktivisten aufgrund des Gesetzes gegen die Beleidigung des thailändischen Königs angeklagt. Mehr über ihr Schicksal ist zur Zeit nicht bekannt. Die europäischen Golfer und Strandurlauber sollten das nicht aus den Augen verlieren, wenn sie den ihnen vorbehaltenen Luxus genießen. Das De-jure-Königreich ist nämlich de facto eine Militärdiktatur.

„Red Power“ für die Souveränität der amerikanischen Ureinwohner

Alleine in den ersten 100 Jahren der Geschichte der Vereinigten Staaten wurden 350 Verträge mit indigenen Nationen abgeschlossen, von denen viele erst unter Zwang zustande kamen und die im Wesentlichen die Abtretung von angestammtem „Indianerland“ an die US-Regierung beinhalteten. Dies geschah gegen das Versprechen, dass sie souveräne Herrschaft über die neuen Gebiete, in die sie ausgesiedelt wurden, haben würden. Je mehr weiße Siedler aber gegen Westen drängten, desto mehr wurde auf diese Zusagen „vergessen“, und man drängte die Urbevölkerung in immer kleinere Reservate. Ab den 40er-Jahren des 20. Jahrhunderts wurde dann die Souveränität der „Indianer-Nationen“ schrittweise demontiert, der Status von mehr als 100 Stämmen in Frage gestellt und ihre Rechte beschnitten.

Zerrissen von sozialen Ungleichheiten sahen sich die Ureinwohnen mit Armut, Kriminalität und wachsender Resignation konfrontiert. Gebrochene Verträge wurden kaum als solche anerkannt und fehlgeleitete Assimilationsversuche hatten zum Verlust indigener Sprachen und zur Unterdrückung der Urweinwohnen geführt. Das Massenmedium Film kultivierte den scheinbar heldenhaften Kampf ausschließlich weißer Helden gegen brutale, beutegierige und auf Raub von Frauen versessene Indianerhorden und beeinflusste dergestalt den gesellschaftlichen Mainstream.

Eine wachsende Bewegung junger Ureinwohner versuchte als Reaktion darauf und angeregt durch die Protestbewegungen mit spektakulären Aktionen das Bewusstsein für Probleme ihrer Stammesgenossen zu schärfen. Das American Indian Movement (AIM), 1968 gegründet, wurde bald zur sichtbarsten Organisation der Bewegung. Eine der ersten Aktionen war die Besetzung der Insel Alcatraz in der Bucht von San Francisco. Dort wurden früher Hopi-Männer und andere Ureinwohner gefangen gehalten. Im November 1969 übernahm die Gruppe „Indianer aller Stämme“ die Insel und rief sie zu einem kulturellen und spirituellen Zentrum aus.

Am 27. Februar 1973 verließ eine Schar von 300 Oglala-Sioux Pine Ridge in South Dakota und fuhr zur Siedlung Wounded Knee. Es war der Ort des Massakers der US-Armee an Lacota-Indianern, das den letzten Widerstand gegen die Weißen brach. Jahrhunderte der Verfolgung, der Vertreibung und Vernichtung hatten so ihr trauriges Ende gefunden. Der Widerstand war gebrochen. Erst durch diese spektakuläre Aktion konnte die Aufmerksamkeit einer größeren Öffentlichkeit auf das Schicksal der Ureinwohner gelenkt werden. 71 Tage später gaben die Aktionisten auf, da sie keine Vorräte mehr hatten und von aller Hilfe abgeschnitten waren. Schon im Jahr zuvor organisierte das AIM den „Trail of Broken Treaties“, und der letzte große Protest „The Longest Walk“ führte die Teilnehmer auf einen fast 5.000 Kilometer langen spirituellen Protestmarsch in die Bundeshauptstadt Washington.

Das größte Erbe dieser Bewegung ist der neu gewonnene Stolz. Es gelang, ein neues Selbstbewusstsein zu entwickeln und ihre Kultur als Erbe der Ahnen hochzuhalten.

Die Aufteilung des „Schwarzen Kontinents“

Auf die Idee, die Europäer an einen Tisch zu bekommen, um gemeinsames Handeln in Afrika abzustimmen, war eigentlich der belgische König Leopold II. gekommen und konnte davon durch geschickte Diplomatie auch die Deutschen und Franzosen überzeugen.

So war es dann Reichskanzler Bismarck, der zur „Kongokonferenz“ nach Berlin einlud und Vertreter der USA, des Osmanischen Reiches, Österreich-Ungarns, Belgiens, Dänemarks, Frankreichs, Großbritanniens, Italiens, der Niederlande, Portugals, Russlands, Spaniens sowie Schwedens und Norwegens begrüßen konnte. Wenn man von Osteuropa und dem Balkan absieht, die mehr oder weniger vom Zarenreich, dem österreichischen Kaiser und dem türkischen Sultan beherrscht wurden, saß faktisch ganz Europa am Tisch.

Leopold II. sollte das erreichen, was sein eigentliches Ziel war: Sein Privateigentum Kongo wurde von allen Teilnehmern akzeptiert und bekam damit quasi eine internationale Punze.

Für sich selbst sicherten die 14 Signatarstaaten Handelsfreiheit in einem Gebiet, das mit den heutigen Staaten Republik Kongo, Demokratische Republik Kongo, Uganda, Kenia, Ruanda, Burundi, Tansania, Malawi einen großen Teil von Zentralafrika sowie den Süden von Somalia, den Norden von Mosambik, Angola, kleinere Teile von Gabun, Kamerun, Sudan, Äthiopien und Sambia umfasst. Die Flüsse Niger und Kongo wurden für die Schifffahrt freigegeben. Es sollte jede dieser Mächte das Recht auf jene Stücke von Afrika haben, die es auch tatsächlich als erste in Besitz genommen hat. Auf gut Deutsch: Wer zuerst kommt, mahlt zuerst, respektive schafft an. Die dort wohnenden Menschen wurden natürlich nicht um ihre Meinung gefragt und die Schlussakte am 26. Februar 1885 unterschrieben. Der dann einsetzende Wettlauf, in die Geschichte eingegangen als „Scramble for Africa“, wurde durch drei Umstände begünstigt: Mit den Dampfschiffen konnte man auf dem Wasserweg vordringen, mit dem Chinin die Malaria bekämpfen und mit den neuen Maschinengewehren Aufmüpfige niedermähen – ein paar 100 Schuss in der Minute sprechen für sich. Die Überlegenheit der weißen Rasse, derer man sich gewiss war, bekam ihre Bestätigung auch beim Niedermetzeln Unbotmäßiger, Aufrührerischer und Widerständiger.

Großbritannien hatte sich eine Nord-Südachse von Ägypten bis Südafrika gesichert, die einzig von „Deutsch-Ostafrika“ unterbrochen war. Die Deutschen sicherten sich „Filetstücke“ in Togo, Kamerun, Deutsch-Südwest- und Ostafrika. Die Franzosen beherrschten mehr oder weniger ganz Westafrika mit eine paar britischen „Einsprengseln“. Die Spanier hatten die Goldküste und die Portugiesen setzten sich in Angola und Mosambik fest. Ja – und zwei weiße Flächen der „Unabhängigkeit“ blieben auch noch bestehen: Liberia und Abbessinien, nachdem sich die Italiener im ersten Anlauf die Zähne ausgebissen hatten.

Dominikanische Republik: Der glücklichere Teil von Hispanola

Die Dominikanische Republik umfasst zwar etwa zwei Drittel der Insel Hispaniola, die zu den Großen Antillen gehört, hat aber etwa gleich viel Einwohner wie das westliche Drittel Haiti. Allerdings liegt es im Index der menschlichen Entwicklung im Mittelfeld, während der Nachbar zu den rückständigsten Ländern der Welt gehört. Die gemeinsame Geschichte endete am 27. Februar 1844, als sich die Dominikanische Republik abtrennte und mit Ausnahme der spanischen Herrschaft von 1861-1865 und der amerikanischen Besatzung (1916-1924) unabhängig wurde.
Abgesehen von den wirtschaftlichen Kennziffern und einem größeren Maß an innerer Sicherheit hat die östliche Republik auch weiteren Grund, glücklich im Vergleich zu Haiti zu sein: Während Haiti in trauriger Folge von katastrophalen Erdbeben erschüttert wurde, die die ohnehin triste Lage noch verschlimmerten, blieb zwar auch der Nachbarstaat nicht von Erd- und Seebeben verschont, die zwar auch erhebliche Zerstörungen anrichteten und auch Menschenleben kosteten, aber trotz allem weit schwächer ausfielen als die Katastrophen in Haiti.
Das einzige, wo kein Unterschied bestand, war das Leid der Menschen unter Diktatoren, die sich gegenseitig an Brutalität nichts nachstanden und für die Menschenleben keinen oder höchstens ökonomisch-rechnerischen Wert besaßen: Papa „Doc“ Duvalier im Westen und Rafael Trujillo im Osten der Insel. „Doc“ erwies sich als langlebiger und starb mit 67 Jahren friedlich im Bett, nicht ohne seinen Sohn Jean Claude als Nachfolger installiert zu haben.
Seinem Nachbarn war ein anderes Schicksal beschieden: Er wurde in seinem Auto auf der Fahrt in sein „Liebesnest“ von Putschistenkugeln durchsiebt.
Der Literaturnobelpreisträger Vargas Llosa hat ihm mit dem Roman „Das Fest des Ziegenbocks“ eine literarische Aburteilung gewidmet.
Zu den Verbrechen Trujillos gehört auch eine ethnische „Säuberung“, die fast 20.000 haitianischen Immigranten das Leben kostete.
Heute ist die Dominikanische Republik bei vielen Indikatoren weltweit im Mittelfeld angesiedelt: Das gilt nicht nur für ökonomische Faktoren, sondern auch den Demokratie-Index, den Freiheitsstatus, die Presse und die Korruption.
Trotz des Tourismus, der jedes Jahr einige Millionen Gäste aufweist, leidet laut der Welthungerhilfe noch immer ein Viertel der Bevölkerung an Unterernährung, und so versuchen Dominikaner immer wieder, mit Booten auf die wohlhabendere Nachbarinsel Puerto Rico zu kommen.
Vom „Trickle-down“-Effekt, wonach wirtschaftlicher Aufschwung gewissermaßen „Geld nach unten rieseln“ lässt, ist auch hier wenig zu spüren.
Vielleicht tröstet da der Wahlspruch der Republik „Für Gott, Vaterland, Freiheit“ über die pure Armut hinweg, denn dafür kann dann schon das eine oder andere Opfer abverlangt werden!

Ägypten: Dort ist das „Haus des Gottes Ptah“

Nach einer verbreiteten Auffassung kommt der Name Ägyptens von dem griechischen Aigyptos und stammt wahrscheinlich von dem babylonischen Namen Hikuptah, der wiederum eine Umschreibung des ägyptischen Hutkaptah war – was so viel wie „Haus des Gotte Ptah“ bedeutet und einen Beinamen der Stadt Memphis darstellt. Kompliziert, wie es sich für ein Land mit einer so alten und hochstehenden Kultur gehört. Aber jetzt geht es aber nicht um die Antike, sondern um jenes Land, von dem Napoleon schon in seiner Kindheit geträumt und in das seinen Fuß zu setzen er mit seiner „Ägyptischen Expedition“ verwirklicht hat. Das Ziel war eine französische Provinz, um die britische Vormachtstellung im Mittelmeer zu brechen. Doch bald nach der Invasion auf afrikanischem Boden wurde die französische Flotte von Admiral Horatio Nelson vernichtet, und 1801 mussten die französischen Truppen das Land wieder verlassen. Acht Jahrzehnte später waren es die Briten, die sich am Nil – und dieses Mal etwas dauerhafter – festsetzten. Es entstand eine eigenartige Situation, denn der Khedive von Ägypten blieb weiterhin Vasall der Osmanen, und der britische Generalkonsul war zwar nur „Berater“, aber im Auftrag seiner Königin der eigentliche Herr des Landes. Da ja bekanntlich das Geld die Welt regiert, ist für diese etwas komplizierte Konstellation schnell eine Erklärung zu finden: Durch den Bau des Suez-Kanals wurde Ägypten derart von ausländischen Anleihen abhängig, dass es schließlich gezwungen war, seine Anteile an Großbritannien zu verkaufen. Nach dem Staatsbankrott hatten dann die Briten endgültig das Sagen.

Das Ende des Ersten Weltkrieges und die Zerschlagung des Osmanischen Reiches ließen das Sultanat Ägypten entstehen, das zum britischen Protektorat erklärt wurde. Am 28. Februar 1922 erlangte das Land dann zwar die Unabhängigkeit, aber die bisherigen Machthaber behielten sich weitgehende Interventionsrechte vor.

30 Jahre lang regierten zwei Könige – Fuad I. und sein Sohn Faruk – mit Misswirtschaft und Korruption das Land. Dann putschte General Abdel Nasser. Damit wurde Ägypten zur Republik, später dann auch zu einem führenden Mitglied der Blockfreien Bewegung. Nasser unterstützte den antikolonialen Kampf in Algerien und im Jemen. Diese Umstände, eine Annäherung an die Sowjetunion und Nassers „Panarabismus“ machten das Land samt seiner Führung dem Westen suspekt. Unter seinem Nachfolger Anwar as Sadat kam es recht bald zu einem Bruch mit den Sowjets und einer Annäherung an die USA, die nur in der Zeit des „Arabischen Frühlings“ durch die Muslimbrüder in Frage gestellt war. Unter dem Militärchef und späteren Präsidenten Sisi ist die alte „Hackordnung“ wieder hergestellt. Seither sind Ägypten, das NATO-Mitglied Türkei, Saudi Arabien, die Vereinigten Arabischen Emiraten, das Königreich Jordanien und Israel verlässliche Partner, wenn es um eine Achse gegen den Iran und die Beherrschung dieser Region geht. Das Militär beherrscht das Land und das Militär wiederum hängt am Geldtropf der Amerikaner – die moderne Spielart von „indirect rule“.

Der „eingeschaltete" Tag

Dieser „eingeschaltete" Tag hat neben seiner kalendertechnisch ausgleichenden Aufgabe eine wichtige Funktion, auch wenn er nur alle vier Jahre anfällt: An diesem Tag wird mit dem Equal Care Day auf die mangelnde Wertschätzung und unfaire Verteilung von Fürsorgearbeit hingewiesen. Da der Schalttag drei Mal übergangen wird, bevor man ihn wieder „beachtet", eignet er sich wohl am besten, um darauf hinzuweisen, dass „Care-Arbeit" weithin unsichtbar ist und daher weder wahrgenommen noch bezahlt wird. Mit dem Tag wird das Verhältnis 4:1 bei der Verteilung der Care-Arbeit symbolisiert und in Erinnerung gerufen, dass Männer rechnerisch etwa vier Jahre bräuchten, um so viel private, berufliche und ehrenamtliche Fürsorgetätigkeit zu erbringen wie Frauen in einem einzigen Jahr. Einen Tag diesem Erinnern zu widmen, ist erst fünf Jahre her, obwohl das Thema wahrscheinlich so alt ist wie Mann und Frau und somit seit Adams und Evas Zeiten. Da ist schon die Frage erlaubt, welches eigentlich das wirklich starke Geschlecht ist, wenn es um Küche, Haus und Nachwuchs geht. Ein dazu passendes Manifest wurde 2020 veröffentlicht, hat aber offensichtlich bisher die Welt der Männer nicht wirklich beeindruckt, geschweige denn beeinflusst. Am Stammtisch ist es eher Gegenstand blöder Witze; in der Politik ist es einfacher, die Töchter den Söhnen in Hymnen beizufügen und sonst ein Orchideenthema daraus zu machen. Während der Equal Pay Day sich der Frage widmet, wie ungleich noch immer das Entgelt bezahlter Erwerbsarbeit zwischen Männern und Frauen ist, nimmt der Equal Care Day vielmehr jene unbezahlten Leistungen in den Blick, die für die Familie oder ein Ehrenamt erbracht werden. Sie sind in den Augen vieler ja nur „minder", denn was nichts kostet, ist ja auch nichts wert, weiß schon der Volksmund. *Von der Arbeit in der Familie behaupten viele PolitikerInnen und ÖkonomInnen, sie sei unbezahlbar – und zwar im doppelten Sinne. Da ist vor allem die Rede von der, aus Liebe zur Familie erbrachten Betreuungsleistung ... und meist etwas leiser davon , dass die Milliarden unbezahlter Arbeitsstunden, wollte man sie tatsächlich bezahlen, unfinanzierbar seinen: [...] Geringschätzung von Frauen und ihrer Arbeitsleistung führt zur Entgeltdiskriminierung,* so Hannelore Buls, die Vorsitzende des Deutschen Frauenrats war. Ich sollte am Ende ehrlich sein: Meine Kinder sind aus dem Haus, ein wenig Hilfe im Haushalt, manchmal einkaufen gehen, unregelmäßig Blumen zum Wohnungsschmuck beisteuern, Esseneinladungen zum „Rauskommen", ein paar Handgriffe im Garten, das ist beinahe schon alles, was ich einbringe. Ich unterscheide mich von den meisten Männern nur dadurch, dass ich die Probleme wenigstens kenne und mir das eine oder andere vornehme. Aber wie sagt der Engländer so schön und treffend: *The way to hell is paved with good intentions.*

Der „einmalige" Tag

Hier noch eine besondere Kuriosität: Es gibt einen Tag, der nur einmal vorkam und das in einem einzigen Land: der 30. Februar 1712 in Schweden. Der Grund ist ganz einfach: Die Schweden hatten sich bei ihrer Umstellung vom Julianischen auf den Gregorianischen Kalender verdammt lang Zeit gelassen und mussten irgendwie eine Angleichung schaffen.

Sie waren zwar mit dieser Idee nicht allein, aber in anderen Kalenderentwürfen kam sie nicht zur Umsetzung.

Die ursprüngliche Absicht der Schweden lautete, beginnend mit dem Jahr 1700 und letzmals 1740, insgesamt auf elf Schaltjahre zu verzichten und so Schritt für Schritt die Tagesdifferenz zwischen dem alten Julianischen und dem jüngeren Gregorianischen Kalender auszugleichen. Der Haken dabei war: 40 Jahre hindurch hätten die Schweden mit keinem anderen Land den selben Kalender gehabt. So wurde 1700 (das nach dem Gregorianischen Kalender kein Schaltjahr war) der 29. Februar übersprungen, sodass man dem Julianischen Kalender einen Tag voraus war und dem gregorianischen zehn Tage hinterher (so wie bei dessen Einführung).

Im Jahr 1771 entschied allerdings König Karl XII., wieder zum Julianische Kalender zurückzukehren. Der Tag, den Schweden nun der Zeitrechnung dieses Kalenders voraus war, musste zu diesem Zweck durch einen zusätzlichen Tag ausgeglichen werden – eben den 30. Februar 1712. 1753 wechselte allerdings dann auch Schweden endgültig zum Gregorianischen Kalender.

In den Annalen finden sich keine weiteren Aufzeichnungen über diesen 30. Februar 1712. Offensichtlich war es ein Tag wie jeder andere ohne beondere Ereignisse. In der kaufmännischen Zinsrechnung mancher Länder hat sich allerdings der Einfachheit halber die Regelung gehalten, dass jeder Monat 30 Tage zählt. Hier gibt es also den 30. Februar Jahr für Jahr – zumindest wenn es um die Zinsen geht, zählt ein Jahr eben nur 360 Tage.

Wem das alles (so wie mir) viel zu kompliziert ist, um es sich zu merken, braucht ja bloß in den Kalender zu schauen, welcher Tag gerade auf uns zukommt.

Ein ewiger Kämpfer für Freiheit und Gerechtigkeit

Er war Priester, „Revolutionär", ein Befreiungstheologe und Dichter. Die Rede ist von Ernesto Cardenal, der am 1. März 2020 mit 95 Jahren verstorben ist. Sein Kampf um eine gerechtere Welt, auch als Politiker, wurde vom polnischen Papst misstrauisch und ablehnend beurteilt. Als er sich bei dem Nicaragua-Besuch von Johannes Paul II. niederkniet, um dem Papst die Hand zu küssen, begegnet dieser ihm mit einer Geste der ärgerlichen Verweigerung. Die Triebfeder seines Lebens blieb bis zuletzt die Utopie einer gerechteren Welt.
Sein Gedichtband „Etwas das im Himmel wohnt" spiegelt sein Vermächtnis wider:

[...] schlimm ist, dass du nicht weißt
wie ich es auch nicht wusste
dass im Kongo viele sterben
Tausende und Abertausende
sterben im Kongo wegen dieses Handys.
In seinen Bergen gibt es Coltan
(außer Gold und Diamanten)
das man für die Kondensatoren braucht der Mobiltelefone.
Um die Kontrolle über die Mineralien
führen multinationale Konzerne einen endlosen Krieg.
Fünf Millionen Tote in 15 Jahren
und sie wollen nicht dass die Welt davon erfährt.
Ein unermesslich reiches Land
mit einer ungeheuer armen Bevölkerung
80 Prozent der Weltreserven an Coltan befinden sich im Kongo.
Dort liegt das Coltan schon seit drei Milliarden Jahren.
Nokia, Motorola, Compaq, Sony kaufen das Coltan
und auch das Pentagon und auch
die Corporation, der die New York Times gehört
und sie wollen nicht, dass die Welt davon erfährt
und auch nicht, dass dieser Krieg beendet wird
damit sie weiter das Coltan rauben können.
Kinder zwischen sieben und zehn Jahren schürfen das Coltan
weil ihre kleinen Körper
gut in die kleinen Löcher passen
für 25 Cents pro Tag und es sterben haufenweise Kinder
durch den Coltan-Staub
oder beim Hauen des Gesteins
das auf sie niederfällt.

Marokko: „Al-Maghrib“ ist der Westen, wo die Sonne untergeht

Aus Sicht der Araber lag dieses Land im äußersten Westen Afrikas, was auch seinen Namen erklärt. Die Europäer allerdings orientierten sich an der ehemaligen Hauptstadt Marrakesch, sodass sie dem Land den Namen Marokko gaben, der sich international durchsetzte. Der Stadtname wiederum kommt aus dem Berberischen und heißt wahrscheinlich „Land Gottes“. Die Geschichte des Landes war durch viele Jahrhunderte von der Absicht der Europäer geprägt, den Nordwestzipfel des gegenüberliegenden Kontinents unter ihren Einfluss zu bringen. Bis zur arabischen Expansion im 7. Jahrhundert beherrschte Byzanz die Küstenregion und das Hinterland gehörte Berberstämmen, die auch christlichen und jüdischen Glaubens waren. Im 15. und 16. Jahrhundert geriet Marokko in die Konflikte zweier Weltreiche: Spanien und das Osmanen-Imperium. Man könnte sagen: *wenn sich zwei streiten, kann sich der Dritte freuen*, denn bis auf punktuelle iberische Ansiedlungen im Küstenreich blieb das Land unabhängig. Aber der Einfluss Spaniens und Frankreichs nahm im Laufe der Jahrhunderte zu und Kriege wurden geführt, bis Marokko endgültig im Jahr 1912 für viereinhalb Jahrzehnte Teil des französischen Kolonialreichs wurde. Spanien hatte sich schon vorher zwei Landstreifen gesichert, die Spanisch-Marokko bildeten. Das faschistische Spanien besetzte dann 1940 auch die Internationale Zone von Tanger, was Sultan Muhammed V. veranlasste, die in Tanger lebenden Juden zu marokkanischen Staatsbürgern zu machen und deren Deportation zu verweigern. Das ist aber so wenig bekannt, wie die Tatsache, dass seit 2011 in Marokkos Verfassung verankert ist:
Jüdische Kultur ist ein grundlegendes Element des kulturellen Erbes der heutigen Identität der Marokkaner. Als 500 Jahre zuvor die Spanier, wie die Portugiesen, 150.000 Juden von der iberischen Halbinsel vertrieben, wurden diese im Land auf der anderen Seite des Mittelmeeres gastfreundlich aufgenommen. Leider kam es 1948, als sich auch Marokko gegen die Errichtung des Staates Israel aussprach, zu Pogromen und die Lage der jüdischen Bürger wurde zunehmend angespannter, was viele zur Auswanderung bewog. Heute hat sich das Verhältnis wieder normalisiert. Marokko wurde am 2. März 1956 unabhängig von den Franzosen, und am 7. April schloss sich der spanische Teil des Landes an. Die völkerrechtswidrige Besetzung der ehemaligen Kolonie Spanisch-Sahara und der folgende Konflikt mit der Rebellenbewegung Polisario werden noch an einem anderen Tag im Kalender eine Rolle spielen. Bemerkenswert ist, dass schon vor Jahren der König eine Kommission mit dem Ziel eingesetzt hat, fundamentalistische und diskriminierende Inhalte sowie Geschlechterklischees aus Lehrmaterialien zu entfernen. Dazu passt auch, dass das Tragen von Burkas verboten wurde. Von den 36 Millionen Marokkanern sind immerhin 40 Prozent Berber, deren Bezeichnung vom griechischen Wort „Barbaros“ abstammt. Viele empfinden das abwertend und nennen sich daher „imazighen“, was „Freie“ bedeutet.

Artensterben: „Ohne die Natur haben wir keine Zukunft“

Seit bald einem halben Jahrhundert weist der 3. März mit dem „Tag des Artenschutzes“ darauf hin, wie dramatisch bedroht viele wildlebende Tiere und Pflanzen sind. Für alle, die es noch nicht wissen (wollen): Das ist kein Thema nur für Biologen und Botaniker, sondern es geht uns alle an! Infolge des zunehmenden Drucks, den der Mensch auf die Natur ausübt, sind Millionen Arten vom Aussterben bedroht. Die ungeheure noch immer bestehende Vielfalt von Arten – man geht von bis zu neun Millionen aus – stellt ein „Sicherungsnetz für unsere Lebenshaltung“ dar, denn sie versorgen uns mit Nahrung, sauberem Wasser, Luft, Energie und vielem mehr.
Erstmals 2019 lag ein umfassender Weltbericht vor, demzufolge die Menschheit die Natur in rasendem Tempo von der Erde verschwinden lässt. Das Ausmaß des Artensterbens war in der Geschichte der Menschheit noch nie so groß wie heute und die „Sterberate“ nimmt immer mehr zu.
In den meisten Lebensräumen auf dem Land schwand die Zahl der natürlich vorkommenden Arten im letzten Jahrhundert um ein Fünftel. Etwas weniger als die Hälfte der Amphibienarten, fast ein Drittel der Riffe bildenden Korallen und mehr als ein Drittel aller marinen Säugetierspezies sind bedroht. Schon heute gibt es Meeresgebiete, wo mit Ausnahme eines grünen Schleimes kaum noch Leben existiert.
In einigen Regenwäldern verschwinden die Insekten, und das Grasland wird nach und nach Wüste. Zwei Drittel der Meere haben durch den Menschen erheblich gelitten, und es gibt schon 400 „Todeszonen“, das sind sauerstoffarme Bereiche, in denen Leben kaum möglich ist – und das auf einer Fläche, die dreimal Österreich entspricht! Korallenriffe und Mangroven schützen (noch) Küstenbereiche vor schweren Stürmen; Feuchtgebiete verringern das Überschwemmungsrisiko, da sie heftige Regenfälle auffangen und das Wasser absorbieren können. Allerdings sind sie in den letzten 300 Jahren auf ein Sechstel geschrumpft.
Wir höhlen weltweit das Fundament unserer Wirtschaft, Lebensgrundlage, Ernährungssicherheit, Gesundheit und Lebensqualität aus, erklärt der Präsident des Weltbiodiversitätsrates, Sir Robert Watson, und setzt in einem Interview mit „National Geographic“ fort: *das Plastik, die Todeszonen, die Übersäuerung […] bei den Meeren vemasseln wir es wirklich im großen Stil.*
Da hilft es uns Österreichern auch nichts, dass wir seit über 100 Jahren keine Meeresküste haben. Und das Artensterben macht auch vor unseren Feldmäusen nicht Halt. Aber Hauptsache wir bleiben Weltmeister in der Bodenversiegelung. Das spart uns das Rasenmähen und Unkrautjäten – von Jahr zu Jahr immer mehr.

Eine Jesidin und Franziskus' Irak-Reise

Nadia Murad ist eine Jesidin, ihr Leben steht für das Schicksal ihres Volkes. Im Buch „Das letzte Mädchen" erzählt sie ihre Geschichte. Sie ist eine Überlebende des vom selbsternannten „Islamischen Staat" an Jesiden 2014 verübten Genozids, Menschenrechtsaktivistin und Sonderbotschafterin der UNO für die Würde der Überlebenden von Menschenhandel. Bei einem Überfall auf ihr Heimatdorf durch Mitglieder der Terrororganisation verlor sie ihre Mutter und sechs Brüder. Sie selbst wurde entführt und geriet in Gefangenschaft. Während dieser Zeit wurde sie mehrfach versklavt, vergewaltigt und gefoltert. Von Mossul aus gelang ihr durch eine muslimische Familie die Flucht in ein kurdisches Lager, von dort gelangte sie nach Deutschland, wo sie für die Anerkennung des Völkermordes an den Jesiden kämpft. Als sie zur Sonderbotschafterin der UNO ernannt wurde, erklärte Generalsekretär Ban Ki-Moon: *Die Jesidin hat in den Händen der Terrormiliz unsäglichen Missbrauch und Menschenrechtsverletzungen erlitten und großen Mut dabei bewiesen, um gegen solche Verbrechen anzukämpfen.* Die jesidische Journalistin Düzen Tekkal dazu: *Lange Zeit war der Völkermord an den Jesiden ein Randthema, das für viele weit weg schien. Der Friedensnobelpreis für Nadja Murad hat insofern alles geändert, als er ein Schlaglicht auf etwas gelenkt hat, das Aufmerksamkeit braucht. Jetzt ist die Zeit, in der wir helfen können.*
Die Jesiden (oder Eziden, wie sie sich selbst bezeichnen) sind eine ethnisch-religiöse Gruppe mit etwa einer Million Angehörigen und bilden in Deutschland mit etwa 200.000 Mitgliedern die größte Diaspora der Jesiden. Die Zugehörigkeit ergibt sich ausschließlich durch Geburt, wenn beide Elternteile jesidischer Abstammung sind. Eine Heirat von Nicht-Jesiden hat den sofortigen Ausschluss aus der Gruppe zur Folge. Dieses Schicksal teilen sie mit den Drusen, einer anderen kleinen Ethnie in der Region. Ihre Religion beruft sich auf keine heiligen Schriften, sondern der Glaube wird hauptsächlich durch Hymnen und Bräuche weitergegeben, und die Traditionen berufen sich daher sehr stark auf mündliche Überlieferung. Auch die Jesiden leiten aus ihrer Religion den Anspruch ab, ein einzigartiges Volk zu sein und die einzig wahre Religion zu besitzen. Damit sind sie bekanntlich nicht allein.
Als der Papst von Nadia Murads Leidensweg erfuhr, beschloss er, den Irak zu besuchen. Es war eine historische Reise, die auch eine Reihe religiöser Begegnungen brachte. An der antiken Stätte Ur, der Heimat des biblischen Abraham, nannte er in seiner ansonsten geistlich geprägten Rede eine einzige konkrete Gruppe: *Ich möchte insbesondere an die jesidische Gemeinschaft erinnern, die den Tod vieler Männer zu beklagen hatte und mitansehen musste, wie tausende Frauen, Mädchen und Kinder entführt, als Sklaven verkauft, sowie körperlicher Gewalt und Zwangskonvertierungen unterworfen wurden. Heute beten wir für alle, die solche Leiden erfahren haben, für alle, die immer noch vermisst und entführt sind, dass sie bald nach Hause zurück kehren.*

Inuit in Nunavut: Ganz einfach „Menschen"

Nunavut ist ein Territorium im Norden Kanadas, grenzt im Osten unmittelbar an Grönland und heißt in der Sprache der Inuit so viel wie „unser Heimatland". Wie auch bei anderen Völkern, die lange Perioden ihrer Entwicklung keinen Kontakt zu anderen Ethnien hatten, heißt Inuit ganz einfach „Menschen". Wahrscheinlich konnte man sich ursprünglich auch gar nicht vorstellen, dass Menschen anders aussahen als die vertrauten Geschöpfe rundum. Ihre Vorfahren sind vor 5.000 Jahren von Asien aus über die Beringstraße eingewandert und kamen damit erst 12.000 Jahre nach den ersten paläoindianischen Gruppen auf den Kontinent.
Bemerkenswert an der Sozialstruktur der traditionellen Inuit-Gesellschaften ist, dass jeder Mensch prinzipiell die gleiche Zugangsmöglichkeit zu den Ressourcen hat und es nur sehr geringe Rangunterschiede gibt – „Égalité" also lange vor der französischen Revolution. Die kulturellen Umwälzungen, die sich mit dem Eindringen der Weißen in diese Lebensbereiche ergaben, waren mit Ursache für die vielfältigen sozialen Probleme, denen sich die Inuit-Völker besonders ab der Mitte des 19. Jahrhunderts ausgesetzt sahen. Eine traurige Folge der Entwurzelung, die mit dem Vordringen westlicher Zivilisation einherging, ist die erschreckend hohe Selbstmordrate, die ein Vielfaches der europäischen Länder beträgt. Dazu kommen Depressionen und Alkoholmissbrauch, sexueller Missbrauch von Minderjährigen und Unterernährung. Erfreulicherweise wird die öffentliche Aufmerksamkeit in Nordamerika immer öfter auf die Probleme dieser bedrängten Urvölker gelenkt und damit mehr Bewusstsein geschaffen.
Sheila Watt-Cloutier ist eine kanadische Umweltaktivistin, die 2015 den alternativen Nobelpreis, *für ihren lebenslangen Einsatz für die Rechte der Inuit und für den Erhalt ihrer Lebensgrundlagen und Kultur die im Klimawandel bedroht sind*, erhalten hat. Sie ist eine von sieben Trägerinnen des „Champions of Earth Award" im Jahre 2005, womit ihr besonderes Engagement für arktische Umweltfragen ausgezeichnet wurde.
Nunavut ist ein Territorium Kanadas, das seit 1. April 1999 eigenständig und unmittelbar der kanadischen Bundesregierung zugeordnet ist. Seine Gründung beruht auf der Idee, den Inuit die Möglichkeit zu geben, sich und ihr Gebiet relativ autonom zu verwalten. Das war ein wesentlicher Fortschritt, denn ursprünglich hatten die kanadischen Behörden den Norden mit rüden und überheblichen Methoden mehr oder weniger als ein Kolonialgebiet verwaltet und auf die Kulturanliegen der Urbevölkerung nur wenig Rücksicht genommen. 1999 wurde ein neues Kapitel in der Geschichte der Inuit aufgeschlagen, denn am 5. März wurde mit Paul Okalik einer der Ihren zum ersten Premierminister gewählt.

Ghana: Ein Staat, dessen Name täuscht

Ghana ist ein westafrikanischer Staat, dessen Name eigetlich eine historische Verbindung zum alten Reich von Ghana, dem ersten nachweisbaren Großreich in Westafrika, herstellen sollte. Der kleine Schönheitsfehler: Das alte Reich lag geographisch einige tausend Kilometer nordwestlich und steht weder in einem historischen noch ethnischen Zusammenhang mit jenem Staat, der am 6. März 1957 unabhängig von Großbritannien wurde. Vielmehr lag innerhalb der heutigen Grenze der Kern des historischen Aschantireiches, einer der wenigen Mächte, die es mit den Briten im 19. Jahrhundert aufnehmen konnten und diese sogar in mehreren Kriegen schlug. Bis sich die Briten endgültig die Kolonie einverleibt hatten, reihten sich an der „Goldküste" Handelseinrichtungen vieler europäischer Staaten, ja sogar die Brandenburger, Balten und Schweden waren hier mit Forts oder anderen Niederlassungen präsent. Die Aschanti leisteten 70 Jahre Widerstand gegen die Engländer, die erstmals neben Kanonen auch Maxim-Maschinengewehre einsetzten. Das Gebiet dieser tapferen Kämpfer um ihre Heimat wurde 1901 annektiert. Am 6. März 1957 wurden die britische Kronkolonie Goldküste und Britisch-Togoland, das war die ehemalige deutsche Kolonie Togo, die nach dem Ersten Weltkrieg an Großbritannien gefallen war, unter dem Namen Ghana unabhängig. Die Struktur der Wirtschaft war zum Zeitpunkt der Unabhängigkeit wie in so vielen anderen Fällen auch kolonial geprägt, denn fremdes Kapital beherrschte den Bergbau, das Bankwesen und den Handel. Das *einfache Volk* musste sich vielfach fühlen wie *Fremde im eigenen Land*, obwohl es formal unabhängig war. So wies Ghana zwar die höchsten Kakaobohnenexport-Raten der Welt auf, dennoch gab es nicht einmal eine einzige Weiterverarbeitungsanlage für Kakao innerhalb des eigenen Landes. An diesem Zustand hat sich bis heute nicht viel geändert, denn die Marktmacht liegt noch immer weit „jenseits von Afrika" – dort nämlich, wo der erhebliche Mehrwert verwertet wird und zum Wohlstand der Volkswirtschaften beiträgt.

Kwame Nkrumah, der erste Premierminister und später der erste Präsident Ghanas, hatte die Situation in ihrer vollen Tragweite erkannt und in seinem Buch „Neocolonialism: The last Stage of Imperialism" eine deutliche Darstellung der wirtschaftlichen Ausbeutung, der afrikanischen Rohstoffe durch transnationale Konzerne gegeben. Einmal sagte er: *Wir sind nicht mehr ein kolonialisiertes, sondern ein freies und unabhängiges Volk. Heute und von heute an gibt es einen Afrikaner in der Welt. Unsere Unabhängigkeit ist bedeutungslos, solange sie nicht verbunden wird mit der völligen Freiheit Afrikas.*

Solche Ideen hat man auch von Patrice Lumumba zu hören bekommen. Es ist nicht unwahrscheinlich, so sagen manche Historiker, dass der CIA beim Sturz Nkrumahs die Hände im Spiel hatte, so wie das auch im Kongo der Fall war.

Sollte es nicht stimmen, ist es zumindest sehr glaubhaft erfunden.

St. Barthelemy: Ein Jünger Jesu wurde zum Namenspatron

Als Kolumbus das zweite Mal gegen Westen segelt, sind es nicht mehr nur drei, sondern gleich 17 Schiffe mit mindestens 1.200 Seeleuten, die jenseits des großen Wassers ihr Glück machen wollen. Schließlich hat Kolumbus ja versprochen, *man bräuchte sich nur niederzulassen und den Eingeborenen anzuordnen, allen Befehlen nachzukommen*. Dieses Mal trifft er früher auf Land – es sind die Inseln der kleinen Antillen, an denen vorbei er nach Westen in Richtung Hispaniola segelt. Dieses Mal ist es nicht ganz so friedlich, wie bei der ersten Begegnung mit Einheimischen:
Die Schiffe der Spanier werden von den kriegerischen Kariben mit Pfeilen beschossen. Trotzdem werden die kleinen Antillen nach und nach in Besitz genommen und sind heute noch ein Symbol für die Zeiten des Hochkolonialismus. Von den mehr als 50 Inseln sind einige zur Selbstständigkeit gelangt, andere wiederum stellen Überseegebiete Großbritanniens, Frankreichs und der Niederlande dar oder aber sind „besondere Gemeinden", „autonome Landesteile" oder auch eine „Gebietskörperschaft", wie etwa Saint Barthelemy, das zum französischen Staatsgebiet gehört, obwohl es tausende Kilometer vom europäischen Festland entfernt ist. Seit dem 1. Januar 2012 zählt die Insel zu den mit der Europäischen Union assoziierten überseeischen Ländern und Hoheitsgebieten. Der Arm der EU reicht also weit über Europa hinaus. Das Eiland selbst hat knapp 21 km^2 und etwa 10.000 Einwohner. Dass die Kariben ihm den Namen Ouanalao gaben, weiß heute fast niemand mehr, denn Kolumbus hatte sie zu Ehren seines Bruders nach dessen Namenspatron benannt.
Am 7. März 1785 wurde sie von den Schweden in Besitz genommen, worauf auch heute noch der Hauptort Gustavia hinweist. Schwedischer Sklavenhandel ließ die örtliche Wirtschaft aufblühen. Dann war die Insel eine Zeitlang von den Briten besetzt, 1877 kauften die Franzosen sie wieder zurück. Seither spricht man Französisch, aber auch Englisch – wegen der Touristen. Auch sonst hatten die Schweden nicht viel Kolonialspuren hinterlassen. Neu-Schweden in Nordamerika ging bald an die Niederlande. Guadeloupe war eine Art Transferbesitz, der vorher den Briten gehörte und bald an die Franzosen abgegeben wurde. Ein paar Festungen an der „Schwedischen Goldküste" konnten sich nicht lange halten, und der Versuch Schwedens, zur Kolonialmacht aufzusteigen, war schon wieder gescheitert. Erfolgreicher waren die Schweden da schon in Nordeuropa, als sie im 30-jährigen Krieg zur europäischen Großmacht aufstiegen.

Einige Gedanken zu den Rechten der Frauen

Es war einmal in einer Region, in der eine neue Religion entstand und von der man nicht glauben würde, dass vor etwa 1350 Jahren die Rechte der Frauen teilweise deutlich verbessert wurden und sich als fortschrittlich gegenüber den europäischen Kulturen und Rechtssystemen erwiesen. Bewirkt hatte das der Islam mit seinen Regelungen, soweit sie die Ehe, eine Scheidung oder das Erbrecht betrafen. So wurde die Mitgift von einem Preis, der an den Vater des Mannes gezahlt wurde, umgewandelt in eine Gabe, die die Frau als Teil ihres persönlichen Eigentums behalten konnte. Die Ehe war weniger ein Status, als ein ziviler Vertrag mit dem notwendigen Einverständnis der Frau. Dies hatte die Einführung der Scharia bewirkt, die heute für alles Mittelalterliche am Islam verantwortlich gemacht wird. Die Frauen bekamen sogar ein Recht zu erben, und das in einer patriarchischen Gesellschaft, in der zuvor nur die Söhne geerbt hatten! Die Frau hatte, zumindest nach dem Buchstaben des Gesetzes, auch das Recht, über das zu verfügen, was sie in die Familie einbrachte oder durch eigene Arbeit verdiente. Man fühlt sich an Schilderungen aus dem Urchristentum erinnert, welches ebenfalls die Rechte der Frauen und ihre Selbstständigkeit stärkte. Man denke nur an die Apostelgeschichte und die „starken Frauen“ in den christlichen Gemeinden. Frauen waren als Missionarinnen, Gemeindeleiterinnen, Seelsorgerinnen, Lehrerinnen, Predigerinnen und Katechetinnen aktiv. Erst später hat sich jene Ämterhierarchie gebildet, die ausdrücklich Männern vorbehalten wird. Auch hier sind inzwischen fast 2000 Jahre vergangen und die Situation hat sich innerhalb der Religionsgemeinschaften nicht zum Besseren für die Frauen verändert. Dort wo der „Gottesstaat“ herrscht, hat vielfach Barbarei gegenüber den Frauen Einzug gehalten.

Im säkularen Bereich herrschte kein großer Unterschied zwischen islamischen und christlichen Ländern, bis sich in der Zeit der Aufklärung einige Freidenker für Frauenrechte einsetzten. Olympe de Gouges wurde – Revolution hin, Revolution her – nach 1793 durch die Guillotine geköpft, wohl in erster Linie ihrer feministischen Haltung wegen, die den radikalen Männerbündlern suspekt sein musste. Eine Vorreiterrolle hatten dann im ausklingenden 19. Jahrhundert sozialdemokratische Frauen, die oft gegen den Groll der Männer, Rechte einforderten, wie zum Beispiel auch wählen zu „dürfen“ und damit ein Männerprivileg zu brechen. So organisierten die nordamerikanischen Sozialistinnen 1909 erstmals einen nationalen Frauenkampftag, um das Frauenwahlrecht zu propagieren. 1911 forderte die Gewerkschafterin Rose Schneidermann „Brot und Rosen“ für die Arbeiterinnen.

Seit 8. März 1921 wird der internationale Frauentag gefeiert – Mitte der 1970er-Jahre hat dieser Kampftag sogar die Punze der Vereinten Nationen bekommen. Dem etwas „fairer“ gewordenen „Recht“ muss die „Gerechtigkeit“ aber erst folgen, die noch meilenweit nachhinkt. Der Kampf gegen Gewalt in jeder Form hat erst begonnen.

Wenn die Armee eine Bäckerei plündert: Dann wird Kuchenkrieg ausgerufen

Anlässe, einen Krieg zu führen, gab es im Laufe der Geschichte ja genug. Raubzüge sollten Grenzen verschieben, verfeindete Verwandte ließen ihre Streitereien auf Schlachtfeldern austragen, Frauen, die begehrt wurden, konnten Gemetzel auslösen, Söhne um ihr Erbe streiten, Kirchen wollten mit dem Schwert missionieren, Gold, Silber und andere Bodenschätze sollten den Reichtum vergrößern, Europäer ihre „überlegene" Zivilisation verbreiten, Unterdrückte sich von ihren Peinigern befreien, andere wiederum ganze Völker versklaven. Aber es gab auch Geschehnisse, die eher in einen Komödienstadl denn auf die Weltbühne gehört hätten. So eine Geschichte ereignete sich in der Mitte des 19. Jahrhunderts in der ohnedies von Unruhen gebeutelten Mexikanischen Republik, die aber eben erst von den Spaniern anerkannt worden war. Traf ein scheinbares oder tatsächliches Unrecht einen Ausländer, so wandte man sich an die Regierung des Heimatstaates, um einer Entschädigungsforderung Nachdruck zu verleihen.

Einem Franzosen geschah, dass Plünderer aus der mexikanischen Armee seine Bäckerei verwüsteten, und Frankreichs Luis-Philippe sollte für Genugtuung in der Form von 600.000 Pesos sorgen – eine völlig unangemessene Summe, die etwa 2.000 Arbeiter in einem ganzen Jahr verdiente. Ein Ultimatum der Franzosen verstrich ergebnislos, worauf der König eine ganze Flotte schickte, um die Häfen zu blockieren, eine Festung zu beschießen und den Hafen von Veracruz zu besetzen. Dafür gab es nur eine Konsequenz: Krieg! Wichtiger als die folgenden Scharmützel ist die Tatsache, dass es sich um den ersten transnationalen Einsatz von Dampfschiffen handelte, die Mörserboote in Schussweite der Festung schleppten. Bei den Engländern wurde ab diesem Zeitpunkt über den Bau von Panzerschiffen nachgedacht, die dann tatsächlich 15 Jahre später ihre „Feuertaufe" im Krieg erhielten. Die mexikanischen Skurrilitäten dauerten aber an, denn der abgesetzte Präsident López de Santa Anna gewann einige Scharmützel gegen die Nachhut der sich zurückziehenden Franzosen, was er als großartigen Erfolg darstellte. Eine Unterschenkelverletzung, im Gefecht erlitten, machte eine Amputation notwendig. Das abgetrennte Gebein erhielt ein eigenes Grabmal, wo es, mit allen militärischen Ehren, bestattet wurde. Bei öffentlichen Auftritten hielt er dann stets das hölzerne Bein über dem Kopf als Zeichen, dass er für die „gute Sache" jedes Opfer zu tragen bereit war. Der Bäcker bekam sein Geld und buk weiter Kuchen. Der Krieg war am neunten März zu Ende.

López de Santa Anna hatte weiterhin eine große Bühne für seine melodramatischen Auftritte.

Dalai Lama: Das „Wunscherfüllende Juwel" muss ins Exil

Nein – das ist nicht ein Jubelname eines nordkoreanischen Diktators, sondern „Yishin Norbu" ist tibetisch, heißt „wunscherfüllendes Juwel" und ist einer der Titel, auf den Kundün (tibetisch „Gegenwart") Anspruch hat. Schon bekannter ist sein Name Tenzin Gyatso, und weltweit weiß man, wer gemeint ist, wenn man vom Dalai Lama spricht. Wer ihn kennt, weiß aber auch, dass er auf alle althergebrachten Titel keinen Wert legt und mit großer Berechtigung und Zustimmung (außer in China natürlich) 1989 den Friedensnobelpreis erhalten hat, denn seit vielen Jahren setzt sich der 14. Dalai Lama intensiv für den friedfertigen, konstruktiven und mitfühlenden Dialog der Menschen ein. In vielen Schriften erklärt er sehr differenziert die Vorstellungen der tibeto-buddhistischen Religion, zu Fragen der Lebenspraxis, der Natur des menschlichen Bewusstseins und anderen essentiellen Fragen unserer Existenz. Ihm zuzuhören ist auch im hohen Alter eine Bereicherung.

Am 10. März 1959 brach in Lhasa, der Hauptstadt Tibets, ein Aufstand aus, der sich gegen die Herrschaft Chinas richtete, die seit der Invasion 1950 bestand. Das Königreich war erstmals unter den Mongolen 1240 erobert worden, die abwechselnd mit den Chinesen Einfluss auf die Hochlandregion ausübten, ohne sie vollständig in ihre Herrschaftsgebiete einzuverleiben. Anfang des 18. Jahrhunderts erklärte der chinesische Kaiser Tibet zwar zum Protektorat, die Existenz einer eigenen Regierung wurde jedoch nicht in Frage gestellt. Ähnliche Herrschaftsverhältnisse (etwa in Form einer Souveränität-Oberhoheit) führten dazu, dass in alten Kartenwerken Tibet als Teil Chinas erscheint. Unter der Theokratie der Lamas lebten die Menschen allerdings in einem feudalen System der Kloster- und Mönchsherrschaft, das ihnen wenig Freiheit einräumte und sie geistig indoktrinierte.

Während der Phase des „Great Game" mit Russland wurden Lhasa durch die Briten besetzt und dem Land wesentliche Einschränkungen zugunsten der Engländer auferlegt. 1907 einigten sich Russland und England über ihre Interessen und bestätigten Chinas Oberhoheit in Tibet, ohne dass dies nennenswerte Konsequenzen gehabt hätte. Anfang 1913 proklamierte allerdings der Dalai Lama die Unabhängigkeit Tibets. Nach dem Sieg der Kommunisten 1949 unter Mao Zedong beanspruchten die Chinesen wiederum ihren früheren Status gegenüber Tibet. Ein Appell des Dalai Lama an die Vereinten Nationen blieb erfolglos und scheiterte ausgerechnet an der Ablehnung durch die Briten! Der Aufstand gegen Chinas Oberhoheit und langsame Infiltration kostete zehntausende Tote und führte dazu, dass Tibet heute zwar als eine „Autonome Region" betrachtet wird, aber so wie das Land der Uiguren von Peking aus mit Härte und ohne Rücksicht auf die Nichtchinesen gelenkt wird. Der Dalai Lama machte zwar wiederholt Vorschläge zur Annäherung, die aber von chinesischer Seite immer zurückgewiesen wurden. Das geistliche Oberhaupt aller Tibeter bleibt daher im Exil und predigt unverdrossen Frieden und Freiheit.

Kriege, die von Fahnenmasten und Hundesteuern handeln

Man kann es den Maori auf Neuseeland nicht verdenken, dass sie sich von den englischen Siedlern immer wieder übervorteilt fühlten.
Die Besatzer hatten ihnen zwar unbegrenzten Besitz von Land, Wäldern und Fischgründen versprochen, aber in der Praxis wurden die Verträge immer wieder, auch unter tätiger Mithilfe der Regierung, unterlaufen. Im Laufe der Zeit wehrten sich die Maori dagegen, weil sie ja nicht zu Unrecht der Meinung waren, ihre Rechte würden verletzt. Die Maori begannen gewaltsamen Widerstand zu leisten, wobei sie sich nicht immer untereinander einig waren, sodass immer wieder Eingeborene auf der Seite der Briten kämpften. Hone Wiremu Heke Pokai war ein Häuptling, der zum Christentum konvertiert war, Laienprediger wurde und großen Einfluss auf seinen Stamm hatte. Als Zeichen seines Widerstandes gegen einen Vertragsbruch der Briten fällte er dreimal den Fahnenmasten auf dem „Flagstaff Hill", was die Briten als Rebellion betrachteten. Ein ganzes Bataillon von Soldaten wurde dann zum Fahnenmast-Schutz abgestellt, doch gelang es Hone Heke, durch ein Ablenkungsmanöver, gar ein viertes Mal, den Mast zu Fall zu bringen. Das konnte nur eines heißen: Krieg! Keine Schonung für diejenigen, die die Flagge geschändet hatten. Oder zumindest ihren Mast.
Der Krieg begann dann auch am 11. März 1845. Hone Heke wird bis heute als ein großer Führer der Maori verehrt, obwohl er an einem geheimen Ort bestattet wurde und es somit keinen Ort der Erinnerung gibt. Die Scharmützel zogen sich bis 1872 hin, und die Folge war, dass die Maori in weiten Teilen des Landes durch die Regierung enteignet wurden, was erheblichen Einfluss auf die Wirtschaft und soziale Entwicklung der Ureinwohner hatte.
Damit galten die Kriege zwischen der Kolonialregierung und den Einheimischen zwar als beendet, aber in den 1890er-Jahren flammte die Auseinandersetzung wieder auf, und der „Hundesteuerkrieg" ist ein sehr skurriles Beispiel für die Feindseligkeiten, die da folgten. Es war zwar ein unblutiger Krieg, in dem nur wenige Schüsse abgegeben wurden und der skurrilerweise eine Steuer für jeden Hund in einem bestimmten Distrikt zum Auslöser hatte. Die Maori betrachteten das als einen Eingriff in ihre Autonomie und weigerten sich zu zahlen. Manche sahen darin den „letzten Atemzug" der Kriege mit den britischen Landeignern, bevor man sich in das Schicksal fügte.
Heute beträgt der Anteil der Maori an der Bevölkerung 15 Prozent. In ihrer Sprache bedeutet das Wort „Maori" wie in manch anderen einfach „Mensch", und sie erleben ihre Identität nicht so sehr genetisch, als durch kulturelle Zugehörigkeit. Seit den 1960er-Jahren nimmt ihre Kultur einen Aufschwung, da die Regierung sie als eine wesentliche politische Kraft anerkannte. Das war der Schlüssel für eine 2008 erfolgte Einigung über eine umfassende Entschädigung. Ein Maori-Kollektiv aus sieben Stämmen ist seither der größte Waldbesitzer Neuseelands. Gut Ding braucht eben Weile.

Mauritius: Der Stern und Schlüssel des Indischen Ozeans

Ob Vasco da Gama auf seiner Fahrt nach Indien an diesen Inseln vorbeigekommen ist, ist möglich, aber nicht gewiss. Aber ihre Lage im Indischen Ozean rechtfertigt ihren Wahlspruch, wonach sie dessen Stern und Schlüssel sind.
Bekannt sind sie unter Philatelisten, weil ihre „Rote“ und „Blaue“ zu den seltensten und teuersten Marken der Welt gehören. Spätestens jetzt ist jedem Leser klar, dass es sich um Mauritius handelt. Allerdings muss ergänzt werden, dass es beim gleichnamigen Staat nicht um eine Insel, sondern gleich um mehrere geht, die so wie das französische Réunion zu den Maskarenen zählen. Allerdings gibt es, zum Staatsgebiet gehörend, nur eine zweite große Insel, nämlich Rodrigues, auf der lediglich 40.000 der insgesamt 1,3 Millionen Einwohner leben.
Die Portugiesen entdeckten als erste diese Inselgruppen, die dem Seefahrer Pedro Mascarenhas ihren Namen verdankt. Sie nutzten diese Inseln allerdings nur als Stützpunkt und nicht als Kolonie. Dann kamen die Niederländer, nahmen Besitz von der Hauptinsel und benannten sie nach dem Prinzen Moritz von Oranien. Auf Lateinisch war das eben Mauritius. Den Holländern folgten die Seeräuber, die immer dreister wurden, bis schließlich die Franzosen für klare Verhältnisse sorgten, die Insel 1715 eroberten und „Île de France“ nannten. 1810 waren wiederum die Briten am Zug und verleibten sie ihrem Weltreich als Kronkolonie ein.
Trotz einer mehr als eineinhalb Jahrhunderte währenden britischen Herrschaft ist die Bevölkerung auf Grund der Abstammung der herrschenden Oberschicht bis heute französisch geprägt geblieben, was auch an „Morisyen“, einer französisch gefärbten Kreolsprache, erkennbar ist.
Die „Rote“ und „Blaue“ Mauritius zeigen allerdings Queen Viktoria. Seit dem 12. März 1968 ist der Inselstaat unabhängig und exakt 24 Jahre später wandelte er sich zu einer Republik. Die Menschenrechtslage ist inzwischen einigermaßen stabil, wenngleich die Tatsache, dass homosexuelle Handlungen gesetzlich verboten sind, berechtigterweise starker Kritik unterliegt. Auf dem Demokratieindex belegt das Land immerhin den Platz 20 von 167 Ländern und liegt damit vor mancher Gegend Europas. Mauritius gehört zu den 25 Staaten auf der Welt ohne Militär, und die Korruption scheint auch nicht verbreiteter zu sein als in Italien oder Malta. Ein Fleck auf der ansonsten recht sauberen Weste ist, dass die Inselwelt als Paradies für Steuerflüchtlinge gilt. Es ist aber auch ein Paradies für Urlauber, die zunehmend der „kalten Jahreszeit“ auf den Indischen Ozean ausweichen. Zum Schluss eine Tatsache, die das Idyll mehr als nur stört: Das Chagos Achipel wurde von der Unabhängigkeit ausgeklammert, gehört noch immer zum britischen Territorium und dient den USA als Marine- sowie Luftwaffenstützpunkt mit 5.000 Mann Besatzung, Langstreckenbombern, Kriegsschiffen, U-Booten, einem Arsenal an Atomwaffen und modernsten Lauschanlagen. Das Imperium ist immer und überall.

Geboren in Graz, später Khan in der Mongolei und dann am Ende erschossen in Novosibirsk

Das sind kurz zusammengefasst die Eckdaten eines Abenteurers, dessen Leben mit 35 Jahren schon wieder beendet war. Mit vollständigem Namen hieß er Roman Nikolai Maximilian Feodorowitsch von Ungern-Sternberg, wurde 1886 in Graz in eine deutsch-baltische Familie geboren, später auf das Gymnasium in Reval geschickt, das er wegen Widerstands gegen die Lehrer verlassen musste, und bekam einen Platz in der Marineakademie St. Petersburg, von der er ebenfalls wegen mangelnder Disziplin verwiesen wurde. Als Freiwilliger im Krieg gegen Japan und Absolvent einer Militärakademie durfte sich seine Disziplin nicht wesentlich gebessert haben. Letztlich bat er selbst um seine Entlassung, um seinem Rausschmiss zuvorzukommen. Diese wurde ihm gewährt, vielleicht auch aus dem Grund, dass er sich in betrunkenem Zustand ein Duell mit einem Offizier geliefert haben soll. In der Zwischenzeit soll er sich auch mit dem Buddhismus und verschiedenen okkulten Praktiken beschäftigt haben. Jedenfalls trat er nach seinem Abschied eine Reise in die Mongolei an und erlernte auch die heimische Sprache. Zurück in Reval lebte er erwerbslos bis zum Ausbruch des Ersten Weltkrieges, den er an verschiedenen Fronten und in diversen Regimentern erlebte. Trotz besonderer Tapferkeit wurde er kaum befördert, was – wen wundert's noch – mit seiner Disziplinlosigkeit zusammenhing. An der Kaukasusfront traf er auf Grigori Michailowitsch Semjonow, mit dem er nach der Oktoberrevolution ein großes Gebiet im fernen Osten Russlands unter seine Kontrolle bringen sollte. Die „Weißen Truppen" wurden von den Bolschewiki immer weiter zurückgedrängt, er fiel schließlich in die Mongolei ein, und am 13. März 1921 wurde eine unabhängige Monarchie ausgerufen. Ungern-Sternberg hievte Bogel Khan, der zuvor von den Chinesen abgesetzt worden war, auf den Thron und wurde von ihm im Gegenzug als Inkarnation der zornigen Schutzgottheit Jamsarang identifiziert. Dies entsprach ganz den Vorstellungen von Ungern-Sternberg, der vom Buddhismus fasziniert war, und seine Philosophie, die er sich im Laufe seines abenteuerlichen Lebens zurechtgelegt hatte, war eine naive Mischung von russischem Nationalismus mit fernöstlichen Glaubensvorstellungen. Die Terrorherrschaft seiner Armee mit Morden und Plünderungen kostete ihn allerdings recht bald die Sympathie der Mongolen, die ihn zunächst als Befreier von den Chinesen angesehen hatten. Ungern-Sternbergs eigene Leute lieferten ihn schließlich der Roten Armee aus, die Urga besetzt hatte. Der Prozess gegen ihn dauerte nur sieben Stunden und endete wenig überraschend mit einem Todesurteil. Bevor er erschossen wurde, soll er angeblich noch seine Medaille vom St. Georgs-Orden des Zaren verschluckt haben, damit sie nicht in die Hände der Kommunisten fallen konnte.

Ein Stoff, aus dem eigentlich Hollywood Filme gemacht werden, und Österreich ist auch dabei – wenigstens bei seiner Geburt.

China und Taiwan: Das Anti-Abspaltungsgesetz als Kampf der Kulturen

Folgt man dem viel diskutierten, aber auch umstrittenen Buch von Samuel P. Huntington „Kampf der Kulturen", so mache das Fehlen kultureller Verwandtschaft zwischen dem Westen und China einen bewaffneten Konflikt zwar nicht zur Gewissheit, doch wahrscheinlicher. Dies sei der weltweiten Verschiebung von Machtgleichgewichten zwischen den Kulturkreisen zuzuschreiben, meint der Autor und wird heftig dafür kritisiert. Denn es gehe doch eher um klassische Machtkonflikte bezüglich der politischen und territorialen Kontrolle. Abseits einer akademischen Diskussion bleibt allerdings die Tatsache bestehen, dass nach dem Ende des Kalten Krieges der Nahe Osten und das chinesisch dominierte Ost-Asien neuralgische Punkte für den Weltfrieden darstellen. Wenden wir uns Zweiterem zu: Das wirtschaftliche Erstarken der Volksrepublik China, seine brutale Machtpolitik gegen (islamische) Uiguren und (buddhistische) Tibeter, seine Machtansprüche im Chinesischen Meer, seine expansive Seidenstraßenpolitik, seine Schutzrolle für Nordvietnam und sein Verhältnis zu Taiwan müssen jeden Menschen besorgt machen, dem um den Frieden in der Welt zu tun ist. Vor allem weil mit den USA ein Gegner auftritt, dessen „pointillistisches Stützpunktimperium" selbst massive Interessen in diesem Raum besitzt: Südkorea, Japan und Taiwan. Die empfindlichste Bruchlinie ist dabei die Insel vor dem chinesischen Festland, die seit Chian Kai-sheks Zeiten ihr Schicksal mit der Unterstützung seitens der Amerikaner verbunden hat. Die Kuomintang als Partei der Nationalchinesen hatte den Anspruch erhoben, die einzige legitime Repräsentanz des chinesischen Volkes zu sein, und sich Dank der USA mit diesem Standpunkt in der UNO durchgesetzt. Damit nicht genug, es wurde sogar ein Plan zur Rückeroberung des Festlandes entwickelt, der an mangelnder Unterstützung der Amerikaner scheiterte. Im Jahr 1971 wendete sich dann das Blatt zugunsten der Volksrepublik, als diese bei gleichzeitigem Ausschluss Taiwans in die UNO aufgenommen wurde. Damit fand die paradoxe Situation ein Ende, dass die kleine Insel international auch eine Milliarde Festland-Chinesen vertrat. Im Laufe der Zeit kam es zu einer realpolitischen Annäherung der beiden Staaten, die allerdings einen empfindlichen Dämpfer erfuhr, als der nationale Volkskongress (das Parlament Chinas) am 14. März 2005 das Anti-Abspaltungsgesetz beschloss, das die friedliche Wiedervereinigung des „Vaterlandes" anstrebt. Den Bewohnern Taiwans wird dabei zugesagt, ein politisches System ausüben zu dürfen, das sich von jenem des Festlandes unterscheidet und auch ein hohes Maß an Autonomie umfasst. Verständlich ist die große Skepsis auf taiwanischer Seite, wenn man die Entwicklung in Tibet betrachtet oder den massiven Einfluss auf Hongkong und die dort gebrochenen Versprechen berücksichtigt. Taiwan bleibt also sicher im Zentrum einer politischen Erdbebenlinie und eines „Kampfs der Mächte", wenn schon nicht der Kulturen.

Die Iden des März und die Menschenrechte

Bekanntlich war der 15. März des Jahres 44 v. Chr. der Tag der Ermordung Cäsars, und seitdem hat sich daraus mit den „Iden des März" die Metapher vom bevorstehenden Unheil entwickelt. Die Vereinten Nationen sind nach dem Inferno des Zweiten Weltkrieges gegründet worden, um dem Unheil in Form von kriegerischen Auseinandersetzungen, Hunger und Dürrekatastrophen, Krankheiten, Armut und Menschenrechtsverletzungen so wirkungsvoll wie möglich zu begegnen. So wurde unter Generalsekretär Kofi Annan am 15. März 2006 der Menschenrechtsrat gegründet, wobei es 170 Zustimmungen, vier Gegenstimmen und drei Enthaltungen gab. Während die Gegenstimmen der Marschallinseln und von Palau nicht so sehr ins Gewicht fielen, waren jene der USA und von Israel doch sehr bemerkenswert. Das wurde mit den nicht ausreichenden Kriterien zur Aufnahme von Staaten begründet. Interessant in diesem Zusammenhang ist auch, dass die USA im Juni 2018 den Austritt erklärten, weil die schlimmsten Menschenrechtsverletzer im Rat säßen und außerdem der „Fokus auf Israel" ungerechtfertigt sei. Immerhin deutlich äußerte sich dazu die Außenministerin der EU Federica Mogherini: *Der Austritt der USA gefährdet die Rolle der USA als Verfechter und Unterstützer der Demokratie in der Welt*. Mittlerweile hat Präsident Biden die Rückkehr seines Landes in den Rat angekündigt. Für Saudi-Arabien reichten bei der letzten Wahl die Stimmen nicht, aber immerhin China und Kuba zogen in das Gremium ein, in dem nun auch Russland präsent ist. Jedes Jahr wird ein Drittel neu gewählt und ist dann drei Jahre lang im Gremium vertreten. Menschenrechtsorganisationen wie Human Rights Watch und Amnesty International hatten zwar die Kandidatur autoritärer Staaten kritisiert, aber diese sind glücklicherweise nicht in der Lage, die Aufdeckung von Menschenrechtsverletzungen im Rat zu stoppen. Als im Februar 2011 zum Beispiel der Ausschluss Libyens zur Debatte stand, bewiesen die Mitglieder Einigkeit und sprachen sich einstimmig dafür aus. Und immerhin hat auch die Nichtwahl von Saudi-Arabien gezeigt, dass es genügend Länder gibt, die auf diesem Weg Menschenrechtsverletzungen wie die Ermordung des Journalisten Jamal Khashoggi in der saudischen Botschaft von Istanbul verurteilten. Der Rat ist aber auch Spiegelbild der Tatsache, dass es noch immer zu viele autoritäre Regimes auf der Welt gibt. Sie alle auszuschließen wäre wahrscheinlich gar nicht möglich und auch kontraproduktiv, weil dann nur mehr eine sehr beschränkte Diskussion stattfinden könnte und jede Kritik als ein Affront gegen ein Nicht-Mitglied darstellen würde. Immerhin ist die Einführung eines allgemeinen periodischen Überprüfungsverfahrens eine entscheidende Neuerung. Damit werden alle UN-Mitgliedstaaten regelmäßig bezüglich der menschenrechtlichen Situation in ihrem Staat beurteilt. Das ist wichtig, denn Menschenrechte sind universell und verdienen jeden Schutz und jede Kritik, wenn sie verletzt werden.

Der „Ausflug nach Pinkville“ oder das „Massaker von My Lai“

Als der amerikanische Captain Ernest Medina die Einheiten seiner „Task Force“ verharmlosend auf die Operation (sprich auf den Angriff) am nächsten Tag einstimmte, sprach er vom *Ausflug nach Pinkville* (der Army-Spitzname für My Lai), bei dem es darauf ankomme, seinen *gesunden Menschenverstand* zu gebrauchen und ein Gebiet zu *säubern, in dem Charlie nichts verloren hat*. „Charlie“ war der gebräuchliche Ausdruck für Vietcong. Seine Soldaten hatten ihn nur zu gut verstanden, und am 16. März 1968 nahm das Grauen seinen Lauf. Die Soldaten vergewaltigten Frauen und ermordeten fast alle Bewohner des Dorfes: 504 Zivilisten, darunter zahlreiche Kinder, Frauen und Greise. Grauenhafte Bilder dokumentieren die Schreckensszenen. Man sieht Bewohner kurz vor ihrer Ermordung und Feldwege voller Leichen. Die Szenen erinnern an die SS-Mörderbanden in Polen und Russland, die sich ja auch nicht schämten, ganze Dörfer dem Erdboden gleich zu machen und alles Leben auszulöschen. Hier aber waren es Soldaten eines Landes, das angetreten war, Demokratie, Freiheit und Menschenrechte zu verteidigen und Frieden zu bringen. Held gegen eine weitere Eskalation dieses Verbrechens war der Hubschrauberpilot Hugh Thompson, der sich auf einem Aufklärungsflug befand und die entmenschlichte Soldateska zwang, elf Frauen und Kinder zu verschonen, da er drohte, mit dem MG auf die eigenen Leute schießen zu lassen, wenn sie weiter mordeten. Das war ganz außergewöhnlich, denn nur wenige hatten sich geweigert, am Morden teilzunehmen. Dass wir, durch Bilder unterstützt, das Grauen in May Lai nachempfinden können, ist jenem Photographen zu verdanken, der dafür abgestellt war, durch seine Arbeit das „Body Counting“ zu erleichtern. Hinter diesem Begriff verbarg sich die Anordnung, Tote des Feindes zu zählen, um entsprechende Erfolgsmeldungen verbreiten zu können. Die fotografierten Leichen wurden von den Offizieren als gefallene Vietcong-Kämpfer identifiziert, obwohl überhaupt keine Vietcong angetroffen wurden. Mit dem Einsatz war man in Armeekreisen äußerst zufrieden, da es auf amerikanischer Seite nur einen Verletzten gab, und der hatte sich selbst in den Fuß geschossen. Es dauerte über ein Jahr, bis die Wahrheit Stück für Stück ans Licht kam und die Öffentlichkeit schockierte. Trotzdem wurden nur vier der teilnehmenden Soldaten vor ein Militärgericht gestellt und dabei ein Leutnant zu lebenslanger Haft verurteilt. Diese dauerte genau einen Tag, weil bereits am darauffolgenden Präsident Nixon einen „Hausarrest“ verfügte, bevor er den Mann 1974 vollends begnadigte. In weiterer Folge richtete das Pentagon eine Arbeitsgruppe zu Kriegsverbrechen in Vietnam ein und kam auf mehr als 300 Übergriffe von Massakern, Folter und Vergewaltigungen bis zu Verstümmelungen. Das übliche Kriegshandwerk halt.

Die Boat People von Vietnam

Kaum war das Grauen des Krieges am 30. April 1975 mit dem Sieg des kommunistischen Vietcong beendet, wurde Rache an den Besiegten genommen. Hunderttausende, die überlebt hatten, erlebten nun den Schrecken sogenannter „Umerziehungslager", in denen allein 165.000 starben. Tausende wurden von ihren Wärtern zu Tode gefoltert oder vergewaltigt. 200.000 angebliche „Täter" wurden hingerichtet und weitere 50.000 starben an den Folgen von Zwangsarbeit. Da auf dem Landweg kein Entkommen war, versuchten 1,6 Millionen Vietnamesen per Boot über das Südchinesische Meer zu fliehen. Auch hier spielten Bilder eine wesentliche Rolle:
So konnte man 1978 erschreckende Szenen auf einem schrottreifen Schiff namens Hai Hong sehen, auf dem sich rund 2.000 Flüchtlinge drängten. Sie waren seit ihrer Flucht Wochen ohne Versorgung auf dem Meer getrieben. Damals hatten die Worte *Das Boot ist voll* eine ähnliche Bedeutung wie heute, wenn im Mittelmeer jedes Jahr tausende Menschen sterben, weil sie von einer besseren Zukunft träumen. Aber das ist leider eine ganz andere Geschichte, denn vor mehr als 40 Jahren war die Hilfsbereitschaft zunächst weltweit in Gang gekommen, und westliche Regierungen leisteten nicht nur materielle und humanitäre Hilfe, sondern holten auch Flüchtlinge in ihr Land. Das war der Beginn einer ersten außereuropäischen Flüchtlingswelle, nachdem der Kontinent in den 30 Jahren nach dem Krieg zwar genug Flüchtlingselend gesehen hatte, dieses aber Folge des Weltkrieges und des beginnenden Kalten Krieges war. Auch Deutschland wurde von einer Welle der Hilfsbereitschaft erfasst, und in prägender Erinnerung sind die Bilder von „Cap Anamur", dem durch Spenden finanzierten Flüchtlingsschiff von Rupert Neudeck.
Es gab aber nicht nur große Hilfsbereitschaft, sondern auch erste Verunglimpfungen von „Scheinasylanten" – ein Vorwurf, den wir mittlerweile zur Genüge gehört haben und der sich immer wieder auch auf Menschen bezieht, die aus Syrien oder Afghanistan vor dem Krieg flüchten. Vor allem jungen Menschen wird dann menschenverachtend „empfohlen", doch gegen den Feind im eigenen Land zu kämpfen anstatt feige davon zu laufen. All das setzte schon damals – zuerst nur zögerlich, dann aber immer heftiger – ein und bewegte sich langsam aber doch vom äußerst rechten Rand in die Mitte der Gesellschaft. So warf der Generalsekretär des Deutschen Roten Kreuzes (!) der „Cap Anamur" vor, dass sie „Scheinasylanten aus Vietnam" mit Hilfe des Schiffes „die Tür" öffne und mit Spenden eine „Überfremdung" der Bundesrepublik gefördert werde.
Heinrich Böll sagte bereits 1979, insbesondere mit Blick auf Indochina, voraus: *Ich denke, dass unser Jahrhundert, wenn es erst einmal einen Namen bekommen wird, das Jahrhundert der Flüchtlinge genannt wird*. Seit damals haben sich die weltweiten Flüchtlingszahlen verfünffacht, und es ist kein Ende in Sicht.

Fluchtpunkt Shanghai und Endstation Manila

Theodor Herzl hatte einmal auf einem zionistischen Kongress gemeint, Argentinien wäre sehr geeignet für seine Utopie eines jüdischen Staates. Erstens gäbe es dort keinen Antisemitismus und zweitens wäre es weit genug von Europa entfernt. Das Gleiche könnte man aber auch von Shanghai und Manila behaupten, wo anders als in vielen anderen Teilen der Welt die Bereitschaft bestand, vor den Nazis flüchtende Juden aufzunehmen. Insbesonders für österreichische Juden tat sich ein „Fenster der Hoffnung" auf, und einigen Tausend von ihnen gelang es auch, im Fernen Osten Fuß zu fassen. Shanghai und Manila waren zu dieser Zeit weltweit die Orte, wo eine vergleichsweise liberale Integrationspolitik betrieben wurde. Bei der Konferenz von Evian im Juli 1938 hatten sich von 32 Staaten alle außer der Dominikanischen Republik geweigert, mehr jüdische Flüchtlinge aufzunehmen, und bei Trujillo war es weniger Mitleid mit Verfolgten als eine fragwürdige Idee der „Weißwerdung" der einheimischen Bevölkerung mit dem weiteren Vorteil, von seiner Diktatur ablenken zu können. Die chinesische Millionenstadt Shanghai war damals eine internationale Zone und einer der wenigen Orte, für die kein Einreisevisum notwendig war. Für viele österreichische und deutsche Juden war es die letzte Hoffnung, und immerhin 6.000 ÖsterreicherInnen gelang die Flucht dorthin. Die Reise dorthin war lang und beschwerlich – entweder mit dem Schiff oder der Transsibirischen Eisenbahn –, und sie kamen in ein Land, dessen Kultur ihnen fremd war und dessen Sprache sie nicht kannten. Aber trotz all dieser Widrigkeiten entstand bald ein „Little Vienna", mit österreichischen Restaurants, typischen Wiener Kaffeehäusern, Konditoreien, und sogar einen Würstelstand konnte man aufsuchen. Theater- und Operettenaufführungen, Konzerte und Kabarett-Abende sorgten für heimatliche Gefühle. Als während der sogenannten „Reichskristallnacht" ein aufgebrachter Nazihaufen jüdische Geschäfte zerstörte, Synagogen anzündete und Menschen ermordete, organisierten Filipinos im fernen Manila eine riesige Protestdemonstration. Aber nicht genug damit: Tausende Verfolgte fanden in der Zeit danach Schutz auf den Philippinen.

Erst 1935 hatte das Land nach dem verheerenden Krieg gegen die USA eine weitgehende Selbstverwaltung erreicht und war trotz drängender eigener Sorgen bereit zu helfen. Einer der Österreicher, die dort Schutz fanden, war Herbert Zipperer – ein bedeutender Musiker, Komponist und Dirigent. In Dachau hatte er ein geheimes Orchester aufgebaut. Dieses spielte mit selbstgebastelten Instrumenten auf einer verlassenen Latrine. Er komponierte auch das Dachau-Lied, für das sein Freund und Mitgefangener Jura Soyfer den Text verfasst hatte. Ihm sollte das KZ Buchenwald letzte Station sein, wo er angeblich an Typhus starb. Zipper sollte später auch in Manila ein Orchester aufbauen, war im Widerstand gegen die Japaner, lebte dann später in den USA, wo er hochbetagt mit 97 Jahren starb. Soyfer und Zipper sind Teil jener Geschichte, die in der Historie einen festen Platz verdient.

Die Menschen des Nordens und des Südens, des Meeres und der Täler

Wenn man die Eroberungsgeschichte der Spanier in Lateinamerika betrachtet, so ist viel vom Sieg über die Inkas, Mayas und Azteken und deren Untergang die Rede, aber oft wird verschwiegen, dass die Spanier auch auf eine Art „gallisches Dorf“ stießen, an dessen Gegenwehr sie drei Jahrhunderte lang scheiterten. Die Rede ist von den Mapuche im Süden des Subkontinents, vor allem im chilenischen wie argentinischen Patagonien, die sich in verschiedenen Regionalidentitäten aufteilten und eben Bewohner verschiedener Täler oder Küstenregionen waren. Einzig die nördlichen Stämme waren bereits von den Inka unterworfen worden und mussten Fronarbeit leisten, während den Konqistadoren von den anderen Völkern eine erbitterte Kampfbereitschaft entgegenschlug. Es gelang ihnen sogar, einen eigenen Staat zu etablieren, der noch Jahrzehnte nach der Befreiung Chiles von den Spaniern Bestand hatte. Dabei half ihnen systematischer Diebstahl von Pferden (welche die Europäer mitgebracht hatten) und eine schnell entwickelte Kampfkultur. Sie waren damit so erfolgreich, dass alle Versuche der Spanier, den Süden zu erobern, fehlschlugen und diese schließlich gezwungen waren, die Unabhängigkeit der Mapuche nachträglich anzuerkennen. Auch den Chilenen, mittlerweile unabhängig, blieb nichts anderes übrig, als 1825 diese Rechte zu akzeptieren. Erst sechs Jahrzehnte später gelang die „Befriedung Araukaniens“, die nichts anderes als eine gewaltsame Eingliederung war. Neue Einwanderer aus Europa führten zu den gleichen Konsequenzen wie in Nordamerika: Die Urbevölkerung wurde verdrängt und Schritt für Schritt in kleinen Reservaten konzentriert.

Das Land ging an Großgrundbesitzer, und viele entwurzelte Mapuche wanderten in die Städte ab. Das Gros der Mapuche lebt in sehr einfachen Verhältnissen. Männer sind Gelegenheitsarbeiter, zum Beispiel in der Landwirtschaft, und Frauen „dürfen“ in den Häusern der Oberschicht die Putzarbeiten übernehmen. Nationalistische Politiker versuchen, die indigene Bevölkerung zu marginalisiern, indem behauptet wird, sie sei ohnehin durch Assimilierung mehr oder weniger verschwunden. Ein friedliches Zusammenleben wird allerdings erst dann möglich sein, wenn sich die Chilenen mit ihrem Rassismus auseinandersetzen, der zwar geleugnet wird, aber nichtsdestotrotz vorhanden ist. Das führt dazu, dass viele Chilenen den rassisch homogenen Einheitsstaat vor sich haben, in dem natürlich die Weißen ohne indigenen Einschlag dominieren. Nun aber gibt es Hoffnung am politischen Horizont: Am 15. November 2019 verkündetete der Senatspräsident einen epochalen politischen Schritt: *Ein Abkommen für sozialen Frieden und eine neue Verfassung* sollten gemeinsam erarbeitet werden. Mittlerweile ist eine Verfassungsgebundene Versammlung zustande gekommen, bei der auch indigene Vertreter mitarbeiten. Es sollte damit die Tür aufgestoßen sein, um auch den Indigenen ihre berechtigte Teilhabe am Staat zu sichern. 30 Jahre nach dem Ende der Diktatur ist die Zeit auch dafür überreif!

Das Glück is a Vogerl

Die Menschen zanken und streiten / viel mehr als wie notwendig ist
und machen die Welt sich bei Zeiten/ zur Höll' statt zu an Paradies.
Ein jeder Mensch möchte womöglich / das Gute einzig für sich,
von Nächstenlieb reden sie täglich / und lassen sie täglich im Stich.
Doch nützt sie kein Jagen und Hasten, / das Schicksal nimmt immer sein' Lauf.
Es zwingt einmal alle zum Rasten, / dann kommen sie endlich drauf.
Das Glück is a Vogerl, / gar liab, aber scheu,
es lasst, sie schwer fangen, / aber fortgflogn is glei.

Dieses Lied von Alexander von Biczo mit der Melodie von Karl Kratzl, entstanden um 1900, könnte Pate gestanden sein, als die UNO-Hauptversammlung beschloss, den 20. März eines jeden Jahres zum Weltglückstag auszurufen. Ban Ki-Moon, der damalige UN-Generalsekretär, verdeutlichte das Motto:
Wir brauchen ein neues Paradigma für die Wirtschaft, welches die Gleichwertigkeit der drei Nachhaltigkeitssäulen beachtet. Wohlergehen in puncto Sozialem, Wirtschaft und Umwelt sind nicht voneinander getrennt. Zusammen definieren sie das globale Brutto-Glück. Auslöser für diese weltweit wirkende Erkenntnis war eine Anregung des kleinen asiatischen Staates Bhutan, der darauf verweisen kann, dass der Rechtskodex des Jahres 1629 bereits folgenden Anspruch enthielt: *Wenn die Regierung kein Glück für ihr Volk schaffen kann, dann gibt es keinen Grund für die Existenz der Regierung*. Vielleicht sollten sich die Europäer mit ihrer ganzen Zivilisation daran erinnern, dass just zu der gleichen Zeit halb Europa erfolgreich dabei war, in einem 30 Jahre währenden Krieg den Kontinent zu verwüsten.
Aber immerhin wurde eine Diskussion angestoßen, die dazu führte, dass es jährlich einen „World Happyness Report" gibt, der auf einer Gewichtung von Wirtschaftsleistung, sozialer Unterstützung, gesunder Lebenserwartung, Freiheit der Lebensentscheidung, Generosität und Vertrauen der Befragten in ihre Regierung und das Wirtschaftssystem aufbaut.
Es verwundert wenig, dass die Spitzenpositionen regelmäßig von westeuropäischen Staaten angenommen werden, die traditionell ein entwickeltes Sozial-, Bildungs- und Gesundheitssystem mit einem hohe Maß an individueller Freiheit verbinden, und es erstaunt überhaupt nicht, dass regelmäßig die ärmsten Staaten Afrikas das Schlusslicht bilden. Das größte Glück ist offensichtlich mit dem Zufall verbunden, in welches Kindbett man geboren wird.

Südafrikas Apartheidsverbrechen: Ein Massaker als Wendepunkt

Am 21. März 1960 sollte in Sharpeville, 50 Kilometer nördlich von Johannesburg, eine gewaltfreie Demonstration im Stile von Mahatma Ghandis zivilem Ungehorsam gegen diskriminierende Passgesetze stattfinden. Die Idee war, dass die Teilnehmer keine Ausweispapiere mithaben sollten, so dass die Polizei gemäß geltenden Gesetzen gezwungen gewesen wäre, diese zu verhaften. So versammelten sich 5.000-7.000 Schwarzafrikaner zu einem Protestzug und zogen zum Polizeirevier, in dem sich mittlerweile 300 Polizisten eingebunkert hatten. Zwar wurden vereinzelt Steine geworfen, aber alles in allem war es die geplante friedliche Demonstration. Um die Veranstalter einzuschüchtern, flogen Kampfflugzeuge in geringer Höhe über das Gebäude. Die Polizei dachte gar nicht daran, Verhaftungen vorzunehmen, sondern ein Offizier gab den Befehl zum Schießen, wobei Maschinengewehre zum Einsatz kamen. 69 Menschen, darunter auch Frauen und zehn Kinder, wurden zumeist von hinten erschossen, als sie zu flüchten versuchten. Als Schwarzafrikaner daraufhin aus Empörung zu streiken begannen, wurden schnell einmal 18.000 von ihnen eingesperrt.
Womit die südafrikanische Regierung nicht gerechnet hatte, war die Massivität der internationalen Reaktionen. Die UNO ging über eine scharfe Verurteilung hinaus und verlangte das Ende der Apartheid. Das Land kam einem Rausschmiss aus dem Commonwealth zuvor und erklärte sich zur Republik. Leider verließen als Zeichen der Gegengewalt auch die Organisationen der Schwarzafrikaner ihren bisher eingeschlagenen Weg und erklärten den bewaffneten Widerstand.
Bemerkenswert war etwa die Haltung der USA und von Großbritannien gegenüber dem Apartheid-Regime. Sie setzten 21 Mal im Sicherheitsrat ihr Veto ein, um Resolutionen gegen Südafrika zu verhindern, die meistens eine totale Wirtschaftsblockade gegen das Land zum Ziel hatten. Schließlich besaß Südafrika bedeutende Uranvorkommen, an denen die Vereinigten Staaten interessiert waren. Margret Thatcher wiederum bezeichnete den „Afrikanischen Nationalkongress ANC" noch 1987 als terroristische Organisation und bediente gleichzeitig antikommunistische Stereotype des Kalten Krieges. Wer sich wie Thatcher offen zu seiner Freundschaft zu dem chilenischen Verbrecher Pinochet bekannte, hatte gegen das rassistische Regime in der ehemaligen Kolonie nichts einzuwenden.
Im Commonwealth wurden in den späten 1980er-Jahren wiederholt Resolutionen mit dem Zusatz *with the exception of Britain* verabschiedet. Das alleine ist schon bezeichnend genug. Der Zusatzkommentar von Frau Thatcher spricht für sich: *Wenn es 48 Stimmen gegen eine heisst, dann tun mir die 48 leid.* Ähnlich hatte sich ja der transatlantische Bruder im Geiste, Ronald Reagan, geäußert. Wahre Demokratie also!
Seit 1966 wird am 21. März von den Vereinten Nationen jährlich der Tag des Rassismus begangen. Auch wenn sie davon nicht mehr lebendig werden, bleiben die Opfer von Sharpeville auch dadurch in die Erinnerung der Welt eingeschrieben.

Die Erde aber war wüst und wirr

So beginnt in Gen. 1,2 die Erzählung über die Erschaffung der Welt, um fortgesetzt zu werden: *Finsternis lag über der Urflut und Gottes Geist schwebte über dem Wasser.* Auch unsere Urväter wussten, dass das Leben im Wasser entstanden war und noch heute vom Wasser abhängig ist. Kein Pflanzenwuchs ohne Wasser, und Menschen wie Tiere könnten ohne Wasser nicht überleben. Wie so vieles andere ist sein Vorhandensein in unseren Breiten so sehr eine Selbstverständlichkeit, dass wir uns nur am Rande oder gar nicht mit der Frage beschäftigen, wie es weltweit um die Versorgung mit Wasser bestellt ist. Hier liegt bereits die erste Problematik, denn nur 2,5-3,5 Prozent des gesamten Vorrates sind Süßwasser, und als Trinkwasser ist davon wiederum nur ein Zehntel verfügbar. Künstlich hergestellt kann es auch nicht werden, und es aus Salzwasser zu gewinnen, ist sehr aufwendig, auch in der Energiebilanz. Wenn es nur um das „Lebensmittel" geht, sind wir Österreicher sehr bescheiden: Ganze vier Liter brauchen wir in 24 Stunden. Der Rest der durchschnittlich 120 Liter Tagesverbrauch geht für Kochen, Waschen, Putzen und Toilette auf.
Die Industrie ist ein eigenes Kapitel, denn ein Neuwagen erfordert zur Produktion 450.000 Liter Wasser, das Rindfleisch für ein Steak gut 5.000 Liter, und fast genau so viel braucht man für die Baumwolle eines T-Shirts. Heute ist sehr viel vom „CO^2-Fußabdruck" die Rede, den wir hinterlassen. Aber auch unser Wasserverbrauch hat es verdient, ins Bewusstsein gerufen zu werden. Dazu trägt eine Deklaration der Vereinten Nationen bei, die den Zugang zu sauberem Trinkwasser zu einem Menschenrecht erklärt. Das ist zwar wichtig, hilft aber dort nicht, wo Wasser bereits heute ein Luxusgut ist. So wie vieles andere nimmt auch der Wasserverbrauch jährlich um mindestens ein Prozent zu, und die Knappheit wird sich weiter erhöhen, da Wasser – wie der Boden unter uns – nicht vermehrbar ist. Drei von zehn Menschen weltweit haben keinen Zugang zu sauberem Wasser und sicherer Versorgung. Über vier Milliarden Menschen leben in Ländern mit hoher Trockenheit bzw. Wassermangel. Fast die Hälfte der Menschen, die Wasser aus ungeschützten Quellen trinken müssen, leben in Afrika südlich der Sahara. Der Klimawandel trägt massiv dazu bei, dass diese Situation noch dramatisch verschärft wird. Überschwemmungskatastrophen und Dürreperioden sind zwei Seiten einer Medaille. Das Wasser wird nicht mehr, es wird aber ungleich verteit auf der Welt. El Niño hat uns vorgeführt, was das heißt: Extreme Trockenheit und sintflutartige Regenfälle wechseln einander ab. Dabei haben die Geschäftemacher neben Landgrabbing mit dem Wasserraub einen weiteren lukrativen Erwerbszweig zu Lasten der Ärmsten entdeckt. Eine Erkenntnis: Geld und Gold kann man nicht trinken, daher hat El Salvador das Schürfen nach Metallen und damit den enormen Wasserverbrauch verboten. Immerhin ein Hoffnungsstrahl, denn am 22. März ist Weltwassertag.

Namibia: Von Walvis Bay nach Lüderitz

So weit reicht der wichtigste Abschnitt der ältesten Wüste der Welt und gleichzeitig einer der unwirtlichsten Orte des Planeten: Die Namib, die mit ihren 95.000 km² größer als Österreich ist und dem Land, indem sie hauptsächlich liegt, den Namen gibt. Namibia sollte ein Landesname sein, der keinen der zahlreichen Stämme bevorzugt. Das Land ist extrem dünn besiedelt und gilt nach der Mongolei als der am wenigsten besiedelte Staat der Erde: drei Menschen kommen auf einen Quadratkilometer.
Portugiesische Seefahrer erkundeten erstmals schon im 15. Jahrhundert die Küsten. Eine nennenswerte Besiedlung blieb aber wegen der unwirtlichen Verhältnisse in den Küstenregionen lange aus. Aber auch in Afrika gab es Völkerwanderungen. Ab dem 17. Jahrhundert drangen Herero-, Nama-, Oslam- und Orambostämme ins Land ein.
Als dann der Bremer Tabakhändler Adolf Lüderitz 1883 an Land ging und gemeinsam mit seinem Partner Heinrich Vogelsang einem Stammesführer Land für Gold und Gewehre abkaufte, kam es zu einem Betrug, der als „Meilenschwindel" in die Annalen eingegangen ist. Während nämlich der Afrikaner von ihm geläufigen englischen Meilen ausgegangen war, was ein 70 x 35 Kilometer großes Gebiet bedeutet hätte, wurde ihm nach Vertragsabschluss beigebracht, dass es sich um preussische Meilen handle und er damit den Großteil seines Stammesgebietes, und zwar 300 x 150 Kilometer, verkauft habe. Wahrhaft nicht die feine Art hanseatischer Kaufleute! Lüderitz gelang darüber hinaus durch geschicktes Taktieren zu erreichen, dass das Land zum „Deutschen Schutzgebiet" erklärt wurde. Damit hatte er auch die Korvetten im Rücken, die vor der Küste ankerten und die Flagge hissten. Seine Suche nach Bodenschätzen blieb allerdings erfolglos und er musste seinen Besitz an die Deutsche Kolonialgesellschaft für Südwestafrika verkaufen, das anschließend zur deutschen Kolonie erklärt wurde. Das traurige Kapitel des Völkermordes an den Herero und Nama holt schon ein anderes Kalenderblatt in Erinnerung.
Mit der Besetzung Namibias durch die Südafrikanische Union im Ersten Weltkrieg wurde jedoch ein weiteres Kapitel eröffnet, welches für das „Mandatsgebiet" die Einbeziehung in die Apartheidspolitik bedeutete. Erst als der Internationale Gerichtshof in Den Haag die südafrikanische Verwaltung 1971 für illegal erklärte, zeigte sich Südafrika zum Rückzug bereit, der aber erst 20 Jahre danach, am 21. März 1990 zur Unabhängigkeit führte. Heute hat das Land einigermaßen stabile Verhältnisse und mit der Hauptstadt Windhoek ein Zentrum, das sich mit dem Titel „sauberste Stadt Afrikas" schmücken kann.
Am Rande sei vermerkt, dass Namibia in einer Beziehung einzigartig ist: Mit Sicherheit ist es weltweit das einzige Land, in dem ein Politiker den Namen Adolf Hitler trägt. Sein vollständiger Name lautet außerdem noch Uunona, und er fing als Anti-Apartheitskämpfer an. Seine Erklärung für den Namen: Sein Vater hat wahrscheinlich gar nicht gewusst, wofür Hitler stand.

Das Recht auf Wahrheit und für die Würde der Opfer

Am 8. August 2020 meldetet Vatican News die Ermordung von Pater Ricardo Cortez im Land El Salvador – ausgerechnet im Gedenkjahr zum 40. Jahrestag der Ermordung von Bischof Óscar Arnulfo Romero am 24. März 1980. Der Geistliche leitete in seiner Diözese Zacatecoluca das Priesterseminar, das den Namen des ermordeten Erzbischofs trug. Er war einer von vielen Priestern und Ordensangehörigen, die einer Gewalttat in El Salvador zum Opfer fielen. Die Kirche in diesem Land hat immer wieder die Untätigkeit des Staates im Kampf gegen Korruption und Kriminalität, die Mängel bei der Untersuchung von Verbrechen und die weitverbreitete Straflosigkeit angeprangert. Das Leben der meisten Menschen ist von Armut, Gewalt, Arbeits- und Perspektivenlosigkeit geprägt, obwohl die Zeiten von Diktatur und Bürgerkrieg zu Ende gegangen sind.

Im Jahr 1989 waren sechs Jesuiten, ihre Haushälterin und deren Tochter von einer Todesschwadron der salvadoranischen Armee niedergemetzelt worden. Dieses Massaker markierte einen Wendepunkt in jenem blutigen Bürgerkrieg, der mit dem Mord an Óscar Romero, Erzbischof von San Salvador, 1980 offen ausgebrochen war. Die Einzelheiten der Tat waren so brutal, dass es einem noch Jahrzehnte danach den Atem verschlägt. Da der Auftrag lautete, keine Zeugen zu hinterlassen, wurden nach den Patres noch die schwerverletzten und wimmernden Frauen von Kugeln durchsiebt. Jesuiten waren immer wieder Zielscheibe von Terror, weil sie als der Befreiungstheologie nahestehend und daher als „links" galten, was einfachheitshalber mit „kommunistisch" gleichgesetzt wurde. Bei Erzbischof Romero war das „Todeswürdige" an seiner Haltung, dass er sich für die Rechte der Unterdrückten, für Gerechtigkeit, für die Einhaltung der Menschenrechte und für politische Reformen einsetzte. Damit hatte er sein Leben verwirkt und wurde von einem Auftragsmörder während einer Messe, die er las, am Altar erschossen. Da seine Lage immer gefährlicher geworden war, hatte ihm zuvor der Außenminister Nicaraguas, Miguel d'Escoto Brockmann, selbst ein Priester, Asyl angeboten, das er mit der Begründung ablehnte, er könne sein Volk nicht allein lassen und füge sich dem Risiko des Augenblicks. Vom polnischen Papst hatte er keine Unterstützung zu erwarten – ganz im Gegenteil, er wurde bei einer Audienz für seine Haltung barsch gemaßregelt. Für mich ist das geradezu als Auszeichnung für couragiertes Handeln zu werten.

Drahtzieher des Mordes war Roberto D'Aubuisson Arrieta, stellvertretender Geheimdienstchef und Absolvent der „School of the Americas", die sich bekanntlich Frieden und Freiheit verschrieben hatte. Was für ein Hohn!

Im Seeligsprechungsprozess gab der Vatikan 28 Jahre nach dem Mord bekannt, es werde länger dauern, da *Zweifel an den Motiven seiner Ermordung aufgetaucht seien*. Diese Vorgangsweise wurde erst durch Papst Franziskus beendet. Heute ist der 24. März ein Internationaler Tag des Rechtes auf Wahrheit und für die Würde der Opfer.

Rodolfo Walsh: Einer der Erschossenen lebt!

Rudolfo Walsh war irischer Abstammung, besuchte eine irische Schule im Norden Argentiniens und zog mit 14 Jahren nach Buenos Aires, wo 1951 seine ersten journalistischen Arbeiten entstanden. Sein großer schriftstellerischer Durchbruch gelang ihm, als er einen Überlebenden der Erschießungen von José Leon Suárez (Provinz Buenos Aires) in der Nacht des 9. Juni 1956 getroffen hatte. Man hatte ihm zuvor vertraulich zugeflüstert, dass *einer der Erschossenen lebt*, und es gelang ihm tatsächlich, diesen Mann ausfindig zu machen. Es war ein geplanter politischer Massenmord der Militärregierung Pedro Aramburus, bei dem man noch nicht ahnen konnte, welche massenhafte Brutalität die später agierende Junta (1976-1983) anwenden würde. Jedenfalls waren die Militärs des Jahres 1956 Vorboten dessen, was noch über das Land kommen sollte. Daraus entstand „Operación Massacre", ein dokumentarischer Roman, der zum Klassiker lateinamerikanischer Literatur wurde.
Geschildert wird in einem nüchternen Stil die Liquidierung von Gewerkschaften und Arbeitern durch Junta-Soldaten. Das Buch gilt mit seiner Mischung aus Bericht und Fiktion als Vorläufer des New Journalism, der dann in den 1960er-Jahren in den USA entstand. Gemeinsam mit dem kolumbianischen Autor und späteren Nobelpreisträger, Gabriel García Márquez sowie argentinischen Journalisten gründetet Walsh in Kuba eine Nachrichtenagentur mit dem Namen „Prensa Latina". In Argentinien zurück entstand das Buch „Wer erschoss Rosendo G.?", das vom Mord an einem Gewerkschaftsführer berichtet. Am 25. März 1977 verschickte er einen „Offenen Brief eines Schriftstellers an die Militärjunta" an die Redaktionen der argentinischen Tageszeitungen, in dem er die Militärdiktatur ihrer zahlreichen Verbrechen anklagte. Noch am selben Tag wurde er von Soldaten auf der Straße umgebracht. Seine Leiche wurde niemals gefunden. Über den selbsterklärten schmutzigen Krieg des Militärs, der noch fünf Jahre weitergehen sollte, schreibt er in dem Brief:
15.000 Verschwundene, 10.000 Gefangene, 4.000 Tote, Zehntausende, die aus dem Land vertrieben worden sind – dies sind die nackten Zahlen dieses Terrors. Als die herkömmlichen Gefängnisse überfüllt waren, verwandelten Sie die größten militärischen Einrichtungen des Landes in regelrechte Konzentrationslager, zu denen kein Richter, kein Rechtsanwalt, kein Journalist, kein internationaler Beobachter Zugang hat. Die Anwendung des Militärgeheimnisses, für die Untersuchung all der Fälle als unumgänglich erklärt, macht die Mehrzahl der Verhaftungen de facto zu Entführungen, was Folter ohne Einschränkung und Hinrichtungen ohne Gerichtsurteil ermöglicht.
„Das Massaker von San Martin", wie sein bewegendes Buch in der deutschen Übersetzung heißt, besitzt ein Nachwort des österreichischen Schriftstellers Erich Hackl.
Der unerschrockene Mut und die journalistische Aufrichtigkeit von Rodolfo Walsh verdienen es darüber hinaus, in Erinnerung behalten zu werden, weil er damit zum Erschossenen wird, der lebt.

Bangladesh: Das Land der Bengalen

Auf einer Fläche, die nicht einmal der doppelten von Österreich entspricht, sind fast 20 Mal so viel Menschen zusammengedrängt. Das Land selbst ist mehr oder weniger ein Mündungsdelta großer Flüsse und wird darüber hinaus geprägt von Sumpfgebieten und Tiefland, ist also extrem hochwassergefährdet. Der global ansteigende Meeresspiegel kann die Probleme noch dramatisch verschärfen.
Bei einem Anstieg um einen Meter würde ohne Küstenschutzmaßnahmen etwa ein Fünftel der Fläche überschwemmt werden; 38 Millionen Menschen würden ihre Heimat verlieren und zu Klimaflüchtlingen werden. Der steigende Meeresspiegel verursacht aber auch eine Versalzung von Grundwasser und Ackerböden. Wirbelstürme, Sturmfluten, Erdrutsche und Erdbeben sind weitere Naturkatastrophen, die das Land immer wieder heimsuchen.
Bangladesh ist aber auch eines der ärmsten Länder Asiens, und die extrem hohe Bevölkerungsdichte führt bei Ernteausfällen zu Hungersnöten. Obwohl jeder Einwohner Anspruch auf kostenlose Gesundheitsversorgung hätte, besitzt nur die Hälfte der Bevölkerung tatsächlich Zugang dazu.
Das Land war bis 1947 ein Teil Britisch-Indiens und bei der Unabhängigkeit des Subkontinents durch die Teilung in einen mehrheitlich hinduistischen Staat (Indien) und einen muslimischen (Pakistan) betroffen. Die Briten hatten einfach zwei Landesteile geschaffen, die nicht nur hunderte Kilometer voneinander entfernt waren, sondern auch erhebliche sprachliche und kulturelle Unterschiede aufwiesen. So wie ein Vierteljahrhundert zuvor im Nahen Osten (Syrien, Irak, Libanon und Jordanien) hatte man keinerlei Rücksicht auf regionale Gegebenheiten genommen, sondern in erster Linie religiöse Grenzlinien gezogen. Die separatistischen Bestrebungen wurden dazu noch durch eine Benachteiligung Ostpakistans bestärkt. Es folgte eine Phase blutiger Unterdrückung, die vor allem auf eine Eliminierung der bengalischen Eliten, Massentötungen von Unterstützern der Unabhängigkeitsbewegung samt Massenvergewaltigungen hinauslief. Auch die Hindu-Minderheit hatte zu leiden, und so flohen Millionen Menschen in das benachbarte Indien. Insgesamt verloren drei Millionen Menschen ihr Leben, bis am 26. März 1971 die Unabhängigkeit von Pakistan erklärt wurde. Es folgten Jahre einer Militärdiktatur, bis Bangladesh 1990 zu einer parlamentarischen Demokratie zurückkehrte. Heute gehört es zu den fragilen Staaten mit einer faktischen Einparteienregierung, die sich auf fragwürdige Wahlergebnisse beruft.

Mein goldenes Bengalen, ich liebe dich.
Immer bringen deine Himmel und deine Luft
mein Herz zum Klingen als sei es eine Flöte.

Der Text der Nationalhymne stammt von Rabindranath Tagore, den die Welt als ersten indischen Literaturnobelpreisträger kennt, obwohl er Bengale ist.

Tunesien: „Freiheit, Würde, Gerechtigkeit und Ordnung"

Der Wahlspruch des Maghreb-Landes klingt wie ein Wunschkonzert seiner Bürger. Sein Name ist von der Hauptstadt Tunis abgeleitet, der wiederum wahrscheinlich vom „Nachtlager" stammt und in die römische Zeit zurückreicht. Berberdörfer, wie etwa Thunisa oder Thumsada, dienten den Römern als Raststationen und Zwischenstopps. Das Land unterlag in seiner Geschichte den verschiedensten kulturellen Einflüssen, die mit den Berbern einsetzten und vor fast 3.000 Jahren mit der Besiedelung durch die Phönizier einen ersten Höhepunkt erfuhren. Die Siedlerkolonie Karthago wurde zu einem gefährlichen Gegner Roms, das sich schließlich durchsetzte und das Land in seine Provinz Afrika eingliederte. Das sich rasch ausbreitende Christentum, dann die Arabisierung und später die Herrschaft des Osmanischen Reiches hinterließen ebenfalls ihre Spuren, und auch das Judentum wurde zu einem prägenden Element. Je schwächer die Hohe Pforte in Istanbul wurde, desto stärker entwickelte sich der europäische Einfluss, bis Tunesien schließlich im Jahr 1881 zu einem französischen Protektorat wurde. Schon zu Beginn des 20. Jahrhunderts entwickelten sich Widerstandsbewegungen, welche die Selbstständigkeit des Landes zum Ziel hatten, bis am 20. März 1956 die Unabhängigkeit anerkannt wurde. Tunesien war sehr bald auch von den Auswirkungen des blutigen Unabhängigkeitskrieges im Nachbarland Algerien betroffen, da die algerischen Kämpfer das Grenzgebiet als Rückzugslinie verwendeten. Die Folge waren viele zivile Opfer, und schließlich kam es zu der auch international beachteten Bizerte-Krise, die allein 1.000 Tote forderte.

Schon wenige Jahre nach Erlangung der Unabhängigkeit entwickelte sich eine Einparteienherrschaft, die zunehmend autoritäre Züge annahm. Nepotismus und Korruption während der Präsidentschaft von Habib Bourguiba, der 1975 zum Präsidenten auf Lebenszeit ernannt worden war, führten dazu, dass er 1987 vom Ministerpräsidenten Ben Ali abgesetzt wurde, der 1989 die Nachfolge an der Spitze des Staates antrat. Ihm gelang es, die Wirtschaft anzukurbeln, und erfolgreich bekämpfte er den radikalen Islamismus, was Tunesien immerhin die Gewalt ersparte, die den Nachbarn Algerien erschütterte. 20 Jahre später erfolgte allerdings eine massive Einschränkung der bürgerlichen Rechte, und nicht zuletzt deshalb wurde Ben Ali 2009 noch einmal mit fast 90 Prozent der Stimmen „bestätigt". Die Revolution ließ sich jedoch nicht mehr aufhalten. Trotz der Verhängung des Ausnahmezustandes nahmen die Unruhen derart zu, dass Ben Ali am 14. Jänner 2011 fluchtartig das Land verließ. Lange schien es so, dass der „Arabische Frühling", der in Tunesien seinen Ausgang genommen hatte, eine durchgreifende Demokratisierung herbeigeführt hätte. Im Jahr 2015 verlieh „Freedom House" dem Land als einzigem arabischen den Status „frei". Das sogenannte „Tunesische Quartett" wurde für seine Bemühungen um Demokratisierung und den nationalen Dialog sogar mit dem Friedensnobelpreis ausgezeichnet. Zur Jahresmitte 2021 hat jedoch Präsident Kais Saied die Macht autoritär an sich gerissen.

Carl Peters: Kolonialpolitik ist Kraftsteigerung und Lebensbereicherung

Diese menschenverachtende Einschätzung zugunsten der angeblich stärkeren, besseren Rasse auf Kosten der vermeintlich schwächeren, geringeren, die der deutsche Carl Peters nach der Berliner Kongo-Konferenz von 1884 öffentlich vornahm, stieß nicht auf allzuviel Widerstand. Lediglich „vaterlandslose Gesellen“ wie der Sozialdemokrat August Bebel übten im Reichstag Kritik an der imperialistischen Kolonialpolitik, in deren Rahmen sich das Deutsche Reich bemühte, Versäumtes nachzuholen. Hatte doch schon der Philosoph Georg Wilhelm Friedrich Hegel ein halbes Jahrhundert zuvor postuliert, dass der „Neger“ zu keiner Entwicklung und Bildung fähig sei. Nichts ist leichter, als auf Grund solcher Aussagen dem kolonialen Landraub ein zivilisatorisches Mäntelchen umzuhängen und ihn mit dem Auftrag, das Christentum zu verbreiten, zu garnieren. Carl Peters war dafür so wie Lüderitz im Westen des Kontinents in Ostafrika der geeignete, rassistische, gewissenlose, hinterhältige, mit Herrenreitermentalität ausgestattete Pionier.
Am 28. März 1884 hatte er in Berlin die Gesellschaft für deutsche Kolonisation gegründet, und schon bald wurde eine erste Expedition nach Sansibar und das gegenüber liegende Festland entsandt. Peters war ebenso hinterhältig wie Lüderitz und ließ von zwölf der deutschen Sprache und Schrift unkundigen Häuptlingen „Schutzverträge“ unterschreiben. So erwarb man Herrschaftsansprüche, denen die Reichsregierung zunächst allerdings ablehnend gegenüber stand. Bismarck äußerte sich abschätzig über das „Papier mit Neger-Kreuzen darüber“. Als Peters drohte, er könne ja mit dem belgischen König Leopold verhandeln, der sicher auch an Ostafrika Interesse hätte, lenkte der Reichskanzler ein.
Ein kaiserlicher „Schutzbrief“ war der Grundstein für die spätere Kolonie Deutsch-Ostafrika. In typischer Imperialistenmanier verhandelten im Jahr 1886 die Deutschen und Briten über eine Abgrenzung ihrer Interessenssphäre, und der nördliche Teil (Kenia) wurde den Briten zugesprochen. Man akzeptierte so nebenbei, dass Madagaskar und die Komoren von den Franzosen genutzt wurden. Denn es hatten Deutsche wie Briten Gefallen daran gefunden, sich die kolonialen Tortenscheiben friedlich aufzuteilen, was mit dem „Helgoland-Sansibar-Vertrag“ auch weltweit umgesetzt wurde. Der Erste Weltkrieg setzte dem, was Deutschland anbelangte, ein Ende, sodass die Briten munter expandieren konnten. Peters Grausamkeiten waren aber auf Dauer auch den Deutschen zu viel. Als er entdeckte, dass seine afrikanische Geliebte ein Verhältnis mit seinem Diener hatte, ließ er beide hängen und ihre Heimatdörfer niederbrennen. Er wurde zwar unehrenhaft entlassen, trotzdem wurde ihm vom Kaiser eine Pension zugestanden.
Vertreter des Kolonialwesens feierten ihn als weitblickendes Genie und tatkräftigen Helden, der sich um sein Vaterland verdient gemacht hatte. Kein Wunder, dass er von den Nazis eine Briefmarke und einen Film bekam – mit Hans Albers in der Titelrolle.

Das „Klein-Venedig" von Karl V.

Es gibt manche Plätze auf der Welt, die damit werben, „Klein-Venedig" zu sein. Ob auf Mykonos oder an der Havel, die Rialto-Brücke mit Kanal und venezianischem Palast in Las Vegas, ein Stadtviertel in Berlin oder London: Alle versuchen ein wenig, den Flair der Lagunenstadt zu vermitteln. Eher unbekannt ist jedoch jenes Klein-Venedig, das in Venezuela gelegen von Karl V. im 16. Jahrhundert den Welsern verpfändet worden war. Die Vorgeschichte dazu:

Als Amerigo Vespucci im Jahr 1499 die Häuser auf ihren Stelzen im Maracaibo-See erblickt hatte, erinnerte ihn das augenblicklich an Venedig, weshalb er gleich dem ganzen Land den Namen „Klein-Venedig" gab – also Venezuela. Um Kaiser des Heiligen Römischen Reiches deutscher Nation zu werden, musste der spanische König beachtliche Mittel aufwenden, welche die wahlberechtigten Fürsten freundlich stimmen sollten, um für ihn und nicht den Franzosen Franz I. zu votieren. Die Gelder, die dafür notwendig waren, stammten in nicht geringem Maße von den Welsern, einem reichen deutschen Kaufmannsgeschlecht. Die Jahre vergingen, und der Kaiser hatte nicht einmal einen kleinen Teil des Darlehens getilgt. In seiner Not erinnerte sich der ehemals spanische König an die Eroberungen in der Neuen Welt und bot seinen Gläubigern an, ihnen ein Stück davon anstelle des Geldes zu überlassen. Schnell war ein Handel abgeschlossen und die Augsburger Patrizier-Familie erhielt die Provinz Venezuela. Der Vertrag vom 27. März 1528 befreite die Welser nicht nur von sämtlichen Zöllen im spanischen Monopolhafen Sevilla, sondern gab ihnen auch das Recht, feindliche „Indianer" nach Verwarnung zu versklaven, was ja nichts anderes bedeutete, als ihnen einen spanischen Text vorzulesen. Dafür waren die Welser am Gewinn der Unternehmung mit vier Prozent beteiligt. Bald gab es ein Neu-Augsburg und auch auf ein Neu-Nürnberg wurde nicht vergessen. Aber ebenso bald hatte man herausgefunden, dass nur der Sklavenhandel großen Profit versprach, und so wurde immer skrupelloser gegen die Urbevölkerung vorgegangen. Der spanische Missionar Bartolomé de las Casas notierte:

Die Deutschen sind schlimmer als die wildesten Löwen. Aus Habgier handeln diese menschlichen Teufel viel brutaler als alle ihre Vorgänger. Das will etwas heißen von jemandem, der von den Spaniern schon einiges gewohnt war. 1546 wurde der Vertrag durch den Kaiser gekündigt. Die Welser prozessierten zwar zehn Jahre um ihre Besitzansprüche, verloren jedoch am Ende. Den „Vergoldeten" – den „El Dorado" hatten sie nicht gefunden.

Karl V. beteiligte sich auch an der Finanzierung der Weltumsegelung des Ferdinand Magellan, finanzierte andererseits seine Kriegszüge mit den Goldsendungen von Hernán Cortés und aus den Silberminen Potosis. Er sorgte dafür, dass die neu gewonnenen Philippinen nach seinem Sohn benannt wurden, und konnte von sich behaupten, *in seinem Reich gehe die Sonne nicht unter*.

Kurden: Ein Volk ohne Land

Das Gebiet, das als Kurdistan bezeichnet werden kann, also jene Teile Vorderasiens, wo Kurden leben, ist etwa so groß wie Frankreich und umfasst Teile des Iraks und des Iran, aber auch der Türkei und von Syrien. Eine exakte geographische Definition gibt es allerdings nicht, die erste Teilung jedoch erfolgte zwischen dem Osmanischen Reich und den Safawiden und ist heute noch fast identisch mit der Grenze zwischen der Türkei und dem Iran.

Nach dem Ende des Ersten Weltkrieges und dem Untergang des Osmanischen Reiches gab es bereits Bestrebungen, einen kurdischen Staat zu schaffen. US-Präsident Wilson strebte für dieses Volk Selbstbestimmung an, und im Vertrag von Sèvres im Jahr 1920 sollte Kurdistan Autonomie erhalten. Staatliche Unabhängigkeit wurde aber lediglich in Aussicht gestellt und nicht realisiert. Das kurdische Gebiet, auch Mossulgebiet genannt, sollte Teil eines größeren Staates werden. Die junge Türkei, gerade siegreich in einem Krieg mit Griechenland, konnte dies vereiteln. Außerdem wurde die Provinz Mossul auf Grund ihres Ölvorkommens zum Spielball kolonialer Interessen und letztendlich nach einem Arrangement mit Frankreich von Großbritannien verwaltet. Die Briten gründeten dann 1921 zur Wahrung ihrer Interessen das Königreich Irak. Bei der Grenzziehung waren vor allem die Öl und Wasserquellen der Region von Bedeutung, ethnische oder Stammesverbindungen wurden nicht beachtet. Die Interessen der europäischen Kolonialmächte waren gewahrt und die Türkei und Persien hatten nichts dagegen einzuwenden. Die Folge war die Ausrufung des „Königreichs Kurdistan“ im Nordirak, ein international nicht anerkanntes Staatsgebilde, vom Oktober 1922 bis Juli 1924. Die Briten setzten ihre Royal Airforce ein, und erstmals wurde die Doktrin „rule by bomb“ angewendet. Die Provinz Mossul wurde in der Folge dem Irak zugeschlagen, der allerdings den Kurden Sonderrechte einräumen musste.

Ein zweiter Anlauf der Kurden zur Eigenstaatlichkeit war die „Republik Ararat“, die 1927 gegründet wurde und sich immerhin vier Jahre halten konnte, bis die Türken die Kontrolle über die Region übernahmen. 15 Jahre später unternahmen die Kurden in der nordwestiranischen Stadt Mahabad mit der „Republik Kurdistan“ einen neuerlichen Versuch, der damit endete, dass nicht nur die Republik zerschlagen wurde, sondern ihre Repräsentanten am 30. März 1947 hingerichtet wurden. Die autonome Region Kurdistan entstand im Irak nach einem Vertrag zwischen Saddam Hussein und kurdischen Führern. Den größten Bevölkerungsanteil mit 20 bis 25 Prozent stellen die Kurden allerdings in der Türkei, wo eine Abtrennung kurdischen Gebietes für die politische Führung genauso wenig in Frage kommt wie eine Autonomie. Aufstände wurden immer wieder blutig niedergeschlagen, wie 2005 im iranischen Mahabad.

Das kurdische Drama wird leider noch einige Fortsetzungen finden, und die Opfer werden wie immer und in erster Linie die Schwächsten sein: Alte, Frauen und Kinder.

Operation „Brother Sam“

„Uncle Sam“ ist uns von jenen Plakaten vertraut, auf denen ein älterer, bärtiger Herr mit einem Zylinder, der mit „Stars und Stripes“ geschmückt ist, die Amerikaner mit ernster Miene zu den Waffen ruft. Wer aber verbirgt sich hinter der Operation „Brother Sam“?

Heute wissen wir, dass es um die tatkräftige Mithilfe beim Militärputsch gegen den brasilianischen Präsidenten Goulart am 31. März 1964 ging. Dieser „Schurke“, der fast ein Sechstel des Budgets in Bildung investieren wollte, eine Bodenreform plante und mit Hilfe von Steuern dafür sorgen wollte, dass die riesigen Gewinne von ausländischen Investoren im Land blieben, konnte in den Augen der Amerikaner nur mit dem Kommunismus liebäugeln, was nach dem Fehlschlag in Kubas Schweinebucht mehr oder weniger einem politischen Todesurteil gleichkam. Eine Zeitlang hatte man in Kennedys Umgebung sogar mit einer Militärintervention geliebäugelt, sich aber dann doch dafür entschieden, die Drecksarbeit dem brasilianischen Militär zu überlassen. Und diese Aufgabe wurde recht gründlich erledigt und das immerhin zwei Jahrzehnte hindurch.

Das war ganz im Sinne der Oligarchen, aber auch im Interesse von ausländischen Firmen wie VW. Der Historiker Christopher Kopper von der Universität Bielefeld erklärt: *Ich habe ja Beweise gefunden, dass der Werkschutz mit der Geheimpolizei zusammenarbeitete. Und dass der Personalvorstand und mit Sicherheit auch der Vorstandsvorsitzende von VW Brasilien darüber jederzeit informiert war*. Sicher ist, dass die Produktion bei VW do Brasil damals auf Hochtouren, also wie geschmiert, lief.

Vom Militär wurde dann auch ungehemmt gefoltert und eingesperrt, aber angeblich nicht getötet, was der jetzige Präsident Jair Bolsonaro als den größten Fehler der Generäle bezeichnete: *nur zu foltern und nicht zu töten*. Diese Reinwaschung dürfte allerdings ohnehin nicht stimmen, denn unter Oberst Ustras Kommando sollen mindestens 60 Menschen ermordet worden sein. Dieser „Herr über Leben und Tod“ war für Bolsonaro ein brasilianischer Held. Der jetzige Präsident will dort weitermachen, wo die Militärs seinerzeit aufgehört haben. Wenige Tage vor seiner Wahl kündigte er noch nie dagewesene „Säuberungen“ an, um seine Gegner aus dem Land zu vertreiben, denn sie seien alle „rote Verbrecher“. Als gewählter Präsident spricht er immer noch gerne von der Militärdiktatur, denn schließlich hatte er selbst an der Jagd auf flüchtende Kommunisten teilgenommen. Bisher ist eine Bestrafung von damaligen Tätern, auf Grund eines Amnestiegesetzes, das die Militärs vorsorglich im Jahr 1979 erlassen hatten, nicht möglich. 55 Jahre nach dem Putsch ließ der Präsident seinen Pressesprecher erklären, dass die Armee den 31. März feierlich begehen sollte. Eine Schande für das größte Land Lateinamerikas und ein Hohn für alle Opfer. Zu ihnen gehört auch die Vorgängerin von Bolsonaro, Dilma Rouseff, die als Studentin an den Füßen aufgehängt und mit Stromschlägen gequält wurde.

Wangari Maathai: Die Mutter der Bäume

Sie war die Gründerin des „Green Belt Movement" in Kenia, einer Organisation, die sich überwiegend aus Frauen der ärmsten Bevölkerungsschichten zusammensetzt und zum Ziel gesetzt hat, eine nachhaltige Brennstoffversorgung einzurichten und gleichzeitig die Bodenerosion zu vermeiden. Zu diesem Zweck wurden im ostafrikanischen Land bisher über 30 Millionen Bäume gesetzt. Jahrzehntelang waren die Wälder gerodet worden, was zu schlechter Bodenqualität sowie zu einem Mangel an frischem Wasser und Feuerholz geführt hatte. Die Initiatorin schaffte es auch, die Mütter unterernährter Kinder zu begeistern und zum Mittun zu animieren:
Sie lehrte sie, Samen zu suchen, Brunnen zu graben und ihre Setzlinge vor Tieren und Menschen zu schützen. Diesen Pflanzaktionen verdankt die am 1. April 1940 geborene Wangari Maathai ihren suahelischen Beinamen „Mama Miti" (Mutter der Bäume). Im Laufe der Jahre wurde daraus eine panafrikanische Bewegung, die mittlerweile in 13 Ländern aktiv ist und 600 Baumschulen gründete. Mama Miti war aber nicht nur Professorin, Wissenschaftlerin und Umweltschutzaktivistin, sondern auch Politikerin, die in zielstrebiger Förderung von afrikanischer Frauenpolitik die beste Vorbeugung gegen Umweltschäden sah. Bereits 1984 hatte sie den alternativen Nobelpreis erhalten; 20 Jahre später wurde ihr als erster afrikanischen Frau der Friedensnobelpreis verliehen.
Mit der Vergabe an Wangari Maathai rückte das Nobelpreis-Komitee einen Konflikt in den Blickpunkt der Weltöffentlichkeit, der nicht jeden Tag neue Schlagzeilen macht. Ihr ganzes Leben lang hat die Kenianerin für die Überzeugung gekämpft, dass Frieden mit der Erhaltung der natürlichen Lebensgrundlagen beginnt. *Wenn wir unsere Ressourcen zerstören und diese knapp werden, fangen wir an, darum zu kämpfe*n, sagte Maathai nach der überraschenden Entscheidung in Oslo.
Wir sind der Überzeugung, dass Maathai eine kraftvolle Stimme ist, die für die besten Kräfte in Afrika spricht, um Frieden und gute Lebensbedingungen auf diesem Kontinent voranzubringen, heißt es in der Würdigung des Nobel-Komitees. *Zum ersten Mal bestimmte der Umweltschutz die Agenda für den Fridensnobelpreis*, sagte der Komitee-Vorsitzende Ole Danbolt Mjös. *Wir haben dem Frieden eine neue Dimension hinzugefügt*.
Mir geht es vor allem darum, die politische Elite davon zu überzeugen, dass Gleichheit, Demokratie, Umwelt- und politisches Verantwortungsbewusstsein Teil der Politik werden müssen, sagte die Preisträgerin später über ihre Arbeit.
Je einflussreicher ihre Bewegung wurde, desto schwieriger wurde die Lage für sie. 1991 wurde sie sogar verhaftet, ins Gefängnis geworfen und misshandelt. Eine Briefkampagne von Amnesty International sorgte allerdings für so viel Druck, dass die kenianischen Behörden sie freiließen.

Puerto Rico: Der „Reiche Hafen" in der Karibik

In der Sprache der Arawaken, also der indigenen Bevölkerung, hieß die Insel Borikén und war von 30.000-60.000 Tainos bewohnt. Der Name bedeutete so viel wie *das Land des großen und tapferen Herren* und war bestimmt nicht auf die spanischen Eroberer gemünzt, welche die Eingeborenen sehr bald auslöschten. Aber Musikinstrumente, Hängematten und eine Reihe von Wörtern wie iguana (Leguan) oder huracän (Hurrikan) blieben als Erbe der Tainos bis heute erhalten. Dank seiner Lage im Nordosten der Karibik war Puert Rico in den frühen Jahren der Eroberungen und Kolonisation eine Schlüsselstelle für das spanische Imperium. Die Insel stellte einen Zwischenschritt auf dem Weg von Europa nach Kuba, Mexiko, Mittelamerika und zu den nördlichen Teilen Südamerikas dar. Schon 20 Jahre nach der Besetzung wurden 1513 die ersten afrikanischen Sklaven auf die Insel gebracht, und in den folgenden Jahren erhöhte sich ihre Anzahl, parallel zum stetigen Verfall der Taino-Bevölkerung. In den nachfolgenden Jahrhunderten versuchten fast alle, die in der kolonialen Raubkunst geübt waren, den Spaniern die Insel zu entreißen. Nur die Portugiesen waren durch die vertraglich erfolgte Aufteilung der Welt daran gehindert. Franzosen, Niederländer, Engländer, auch Piraten wie der später geadelte Francis Drake hatten zwar zeitlich wie räumlich begrenzte Erfolge, konnten sich aber auf Dauer nicht halten.
Die zweite Hälfte des 19. Jahrhunderts war dann vom Kampf um Autonomie geprägt – denn die Spanier beherrschten noch immer die Insel und den Nachbarn Kuba. Alle anderen Territorien waren ihnen durch die Freiheitskämpfe in der ersten Hälfte des Jahrhunderts entglitten. Das Ziel war fast erreicht, als die Vereinigten Staaten mit ihren Soldaten im Spanisch-Amerikanischen Krieg einfielen. Die Insel wurde nach geringem Widerstand besetzt, der Krieg recht bald beendet, den Spaniern eine Entschädigung gezahlt und Puerto Rico war endgültig unter der Kontrolle der Amerikaner. Am 2. April 1900 endetet die Zeit der US-Militärregierung, die Insel bekam einen zivilen Gouverneur verpasst. 17 Jahre später wurde Puerto Rico ein organisiertes, aber nicht inkorporiertes Territorium der Vereinigten Staaten. Das bedeutete, dass die Puerto Ricaner zwar die Staatsbürgerschaft erhielten, auch der Wehrpflicht folgen mussten, aber nicht Vertreter im Kongress der Vereinigten Staaten wählen durften. Als Trost blieb ihnen eine eigene Legislative. Nach dem Zweiten Weltkrieg begann eine zwei Jahrzehnte andauernde Auswanderung in die USA, hauptsächlich nach New York City. Mit der „West Side Story" hat Leonard Bernstein den Puerto Ricanern im„Big Apple" ein musikalischen Denkmal gesetzt. *I want to live in America* drückt die Sehnsucht vieler Inselbewohner auch heute noch aus.

Kampf um die Falklandinseln: Guerra de las Malvinas

Immer wieder kennt die Geschichte Kriege, die zwar nicht erklärt werden, aber trotzdem stattfinden und bei denen Menschenleben zu beklagen sind.
Ein solcher begann am 2. April des Jahres 1982, als die argentinischen Streitkräfte auf den Falklandinseln landeten und ohne nennenswerten Widerstand der Briten Port Stanley besetzten. Die Militärjunta, die seit 1976 das Land mit größter Brutalität unterdrückte, konnte damit einen zeitweiligen Sympathiezuwachs erzielen, weil der Großteil der Argentinier der Überzeugung war, die Inseln gehörten zu ihrem Heimatland und die Beendigung der britischen Besetzung sei ein legitimer Akt. Die Besitzansprüche waren tatsächlich seit langem umstritten, denn entdeckt wurden die unbewohnten Inseln von den Niederländern, erstmals besiedelt von den Franzosen, dann an die Spanier verkauft, die sie 1767 formal übernahmen. Da waren aber schon ein paar Monate zuvor Briten gelandet und hatten Ansprüche erhoben. Nach dem Rückzug der Spanier 1811 waren die Inseln praktisch wieder unbesiedelt, ein Zustand, der bis 1828 anhielt, als argentinische Gauchos die verwilderten Rinder einzufangen begannen. Die Briten behaupteten allerdings neuerlich, Souveränitätsrechte zu besitzen, während die USA demgegenüber die Inseln für „frei" erklärten, das heißt zu keinem Staat gehörig.
Die später gegründete Republik Argentinien erhob zwar indirekt Ansprüche, wollte aber die an und für sich guten Beziehungen zu Großbritannien nicht durch darüber hinaus gehende Schritte belasten. Im Zuge der allgemeinen Entkolonialisierung begann Argentinien nach dem Zweiten Weltkrieg, seine Position wieder energischer zu vertreten. Jahrzehntelange Verhandlungen führten zu keinem Ergebnis. Die ab 1976 agierende Militärjunta wälzte dann sehr schnell eine Reihe von Plänen, die neben den Malvinas auch die Besetzung der Inseln im Beagle-Kanal zum Ziel hatten. Militärisch sahen sie sich durchaus im Vorteil, doch hatten sie die Entschlossenheit Großbritanniens und die Kriegsbegeisterung, von der dieses Land erfasst wurde, unterschätzt. Bilder einer jubelnden Menge bei der Abfahrt von Truppenzügen aus London erinnerten an ähnliche Szenen 1914 in Wien.
Die bewaffneten Auseinandersetzungen dauerten 72 Tage, dabei verloren 253 Briten und 655 Argentinier ihr Leben. Alleine der Untergang des Kriegsschiffes „General Belgrano", das von britischen Torpedos getroffen worden war, kostete 323 zumeist jungen Kadetten das Leben. Man könnte diesen Abschuss auch als einen nicht notwendigen Gewaltakt der Briten sehen, da sich das Schiff außerhalb der von den Briten eingerichteten Zone befand. Nichts desto trotz veranstaltete Margret Thatcher am 12. Oktober 1982 eine Siegesparade in London. Die einzige erfreuliche Konsequenz für die Argentinier war, dass diese Niederlage den Anfang vom Ende der Militärdiktatur bedeutete. Die jungen Menschenleben waren allerdings ein furchtbarer Preis, der das Schuldenkonto der Junta weiter erhöhte.

Senegal: Das Land ist auch mit dem Einbaumkanu schiffbar

Ein Volk, ein Ziel, ein Glaube ist der Wahlspruch eines Staates, der sich nach dem Fluss benannt hat, an dem er auch liegt: Senegal.
Im Delta des Unterlaufes liegt die Île de San Louis, die Ausgangspunkt für den Aufbau des Kolonialreichs in Französisch-Westafrika gewesen ist. Zenaga ist der Name einer Volksgruppe, die in der Grenzgegend beheimatet ist. Sie könnte ebenso für die Namensgebung des Flusses und damit des Landes verantwortlich sein wie das Wolof-Wort für „Einbaumkanu" oder die arabische Bezeichnung für „schiffbar". Sei es wie es sei – der Senegal ist ein fast 1.100 Kilometer langer Strom, dessen Einzugsgebiet sich durch Guinea, Mali, Mauretanien und eben Senegal erstreckt – über fast eine halbe Million Quadratkilometer!
Von einem Volk – so wie im Wahlspruch angedeutet – kann nicht die Rede sein, denn die Wolof als bedeutendste Ethnie umfassen nur die Hälfte der Bevölkerung, außerdem gibt es unter den etwa 17 Millionen Einwohnern eine Vielzahl von Sprachen. Eher trifft der Anspruch auf „ein Glaube" zu, da der Großteil der Bevölkerung dem Islam angehört und Mitglied einer sufistischen Bruderschaft ist. Das Verhältnis zu Christen ist allgemein durch wechselseitigen Respekt geprägt.
Die Geschichte des Landes ist ab dem 15. Jahrhundert durch Europäer bestimmt: 1444 erreichte das erste portugiesische Schiff die Küste; allerdings wurden nur Handelsstationen und keine Kolonien errichtet. Im Laufe der Zeit erhielt dieses Händlernetzwerk Konkurrenz durch Briten, Franzosen und Holländer, die Befestigungen auf den vorgelagerten Inseln errichteten. Obwohl die Sklaverei schon vorher üblich war, hatte der im großen Stil einsetzende Menschenhandel und Export über den Atlantik verheerende Folgen für die Entwicklung der Region. Bis 1895 kam das ganze Land unter französische Kontrolle, nachdem es zuvor ständige Auseinandersetzungen mit den Briten gegeben hatte, die das Land immer wieder besetzten und als Kronkolonie Senegambia führten. Es blieb dann 65 Jahre lang eine französische Kolonie, bis es im „afrikanischen Jahr" 1960 unabhängig wurde; der 4. April ist Nationalfeiertag. Die ersten 20 Jahre waren ganz von der besonderen Persönlichkeit Léopold Sédar Senghors geprägt.
Auch dieser westafrikanische Staat war vor Unruhen nicht gefeit, die aber weder vom Umfang her, noch von der Zahl der Opfer das Ausmaß annahmen, das andere afrikanische Länder erschütterte. Ein Grenzkrieg mit Mauretanien und eine Separatistenbewegung der Casamance forderten trotzdem einige hundert Opfer. Die Wirtschaft ist stark davon geprägt, dass das Land weltweit zu den größten Erdnussproduzenten gehört. Fischerei ist inzwischen der wichtigste Wirtschaftszweig, da die Küstengewässer reiche Fanggründe aufweisen. Das wissen auch die Fangflotten der EU, eine Folge davon sind jene Migranten, die wir „Wirtschaftsflüchtlinge" nennen.

„Die Erklärung von Lourdes“

Von Lourdes wissen wir, dass die Stadt einer der weltweit am meisten besuchten Wallfahrtsorte ist und Marienerscheinungen im Jahr 1858 Auslöser eines nicht abreißenden Pilgerstroms sind.

Fast wie ein Wunder – an Klarheit und Offenheit – mutet jene Erklärung an, die im Jahr 1976 die Bischöfe von Frankreich in Lourdes abgaben.

Wir, die wir den Nationen angehören, die sich die fortschrittlichsten der Welt nennen, sind Teil derer, die von der Ausbeutung der Entwicklungsländer profitieren. Wir sehen nicht das Leid, das dies an Leib und Seele ganzer Völker verursacht. Wir tragen dazu bei, die Spaltung der heutigen Welt zu verstärken, die sich vor allem durch die Dominierung der Armen durch die Reichen, der Schwachen durch die Starken kennzeichnet. Ist uns bewusst, dass unsere Verschwendung von Ressourcen und Rohmaterialien nicht möglich wäre, würden die westlichen Industriestaaten nicht den Handelsaustausch kontrollieren? Sehen wir nicht, wer sich am Waffenhandel bereichert, für den unser Land traurige Beispiele geliefert hat? Begreifen wir vielleicht, dass die Militarisierung der Regime der armen Länder eine Folge der wirtschaftlichen und kulturellen Vorherrschaft ist, die von den Industrieländern ausgeübt wird, in denen das Leben auf das Streben nach Profit und Macht des Geldes ausgerichtet ist?

Den Profit sah auch der ehemalige Präsident Jaques Chirac, der noch vor wenigen Jahren erklärte, Frankreich sei auf jene Milliarden Euro angewiesen, die es von seinen ehemaligen Kolonien Jahr für Jahr kassiert, denn das Land würde ohne diese Mittel in die wirtschaftliche Bedeutungslosigkeit versinken.

Am 15. März 2015 veröffentlichten die „Deutschen Wirtschaftsnachrichten“ einige Informationen, welche die Perfidie der ehemaligen Kolonialmacht belegen. So müssen diese Länder jährlich ihre „kolonialen Schulden“ für die von Frankreich errichtete Infrastruktur an Paris überweisen, wie der Friedensaktivist Mawuna Remarque Koutonin auf seiner Website „Silicon Africa“ ausführlich darlegt. Die Regierung in Paris verfügt auch über ein Vorkaufsrecht auf alle neuentdeckten Rohstoffvorkommen in den afrikanischen Ländern. Und schließlich müssen französische Unternehmen bei der Vergabe von Aufträgen in den Ex-Kolonien bevorzugt behandelt werden. Als Folge dessen befinden sich dort die meisten Vermögenswerte in den Bereichen Versorgung, Finanzen, Transport, Energie und Landwirtschaft in den Händen französischer Konzerne.

Die Führungselite der jeweiligen Länder hat in der Regel kaum eine andere Wahl als die Forderungen zu erfüllen. Ein Beispiel hierfür ist der erste Präsident des westafrikanischen Togo, Sylvanus Olympio. Er weigerte sich, nach den Vorgaben Frankreichs zu handeln. Doch Frankreich bestand darauf, dass Togo Entschädigung für die Infrastruktur zahlt, welche die Franzosen während der Kolonialzeit errichtet hatten. Bald darauf war er tot.

Zehn Gebote für einen Völkermord mit Anlauf

Am 10. Dezember 1990 veröffentlichte „Kangura", die Zeitung für die radikale Hutu-Bewegung, ihre ganz speziellen Gebote für den Umgang mit Tutsis. Darin heißt es unter anderem:

1. Jeder Hutu muss wissen, dass eine Tutsi-Frau nur im Interesse ihrer ethnischen Gruppe handelt, ganz gleich wo.

2. Jeder Hutu muss wissen, dass unsere Hutu-Mädchen besser und gewissenhafter sind in ihrer Rolle als Frau, Ehefrau und Mutter.

3. Hutu-Frauen, seien Sie wachsam und versuchen Sie, Ihre Ehemänner, Brüder und Söhne wieder zur Vernunft zu bringen.

4. Jeder Hutu muss wissen, dass ein Tutsi in geschäftlichen Dingen unredlich ist. Er hat nur das eine Ziel: die Vorherrschaft seiner ethnischen Gruppe.

5. Alle strategischen Positionen in den Bereichen Politik, Verwaltung, Wirtschaft, Militär und Sicherheit sollen von Hutu besetzt werden.

6. Der Bereich Erziehung (Schüler, Studenten, Lehrer) muss mehrheitlich mit Hutu besetzt sein.

7. Die Ruandischen Streitkräfte sollen ausschließlich aus Hutu bestehen.

8. Hutu dürfen mit Tutsi kein Mitleid mehr haben.

9. Hutu sollen überall Geschlossenheit und Solidarität beweisen und sich vom Schicksal ihrer Hutu-Brüder betroffen fühlen.

10. Jeder Hutu, der einen Hutu-Bruder verfolgt, weil er diese Ideologie vorgetragen, weitergegeben oder anderen vermittelt hat, ist ein Verräter.

Bei so viel eingebläutem Hass kann es nicht wundern, dass bei den Gewalttaten, die am 6. April 1994 begannen, innerhalb von drei Monaten 800.000 bis eine Million Menschen bestialisch umgebracht wurden. Damit wurden Dreiviertel der in Ruanda lebenden Tutsi ausgelöscht.

Schon 100 Jahre zuvor waren die ersten Ursachen für diese Explosion der Gewalt aufgetreten, denn Tutsi waren, obwohl Minderheit, die Herrscher und die Hutu die beherrschte Mehrheit. Auch in der Kolonialzeit setzte sich diese, nunmehr auch rassistisch begründete, Line fort. Aber auch das Nachbarland Burundi spielte eine Rolle: Dort waren es hunderttausende Hutu, die Massakern zum Opfer fielen. Die Situation spitzte sich immer mehr zu, bis am 6. April 1994 die Präsidentenmaschine beim Landeanflug in Kigali abgeschossen wurde. Damit war eine tödliche Lawine losgetreten worden. Eine bisher nicht restlos beantwortete Frage ist die Mitverantwortung Frankreichs, insbesonders von Staatspräsident Mitterand, der amikale Beziehungen zu dem Staatschef und Hutu-Führer pflegte. Beachtlich ist, dass Präsident Macron nun eine Geste der Reue setzte:

Frankreich habe die Pflicht, sich der Geschichte zu stellen und das Ausmaß des Leidens anzuerkennen, das es dem ruandischen Volk zugefügt hat.

Das „Sterben vor der Zeit" ist noch lange nicht besiegt

Am 7. April 1948 wurde eine Organisation ins Leben gerufen, deren Bedeutung gerade in den letzten Jahren angesichts der Covid-Pandemie wieder ins Bewusstsein gerufen wurde: Die Weltgesundheitsorganisation, die sich allerdings auch geharnischter Kritik stellen musste und mit dem zeitweiligen Austritt des größten Finanziers, der Vereinigten Staaten, unter der Trump-Administration zu kämpfen hatte. Vor einem Vierteljahrhundert hat erstmals eine Internationale Konferenz zur Gesundheitsförderung in einem Entwicklungsland stattgefunden und die Jakarta-Erklärung verabschiedet. Damit wurde der Tatsache Rechnung getragen, dass gerade Länder, die von Armut und Hunger bedroht sind, auch die größten Probleme im Kampf gegen Krankheiten haben. Dies kommt im Schlussdokument durch den ganzheitlichen Ansatz zum Ausdruck, dass Grundvoraussetzungen für *Gesundheit, Frieden, Unterkunft, Bildung, soziale Sicherheit, soziale Bindungen, Nahrung, Einkommen, Handlungskompetenzen von Frauen, ein stabiles Ökosystem, nachhaltige Nutzung der Ressourcen, soziale Gerechtigkeit, die Achtung der Menschenrechte und Chancengleichheit* sind. Armut ist dabei die mit Abstand größte Bedrohung für die Gesundheit. Das zeigt sich schon bei der Lebenserwartung, die in Ländern mit niedrigem Einkommen am geringsten ist, da liegt sie im Durchschnitt bei knapp über 60 Jahren, während man in Staaten mit hohem Einkommen die Chance hat, 20 Jahre älter zu werden. Das Sterben vor der Zeit ist arm und Leben nicht selig. Gleichzeitig gibt es erhebliche Unterschiede, woran die Menschen sterben:

In Ländern mit niedrigem Einkommen sind es in erster Linie Geburtskomplikationen, die in allen anderen Ländern bereits vernachlässigbar sind. Das ist einer der großen Erfolge des 20. Jahrhunderts, denn zu seinem Beginn waren Säuglingssterben und Tod bei der Geburt in unseren Breiten so häufig wie heute noch immer in Afrika.

Infektionskrankheiten, Durchfall und Malaria spielen ebenso eine Rolle in den armen Ländern wie Tuberkulose und HIV/Aids – alles Krankheiten, die in reichen Gegenden zwar nicht ausgemerzt, aber medizinisch beherrschbar sind.

Dafür sind Erkrankungen der Herzkranzgefäße, Alzheimer und Demenz, Schlaganfall, Krebs, Bluthochdruck und Zuckerkrankheit typische Krankheiten in Wohlstandsregionen. Viele Krankheiten, die den armen Süden der Welt bedrohen, sind in unseren Breiten nur selten Gegenstand der Berichterstattung. Wer weiß schon über „Dengue" Bescheid. *Dieses Fieber ist ja bloß eine Tropenkrankheit*, scheint eine verbreitete Einstellung zu sein, obwohl sich bis zu einer halben Milliarde Menschen jährlich damit infiziert. Die Tuberkulose hat weltweit ihren Schrecken noch lange nicht verloren, denn trotz Penicillin und anderer wirksamer Antibiotika sterben fast 5.000 Menschen daran – pro Tag! Auch Masern, die bei uns so gut wie verschwunden sind, führen zu höheren Raten der Kindersterblichkeit und sind eine Plage des armen Südens.

„Djelem, djelem lungone dromesa“

Dieses Liebeslied serbischer Roma erhielt 1969 einen neuen und politischen Text, der die Vertreibung und Ermordung der Roma durch kroatische Faschisten beschreibt und dessen erste Strophe lautet:

Auf meinem sehr sehr langen Weg
Traf ich viele schöne Roma
Auf diesem sehr sehr langen Weg
Begegneten mir viele glückliche Roma
Ahai, Roma, ahai Kinder,
Ahai, Roma, ahai Kinder!
Auch ich hatte eine große glückliche Familie
Sie wurden von der Schwarzen Legion ermordet
Alle wurden umgebracht Männer, Frauen,
selbst die kleinen Kinder
Lieber Gott, öffne deine großen Tore
Damit ich sehen kann, wo all meine Menschen geblieben sind
Erhebt euch Roma, es wird Zeit
Steht auf ihr müden Roma

Heute gelten diese Zeilen als Romani-Hymne.

Der 8. April erinnert an die Anfänge jener Bürgerrechtsbewegung und den ersten Welt-Roma-Kongress, der im Jahr 1971 in London stattfand. Papst Johannes Paul II. hatte einmal gemeint, sie seien die wahren Europäer, denn sie seien in allen Ländern zu Hause, ohne ein eigenes anzustreben. Eigentlich müsste es heißen, sie seien die wahren Weltbürger, denn auch in Asien, Nordafrika und Südamerika gibt es Roma-Gesellschaften, die alle ihre Urheimat in Indien sehen.

Die Roma versuchen als Nation anerkannt zu werden, ohne ein Heimatland, ein „Romanistan“ anzustreben oder in ihre alte Heimat im „Pundjab“ zurückkehren zu wollen. Das unterscheidet sie von den europäischen Juden mit ihrem zionistischen Ziel eines Eretz Israel, während sie das Schicksal ständiger Verfolgungen verbindet. Roma sprechen von einer *Heimat, die wir mit uns tragen.* Der Völkermord an ihnen und den Sinti wurde über lange Zeit nicht als solcher anerkannt. Erst die Bürgerrechtsbewegung sensibilisierte die Öffentlichkeit für „Porajmos“, „das Verschlingen“, wie sie die Katastrophe der Nazi-Verbrechen bezeichneten. Die internationale Romani Union verwendet inzwischen den Begriff „Samudaripen“ – eine Wortschöpfung aus dem Romanes, was übersetzt „Massenmord“ bedeutet. Unabhängig von der Benennung bleibt die Tatsache bestehen, dass dem Grauen hunderttausende Sinti und Roma zum Opfer gefallen sind und die Überlebenden Jahrzehnte lang dafür kämpfen mussten, dass ihr Leid überhaupt anerkannt wurde. Dabei hat der Antiziganismus in Europa eine fast ebenso lange Tradition wie die Judenfeindschaft.

Geheime Lügen und strafbare Wahrheiten

Manchmal erscheint es ganz einfach zu sein, die Wahrheit auszusperren. Man versehe die Lüge einfach mit dem Prädikat „Staatsgeheimnis"; so ist sie gesetzlich geschützt, und wer die Wahrheit ans Licht der Öffentlichkeit bringt, begeht Geheimnisverrat und wird dafür „völlig zu Recht" eingesperrt. Mit Gerechtigkeit hat das zwar nichts mehr zu tun, aber es dient dem angeblichen *Schutz der nationalen Sicherheit*. Meistens dient es eher dem Schutz der Mächtigen, wenn sie sich über Gesetze hinwegsetzen und dafür jeder Strafe entgehen. Nur gelegentlich werden sie einer Lüge überführt, und noch seltener geben sie eine solche zu. Es gibt genügend autoritäre, despotische oder auch diktatorische Regime auf der Welt, die sich gar nicht bemühen, solche Übergriffe zu verbergen, sondern sie zu einem Teil ihrer Drohkulisse machen. Wenn das in *Gottes eigenem Land* geschieht, das sich als Hüter von Frieden, Demokratie und Freiheit versteht und noch dazu die militärisch überlegene Weltmacht darstellt, dann sind Vorsicht und Misstrauen besonders angebracht.

Am 7. April des Jahres 2021 ist eine jener Persönlichkeiten 90 Jahre alt geworden, denen es zu verdanken ist, wenn zumindest ein Zipfel Wahrheit sichtbar wird. Daniel Ellsberg ist ein Friedensaktivist, der solche rechtswidrige Handlungen des Weißen Hauses aufgedeckt hat. Seine „Pentagon-Papers" beweisen die jahrelange Täuschung der US-amerikanischen Öffentlichkeit über wesentliche Aspekte des Vietnamkrieges. Dabei ging es um die Lügen über die wirklichen Kriegsziele, die eigentlich geheim bleiben sollten. Die Veröffentlichung dieser Dokumente durch US-Zeitungen wurde zwar von der Regierung verboten, vom Obersten Gericht allerdings zugelassen. Nichts desto trotz wurde Daniel Ellsberg wegen Spionage (für wen, außer für das Volk?) angeklagt und es drohten ihm 115 (!) Jahre Haft. Der Prozess platzte, weil ein von der Nixon-Regierung veranlasster Einbruch und eine illegale Überwachung bekannt wurden. Eine „Trainingseinheit" für Watergate? Schon 1965 war man im Verteidigungsministerium der weitverbreiteten Meinung, dass der Vietnam-Krieg nicht zu gewinnen sei, aber aus Karrieregründen oder auch politischer Rücksichtnahme wollte es niemand zugeben. Denn eine Reihe amerikanischer Präsidenten hatte sich die Domino-Theorie zu eigen gemacht, dass mit Vietnam ganz Südostasien unter die Kontrolle kommunistischer Regierungen geraten könnte.

Zu Kissinger gewandt sagte Nixon über Ellsberg: *Lasst uns den Hurensohn hinter Gitter bringen*. Dazu kam es dann doch nicht, und dass Nixon nicht hinter diese Gitter gelangte, verdankte er nur seinem Nachfolger Gerald Ford, dessen erste Amtshandlung eine Amnestie für seinen Vorgänger war.

Dass der Krieg, der nicht zu gewinnen war, sieben Jahre länger dauerte und hunderttausende zusätzliche Menschenleben kostete, ist jenem Kissinger zuzuschreiben, der später den Friedensnobelpreis bekommen sollte. Um die Wahlchancen Nixons zu erhöhen, hat er derartig intrigiert und gelogen, dass Friedensverhandlungen platzten.

10

April

Die große grüne Mauer im Sahel und der „Tag des Baumes“

Mauern wurden in der Geschichte schon viele gebaut – sei es um Eindringlinge abzuhalten wie mit der chinesischen Mauer, dem Hadrianswall oder dem Limes, sei es um „Republikflüchtlinge“ aufzuhalten, wie es der Eiserne Vorhang quer durch Europa sollte. Neuerdings gelten die Zäune mit Selbstschussanlagen und anderen Tötungseinrichtungen vor allem dem Ziel, niemanden hinein zu lassen, also der „Migrantenflut“ und der „Wohlstandsflüchtlinge“ Herr zu werden. Nur selten haben Mauern etwas Positives im Sinn. Eine solche Ausnahme ist „die große grüne Mauer“, die von Dakar bis Dschibuti über 8.000 Kilometer einen Gürtel aus Bäumen bilden soll, um die Ausbreitung der Wüste zu verhindern. Damit sollen entlang der Sahelzone für Millionen Menschen Nahrung und Arbeitsplätze gesichert werden. Die Idee, dass auf diese Weise eine Negativspirale von Armut und Abwanderung durchbrochen werden kann, wird durch einen internationalen Forschungsbericht unterstützt. Demnach soll die Agroforstwirtschaft, also die Kombination von Bäumen mit Ackerkulturen, *Armut effektiv bekämpfen*, ebenso wie die gemeinschaftliche Waldbewirtschaftung durch die lokale Bevölkerung. Hier gewinnt die Idee der Allmende neues Leben. Es entspricht grundsätzlich einem verbreiteten afrikanischen Denken, dass Boden Gemeinbesitz darstellt, dessen Gebrauch allen in gleicher Weise zusteht. Allmende gab es ja auch in westlichen Zivilisationen, bis sie durch Eigentumsdenken verdrängt wurden. Wenn die Idee des Grünen Gürtels quer durch Afrika einmal verwirklicht sein sollte, wäre er das weltweit größte Ökosystem, dreimal so groß wie das Great Barrier Reef in Australien. Bis 2030 sollen dadurch 100 Millionen Hektar Land wieder hergestellt sein und 250 Millionen Tonnen CO^2 gebunden werden – also einen wesentlichen Klimabeitrag leisten.

Wer einen Baum pflanzt, wird den Himmel gewinnen, wusste schon Konfuzius. China will zwar nicht den Himmel gewinnen, aber auch dazu beitragen, dass er wieder etwas sauberer wird – oder anders ausgedrückt: seinen Beitrag zu den Klimazielen leisten. So entsteht auch im „Land der Mitte“ eine grüne Mauer, um der Wüstenbildung zu begegnen und eine „grüne Lunge“ zu schaffen. Ob diese Anstrengungen ausreichen werden, um die illegalen Abholzungen und Brandrodungen allein im Amazonasgebiet auszugleichen, ist ungewiss. Aber sicher ist, dass Nichtstun noch viel gefährlicher wäre und man positive Vorbilder braucht.

Das wusste schon Julius Sterling Morton, der im baumarmen Nebraska einen Erosionsschutz aus Bäumen und Sträuchern errichtete und seine Mitbürger aufforderte, es ihm gleich zu tun. Seine Beharrlichkeit führte dazu, dass am 10. April 1872 erstmals ein „Tag des Baumes“ stattfand, an dem über eine Million Bäume von Bürgern und Farmern gepflanzt wurden. *Erst wenn der letzte Baum gerodet, der letzte Fluss versickert, der letzte Fisch gefangen ist, werdet ihr feststellen, dass man Geld nicht essen kann*. Diese „indianische“ Weisheit sollte auch unsere „Zivilisation“ beherzigen!

Tel Aviv: Theodor Herzls „Frühlingshügel"

Am 11. April 1909 werden drei israelische Siedlungen zu einer Stadt zusammengefasst, die nach der hebräischen Übersetzung des utopischen Romans „Altneuland" von Theodor Herzl Tel Aviv genannt wird, was „Frühlingshügel" bedeutet.
Ein eindrucksvolles Bild, das auf den Roman „Ahasver ist angekommen" des Franzosen Albert Londres zurückzuführen ist, der über Herzls Stadtvisionen notiert: *Herzl, der Prophet der Boulevards [...] hatte in einem seiner Träume die erste jüdische Stadt gesehen, wie sie sanft von den Ufern des Mittelmeeres aufsteigt und den Blick trifft, wie ein Hügel im Frühling.*
Schön, sich vorzustellen – aber es stimmt leider nicht. Denn als die Romanutopie „Altneuland" 1902 erschien, gab es Tel Aviv überhaupt nicht, und mit der Beschreibung meinte Herzl wohl Haifa, wenn er schrieb: *Von Akka bis an den Karmel schien da ein großer Garten angelegt zu sein und der Berg selbst war auch gekrönt, mit schimmernden Bauten.*
Dass dann Tel Aviv „die Weiße Stadt" seiner Träume wurde, sollte Theodor Herzl wegen seines frühen Todes nicht mehr erleben. Sie ist sein „Frühlingshügel", wie es die hebräische Überzeugung will. Zionismus war an sich nichts Neues – aber Theodor Herzl gelang es, aus einem uralten Gefühl und einer vagen Hoffnung ein politisches Programm zu machen, das den Abschied am Seder-Abend *Nächstes Jahr in Jerusalem* glaubhafter machte. Nach dem ersten Zionistenkongress in Basel im August 1897 notierte Herzl: *L'État, c'est moi. In Basel habe ich den Judenstaat gegründet*. Es dauerte zwar noch ein halbes Jahrhundert, bis es so weit war, aber er sollte recht behalten. Der deutsche Kaiser Wilhelm II. war ein ausgewiesener Antisemit (*die Juden sind Schmarotzer meines Reiches*), aber Herzl hatte eine Ahnung, *dass die Antisemiten unsere verlässlichsten Freunde sein werden*.
Und er sollte Recht behalten, denn der Kaiser sah die Chance, dass ihm die *Welt der Hebräer* zu Dank verpflichtet sein und er gleichzeitig das Judenproblem in seinem Reich gewissermaßen exportfähig machen könnte. Der wankelmütige Regent sollte aber bald sein Interesse verlieren, und letztendlich waren es die Nöte der Briten im Ersten Weltkrieg, die Versprechungen an die Juden provozierten und das bis dahin weitgehend friedliche Zusammenleben von alteingesessenen Juden und Palästinensern zerrütten sollten.
Eine Notiz am Rande: Die Briten brachten aber auch andere Möglichkeiten zur Diskussion wie etwa Uganda oder einen Teil Kenias. Herzl selbst hatte sogar einmal gemeint, Argentinien würde sich eignen, denn einerseits sei es ein noch immer leeres Land und andererseits sei es auch vom europäischen Antisemitismus weit genug entfernt. Durchsetzen sollten sich diejenigen , die von Eretz Israel träumten und sich am Seder-Abend in Jerusalem die Hand schütteln wollten. Und der Frühlingshügel wurde zur pulsierenden Stadt der weißen Häuser *vom Traum zur Tat*, wie er es erhofft hatte.

Mary Eliza Church Terrell: Eine farbige Frau in einer weißen Welt

Sie war zeitlebens widerständig gewesen. Noch im hohen Alter von 85 Jahren führte sie Anfang der 1950er-Jahre Protestmärsche gegen die Rassentrennung in Restaurants an. Als sie 1954 mit 90 Jahren starb, blieb sie in Erinnerung als eine Frau, die für Gleichberechtigung, unabhängig von Geschlecht und Hautfarbe, gekämpft hatte. Ihre Eltern waren freigelassene Sklaven und der Vater war so erfolgreich, dass seine Tochter als eine der ersten afroamerikanischen Frauen überhaupt das Oberlin-College absolvieren konnte, wo sie 1888 einen Master-Grad erwarb. Die Rede ist von Mary Eliza Church Terrell, einer afroamerikanischen Sozialreformerin und Bürgerrechtlerin, die in die Geschichte einging und deren Porträt in der „National Portrait Gallery" hängt. Anstoß zu ihrer politischen Betätigung war der Lynchmord an Thomas Moss und zwei seiner Freunde, die am 9. März 1892 aus dem Bezirksgefängnis von 75 vermummten Männern herausgezerrt und auf dem Bahnhofgelände von Memphis buchstäblich in Stücke geschossen wurden. Moss' letzte Worte, die von Reportern festgehalten wurden, waren an seine Angehörigen gerichtet: *Sag meinen Leuten, sie sollen nach Westen gehen, hier gibt es keine Gerechtigkeit für sie.* Seine Freundin Ida Bell Wells dokumentierte Lynchmorde in den Vereinigten Staaten und wurde für ihre mutige Berichterstattung 2020 posthum mit dem Pulitzer-Spezialpreis geehrt.
Aber zurück zu Mary Church Terrell, die mit ihrer Rede zur Rassentrennung großes Aufsehen erregte: *Was es bedeutet, in der Hauptstadt der Vereinigten Staaten eine Farbige zu sein.*
Als farbige Frau kann es mir passieren, dass ich vom Kapitol in Richtung des Weißen Hauses gehe, einen schrecklichen Hunger und mehr als genug Geld bei mir habe, um mir ein Essen leisten zu können, ohne auch nur ein einziges Restaurant zu finden, in dem mir gestattet würde, einen kleinen Happen zu mir zu nehmen, wenn es von weißen Besitzern geführt würde, es sei denn, ich wäre bereit, mich hinter einen Wandschirm zu setzen. Als farbige Frau kann ich das Grabmal des Vaters dieses Landes nicht besuchen, das seine Existenz der Freiheitsliebe im Menschenherzen verdankt und das für gleiche Chancen für alle steht, ohne dass man gezwungen wird, im Jim-Crow-Abteil einer Straßenbahn zu sitzen. … Wenn ich mich weigere, mich auf diese Art erniedrigen zu lassen, wirft man mich ins Gefängnis.

Der Weg Unrecht zu korrigieren,
besteht darin, das Licht
der Wahrheit darauf zu richten.

Ida B. Wells, 1892

Das Reich der Utopie: UJAMAA

So lautet der Swahili-Begriff für *Dorfgemeinschaft, Familie, Familiensinn und Gemeinschaftssinn* und bezeichnet ein vom ersten Präsidenten Tansanias Julius Nyerere geprägtes Gesellschaftsmodell. Dieses hatte Nyerere 1967 in der Deklaration von Arusha vorgestellt – eine sozialistische Utopie, die „Kujitegemea" (Swahili – Selbstverantwortung und Eigenständigkeit) zum Ziel hatte. Julius Kambarage Nyerere wurde am 13. April 1922 nahe dem Ostufer des Viktoriasees geboren und führte das von 1919 bis 1961 unter britischer Treuhandhoheit stehende Gebiet von Tanganjika in die staatliche Unabhängigkeit. Bis in die Gegenwart wird in seinem Land von ihm mit Respekt und Verehrung als dem „mwalimu" (Swahili-Lehrer) und „Vater der Nation" (Swahili – baba wa taifa) gesprochen. Als 1964 Tanganjika mit Sansibar und Pemba zu Tansania zusammengeschlossen wurde, blieb er Präsident bis zu seinem Rücktritt 1985. Bis zu seinem Tod wollte der praktizierende Katholik einen Afrikanischen Sozialismus mit Leben erfüllen. Er scheiterte aber mit dieser Vision, und seine UJAMAA-Idee wurde wieder ins Reich der Utopie verwiesen. Was er blieb, war ein allseits anerkannter, friedensvermittelnder Diplomat, der sein Land auch in die Bewegung der Blockfreien mit einer Äquidistanz zu den Exponenten des Kalten Krieges geführt hatte. Dem frommen Katholiken, der auch während seiner Präsidentschaft täglich zur Messe ging und häufig fastete, gilt ein 2005 vom Bistum Musoma eingeleitetes Seligsprechungsverfahren.

Im September 2009 wurde dem 10 Jahre zuvor Verstorbenen anlässlich einer Feierstunde im Präsidentenpalast von La Paz der von der Generalversammlung der Vereinten Nationen verliehene Titel eines „World Hero of Social Justice" zuerkannt. Sein Kampf um Gerechtigkeit wird in folgenden zwei Zitaten deutlich:

Während arme Nationen wie Tansania für jene Strukturänderungen im Weltwirtschaftssystem kämpfen, ohne die unsere eigenen Entwicklungsanstrengungen nichtig gemacht würden, stellen wir fest, dass die amerikanische Wirtschaftsmacht sich auf der anderen Seite einreiht, das heißt, auf der Seite unserer andauernden Ausbeutung. – 1976

Den armen Ländern wird gesagt, sie müssten hart arbeiten, mehr produzieren und wären dann in der Lage ihre Armut zu überwinden. [...] Nehmen wir den Fall von Sisal – früher Tansanias wichtigster Exportartikel – und beziehen ihn auf den Preis von Traktoren. 1965 konnte ich einen Traktor für 17,25 Tonnen Sisal kaufen; der gleiche Traktor kostet 1972 indes so viel wie 47 Tonnen Sisal. [...] Die reichen Länder werden reicher, weil ihre wirtschaftliche Stärke ihnen wirtschaftliche Macht verleiht; die armen Länder bleiben arm, weil ihre wirtschaftliche Schwäche sie zu Marionetten im Machtspiel der Anderen macht. – 1977

Der vergangene Glanz von Kilwa auf der Insel

Wenn man heute Kilwa Kiwigani besucht (das heißt auf Swahili „Kilwa auf der Insel"), dann ahnt man kaum, um welch prächtige Stadt es sich einmal gehandelt haben muss. Denn heute leben etwa 500 Menschen in einfachen Lehmhütten auf der Insel, die einmal die bedeutendste Stadt an der Ostküste Afrikas war. Durch das Rote Meer und den Golf von Aden, dann am Horn von Afrika vorbei und die ostafrikanische Küste entlang führten wichtige Handelsrouten, die schon den Römern bekannt waren. Auch das Christentum war auf diesem Weg nach Äthiopien und Nubien gekommen, aber durch die spätere Ausbreitung des Islam und des arabischen Einflusses war den Europäern diese Route versperrt. Die Portugiesen kamen dann vom Westen die Küste entlanggesegelt, um einen Weg nach Indien zu finden und um den islamischen Ländern in großem Bogen auszuweichen. Vasco da Gama kam 1498 nach Kilwa. Bemerkenswert ist, was einer der ersten portugiesischen Besucher 1502 notierte:
Die Stadt reicht bis an die Küste hinunter und ist von einer Mauer und von Türmen umgeben, zwischen denen ungefähr 12.000 Einwohner leben. Die Straßen sind sehr eng, gesäumt von drei oder vier Stockwerke hohen Häusern, auf deren Dachterrassen man entlang gehen kann, da sie so eng beieinander stehen ... im Hafen liegen viele Schiffe.
Diese Stadt hielt jedem europäischen Vergleich stand und hatte reiche Handelshäuser, großzügige Bäder, Moscheen und einen beachtlichen Herrscherpalast, der so wie alle anderen Gebäude aus Korallenstein gefertigt war. Die Kaufleute lebten in luxuriösen Steinhäusern mit großen Salons, in denen kostbare Gobelins hingen, aßen von chinesischem Porzellangeschirr und wuschen sich in Badezimmern – und das zu einer Zeit, als die spanische Königin von sich sagen sollte, sie habe nur einmal gebadet. Völlig fremd waren den Europäern jedoch die Toiletten und Hygienestandards, die erst sehr viel später Eingang in ihre Haushalte finden sollten.

Schon damals sprachen die Einwohner Swahili, eine afrikanische Bantusprache, die sie mit arabischen Lehnwörtern bereicherten, was auch in Europas Süden üblich war. Zu überlegen waren die Araber in vielen Bereichen der Wissenschaft, auch der Medizin und Kunst, als dass man darauf verzichten hätte können, ihrer Sprache Wörter zu entnehmen. Die meisten Bewohner waren Nachkommen von Bauern und Handwerkern, die aus dem Hinterland an die Küste gekommen waren. Somit war ihre swahilische Kultur afrikanisch, aber eingebunden in Netzwerke, die von Arabien über Persien bis nach Indien reichten. Afrikanische Produkte wie Gold, Elfenbein und Ambra, aber auch Sklaven aus dem Hinterland trafen auf ein Angebot aus Tüchern, Kleidung, Töpferwaren, Perlen und anderem mehr.

Die Überlegenheit der Europäer bestand vor allem in Kanonen und Feuerwaffen, und so wurden bis 1510 alle swahilischen Hafenstädte erobert – Portugal wurde zum Herren über die Ostküste Afrikas. Kein Grund, besonders stolz zu sein.

Der Maji-Maji-Aufstand: Wunderwasser im Krieg gegen die kolonialen Ausbeuter

Die Kugel folgt dem Handel, könnte man sagen, wenn man die Geschichte der deutschen kolonialen Machtübernahme in Ostafrika kurz beschreiben wollte.

Waren es zumeist die Handelsinteressen der deutschen ostafrikanischen Gesellschaft, die bestimmend für die „Schutzverträge" waren, die mit einheimischen Oberhäuptern abgeschlossen wurden, so wurde bald klar, dass es einer militärischen Unterstützung bedurfte, um die kolonialen Interessen gegenüber einer widerstrebenden Bevölkerung auch durchzusetzen. Nichts fürchtete der deutsche Reichskanzler so sehr wie einen etwaigen Prestigeverlust, vor allem bei jenen europäischen Mächten, die ebenfalls gerade dabei waren, sich ihre Anteile am Kuchen der Kolonialisierung zu sichern. Und so wurde flugs eine „Eingreiftruppe" finanziert, die in den aufsässigen Gebieten für Ruhe und Ordnung sorgen sollte. Schließlich wurde daraus im Laufe der Zeit eine reguläre „Kaiserliche Schutztruppe", die die Wahrung deutscher Interessen durchsetzen sollte. „Schutzverträge" und „Schutztruppe" hatten nun ihre wahre Bestimmung offenbart – sie dienten den Geldbörsen der Händler und dem Prestige des Deutschen Reiches. Die „Befriedung" ließ aber auf sich warten, bis 1905 ein regelrechter Krieg ausbrach, der als Maji-Maji-Aufstand in die Geschichtsbücher eingegangen ist und zu den blutigsten Auseinandersetzungen in der afrikanischen Kolonialgeschichte zählt. Man sollte gerechterweise aber nicht von einem „Aufstand" sprechen, sondern von einem Befreiungskrieg gegen imperiale Unterdrücker. Die sogenannte „Hüttensteuern" und zusätzliche „Kopfsteuern", die Verpflichtung zu unentgeltlichen Arbeiten, die unentwegte Landaneignung durch die europäischen Plantagenbesitzer, führten zu einer immer schlimmer werdenden Ausbeutung der einheimischen Bevölkerung, bis Kinjikitile als „Heiler" auftrat, der die Hoffnung vermittelte, sein Wunderwasser („Maji-Maji", wobei „Maji" Wasser auf Swahilisch bedeutet) würde unverwundbar gegen deutsche Kugeln machen. Er selbst wurde von der „Schutzmacht" gleich zu Beginn des Widerstandes kurzerhand aufgehängt. Es entwickelte sich daraufhin der erste große antikoloniale Befreiungskampf, dem sich im Laufe der Zeit zwanzig Völker anschlossen. Für die deutschen Herrenmenschen war klar, dass die „Neger" aufbegehren, weil sie sich die angeborene Faulheit erhalten wollten. Die „Strafexpeditionen" der „Schutztruppe" waren in Wirklichkeit Massaker, wo Maxim-Maschinengewehren Speere und Keulen gegenüberstanden.

Tansanische Historiker schätzen, dass bis zu 300.000 afrikanische Opfer zu beklagen waren. Die Sieger vermeldeten den Tod von 15 weißen und 389 schwarzen Hilfssoldaten.

Das ist der Stoff, aus dem jene kolonialen Heldensagen geschrieben wurden, die in der Heimat so begeisterten und stolze volkstreue Leser fanden.

Die Steinhäuser stehen für das Land

Auch die Briten hatten natürlich ihre Frontkämpfer im „Wettlauf um Afrika". Einer der führenden Aktionäre war jener Cecil Rhodes, der nicht nur von einer anglo-amerikanischen Welt unter einer gemeinsamen imperialen Regierung träumte, sondern auch der Überzeugung war, dass die Briten „die erste Rasse" der Welt seien. Ein imperialer Rassist, wie sie auch gerne bei den Deutschen zu finden waren.
Auch der „Kap-Kairo-Plan" war in erster Linie seine Kopfgeburt und sollte eine durchgehende britische Beherrschung Afrikas vom Norden bis zum Süden bewirken. Das Einzige, das sein Vorhaben wirklich störte, waren die Deutschen in Ostafrika. Nach dem Ersten Weltkrieg sollte allerdings dieses Ärgernis auch behoben sein, doch mittlerweile fehlte den Briten die Kraft, Rhodes' Weltbeherrschungspläne umzusetzen. Was bei den Briten eine Zeit Bestand hatte, war die Dankbarkeit für sein Agieren im Süden des Kontinents, die sich in der Namensgebung der Provinz „Rhodesien" niederschlug. Am 11. November 1965 erklärte eine weiße Minderheit unter Jan Smith einseitig die Unabhängigkeit, die von der britischen Regierung für illegal erklärt wurde. Flugs wurde die Rolle der schwarzen Bürgerschaft beschnitten – ein Zustand, der bis 1978 andauerte.
Am 18. April 1980 wurde das Land dann offiziell in die Unabhängigkeit entlassen und gab sich den Namen „Simbabwe", was in der Sprache der Shona „Steinhäuser" bedeutet. Damit wird an die Ruinenstätte Groß-Simbabwe erinnert, welche die größten vorkolonialen Steinbauten im südlichen Afrika umfasste.
Geprägt wurde die Politik des Landes jahrzehntelang von Robert Mugabe, der bei der Erlangung der Unabhängigkeit als Ministerpräsident fungierte und von 1987 bis 2017 Präsident des Landes war. Vor seiner Absetzung war er das weltweit älteste Staatsoberhaupt. In den ersten Jahren des Landes unter seiner Verantwortung hatte er durchaus Erfolge zu verzeichnen, etwa auf dem Gesundheits- und Bildungssektor. Im Laufe der Zeit nahmen Intransparenz und Korruption zu, während seine große Popularität bei der Bevölkerung und sein Ansehen im Ausland immer mehr abnahmen. Ab der Jahrtausendwende verstand er sich zunehmend als Diktator, der verantwortlich war für schwere Menschenrechtsverletzungen und Hungersnöte in Kauf nahm. Nach einem unblutigen Militärputsch erklärte er seinen Rücktritt, bevor ein Amtsenthebungsverfahren gegen ihn eingeleitet werden konnte. Heute gehört das Land mit seinen 16 Millionen Einwohnern zu den Armenhäusern der Welt, mit schweren Dürrekatastrophen, niedriger Lebenserwartung, höchster HIV- und AIDS-Durchdringung und geringer Wettbewerbsfähigkeit. Nur den Eliten, die sich bereicherten, geht es wie immer gut – sie haben keine Hautfarbe und bloß kleptokratische Züge.

Die „Négritude“ des Aimé Césaire

Als am 17. April 2008 der afrikanisch-französische Schriftsteller und Politiker Aimé Césaire auf Martinique starb, war die formale Phase der Entkolonialisierung zwar abgeschlossen, doch war ihm bis zuletzt bewusst, dass die Nachwirkungen noch längst nicht bewältigt waren. Er erkannte, dass dazu Selbstbewusstsein und ein langer Atem notwendig waren, den er schon dadurch bewies, dass er selbst 56 Jahre Bürgermeister seiner Heimatstadt Fort-de-France war und das Amt erst im hohen Alter von 88 Jahren zurücklegte. Richtungsweisend ist seine 1950 veröffentlichte Kampfschrift „Über Kolonialismus“:

Die humanistische Tradition, auf die sich Europa beruft, ist heuchlerisch und ein Schwindel. Eben das ist der große Vorwurf, den ich dem Pseudohumanismus mache: Dass er die Menschenrechte allzu lange beschränkt hat, dass er eine enge und fragmentarische, eine partielle und parteiische und eine alles in allem ekelhaft rassistische Auffassung von ihnen gehabt hat und immer noch hat.

Das, was das Schulgesetz mit der „positiven Rolle der französischen Präsenz“ in den Kolonien meint, ist nichts als Augenwischerei, die vom eigentlichen Problem ablenken soll. Man redet mir von „Fortschritten und Errungenschaften“, von geheilten Krankheiten, von gestiegenem Lebensstandard. Ich aber rede von um ihre Identität gebrachten Gesellschaften, von niedergetrampelten Kulturen, von ausgehöhlten Institutionen, von konfisziertem Land, von ausgelöschten Religionen, von vernichtetem künstlerischem Glanz, von vereitelten großen Möglichkeiten. Man wirft mir Fakten, Statistiken, Straßen-, Kanal- und Eisenbahnkilometer an den Kopf. Ich aber rede von Tausenden abgeschlachteter Menschen.

Der Kolonisator, der im anderen Menschen ein Tier sieht, nur um sich selber ein ruhiges Gewissen zu verschaffen, dieser Kolonisator wird objektiv dahin gebracht, sich selbst in ein Tier zu verwandeln. Ich spreche von Millionen Menschen, denen man geschickt das Zittern, den Kniefall, die Verzweiflung […] eingeprägt hat.

Die Anklage des überheblichen weißen Kolonialismus ist die eine Seite von Césaires Denken. Die andere ist die Selbstbefreiung der Schwarzen, für die er den Begriff Négritude geprägt hat. In einer Rede bei der ersten Hemisphärenkonferenz der schwarzen Völker der Diaspora in Miami, Florida, gehalten am 26. Februar 1987, hat er zurückblickend zusammengefasst, was er damit meint:

Das alles ist die Négritude gewesen: Suche nach unserer Identität, Bekräftigung unseres Rechts auf Anderssein, Aufforderung an alle, dieses Recht anzuerkennen und unsere gemeinsame Eigenart zu respektieren.

Davon müssten die Schulbücher heute erzählen und nicht von den Stammbäumen diverser Adelsfamilien, die dann buchstäblich herabgebetet werden müssen und wirkliches Geschichtswissen ersetzen.

Bandung: Blockfrei und antikolonialistisch

Als am 18. April 1955 in der indonesischen Stadt Bandung Vertreter von 29 Staaten Asiens und Afrikas zusammentrafen, repräsentierten sie eine knappe Hälfte der Weltbevölkerung. Das Spektrum der Teilnehmer reichte von absoluten Monarchien wie Saudi-Arabien, Iran und Äthiopien bis hin zu kommunistischen Einparteiendiktaturen wie die Volksrepublik China und Nordvietnam. Auch autoritäre Staaten waren dabei und wirkliche Demokratien eine Minderheit. Das einigende Band war die Tatsache, dass man keinem der beiden Blöcke des Kalten Krieges angehörte und einen strikt antikolonialistischen Kurs einschlug. Man muss aber berücksichtigen, dass große Teile Afrikas und auch Regionen Asiens noch immer in europäischem Kolonialbesitz waren und manche andere Länder wie Indonesien, Indien und Pakistan erst wenige Jahre der Unabhängigkeit hinter sich hatten.

Am ersten Tag eröffnete der indonesische Präsident Sukarno die Konferenz mit einer Ansprache an die Delegierten. In der Rede betonte er, dass die Konferenz *die erste interkontinentale Konferenz farbiger Völker in der Geschichte der Menschheit* sei. Die vergangenen Jahre hätten enorme Veränderungen mit sich gebracht. Nationen und Staaten seien *aus einem jahrhundertelangen Schlaf aufgewach*t, und die Menschen seien nicht mehr passiv, sondern forderten aktiv ihre Rechte ein. Die Konferenzteilnehmer kämen zwar aus einem unterschiedlichen sozialen, kulturellen und religiösen Hintergrund, seien aber vereint in der Ablehnung des Kolonialismus und Rassismus und hätten das gemeinsame Ziel, den Frieden in der Welt zu erhalten und zu bewahren. Die wirtschaftliche und politische Macht der Völker Afrikas und Asiens sei zwar schwach, aber die asiatisch-afrikanischen Völker hätten vereint eine moralische Autorität und könnten ihre Stimme für Frieden und Toleranz in der Welt erheben.

Manches davon blieb zwar ein frommer Wunsch, denn mit der Erlangung der Selbstständigkeit war zwar in den Folgejahren für viele Länder ein lange angestrebtes Ziel erreicht, aber Bürgerkriege, Diktaturen, Korruption und Misswirtschaft machten den Anfangserfolg wieder zunichte. Aber aus diesem ersten Zusammentreffen entwickelte sich die Bewegung der blockfreien Staaten, die sich angesichts des Kalten Krieges für friedliche Koexistenz und Abrüstung einsetzte. Die Auflösung des Warschauer Paktes Anfang der 1990er-Jahre ließ allerdings die Bedeutung dieses Zusammenschlusses geringer werden, obwohl ihm mittlerweile 118 Mitglieder angehören, die immerhin 55 Prozent der Weltbevölkerung repräsentieren. Eine neue Komponente ist die Notwendigkeit der Süd-Süd-Kooperation, nachdem das alte Ost-West-Schema ausgedient hat. Jetzt geht es darum, dass sich die Länder des globalen Südens untereinander abstimmen, um einigermaßen ein Gegengewicht zum industriellen Norden bilden zu können.

Der Anakonda-Plan und die Baumwollhungersnot

Als in Amerika 1861 der Sezessionskrieg begann, lieferten die Südstaaten noch immer den größten Teil der Baumwolle für die britische Textilindustrie. Diese Exporterlöse den Konföderierten zu entziehen war eine der Zielsetzungen des „Anakonda-Plans", der darin bestand, durch eine Seeblockade die Verbindungen über den Atlantik abzuschnüren. Am 19. April 1861 forderte Präsident Lincoln die Blockade der abtrünnigen Südstaaten, die im Laufe der Zeit eine immer größere Wirkung zeigte. Ab 1862 kam es daher in England in Folge der Baumwollknappheit zur Schließung von Fabriken und zu Massenentlassungen.
1864 waren schon drei Fünftel aller Webstühle Englands stillgelegt! Die Meeresblockade der konföderierten Häfen verhinderte praktisch jede Versorgung, nur einigen tollkühnen Blockadebrechern gelang es manchmal, die Wachsamkeit der nordamerikanischen Kriegsschiffe zu überlisten und auf hoher See Schmuggelschiffe zu treffen, die von den Kaufleuten aus Liverpool, Southampton und Halifax finanziert wurden. Die großen und mittleren Industrie-, Handels- und Finanzkaufleute verlangten von der Regierung in London die Entsendung eines Expeditionskorps, das den Konföderierten Hilfe leisten sollte. Sie forderten ebenfalls den Einsatz der britischen Atlantik-Kriegsflotte an der Küste der Konföderierten, um die Blockade zu brechen und die Versorgung der Fabriken von Lancashire mit Baumwolle sicherzustellen. Die Regierung ihrer Majestät zögerte: Einerseits ware die Folge der Blockade eine wirtschaftliche Katastrophe in England, auf der anderen Seite schien es ihr schwierig, offen Partei für die Sklavenhalter zu ergreifen und die legal zustande gekommene Regierung der Vereinigten Staaten anzugreifen.
Was an erster Stelle und für fast alle Historiker unbestreitbar den Kriegseintritt Großbritanniens an der Seite der Südstaaten verhindert hatte, war die außergewöhnliche Mobilisierung der englischen Arbeiterklasse. Es waren die englischen Proletarier, welche die Schwarzen im Süden der Vereinigten Staaten retteten. Großbritannien war mit Abstand die stärkste Seemacht dieser Zeit, und hätte sie eingegriffen, hätten die Nordstaaten den Krieg mit Gewissheit verloren.
Abraham Lincoln antwortete persönlich auf jede Solidaritätsbekundung und Sympathiebezeugung, die ihm die Massenversammlungen der englischen Arbeiter schickten. Eine seiner schönsten Antworten richtete sich an die Arbeitslosen von Manchester:
Ich kenne und bedaure aus tiefstem Herzen die Leiden, welche die Arbeiter von Manchester infolge dieser Krise erdulden [...] Unter diesen Umständen bedeutet ihre entschlossene Haltung ein hohes Beispiel an christlichem Heldenmut, wie er noch zu keiner Zeit, in keinem Land übertroffen worden ist.
(Aus: Jean Ziegler „Genossen an der Macht")
Damals wurde Solidarität eben noch nicht als ein Unwort von Gutmenschen verstanden, sondern als ein Akt christlicher Nächstenliebe und praktizierten Sozialismus'.

Er ist noch immer da

Es gibt auch heute noch Menschen, die den Geburtstag eines der größten Verbrecher aller Zeiten zum Anlass feierlichen Gedenkens nehmen. Allen denjenigen, die zur Verharmlosung oder zur Gleichgültigkeit neigen, sobald es um Adolf H. geht, seien die Gedanken zum Nazismus von Aimé Césaire in Erinnerung gerufen:
Und dann, eines schönen Tages, wird die Bourgeoisie durch einen gewaltigen Bumerangeinschlag aus dem Schlaf gerissen: Die Gestapo treibt ihr Unwesen, die Gefängnisse füllen sich, rings um die Folterbänke erfinden, verfeinern, debattieren die Folterknechte. Man wundert sich, man ist empört. Man sagt: »Das ist aber seltsam! Aber was soll's: Das ist der Nazismus, der vergeht auch wieder!« Und man wartet, und man hofft; und verschweigt sich selbst die Wahrheit, nämlich dass dies eine Barbarei ist, aber die äußerste Barbarei, diejenige, die der Alltäglichkeit der Barbareien die Krone aufsetzt und sie alle in sich einschließt; dass das der Nazismus ist, ja, aber dass man, bevor man sein Opfer wurde, sein Komplize gewesen ist; dass man diesen Nazismus geduldet hat, bevor man ihn am eigenen Leib zu spüren bekam, dass man ihm die Absolution erteilt, dass man die Augen vor ihm verschlossen, dass man ihn legitimiert hat, weil er bis dahin nur nichteuropäischen Völkern verabreicht wurde; dass man diesen Nazismus gehegt und gepflegt hat, dass man für ihn verantwortlich ist und dass er aus sämtlichen Spalten und Ritzen der westlichen und christlichen Zivilisation herausquillt, herausdringt, heraustropft, bevor er diese in seine geröteten Wasser hineinreißt. Ja, es wäre schon die Mühe wert, klinisch genau und in allen Einzelheiten die Methoden Hitlers und des Hitlerismus zu untersuchen und dem ach so distinguierten, ach so humanistischen, ach so christlichen Bourgeois des 20. Jahrhunderts begreiflich zu machen, dass er selbst einen Hitler in sich trägt, ohne es zu wissen, dass Hitler ihn bewohnt, dass Hitler sein innerer Dämon ist, dass sein Wettern gegen ihn Mangel an Logik ist und dass im Grunde das, was er Hitler nicht verzeiht, nicht das Verbrechen an sich, das Verbrechen gegen den Menschen ist, nicht die Erniedrigung des Menschen an sich, sondern das Verbrechen gegen den weißen Menschen, die Erniedrigung des weißen Menschen und dass er, Hitler, kolonialistische Methoden auf Europa angewendet hat, denen bislang nur die Araber Algeriens, die Kulis Indiens und die Neger Afrikas ausgesetzt waren. Eben das ist der große Vorwurf, den ich dem Pseudohumanismus mache: dass er die Menschenrechte allzu lange beschränkt hat, dass er eine enge und fragmentarische, eine partielle und parteiische und eine alles in allem ekelhaft rassistische Auffassung von ihnen gehabt hat und immer noch hat.
(Aimé Césaire „Über den Kolonialismus")
Ist es nicht so, dass manches von diesem Geist immer noch lebt, wenn es um die „Festung Europa" geht, wenn Rassismus zwar subtiler geworden, aber noch immer existent ist, wenn von Hängematten und Faulbetten die Rede und damit oftmals die schlimme Lage der Menschen in Ländern des globalen Südens gemeint ist?

Was geschah in Mexiko wirklich vor 500 Jahren?

Nachdem Hernán Cortés am 22. April 1519 unweit der heutigen Stadt Veracruz in Mexiko gelandet war, begriff er rasch, dass er keinem geeinten Staat, sondern eher einem Netzwerk von Satrapen gegenüberstand. Er verbündete sich mit einer Konföderation aus kleinen Königreichen, sein Stellvertreter Pedro de Alvarado wurde mit einer Königstochter vermählt, die Streitkräfte vereint und die Hauptstadt Tenochtitlán einfach besetzt. Diese Stadt musste die Eroberer blenden, denn sie war weit größer als Paris, damals die bedeutendste Stadt Europas, und an Pracht ohnegleichen. In ihr residierte der „Tlatoani"-Herrscher von Gottes Gnadentum, genannt Moctezuma. Über ihn sagte Cortés später seinem König gegenüber.

Es waren, abgesehen von ihrem inneren Wert, so wunderbare Dinge, dass es kaum möglich ist, dass irgendeiner von allen Fürsten der Welt dergleichen besitzen könnte. Es ist wahr, wenn ich sage, dass Moctezuma von allen Dingen der Erde und des Meeres, die er kannte, Abbildungen in Gold und Silber, in Edelsteinen und Federschmuck in solcher Vollkommenheit besaß, dass sie gleichsam die Urbilder zu sein schienen [...] dazu bekam ich von Moctezuma viele Stoffe von einer Art, wie sie in der ganzen Welt nicht zu finden ist [...]

Der erfahrene Kriegsherr Cortés wusste aber auch, dass Moctezuma seine Armee mit einem einzigen Befehl dazu bringen konnte, dass *nicht einmal das Gedächtnis an uns übrigbleiben würde*. Also griff er zu einer Hinterlist und bemächtigte sich des Gottähnlichen. Dieser wurde unter nicht geklärten Umständen ermordet, die Spanier mussten vor der Übermacht flüchten, verbündeten sich wieder mit anderen Vasallenstaaten, wurden teilweise aufgerieben, hatten jedoch letztlich das Glück auf ihrer Seite Dieses waren die „Pocken" und besorgte als Schnitter des Todes den grausamen Rest. Cortés wusste aber auch, dass die brutale Eroberung eher zu rechtfertigen war, wenn der Gegner als möglichst grausam geschildert wurde.

Auch aus diesem Grund gab es übertriebene Darstellungen von Menschenopfern, die im Reich Moctezumas dargebracht wurden. Belegt ist, dass es sich um eine grausame Gesellschaft handelte, die Kriegsgefangene und Verbrecher opferte, um die höheren Mächte ausreichend mit Blut zu versorgen. Wenn Cortés diese Bräuche als höchst grauenvoll und abscheulich bezeichnete, wird er schon recht gehabt haben, doch hatte er gleichzeitig auf die Vierteilungen, Räderungen, Scheiterhaufen, Massenhängungen und Enthauptungen in Europa vergessen, die in Zeiten der Inquisition die Schaulust der Massen befriedigten. Es gab durchaus Parallelen beim öffentlichen Hinschlachten wie die Lesung ritueller Schriften als schauerlichem Begleittext für Opfer wie Zuschauer. Ihnen wurde kein Brot, aber dafür umso mehr Spiele geboten. Nimmt man beispielsweise England mit seinen drei Millionen Einwohnern gegenüber dem Zehnfachen im Gebiet der Azteken, so war die Abschlachtungsquote in europäischen Zivilisationen laut zeitgenössischen Berichten auch nicht gering zu schätzen.

„Mutter Erde" ist „Gaia", ist „Pachamama"

Es gibt Menschen, die halten unsere Erde für eine Schöpfung Gottes, andere wieder glauben an keinen Plan, sondern eine Abfolge chemischer und physikalischer Reaktionen und viele machen sich wenig bis gar keine Gedanken, weil es dann leichter fällt, in den Tag hinein zu leben.
In Hesiods Theogonie entsteht „Gaia" als eine der ersten Gottheiten aus dem Chaos, und in der griechischen Mythologie ist sie die personifizierte Erde.
Nach ihr ist eine Theorie benannt, die unseren Planeten als einen eigenständigen „Superorganismus" ansieht, also weder göttliche Schöpfung noch Chaos zur Erklärung braucht. Die Biosphäre der Erde erscheint in der Theorie des britischen Naturforschers James Lovelock als ein einziges, miteinander zusammenhängendes, komplexes System, in dem sich alle Bestandteile wechselseitig beeinflussen.
Der Mythos einer „großen Mutter" Erde ist in vielen archaischen, erdverbundenen Religionen zu finden. Daher gilt die Göttin „Pachamama" (in der Quechua-Sprache „Mutter Erde, Mutter Welt") einigen indigenen Völkern Südamerikas als personifizierte Erdmutter. Sie schenkt allen Kreaturen das Leben und nährt sie.
In diesem Verständnis lud der bolivianische Präsident Evo Morales 2010 zum Internationalen Tag der Mutter Erde und zu einer alternativen Weltkonferenz der Völker über den Klimawandel und die Rechte von Mutter Erde ein. Auf Vorschlag seiner Regierung wurde auch der 22. April zum Internationalen Tag der Mutter Erde durch die Generalversammlung der Vereinten Nationen erklärt.
Bei der von 20. bis 22. April 2010 in bolivianischen Cochabamba stattgefundenen 1. Weltkonferenz mit über 35.000 Teilnehmern wurde ein Schlussdokument verabschiedet, in dem auch die Schulden angesprochen werden, die die Menschen gegenüber Mutter Erde angehäuft haben.
Diese Schulden entstehen durch die Tatsache, dass seit 50 Jahren der Verbrauch an weltweiten Ressourcen die Regenerationsfähigkei unseres Planeten übersteigt.
Mittlerweile sind wir beim 1,7-Fachen angelangt, was bedeutet, dass die Weltgemeinschaft um 70 Prozent mehr ausgibt, als die Erde wiederherstellen kann. Gewissermaßen ein Budgetdefizit, das sich summiert, bis es zum Bankrott kommt. In den Kalender eingetragen heißt das, dass wir jedes Jahr ab etwa Anfang August auf Pump leben – darauf macht uns der Erdüberlastungstag aufmerksam. Wenn uns so jemand in unserem kleinen, alltäglichen Leben begegnen würde, würden wir ihn als verantwortungslosen Bankrotteur bezeichnen. Im Großen nehmen wir es einfach hin in der Hoffnung „too big to fail". Das ist ein fundamentaler Irrtum. James Lovelock gibt auch da eine Antwort: *Gaia wird nichts vorsätzlich gegen den Menschen unternehmen. Doch solange wir die Umwelt weiter entgegen ihren Präferenzen verändern, müssen wir gewärtig sein, dass wir durch eine andere Art ersetzt werden, die dieser Umwelt besser entspricht.* Mit anderen Worten: Gaia lebt – was stirbt, ist der Mensch!

Leopold II.: Ein König, der niemals seinen Besitz besuchte

Leopold II. kam aus dem Haus Sachsen-Coburg. Die Belgier hatten nach der Abspaltung von den Niederlanden seinen Vater zum König erkoren. Er aber wollte mehr sein als *a King of a small country and small-minded people,* als er 1865 den Thron bestieg. Schon Jahre vorher hatte er koloniale Ambitionen entwickelt, als er sich vergeblich darum bemühte, Guatemala, Mexiko oder die Philippinen zu erwerben. Der Kongo in Afrika war also gewissermaßen erst Liebe auf den dritten Blick, die ausgelöst wurde durch die Forschungsergebnisse von Stanley und seine Suche nach Livingstone. Man musste nur dreist genug sein und auch ausreichend verlogen, was die eigentliche Ziele anbelangt, um im Kreis der Großen mitmischen zu können. So erklärte er öffentlich, seine Absichten seien rein humanitär und moralisch. Natürlich sprach er sich auch gegen die Sklaverei aus.

Zugute kam ihm dabei, dass die drei Großen Großbritannien, das Deutsche Reich und Frankreich bemüht waren, sich möglichst feine und große Stücke am Kuchen zu sichern, und das kleine, neutrale Belgien ein Puffer in der Mitte seien konnte, noch dazu wo es ja um den Privatbesitz des Königs ging.

Vor Ort ließ er Stanley agieren, der Verträge unterschreiben ließ, die keiner verstand und ihn zumindest formal in die Lage versetzten, 1884 den Kongostaat mit Leopold II. als privatem Besitzer zu gründen. Am 23. April 1885 nahm der belgische König den Titel „Souverän des Freistaates Kongo“ an, der als Privatbesitz jenseits jeglichen Völkerrechts angesiedelt war.

Es folgten grausame Misshandlungen, brutale Verstümmelungen, Mordorgien und andere Verbrechen, die lange Zeit im Dunkeln blieben. Die Truppen des Königs überfielen Dörfer, und wer zu fliehen versuchte, wurde erschossen. Um zu kontrollieren, ob die Soldaten nicht nur gejagt hatten, mussten sie für verbrauchte Munition die Hände von erschossenen Menschen vorlegen. In manchen Gegenden verhungerten 60 bis 90 Prozent der Menschen oder verließen ihre Dörfer.

In den Jahren 1880 bis 1920 sank die Bevölkerung eines Gebietes, das 80 mal so groß war wie Belgien, auf höchstens die Hälfte. Historiker sprechen von mindestens zehn Millionen Toten.

Erst ein Vierteljahrhundert nach dem königlichen Landraub wurde der Druck so groß, dass Leopold II. seinen Besitz dem belgischen Staat verkaufte, der dann für Jahrzehnte in eine Kolonie verwandelt wurde. In der Geschichtsklitterung des belgischen Königshauses wurde dies lange Zeit so dargestellt: *Aufgrund der durch die Europäer in Afrika begangenen Exzesse wird der Ruf von Leopold sowie der seines überseeischen Werkes in Frage gestellt.* Noch 2020 meinte der belgische Prinz Laurent, da der Monarch nie im Kongo war, habe die Bevölkerung nicht unter dessen Herrschaft leiden können. Geht es eigentlich noch schäbiger?

Von der „Operation" als „Powerpack" des US-Militärs

Jeder mit militärischen Dingen wenig Vertraute wird unter „Operation" einen chirurgischen Eingriff verstehen, dessen Ziel es ist, ein Menschenleben zu retten oder zumindest zur Gesundung eines Menschen beizutragen.
Eine solche Operation löst zwar Besorgnis, vielleicht sogar Angst aus, man ist aber von ihrer Notwendigkeit überzeugt. Vielleicht war das der Grund, dass mit den modernen Kriegen des 19. Jahrhunderts und ihren zugrundeliegenden Schriften die Grundsätze der höheren Kriegskunst bereits in „Operationsplänen" zusammengefasst wurden. Das klingt so aseptisch und sauber wie ein OP-Saal, ein OP-Besteck und ein OP-Team und hat so gar nichts von Leichenteilen, sterbenden und wimmernden Opfern samt traumatisierten Überlebenden an sich. Auch eine Kunst, nämlich der Vernebelung. Eine Kunst, die die Vereinigten Staaten zum Meister vieler Operationen mit harmlosen Namen werden ließ.
So auch die Operation „Power Pack" (was so viel heißt wie „Machtpaket"), die nichts anderes beschreibt als den Einfall in ein souveränes Land der „westlichen Hemisphäre", weil es die Interessen der USA so wollen.
Nach der langjährigen Diktatur von Rafael Trujillo, die den USA wegen ihrer Brutalität zwar zunehmend unangenehm wurde, aber nicht so ärgerlich war, dass man hätte eingreifen müssen, hatte das Volk der Dominikanischen Republik etwas Unerhörtes getan: Man wählte mit Juan Bosch einen Präsidenten, der sich eine Landreform und die Verstaatlichung einiger ausländischer Investitionen zum Ziele gesetzt hatte.
Die betroffenen Investoren ließen das Militär putschen und den Präsideten ins Exil vertreiben.
Was ab dem 24. April 1965 folgte, war ein ziemliches Durcheinander mit zivilen und militärischen Akteuren, Rücktritten und Neuernennungen, Verhaftungen und Freilassungen.
Vier Tage später erklärte US-Präsident Lyndon B. Johnson, man würde eine kleine Truppe zum Schutz der Einfriedung der US-Botschaft und der US-Bürger entsenden. Zaunwächter gewissermaßen. Die Folge: 41 Schiffe der US Navy blockierten die Stadt Santo Domingo und beschossen sie. Der US-Botschafter verbreitete die Lüge, Anhänger von Fidel Castro hätten sich siegreich erhoben, und ab nun wurde mit bewährten antikommunistischen Reflexen „operiert". Der Präsident erklärte, die USA könnten es nicht *erlauben*, dass sich eine weitere kommunistische Regierung in der westlichen Hemisphäre etablierte. Zur Lüge noch eine Anmaßung dazu! Selbst Frankreichs UN-Botschafter konnte nicht umhin, von einer *echten bewaffneten Intervention* zu sprechen.
Anschließend wurde eine „Friedenstruppe" lateinamerikanischer Staaten eingerichtet, was die USA nicht hinderte, eine Offensive auf das von ihren Widersachern gehaltene Gebiet mit vielen Toten, auch Frauen und Kindern, durchzuführen.

Malaria: Vom Wechselfieber und der schlechten Luft

Wenn Eroberer etwas abschreckte, in Italien einzufallen, so war es die Angst vor dem „Wechselfieber", das weite Gebiete des Stiefels heimsuchte. Alarich und Theoderich fielen ihm zum Opfer, und deutsche Könige, die sich zum Kaiser krönen lassen wollten, mieden Rom im Sommer, während mindestens vier deutsche Päpste wegen dieser heimtückischen Krankheit zu Tode kamen. Jahrhunderte hindurch grassierte die Angst, ähnlich wie bei der Pest, weil man keine genaue Vorstellung davon hatte, was die Krankheit auslöste.
Ein Heilmittel gab es zwar noch nicht, aber Jesuiten hatten in Südamerika die interessante Entdeckung gemacht, dass die dort lebende indigene Bevölkerung ein Mittel verwendete, das sie „Quina“ nannte und das eine erstaunliche heilende Wirkung besaß.
Zu Beginn des 18. Jahrhunderts vermutete der Mediziner Francesco Torti die Ursache der Krankheit in der „schlechten Luft“ und nannte sie daher Malaria – der Name der heute noch gebräuchlich ist. Er beschrieb auch als erster die positiven Wirkungen der indianischen Baumrinde. Aber erst als auch ökonomisches Interesse geweckt war, wurde das Pulver der Chinarinde Chinin so wertvoll wie Gold. Manche Gebiete Afrikas waren derart malariaverseucht, dass man die Westküste auch als *Grab des weißen Mannes* bezeichnete. Die Einführung des Chinins, die Dampfschifffahrt auf den großen Flüssen und nicht zu vergessen die mörderische Wirkung des Maschinengewehrs ermöglichten den großflächigen Landraub, der zum Zivilisationsakt umgelogen wurde.
Die Malaria aber blieb und ist heute mit 200 Millionen Erkrankten pro Jahr die häufigste Infektionsursache der Welt.
Bezeichnend ist, dass Malaria auch als armutsbedingte Krankheit gilt. Für Pharmaunternehmen ist es auf Grund der geringen Kaufkraft in den Hauptverbreitungsgebieten ökonomisch sinnvoller, Mittel gegen weniger „drängende“ Krankheiten zu erforschen, die besser „an den Mann gebracht“ werden können. Schon Norbert Blüm merkte vor zwei Jahrzehnten an, dass doppelt so viel Forschungsmittel im Kampf gegen Haarausfall und Erektionsstörungen ausgegeben werden als gegen Malaria, Gelbfieber und Bilharziose. Bill Gates unterstützt den Kampf gegen Malaria, weil es seiner Meinung nach *für die Welt eine Schande darstellte, dass sich in den letzten Jahren jene durch Malaria hervorgerufenen Todesfälle verdoppelten, zumal gegen diese Krankheit sehr stark vorgegangen werden könnte.* Nach Jeffrey Sachs, dem Direktor des Earth Institute an der Columbia University, sind Tropenkrankheiten eine der Hauptursachen für die Misere armer Länder. Der 25. April ist jedes Jahr Weltmalariatag – auch an diesem Tag werden wie an jedem anderen des Jahres 2.000 Menschen an Malaria sterben. Davon alle zwei Minuten ein Kind in Afrika.

Tansania: Land am Grabenbruch mit den vielen Nachbarn

Nur wenig Länder der Erde haben annähernd so viele Nachbarn, obwohl die ganze Ostgrenze am Meer liegt: Kenia und Uganda im Norden, Ruanda, Burundi und die Demokratische Republik Kongo im Westen, Sambia, Malawi und Mosambik im Süden – die Rede ist von Tansania, dessen Name sich aus den jeweils ersten Silben von Tanganjika, Sansibar und der letzten von Azania zusammensetzt. Letzter Begriff wurde schon in Zeiten des Römischen Reiches verwendet, und sein südlichster Handelsplatz Rhapta muss im heutigen Kenia oder Tansania gelegen sein.
Das Land hat etwa 60 Millionen Einwohner, die auf einer Million Quadratkilometer leben, die 130 Ethnien angehören und 125 Sprachen sprechen, wobei als Verkehrssprachen Swahili und Englisch gelten. Je 30 bis 40 Prozent sind Muslime und Christen, während immerhin mehr als ein Fünftel der Bevölkerung Anhänger indigener Religionen ist.
Allein 60.000 Tansanier sterben jedes Jahr an Malaria – also einer von 1.000 Bürgern, wobei diese Krankheit bei Kindern die häufigste Todesursache darstellt.
Das Land hat eine reiche und lange Geschichte, denn die Küstenregionen Ostafrikas waren bereits in der Zeit des Römischen Reiches Teil eines Fernhandelsystems, da es durch Segelschiffe mit dem Roten Meer verbunden war. Die Swahili-Kultur breitete sich ab dem 8. Jahrhundert an der Küste aus, wo sich eine Kette islamisch geprägter-Städte entwickelte. Die Portugiesen drangen ab dem Beginn des 16. Jahrhunderts in diesen Raum ein, wurden aber wieder verjagt, und der Oman wurde zur beherrschenden Küstenmacht. Der Sultan von Oman verlegte im 19. Jahrhundert sogar seine Hauptstadt auf die Insel Sansibar, um Einfluss auf Küste und Hinterland nehmen zu können.
Der deutschen Kolonialisierung gegen Ende des 19. Jahrhunderts folgten im Ersten Weltkrieg englische und belgische Truppen, die das Land dann unter sich aufteilten. Das heutige tansanische Festlandgebiet kam unter britische Herrschaft, und nach einigen Zwischenetappen entstand am 26. April 1964 jene Republik, die bald darauf den Namen Tansania erhielt.
Nyerere, der erste Staatspräsident, Sozialist und frommer Christ, strebte mit seinen Anhängern den Aufbau einer sozialistischen Gesellschaft an, verstaatlichte die Banken und führte Bildungs- und Landreformen durch.
Das Experiment scheiterte an seiner Utopie – das Land gehört nach wie vor zu dem ärmsten und rückständigsten Fünftel der Welt.
Im Nordwesten des riesigen Gebietes liegt die Serengeti (in der Massai-Sprache: weites Areal, große Ebene, unendliches Land), einer der bekanntesten Nationalparks Afrikas. Im Westen liegt Tansania an den großen Seen des afrikanischen Grabenbruchs, wobei insbesondere die Grenze am Malawi-See umstritten ist, da dieser zur Gänze vom gleichnamigen Nachbarn beansprucht wird.

Togo: Arbeitskräfte von der Sklavenküste

Kaum hatten die Europäer die Küste am Atlantik befahren, stellten sie fest, dass sie hier den Zugang zu den afrikanischen Sklavenmärkten hatten, die zuvor hauptsächlich die arabischen Kunden bedienten. Da Portugal das erste Land war, dem die Arbeitskräfte in der Landwirtschaft ausgingen, versorgte man sich nun ab 1444 vor Ort, denn der Handel über das Meer in die Neue Welt kam erst ein halbes Jahrhundert später in Gang.

Die arabischen Händler aber verkauften Sklaven aus dem für Europäer noch 350 Jahre unzugänglichen Zentralafrika und versorgten an der Westküste des Kontinents die europäische Nachfrage.

Die nach dem portugiesischen Entdecker Diego Cao benannte Küste erstreckt sich vom heutigen Togo über Benin bis ins westliche Nigeria, wobei die heutigen Grenzen das Ergebnis kolonialer Grenzziehung sind, die weder auf Historie noch Ethnie Rücksicht genommen hat. Beginnend mit dem 5. Juli 1884 wurden Schritt für Schritt Teile des heutigen Togo zum deutschen „Schutzgebiet" erklärt. Die deutsche Herrschaft wurde nach und nach ausgedehnt, ins Landesinnere erweitert: So entstand „Togo-Land". Togo selbst kommt aus der Sprache der Ewe und ist kombiniert aus „to" (Wasser) und „go" (Ufer).

Wie sonst auch teilten sich in diesem Fall Großbritannien und Frankreich die Versatzstücke des Deutschen Kaiserreiches nach dem Ersten Weltkrieg. Der britische Teil sollte sich 1957 Ghana anschließen, während der französische am 27. April 1960 die volle Unabhängigkeit erhielt.

Im Land werden zwar 39 lebende Sprachen gesprochen – Französisch bleibt allerdings die einzige Amtssprache der etwa acht Millionen Togolesen. Das Land befindet sich wie so viele andere afrikanische Leidensgefährten am Schluss des Index der menschlichen Entwicklung.

Hohe Kindersterblichkeit und viele Krankheiten bewirken eine Lebenserwartung, die fast 20 Jahre unter jener der westlichen Industriestaaten liegt.

Die Menschen müssen ein autoritäres Regime ertragen, wo der Sohn seinem diktatorischen Vater durch Militärentscheidung folgte – er heißt Faure Guassingbé und kann den Togolesen mit seinen 55 Jahren nach 16 Jahren im Amt noch längere Zeit erhalten bleiben.

Eines der traurigsten Probleme des Landes ist ebenso wie in Benin und Kamerun der Kinderhandel, der zur Zwangsarbeit in Nachbarländern beiträgt. Das passt recht gut zum Wahlspruch des Landes *Arbeit, Freiheit, Vaterland.*

Wie heißt es doch in der letzten Strophe der Nationalhymne:

> *Überall an Orte des Elends lasst uns die Glückseligkeit bringen [...].*
> *Am Stern der Freiheit*
> *Lasst uns die Solidarität erneuern ...*

Die traurige Geschichte von Manga Bell

Douala ist die Wirtschaftsmetropole Kameruns, hat mittlerweile drei Millionen Einwohner und entstand auf dem Gebiet des gleichnamigen Volkes. Von dort aus verwalteten die Deutschen ein „Schutzgebiet", das in seinem Kernbereich mit dem dortigen König 1884 vertraglich verankert worden war. Dieses Volk hatte bereits ab dem 17. Jahrhundert Kontakte mit europäischen Händlern und dadurch auch manche Gemeinsamkeit entwickelt. Die Einheimischen hatten sich selbst immer als gleichberechtigte Parteien gesehen, die bestimmte Rechte verbrieft bekommen haben.
Der Enkel dieses Königs, Manga Bell, der den Großteil seiner Schulbildung in Deutschland erhalten hatte, wurde von der Kolonialmacht mit dem Titel „Häuptling" versehen, eine Position, die es in der Douala-Gesellschaft in dieser Form und mit den Machtbefugnissen, die er erhielt, gar nicht gab.
Er hatte die Gerichtsbarkeit, sammelte Steuern ein, erhielt eine Entschädigung für seine Arbeit und war für die Deutschen eine große Stütze, da er deren Werte und Kultur bei seinem Studienaufenthalt zu schätzen gelernt hatte. Doch 1910 kam es zum Bruch, als der Gouverneur das Wohngebiet der Douala am Fluss zerstören wollte, um dort eine reine Europäer-Stadt zu errichten. Diese Stadt sollte ein Aushängeschild deutscher Kolonialpolitik werden, und mit der Rassentrennung gab man vor, weiße Siedler vor den afrikanischen Krankheiten schützen zu wollen. Diese Herabsetzung seines Volkes schmerzte Manga Bell vor allem auch deshalb, weil sie eine Desillusionierung seiner eigenen Wertschätzung deutscher Kultur bedeutete, und so begann er, gegen die Rassenpolitik der Deutschen samt ihren Zwangsumsiedlungen und rigorosen Enteignungsmaßnahmen zu kämpfen.
Seine Waffe war allerdings nicht das Schwert, sondern das Wort, das er in Petitionen an den Reichstag richtete.
Er führte einen politischen Kampf, eine Auseinandersetzung mit Argumenten gegen *den Rechtsbruch der Enteignung der Douala*.
Die Deutschen schmetterten alle Eingaben ab, und man begann mit der Zerstörung der ersten Douala-Häuser. Darauf entschieden sich die Kolonialisten, ein Exempel zu statuieren nach dem Motto: *Seht, was euch droht, wenn ihr euch gegen uns auflehnt*.
Es folgte eine Justizfarce, die nach einem kurzen Schauprozess und konstruierten Vorwürfen (Hochverrat!) mit der Hinrichtung von Manga Bell und seinem Sekretär im Jahr 1914 endete. Unmittelbar vor der Vollstreckung des Todesurteils wurden von einem Augenzeugen die letzten Worte Manga Bells aufgezeichnet: *Unschuldiges Blut hängt ihr auf. Umsonst tötet ihr mich. Aber die Folge davon wird die größte sein. Ich scheide jetzt von meinen Leuten. Aber verdammt seien die Deutschen. Gott! Ich flehe dich an, höre meinen letzten Willen, dass dieser Boden niemals mehr von Deutschen betreten werde!*

Napalm, Phosphor und „Agent Orange“ für die Pax Americana

Es war der 29. April 1997, an dem die Chemiewaffenkonvention der Vereinigten Nationen in Kraft trat. Sie ist ein internationales Übereinkommen, das Entwicklung, Herstellung, Lagerung und Einsatz chemischer Waffen verbietet. Mit der Überwachung wurde die Organisation für das Verbot chemischer Waffen mit Sitz in Den Haag beauftragt, die später für ihr Wirken auch mit dem Friedensnobelpreis ausgezeichnet wurde.

Ein besonderes Interesse der Weltöffentlichkeit galt in weiterer Folge dem Irak, der im Ersten Golfkrieg Giftgas eingesetzt hatte, was tausende Opfer forderte.

Wie man heute weiß, wurde der Irak seit 1975 mit Lieferungen von technischem Gerät und Know-how von 50 internationalen Firmen – davon die Hälfte aus den USA – versorgt, die das ganze Spektrum von biologischen und chemischen Kampfstoffen sowie Raketentechnologie beinhalteten. Der Vorwurf, der Irak besitze geheime Chemiewaffenlager, genügte dann für einen weiteren Krieg, obwohl sich der Kriegsgrund als reine Zwecklüge entpuppte. Aus Saddam Hussein, dem früheren Freund der USA, war mittlerweile ein Feind geworden, den man unbedingt hängen sehen wollte. Wenn überhaupt, dann hat gerade er dieses Schicksal auch durch sein langes Mörderleben verdient, aber solange er willfährig war, hatte man in den USA die Augen verschlossen. Hingenommen von einer Macht, die selbst recht fleißig im Umgang und Einsatz von chemischen Kampfstoffen gewesen war. Die „Dow Chemical Company“ hatte jene Chemikalien geliefert, mit denen die USA ab 1961 Nutzpflanzen und Wälder in Südvietnam vernichteten.

Das Land wurde buchstäblich in „Agent Orange“ getränkt. Dieses enthielt unter anderem Dioxin, und in dem geschundenen Gebiet sind bis heute Fehlgeburten und schwer behinderte Kinder die Folgen eines Verbrechens, das nie gesühnt wurde.

Dows Position heute: *Die US-Regierung trägt die Verantwortung für ihre eigenen militärischen Aktionen, einschließlich der Entwicklung und des Einsatzes von Agent Orange in Vietnam*. Oder anders geagt: Wir haben ja nur ein paar Komponenten geliefert und waschen daher unsere Hände in Unschuld.

Ein Augenzeuge berichtete:

Die Blätter fielen von den Bäumen ab, und es gab eine ungewöhnlich starke Zunahme bei den Krankheiten. Es gab eine hohe Zahl von Malariakranken in den folgenden Tagen. Das Immunsystem war erheblich geschwächt.

Im zweiten Irakkrieg setzten die USA Phosphor-Brandwaffen ein. In der Operation „Phantom Fury“ wurde Napalm mit weißem Phosphor gegen Zivilisten verwendet, und es gab Aussagen amerikanischer Soldaten, die schilderten, wie zahlreiche Zivilisten verbrannten. Niemand wurde angeklagt, keiner wurde verurteilt. Die „gespenstische Wut“ (so die Übersetzung des Opertionstitels) hatte in der Stadt Falludscha tausende zivile Opfer gefordert.

Die Madres de Plaza de Mayo

Am 30. April 1977 standen sie das erste Mal auf dem Platz zwischen der Casa Rosada, dem Präsidentenpalast, und dem Cabildo, dem altehrwürdigen Rathaus im Herzen von Buenos Aires. Sie demonstrierten stumm, um die Regierung auf das Schicksal ihrer Kinder aufmerksam zu machen. Dort wo auch die mächtige Kathedrale der Hauptstadt steht und an die Revolution erinnert wird, wollten an diesem Donnerstagnachmittag 14 Mütter Auskunft über die jungen Frauen und Männer aus ihren Familien, die infolge der Militärdiktatur spurlos verschwunden waren. Da Demonstrationen, wen wundert's, von der Junta streng verboten waren, drehten sie ihre Runden schweigend vor den Augen der Polizei.
Schnell waren es hunderte Mütter, die sich mit ihren weißen Kopftüchern anschlossen. Anfang Dezember wurde Azucena Villaflor De Vincenti, eine der Gründerinnen der Bewegung, verschleppt und blieb auch „verschwunden". Das hinderte die anderen Mütter jedoch nicht, auch weiterhin ihre Kreise um die Pyramidenstatue der Plaza de Mayo zu ziehen und nach dem Schicksal ihrer Kinder zu fragen.
Lebend wollen wir sie, fordern diese Frauen bis heute, obwohl es längst traurige Gewissheit ist, dass sich ihr Wunsch nicht mehr erfüllen wird. Aber das politische Gewicht, das sie entwickelten, sollte auch sicherstellen, dass weiter nach den Verbrechern gefahndet wurde, die in der Zeit der Militärdiktatur ihr Unwesen getrieben hatten.
Durch diese Frauen wurde auch die Menschenrechtspolitik unterstützt, die Nestor Kirchner und später seine Frau Cristina Fernandez betrieben. Ihnen war zu verdanken, dass die von den Militärs erlassenen Amnestiegesetze aufgehoben wurden und Verbrechen gegen die Menschlichkeit keiner Verjährungsfrist unterliegen.
Papst Franziskus und der UN-Generalsekretär Ban Ki-moon zählen zu den gewichtigen Stimmen, die die Organisation der Mütter für ihre Leistungen und ihre Unerschrockenheit würdigen.
Aber noch eine Gemeinschaft von Frauen macht immer wieder von sich reden: Es sind die „Abuelas de Plaza de Mayo", die ein halbes Jahr nach den Müttern durch zwölf Großmütter gegründet worden waren.
Während der Diktatur machten die Folterknechte auch vor Schwangeren nicht halt, die als Regimegegnerinnen in Gefangenschaft geraten waren. Sobald die Kinder auf die Welt gekommen waren, wurden diese Frauen in aller Regel gefoltert und umgebracht. Die Großmütter wiederum demonstrieren für die Aufklärung des Verbleibs ihrer Töchter und Enkelkinder.
Die schlimmsten Fälle sind jene, wo die Adoptiveltern an der Folterung und Ermordung der leiblichen Eltern beteiligt waren, die Kinder natürlich im Unklaren ließen und oftmals eine enge Beziehung zu ihnen hatten. Eine der ersten toten Mütter war die Marxistin Esther Ballestrino, die erste Chefin des späteren Papstes.

Der Haymarket Riot – oder auch „das Massaker"

Das Verhängnis, das in den folgenden Tagen hüben wie drüben vielen Menschen das Leben kosten sollte, nahm am Abend des 1. Mai 1886 auf dem Haymarket von Chicago seinen Verlauf. Es ging um einen mehrtägigen von den Gewerkschaftern organisierten Streik, um eine Arbeitszeitminderung von täglich zwölf auf acht Stunden durchzusetzen. Der „Achtstundentag" war eine Forderung, die Sozialdemokraten auch in ganz Europa erhoben und in ihren Parteiprogrammen festgehalten hatten. Es war mehr als die Forderung nach einer den Menschen zumutbaren Arbeitszeit – es war die Forderung nach menschenwürdigen Arbeitsbedingungen samt einer Bezahlung, die mehr ermöglichte als das nackte Überleben unter prekären Verhältnissen. Aber an diesem Abend in Chicago ging es auch darum, dass die Gewerkschaft einige Wochen zuvor einen großen Erfolg errungen hatte. In einer Fabrik für landwirtschaftliche Geräte hatte sich die Mehrheit der Arbeiter gegen die Betriebsleitung solidarisch erklärt, es folgten Massenaussprerrungen. Nach bewährtem Muster sollten die freien Stellen – immerhin bis zu 1.000 – mit Einwanderern belegt werden, die ohnehin vor der Fabrikspforte Schlange standen. Nicht einmal ein Drittel konnte jedoch nachbesetzt werden, und am Abend des 1. Mai wurde dieser Sieg im Kampf gegen die sonst übermächtigen Vertreter des Kapitals gefeiert.
Am 3. Mai regierte dann die die nackte Gewalt, als die Polizei gegen Streikende vorging und sechs Arbeiter erschossen wurden.
Die Lage eskalierte am nächsten Tag, als eine Bombe in die Menge geworfen wurde und zwölf Menschen, darunter ein Polizist, am Ort des Geschehens starben. Sechs weitere Polizisten erlagen später ihren Verletzungen. Obwohl die größere Zahl an Opfern unter den Streikenden zu verzeichnen war, eröffnete die Polizei das Feuer auf jene Menschenmenge, die noch unter dem Eindruck des eben Geschehenen stand. Man weiß bis heute nicht, wer die Bombe geworfen hat und wieviele Opfer insgesamt zu beklagen waren.
Trotzdem wurden acht Männer, die den Streik organisiert hatten, angeklagt und für schuldig befunden. Da es keinerlei Beweise für eine Verbindung der Angeklagten zu dem Bombenanschlag gab, argumentierte der Richter ganz im Sinne der herrschenden Elite, dass der Bombenwerfer auf Grund der Ideen der Männer gehandelt habe und diese damit ebenso schuldig seien, als hätten sie selbst den Anschlag verübt.
Folgt man dieser Argumentation, müsste auch Donald Trump für seine Hetzrede zur Verantwortung gezogen werden, die den Sturm aufs Capitol auslöste und fünf Todesopfer kostete. Die Anklage müsste demnach auf Mord oder zumindest Totschlag lauten. Abgesehen davon, dass das nicht passieren wird, würde ihm das Schicksal jener vier Männer erspart bleiben, die am Galgen ihr Leben lassen mussten. Einer der Hingerichteten lebt durch seine Worte weiter: *Die Zeit wird kommen, wo unser Schweigen stärker ist als die Stimmen, die Sie heute erdrosseln.*

Das Berliner Gewerbe präsentiert: Eine Antwort auf die Weltausstellungen

Sie begann am 1. Mai 1896 und sollte eine Antwort auf die erfolgreichen Weltausstellungen in Paris und London sein – wohlgemerkt eine des Berliner Gewerbes und nicht des Deutschen Reiches, denn der Kaiser hatte sich dagegen entschieden, wie er seinem Rechtskanzler mitteilte: *Der Ruhm der Pariser lässt den Berliner nicht schlafen. Berlin ist eine Großstadt, also muss es auch eine Ausstellung haben. Das ist völlig falsch. Paris ist nunmal, was Berlin hoffentlich nie wird, das größte Hurenhaus der Welt.* Wir wollen das Gewerbe beiseite lassen und uns dem widmen, was unausgesprochen im Mittelpunkt stand: Das Ziel war, das Deutsche Reich als Kolonialmacht zu präsentieren, und so waren über 300 Unternehmen vertreten, die wie die Deutsche Bank und Bahlsen von der Ausbeutung der Kolonien profitierten.

Beiderseits der Parkstraße in Treptow wurden daher im Rahmen der 1. Deutschen Colonialausstellung Dörfer aus Ostafrika, Togo, Kamerun und Neu-Guinea nachgebaut. Über 100 Afrikaner wurden eigens für diese Ausstellung nach Berlin gebracht und als Objekte für die Ausstellung mißbraucht. Gleichzeitig dienten sie dem Österreicher Felix von Luschan, dem späteren Direktor des Berliner Völkerkundemuseums, und dessen Frau Emma zur Dokumentation, indem er jeden einzelnen Teilnehmer vermaß, fotografierte und teilweise auch Gipsmasken für seine rassenanthropologischen Studien anfertigen ließ. Die Aufgabe der Afrikaner im „Negerdorf" bestand darin, sich, in exotische Kostüme gekleidet, von morgens bis abends anstarren zu lassen. Sie waren sogenannte „Schauneger", die allerdings auch einen ungewollten Nebeneffekt auslösten. So schrieb die Deutsche Kolonialzeitung indigniert von den beschämenden Erinnerungen an die Ausstellung, *wo weiße Frauen und Mädchen solchen Negern aus Kamerun und anderen Kolonien nachliefen. Unter diesen Negern war auch Friedrich, der Sohn des berüchtigten Oberhäuptlings der Hereo, Samuel Maharero, der für sklavische Frauenseelen zur königlichen Hoheit wurde.*

Mangelndes Rassebewusstsein und Würdelosigkeit wurde den betreffenden Frauen und Mädchen vorgeworfen, die sich offensichtlich um die seinerzeit propagierte rassistisch motivierte Trennung zwischen Weiß und Schwarz nicht gekümmert hatten.

1947 gab Friedrich Maharero ein Interview, in welchem er sich an die Kolonialzeit erinnerte: *Die Deutschen haben uns bekämpft und unser Land weggenommen. Dies ist der Grund, warum sie nichts Gutes in uns sehen wollen. Sie bekehrten uns zum Christentum, aber wollen uns keine weitere Ausbildung geben oder uns aber helfen, voranzukommen.* Die Zeit der „Menschenzoos" hatte weder mit der Berliner Gewerbeschau begonnen noch war sie damit beendet. Ganz im Gegenteil, sie waren vorher und blieben nachher ein blühender Geschäftszweig, dem sich etwa die Familie Hagenbeck verschrieben hatte. Es war wie bei den Unfallgaffern von heute: Neugierde, gepaart mit einer gewissen Erregung wurde befriedigt.

Auch die Freiheit der Presse ist eine Frage gelebter Demokratie

Stefan Zweigs „Sternstunden der Menschheit" sind ein unvergessenes literarisches Zeugnis über herausragende Ereignisse, deren Auswirkungen die Geschichte verändert haben. Dazu gehört „Das erste Wort über den Ozean", das die Verlegung des ersten Transatlantischen Kabels schildert. Möglich, dass Stefan Zweig die „Geschichte der Pentagon Papers" als Ausdruck des Kampfes um Pressefreiheit hinzugefügt hätte. Ihre Helden hätten es sich verdient, denn es sind Sternstunden des unbestechlichen, hartnäckigen Aufdecker-Journalismus!
Als die Regierung unter Präsident Richard Nixon dem Herausgeber der „New York Times" und der „Washington Post" schwerste Strafverfolgung androhte, falls sie die Pentagon Papers veröffentlichen, war es eine Frau, die dem Weißen Haus die Stirn bot. *Was soll's. Wir drucken*, sagte Katharina Graham, Herausgeberin der „Post".
Richard Nixon schäumte über die Veröffentlichung der Geheimakte aus dem Vietnamkrieg, die die Bombardierung von Kambodscha und Laos enthüllten und ein neues Licht auf die Anzettelung des Krieges durch die USA warfen. Doch der Oberste Gerichtshof lehnte eine Klage des Weißen Hauses wegen Verrats ab. Ein Sieg für die Pressefreiheit als ein wesentliches Element funktionierender Demokratie.
Und so gleichen Demokratie und Pressefreiheit zwei kommunizierenden Gefäßen, wie sich in einer Übersicht zur Lage der Pressefreiheit zeigt:
Norwegen, Finnland, Schweden liegen an der Spitze eines Rankings von 180 Staaten, während China, Turkmenistan, Nordkorea und Eritrea das Schlusslicht bilden.
Russland als 150. Staat liegt in der „dunkelroten Zone" des letzten Sechstels, die USA können sich ob ihres 44. Platzes nicht rühmen.
Das kommt nicht von ungefähr, denn in Norwegen kümmert sich eine Regierungskommission um gute Rahmenbedingungen für Medien, und in Schweden gibt es ein vertieftes und einklagbares Bürgerrecht auf Information.
Demokratie, Bürgerrechte, Informations- und Pressefreiheit bilden die Voraussetzung für eine gute menschliche Entwicklung, und so verwundert es auch nicht, dass gerade diese Länder auch in diesem spezifischen Index ganz vorne liegen.
Pressefreiheit setzt aber auch den Schutz jener voraus, die als Herausgeber oder Journalisten für die Veröffentlichung von brisanten Themen sorgen. Denn sie sind in hohem Maße auch um ihrem Leben bedroht, wie etwa in Mexiko, wo in den letzten 20 Jahren weit über 100 Journalisten getötet wurden. Die gefährlichsten Länder sind im Nahen Osten zu finden und überall dort, wo Bürgerkrieg herrscht.
Aber auch die zunehmende Tendenz in westlichen Demokratien, Journalisten pauschal zu diskreditieren („Lügenpresse") gibt Anlass zur Sorge. Trauriges Beispiel dafür war Donald Trump, der liberale Medien bei öffentlichen Auftritten und in seinen Twitter-Botschaften immer wieder als Produzenten von Fake News verunglimpfte.
Deshalb ist der 2. Mai eines jeden Jahres der „Press Freedom Day".

Die Bananensöldner

Wer von uns mag nicht ab und zu eine Chiquita-Banane? Auch wenn man nicht weiß, dass „Chiquita“ die liebevolle spanische Anrede für eine junge Frau ist, wird man sich von der Sprachmusik der Werbespots angenehm berührt fühlen. Was sich dahinter verbirgt, ist ein multinationales Unternehmen, das aus einer Firmen„häutung“ hervorgegangen ist und ursprünglich als „United Fruit Company“ ihr koloniales Unwesen trieb. Seine Geschichte ist geprägt durch brutale Ausbeutung von Menschen in den Produktionsländern, weitreichende politische Einflussnahme und Unterstützung diktatorischer Regierungen zur Sicherung des eigenen Geschäftes. Pablo Neruda hat in seinem „Canto General“ buchstäblich ein literarisches Zeugnis gegeben:

Als die Trompete erklang, / war alles auf der Erde vorbereitet / und Jehova verteilte die Welt / an die Coca-Cola GmbH, die Anaconda Kupferminen, / die Ford Motorenwerke und andere Unternehmen. / Die United Fruit Company / reservierte sich das saftigste Stück, / die zentrale Küste meines Kontinents, / die liebliche Taille von Amerika.

Sie taufte ihre Neuerwerbungen / „Bananen-Republiken“, / und über den schlafenden Toten, / über den ruhelosen Helden, / die Größe errungen hatten, / Freiheit und Fahnen, / errichtete sie eine Opera buffa:

Sie verteilte Willkür, / verschenkte Cäsaren-Kronen, / ermunterte den Neid, lockte / die Diktatur der Schmeißfliegen an: / Trujillos-Fliegen, Tachos-Fliegen, / Caráas-Fliegen, Martánez-Fliegen, / Ubico-Fliegen, Fliegen, feucht / von demütigem und geronnenem Blut, / besoffene Fliegen, die brummen / über den Gräbern des Volkes, / Zirkusfliegen, schlaue Fliegen, / in Tyrannei bewandert.

Inmitten der blutdürstigen Fliegen / legt die United Fruit Company an / und schleppt Kaffee und Früchte weg, / auf ihren Schiffen, die davongleiten / wie Schatzkisten / aus unseren untergehenden Ländern.

Währenddessen stürzen sich / von den zuckersatten Kais der Häfen / Indios, verborgen / vom Morgennebel. / Ein Körper rollt hinab, ein Ding / ohne Namen, eine ausgefallene Nummer, / ein abgestorbener Fruchtzweig, / auf den Abfallhaufen geworfen.

Der „Große Gesang“ ist ein umfassender Gedichtzyklus des chilenischen Dichters Pablo Neruda über den Kampf Lateinamerikas gegen den Kolonialismus. Für mich ist es mehr als ein Gedichsammlung. Es ist herausragendes kulturelles Erbe der lateinamerikanischen Menschen.

Republik Ost-Timor: Arm, aber unabhängig

Es ist einer der jüngsten Staaten unserer Welt. „Die Republika Demokratika Timor Loro Sa'e", wie sie in Tetum, der indigenen Amtssprache, heißt, feiert 2022 ihr 20-jähriges Bestehen. In unserem Sprachraum wird es das Jubiläum Ost-Timors sein, eines knapp 15.000 km^2 großen Insellandes mit etwa 1,2 Mill. Einwohnern. Die einzige Landesgrenze trennt es vom westlichen Inselteil, der nach wie vor zu Indonesien gehört. Vor 500 Jahren landeten die Portugiesen erstmals auf der Insel (1515) und gründeten eine Kolonie, die sich später das Eiland mit den Niederländern teilte. Allerdings kam es immer wieder zu Aufständen gegen die europäischen Besatzer, bis im Zweiten Weltkrieg die Japaner die Insel einnahmen. Nach der Unabhängigkeit Indonesiens von den Niederländern blieb der Ostteil in portugiesischem Besitz, bis sich am 5. Mai 1999 Indonesien und Portugal auf ein Abkommen zur friedlichen Lösung des Konflikts um Osstimor einigten. Es dauerte dann nochmals drei Jahre, bis die Unabhängigkeit in Kraft trat und das Land als 191. Mitglied in die UNO aufgenommen wurde.

Nach anfänglichen Unruhen, die auch Tote forderten, setzte sich 2007 bei der Präsidentenwahl der parteilose José Ramos-Horta durch, der allerdings bei einem Schusswechsel in seinem Wohnhaus schwer verletzt und anschließend in Australien monatelang behandelt wurde. Er hatte bereits zwölf Jahre zuvor für seine Bemühungen, eine friedliche Lösung im Osttimor-Konflikt zu finden, den Friedensnobelpreis erhalten und sollte in den fünf Jahren seiner Präsidentschaft wesentlich zur Stabilisierung des Landes beitragen. Da er die Korruption der Regierung des Freiheitshelden Gusmão hart kritisiert hatte, fand er als Unabhängiger bei der folgenden Präsidentenwahl keine Unterstützung mehr und musste abtreten.

Monika Schlicher, Geschäftsleiterin der Stiftung Asienhaus: *Heute wird Timor-Leste nicht mehr als fragiles Land in einer Krise wahrgenommen. Mit großem Stolz blicken die Menschen auf die Unabhängigkeit und die Entwicklung ihres Landes.*

Die Regierung hat in vielen Bereichen etliches erreicht, betont beispielsweise Maria José Guterres von der Frauenrechtsorganisation Fokupers. *Wir haben heute Kliniken, Universitäten, Schulen und Einrichtungen für Kinder. Alle haben Zugang zu öffentlichen Schulen, Mädchen und Jungen gleichermaßen. Die Malaria ist eingedämmt. Die Infrastruktur hat sich verbessert, auch abgelegene Gebiete sind leichter zu erreichen. Langsam hat sich auch die Arbeit des Justizwesens zum Besseren verändert. Kinderrechte, Frauenrechte und vieles mehr sind in der Verfassung verankert, ebenso die Gleichberechtigung.*

In Demokratie-Ranglisten hebt sich das Land inzwischen vorteilhaft von seinen Nachbarn in Südostasien ab. Unbestritten hat es weiterhin viele Probleme zu bewältigen: Noch immer lebt ein Drittel der Menschen unterhalb der Armutsgrenze.

Rabindranath Tagore: Der göttliche Lehrer

Er wurde von seinen indischen und bengalischen Landsleuten ehrfurchtsvoll als „Gurudeb" bezeichnet, was sich in Sanskrit auf Guru (Lehrer) und Deva (göttlich) bezieht.
Nach der Teilung Bengalens 1905 schrieb er „Amar Shonar Bangla", heute die Nationalhymne von Bangladesch, die mit den Worten beginnt:
Mein goldenes Bengalen, ich liebe dich. Immer bringen deine Himmel und deine Luft mein Herz zum Klingen als sei es eine Flöte.
Sechs Jahre später dichtete er jene Zeilen, die Indien als seine nationale Hymne verwendet: „Jana Gana Mana". Ihr Beginn preist den Herrscher über den Geist des Volkes. Die britischen Kolonialherren hielten es für eine Hymne an ihren König. Gemeint war aber Jana Gana Mana, Indiens Schicksalslenker Gott.
Der Verfasser beider Nationalhymnen war spätestens ab 1913, als er als erster Asiate überhaupt den Nobelreis erhielt, auch der Nationaldichter auf dem Subkontinent: Rabindranath Tagore, der am 6. oder 7. Mai 1861 in Kalkutta geboren wurde und dort auch mit 80 Jahren starb, war Philosoph, bengalischer Dichter, Maler, Komponist und Musiker, dem der Literaturnobelpreis für seinen Gedichtband „Gitanjali" zuerkannt wurden.
Auf seinen Vortragsreisen, die dem Preis folgten, plädierte er für eine Synthese der positiven Elemente östlichen und westlichen Denkens anstelle einer Konfrontation beider Denkarten.
1921, als der indische Nationalismus im raschen Ansteigen begriffen war, protestierte er, wie Pankaj Mishra schreibt („Aus den Ruinen des Empires"): *Wenn wir im Geiste nationaler Prahlerei von unseren Dächern herabrufen, der Westen hätte nichts hervorgebracht, das für den Menschen von unendlichem Wert sei, dann schaffen wir damit nur gute Gründe für Zweifel am Wert all dessen, was der östliche Geist hervorgebracht hat.*
Genau so war er gegen den britischen Imperialismus:
Freiheit von Angst ist die Freiheit, / die ich für mein Mutterland fordere! / Freiheit von der Last der Jahrhunderte, die dich niederdrücken, dir das Rückgrat brechen, dich blind machen für die Verheißungen der Zukunft; / Freiheit von den Fesseln des Schlafs, mit denen du dich/ in der Stille der Nacht festkettest, / erfüllt von Misstrauen gegen den Stern, der von den / abenteuerlichen Wegen der Wahrheit erzählt;/ Freiheit von der Anarchie des Schicksals. // Volle Segel werden blinden, ungewissen Winden überlassen/ und das Ruder einer Hand, die so starr und kalt ist wie der Tod. / Freiheit von den Zumutungen einer Marionettenwelt / in der alle Bewegungen durch hirnlose Fäden ausgelöst werden, / wiederholt aufgrund gedankenloser Gewohnheiten, einer Welt, in der Figuren geduldig und gehorsam/ auf den Puppenspieler warten, auf dass er sie zu einer Illusion von Leben erwecke.

Der Tag, an dem die Sepoy das Schießen verweigerten

Es war der 7. Mai 1857, als 85 von 90 der zu einer Schießübung beorderten indischen Sepoy-Kavalleristen das Verwenden der neu ausgegebenen Enfield-Gewehre verweigerten, weil deren Papierpatronen nach einem weitverbreiteten Gerücht mit einer Mischung aus Rindertalg und Schweineschmalz behandelt waren. Da die Patronen vor dem Einsatz aufgebissen werden mussten, stellte eine Verwendung für gläubige Moslems wie auch Hindus einen Verstoß gegen ihre religiösen Vorschriften dar. Das war aber lediglich der auslösende Funke, denn die eigentliche Ursache war die breite Ablehnung der Ostindien-Kompanie, die weiten Teilen der indischen Bevölkerung Landrechte und Beschäftigungsmöglichkeiten genommen hatte. Diese britische Kapitalgesellschaft war von der Krone ja mit weitgehenden Rechten ausgestattet, führte drei Armeen und herrschte wie ein absoluter Despot.

Die verurteilten indischen Soldaten wurden in Fußfesseln gelegt, drei Tage später brach ein Exzess der Gewalt los, in dem nicht nur die Soldaten wieder befreit, sondern europäische Soldaten und Beamte, aber auch Frauen und Kinder massakriert wurden. Die Kämpfe dauerten dann etwa ein Jahr, bis die Briten die Kontrolle über das Land wieder erlangt hatten. Auf britischer Seite waren 2.800 Tote zu beklagen, die indische bezahlte mit einem Vielfachen an Leben. Der am 8. April 1858 gehängte Mangal Pandey wird allgemein als der erste Unabhängigkeitskämpfer Indiens verehrt. Die jugendliche Rani von Jhansi Lakshmibai wurde zur Volksheldin als die „Jeanne d'Arc von Indien". Aurobindo Ghose, der am 15. August 1872 in Kalkutta geborene Politiker und Philosoph, sollte über den Imperialismus, wie er auch Indien beherrschte, später einmal schreiben:

Der Gedanke, dass Despotismus jeglicher Art ein Verstoß gegen die Menschlichkeit sei, war zu einem instinktiven Gefühl geworden; die moderne Moral und das moderne Empfinden rebellierten gegen die Knechtung einer Nation durch die andere, einer Klasse durch die andere, eines Menschen durch den anderen. Der Imperialismus hatte sich vor diesem modernen Empfinden zu rechtfertigen und konnte das nur, indem er vorgab, ein Treuhänder der Freiheit zu sein, mit dem höheren Auftrag, die Unzivilisierten zu zivilisieren und die Ungebildeten zu bilden, bis die Zeit gekommen sei, da der wohlwollende Eroberer sein Werk getan habe und sich uneigennützig zurückziehen könne. Das war die Berufung, mit der England seine Usurpation des Mogul-Erbes begründete und uns durch den Glanz seiner Aufrichtigkeit und Güte verleitete, uns bereitwillig mit unserer Knechtschaft abzufinden.

Der Zufall richtete es so ein, dass Indien an Ghoses Geburtstag seine Unabhängigkeit erlangte. Von der britischen Güte und Uneigennützigkeit war noch Jahre später im Unterricht zu erfahren.

Es geht auch ganz ohne Militär – dafür aber mit mehr Bildung, Gesundheitsvorsorge und Umweltschutz

Der Nationalfeiertag der „Reichen Küste“, wie sie die Spanier benannten, ist zwar der Tag der Unabhängigkeit am 15. September (1821), aber der 8. Mai würde es ebenso verdienen, als ein Feiertag in die Annalen Costa Ricas einzugehen, da an diesem Tag des Jahres 1949 der Präsident des Landes, José Figueres Ferrer, per Verfassung die Armee des Landes abschaffen ließ. Aber nicht alleine das ist Grund für Anerkennung, sondern sie gilt in gleichem Maße der Tatsache, dass die dadurch freigewonnenen Finanzmittel in den Aufbau des Bildungs- und Gesundheitswesens investiert wurden. So etwas macht sich bezahlt und das Land zählt heute zu den fortschrittlichsten Lateinamerikas. Aber auch andere Leistungen sind bemerkenswert. Knapp 100% des Strombedarfs werden aus regenerativen Quellen gewonnen und statt Massen- wird Ökotourismus gefördert.

Auch Costa Rica wurde nicht von Diktatoren und einem Bürgerkrieg verschont, der 1948 2000 Tote forderte. Aber eine Erfahrung daraus mündete eben in die Abschaffung des Militärs im darauffolgenden Jahr.

Bemerkenswert für die Region ist auch, dass die Journalisten zu den am wenigsten gegängelten der Welt zählen, und die Presse ist nach Jamaika die freieste des amerikanischen Kontinents.

Auch die Demokratiewerte sind vergleichsweise hoch, genauso wie der Index menschlicher Entwicklung.

Bemerkenswert ist auch ein Parlamentsbeschluss, demzufolge Plastikstrohhalme und -taschen sowie Einwegplastik verboten sind.

Erwähnenswert in mehrerlei Hinsicht ist auch der Präsident Óscar Arias Sánchez, der 1987 den Friedensnobelpreis erhielt.

Beim mittelamerikanischen Gipfeltreffen am 7. August 1987 in Esquipulas legte er einen Plan vor, der eine langfristige Sicherung des Friedens für Mittelamerika zum Ziel hatte. Der Plan fand Zustimmung und wurde neben ihm von den Staatschefs von Honduras, Nicaragua, El Salvador und Guatemala unterzeichnet. Diese verpflichteten sich, innerhalb ihrer Länder nationale Gespräche zur Friedenssicherung zu führen, die Unterstützung von Guerilla-Truppen in den Nachbarländern einzustellen, demokratische Grundrechte zu manifestieren und freie Wahlen zu ermöglichen, um so die gesamte Region zu befrieden und wirtschaftlich voranzutreiben.

Im Jahr 1990 schied er aus seinem Amt aus, nutzte jedoch auch danach seine politische Bekanntheit, um den Friedensprozess weiter voranzutreiben.

Mittlerweile sieht er sich leider auch mit massiven Vorwürfen sexuellen Missbrauchs durch mehrere Frauen konfrontiert, die er allesamt mit der Behauptung beantwortet, er hätte noch nie den Willen einer Frau verletzt.

„Ubuntu" fehlt in der „Regenbogennation" gerade jetzt

Südafrika wird vielfach wegen der unterschiedlichen Volksgruppen, die hier zusammenleben, die „Regenbogennation" genannt.

Man könnte aber auch sagen, dass der Regenbogen typisch ist für ein Land, wo trotz des Regens die Sonne scheint. Sie erhellt ein Land, das zwar noch nicht alle Narben der Vergangenheit überwunden hat, sich aber bemüht, den Nachlass der Apartheidspolitik auch nach dem „Übervater" Nelson Mandela zu bewältigen. Auf der anderen Seite sind die Schatten und der Niederschlag von Korruption und Mißwirtschaft allgegenwärtig. Auch die früher alltägliche Brutalität ist noch nicht überwunden: Mitte 2021 erlebte das Land die schlimmste Gewaltorgie seit 30 Jahren.

Über 200 Menschen sind dabei ums Leben gekommen, der Schaden geht in die Milliarden Euro, tausende Gewalttäter wurden hinter Gitter gebracht und Präsident Cyril Ramaphosa nannte die Unruhen und Plünderungen einen *gezielten, koordinierten und gut geplanten Angriff auf die Demokratie*. Es habe sich insgesamt um einen versuchten Umsturz gehandelt. Bezeichnend ist, dass die Unruhen begannen, nachdem der ehemalige Präsident Jacob Zuma mit viel Aufhebens seine Haftstrafe angetreten hat.

Ihm wird Korruption im großen Stil zur Last gelegt, aber in seiner Heimatregion Kwa-Zulu-Natal hat er nach wie vor viele Unterstützer, die von seinem Netzwerk profitierten und das auch heute noch tun.

Es hat sich aber neuerlich gezeigt, dass Schwarze, Weiße und „Coloureds" in unterschiedlichen sozialen und kulturellen Welten leben, obwohl es zum Beispiel im Schulwesen durchaus positive Ansätze zur Überwindung der Unterschiede gibt.

Gerade jetzt aber wäre es dringend notwendig, dass jeder auf jeden schaut, wie es die Ubuntu-Philosophie auf den Punkt bringt.

Ein Mensch ist ein Mensch durch andere Menschen. Das ist nicht nur eine Lebensphilosophie, sondern eine tagtäglich angewendete Lebensweise. Desmond Tutu schreibt in seinem Buch „Keine Zukunft ohne Versöhnung": *Ein Mensch mit Ubuntu ist offen und zugänglich für andere und fühlt sich durch andere bestätigt, nicht bedroht.*

Bei Ubuntu geht es nicht um Selbstlosigkeit, sondern darum, die Gesellschaft, die einen umgibt, durch die eigene Entwicklung zu verbessern.

Am 9. Mai 1994 wurde Nelson Mandela, der fast drei Jahrzehnte in Gefängnissen des Apartheitsregimes verbrachte, zum Präsidenten gewählt:

Niemand wird so geboren, dass er andere wegen ihrer Hautfarbe, Religion oder ihres Ursprungs hasst. Menschen müssen erst lernen, was es heißt zu hassen, und wenn sie Hass lernen können, dann kann man ihnen auch beibringen, wie man liebt, denn Liebe liegt dem menschlichen Herz näher als jeder Hass.

Gerade jetzt sollte man auf den toten Präsidenten hören.

Der Limes in Afrika

Schon im Römischen Reich war man auf die Idee gekommen, einen tausende Kilometer langen Schutzwall zu bauen, um die Provinz Afrika vor den Barbaren im Süden zu sichern.
Der erst in den letzten 50 Jahren errichtete Marokkanische Wall mit immerhin einer Länge von 2.700 Kilometern hat die Aufgabe, den von Marokko kontrollierten Teil der Westsahara von jener Zone zu trennen, die von den Polisario-Rebellen beziehungsweise der Regierung der international nur teilweise anerkannten Demokratischen Arabischen Republik Sahara gehalten wird. Die Fronte Polisario (Befreiungsbewegung) spricht von einer „Mauer der Schande“, während in Marokko der Wall nach dem früheren König Hassan II. bezeichnet wird. Gleich wie man ihn nennt – es ist ein Stacheldraht bewehrter Grenzverlauf, der 80 Prozent des Gebietes der Westsahara umfasst, in dem etwa 600.000 Menschen leben, während sich in den kaum besiedelten Restgebieten etwa 30.000 Menschen aufhalten.
Wie bei vielen noch schwelenden innerafrikanischen Kämpfen wurden die Grundlagen für den Konflikt bei der imperialistischen Berliner Kongokonferenz geschaffen, bei der sich die Großmächte die „Filet-Stücke“ Afrikas sicherten.
Die heutige Westsahara galt als „Spanische Sahara“ und umfasste das Gebiet zwischen Kap Bojador und La Gouira.
Das Kap zu umsegeln war im ausgehenden Mittelalter eine besondere Mutprobe, wurde es doch als Kap des Schreckens, Kap der Angst oder Kap ohne Wiederkehr bezeichnet. Die Portugiesen unternahmen 15 vergebliche Anläufe, bis 1434 die Umschiffung gelang – eine wesentliche Etappe auf der Suche des Weges nach Indien.
Noch zur Zeit der spanischen Besatzung, die 1976 endete, hatte sich am 10. Mai 1973 eine Befreiungsbewegung für Saguia el Hamra und Rio de Oro gebildet, die den bewaffneten Kampf aufnahm.
Schon im Spätherbst 1975 initiierte der marokkanische König Hassan II. den „Grünen Marsch“, in dessen Rahmen unter dem Schutz des Militärs 350.000 Marokkaner die Grenze überschritten hatten und einige Kilometer tief in die Westsahara vorgestoßen waren. Das war der Auftakt zur militärischen Besetzung, die die Flucht von etwa 100.000 Menschen zur Folge hatte.
Mittlerweile leben 170.000 Sahauris in algerischen Flüchtlingslagern. Der *Krieg unter Ausschluss der Öffentlichkeit* ist wieder aufgeflammt und fordert Opfer auf beiden Seiten. Gründe sind wohl die reichen Fischvorkommen vor der Küste Westsaharas wie auch die weltgrößte Phosphatlagerstätte. Auch hier ist wieder einmal eine Frau, die zur Vernunft mahnt und als Menschenrechtsaktivistin auf sahaurischer Seite unter Folterungen und wilkürlicher Verhaftungen zu leiden hatte. Aminatou Haidar wird wegen ihres beharrlichen und gewaltfreien Widerstandes als „Gandhi der Westsahara“ bezeichnet.

Thailand oder Siam? Hauptsache, die Touristen kommen!

Als im Jahr 2007 eine neue Verfassung verabschiedet wurde, gab es auch den historisch begründeten Vorschlag, das Land neben Thailand auch Siam zu nennen, denn immerhin sei Griechenland auch Hellas, die Schweiz Helvetia, und die Niederlande kennen viele als Holland. Der Hintergrund ist wohl auch, dass „Thailand" nationalistisch konnotiert ist, während „Siam" neben den Thai-Völkern auch Minderheiten miteinschließt. Denn ähnlich wie das ebenfalls buddhistische Myanmar hat Thailand eine Provinz mit muslimischen Malaien im Süden des Staatsgebietes. Gewaltsame Konflikte sind zwar durch das Militär beendet worden, aber der Unmut der Muslime hält an, weil bisher kein tragfähiges Befriedungsangebot seitens der Regierung in Bangkok gestellt wurde.

Doch zurück zur Namensgebung, die am 11. Mai 1949 endgültig erfolgte, nachdem es einige Male ein Hin und Her gegeben hatte. „Thailand" bedeutet nach einer beliebten Interpretation „Land der Freien", und tatsächlich war das Königreich ein unabhängiges Gebiet zwischen den Briten, die ihren Einfluss vom indischen Subkontinent bis zum damaligen „Burma" ausdehnten, und den Franzosen, die Laos und Kambodscha besetzt hielten. Malaysien wiederum wurde zu einer britischen Kolonie. Im Zweiten Weltkrieg stand Thailand auf der Seite Japans und konnte sich so seine Unabhängigkeit erhalten.

Die Nachkriegszeit war in dem Land mit einer ab 1932 konstitutionellen Monarchie nur von einer kurzen Phase der Demokratie geprägt, und bereits 1947 übernahm das Militär die Macht und behielt sie bis 1973. Als Protestwellen das Land erschütterten, kam wieder eine Zivilregierung zustande, die allerdings schon bald wieder vom Militär abgelöst wurde. Auch in den folgenden Jahrzehnten kam es zu diesem Wechselspiel, wobei die Vertreter des Militärs stets ein gewichtiger Machtfaktor blieben.

Die Militärregierung ließ 2019 wieder einmal Wahlen abhalten, und ein General führt eine Koalition mit 19 Parteien (!)

In der weiteren Folge kam es auch 2020 wieder zu Protesten, die aber weitgehend friedlich blieben.

Der boomende Tourismus wurde davon wenig berührt, bis 2025 hofft man die Zahl der Urlauber auf 50 Millionen steigern zu können. Hier liegt der Schlüssel für eine wirtschaftliche Entwicklung, die Schattenseiten wie Kinderprostitution und Menschenrechtsverstöße ausblendet.

Menschenrechtsverletzungen werden vor allem der Polizei vorgeworfen, die Gefängnisinsassen misshandelt oder verhaftete Personen.

Ein Urlaubsparadie für „Wegschauer" also.

12

Anton Wilhelm Amo: Der Philosoph aus Ghana

Wie fühlte sich ein befreiter Afrikaner im England des 18. Jahrhunderts? Als „Untermieter, und fast nicht einmal das", von vielen begafft und beleidigt. Dabei war Ignatius Sancho der erste Schwarze im Empire, der das Wahlrecht erhielt. Auf einem Sklavenschiff geboren, komponierte er später Lieder nach Texten von Shakespeare, schrieb Bücher und Theaterstücke.
*Warum hat der große Aufklärungsphilosoph David Hume nicht an ihn gedacht, bevor er sein Publikum polemisch aufforderte, „ein einziges Beispiel anzuführen, da ein Neger Talente in Kunst oder Wissenschaft erwiesen habe?" Warum zitierte Immanuel Kant seinen schottischen Kollegen zustimmend? Wie kam dieser Vordenker der Moderne darauf, „die Menschheit in ihrer größten Vollkommenheit in der weißen Rasse" zu sehen, die „Neger weit tiefer" und am tiefsten die Indianer? War Hegel von jedem guten Weltgeist verlassen, als er über „den Neger" schrieb: „Es ist nichts an das Menschliche Anklingende in diesem Charakter zu finden?" (*Karl Gaulhofer in der „PRESSE".)
Die Ausrede, auch die Aufklärer seien halt Kinder ihrer Zeit gewesen, kann ich nicht mehr hören, denn die Vernunft wurde nicht hochgehalten, sondern ausgeblendet.
Die von den „Aufklärern" so selbstgewiss aufgestellt Behauptungen, die bar aller persönlicher Erfahrungen waren (Kant, der seine Heimatstadt Königsberg zeitlebens nicht verlassen hat, lernte auch nie einen Schwarzafrikaner kennen), hätten gerade in Deutschland mit dem Beispiel eines Philosophen und Rechtswissenschaftlers beantwortet werden können, der die Ungleichheit von schwarzen Europäern in Frage stellte und ein Vordenker des Antirassismus war:
Anton Wilhelm Amo, der um den Beginn des 18. Jahrhunderts in Ghana zur Welt kam und laut Grabstein 1784 starb.
Als Kind war er von Niederländern versklavt und nach Amsterdam verschleppt worden, wo er an einen deutschen Adeligen „verschenkt" wurde, der ihn seinem Sohn als „Kammermohren" „weitervererbte". Der Vorteil für den jungen Mann war die hervorragende Bildung, die er am Hof der Braunschweiger erhielt. In jungen Jahren verfasste er bereits seine erste „Disputation" mit dem Titel „Über die Rechtsstellung der Mohren in Europa."
Es folgte eine Lehrtätigkeit an verschiedenen deutschen Universitäten, bis er 1747 wieder an seinen Geburtsort zurückkehrte. Zweihundert Jahre lang geriet er in Vergessenheit, obwohl er ein früher Vordenker der Menschenrechte war. Das neu erwachte Interesse in den 1960er-Jahren war insbesondere auf den ersten Präsidenten Ghanas, Kwame Nkrumah, zurückzuführen, der in der engeren Heimat Amos aufgewachsen war.

Krieg, Landraub und Gebietskauf – auch eine Entstehungsgeschichte der USA

Die US-Amerikaner kannten drei Methoden, ihr Staatsgebiet zu erweitern und zur heutigen Größe zu führen:

Da war erst einmal das klassische Mittel, nämlich Kriege anzuzetteln. Krieg um die Unabhängigkeit gegen die Briten; Krieg gegen die Spanier in Puerto Rico, Guam und den Philippinen; und schließlich Krieg gegen Mexiko um die südlichen Regionen Texas, Kalifornien und Neu Mexiko. Die zweite Möglichkeit war schlichter Landraub, indem man die indigene Bevölkerung schrumpfen ließ (Massaker ohne Zahl), ihr die Lebensgrundlagen entzog (Massenmorde an Bisonherden), sie verdrängte und schließlich in Reservaten absonderte.

Aber auch Landkauf wurde eine probate Methode, die in Alaska mit dem russischen Zaren, in Louisiana mit Napoleon und im Süden mit Mexiko funktionierte.

In gewisser Weise auch mit Spanien, wo es eine Kombination aus Krieg und Geld war, das zum gewünschten Ergebnis führte.

Wollen wir einmal den Unabhängigkeitskrieg und die Methode „Landraub" beiseitelassen, lässt sich folgende Chronologie der Ereignisse rund um „God's own country" erstellen:

Der erste Coup gelang 1803 mit dem Kauf von Louisiana, als 2,1 Millionen Quadratkilometer zu einem heutigen Kaufpreis von 250 Mill. Dollar erworben wurden – ein Schnäppchen also, mit dem ein Viertel des heutigen Staatsgebietes den Franzosen abgenommen wurde.

Auf den Geschmack gekommen, versuchte man Kalifornien den Mexikanern abzukaufen; später galt das gleiche Verlangen für Texas, was zunächst fehlschlug. Der Rest wurde durch Krieg erledigt, den die USA am 13. Mai 1846 erklärten und auch gewannen.

Die Texanische Grenze wurde daraufhin an den Rio Grande verlegt, Alta California und Nuevo Mexico fielen an die USA. Die Mexikaner erhielten eine Handvoll Dollars und versilberten 1853 im „Gadsden Purchase" weitere Gebiete an die USA.

Der Erwerb Alaskas wurde 1867 mit dem Zaren vereinbart und brachte weitere 1,6 Millionen Quadratkilometer mit enormen Bodenschätzen. Die Amerikaner spekulierten dabei, dass sie früher oder später den Briten auch Kanada abnehmen könnten, das ja nun in einem Sandwich zwischen den beiden Scheiben der USA lag – doch daraus wurde bekanntlich nichts.

Komplettiert wurde das Programm 30 Jahre später im Krieg gegen Spanien, das Puerto Rico, Guam und bis zum Ende des Zweiten Weltkrieges auch die Philippinen einbrachte.

Kein Wunder, dass Donald Trump auf die Idee kam, Grönland zu kaufen – die Menschen dort wollten aber nicht und der Präsident war eine Zeitlang recht grantig auf die Eskimos.

Der fünfte Tag des Monats Ijjar des Jahres 5708

Es war einer jener Federstriche der Mächtigen, die nach dem Ersten Weltkrieg bei der Zerstückelung des untergegangenen Osmanischen Reiches den Landstrich Palästina zu einem britischen Mandatsgebiet machten. Zuvor hatten die Briten sowohl den Juden, die auf der Suche nach ihrer verlorenen Heimat waren, wie auch den Arabern für ihre Unterstützung im Krieg gegen die Osmanen Versprechungen gemacht, die sich schwer miteinander vereinbaren ließen.

Jahrhunderte hindurch hatten Juden und Palästinenser gemeinsam unter der Knute osmanischer Herrscher mehr oder weniger friedlich miteinander verbracht, doch die steigende Einwanderung führte auch zu Spannungen zwischen den alteingesessenen Bevölkerungsgruppen, die sich in Massakern entluden. Radikale jüdische Kampfgruppen begannen Aktionen gegen das britische Militär, Teilungspläne wurden wiederum von den Arabern abgelehnt, die sich grundsätzlich gegen einen jüdischen Staat aussprachen. Die Folge waren wechselseitige Angriffe, Massaker und Terroraktionen, die jüdische Bewohner in sichere Siedlungen flüchten ließ und Araber teilweise zu einer Flucht über die Grenzen Palästinas zwang. In dieser ausweglosen Situation beschlossen die Briten, sich aus dem Mandat des Völkerbundes und dem Land selbst zurückzuziehen. Schließlich hatten sie ja Jordanien und den Irak noch immer fest im Griff und Palästina war zu einem Ärgernis geworden.

Als der letzte Soldat am 14. Mai 1948 das Land verließ, traten in Tel Aviv die Mitglieder des Volksrates zusammen und erklärten die Unabhängigkeit Israels, die von David Ben-Gurion, dem späteren ersten Ministerpräsidenten, verkündet wurde. Es ist die „Hachrasat ha-Azma'út" vom fünften Tag des Monats Ijjar des Jahres 5708.

In dieser Unabhängigkeitserklärung heißt es einleitend:

Im Land Israel entstand das jüdische Volk. Hier prägte sich sein geistiges, religiöses und politisches Wesen. Hier lebte es frei und unabhängig. Hier schuf es eine nationale und universelle Kultur und schenkte der Welt das Ewige Buch der Bücher.

Durch Gewalt vertrieben, blieb das jüdische Volk auch in der Verbannung seiner Heimat in Treue verbunden. Nie wich seine Hoffnung. Nie verstummte sein Gebet um Heimkehr und Freiheit.

Beseelt von der Kraft der Geschichte und der Überlieferung, suchten Juden aller Generationen in ihrem alten Lande wieder Fuß zu fassen.

Was folgte waren Krieg, Vertreibung, Terror, Besatzungswillkür und Leid auf beiden Seiten. „Shalom" sagen die Juden, „Salem" die Araber – beides meint „Frieden". So ähnlich und doch so weit auseinander.

Paraguay: Der Fluss, der ins Meer fließt

Dieser Fluss hat auch dem Land den Namen gegeben, denn in der Guarani-Sprache heißt „Para" nichts anderes als „Fluss" und „qua y" „der ins Meer fließt.
Neben Bolivien der zweite Binnenstaat Südamerikas, hat Paraguay knapp über 400.000 km² und ist mit nur sieben Millionen Einwohnern eher dünn besiedelt. Zum Großteil sind es Mestizen, also Menschen, die aus Verbindungen zwischen Guarani-Indianerinnen und spanischen Einwanderern hervorgingen. Zu den Besonderheiten des Landes gehört, dass nur jeder neunte Paraguayer Spanisch als seine Muttersprache bezeichnet und ein Großteil der Menschen Guarani beherrscht, das auch Amtssprache ist. Trotzdem ist Spanisch allgegenwärtig.
Nur ein Jahr nach Argentinien (1810) erklärte auch der nördliche Nachbar seine Unabhängigkeit von Spanien und wurde bald und lange (1814-1840) von Diktator de Francia regiert, der nicht nur den Kirchenbesitz, sondern auch rund die Hälfte des kreolischen Großgrundbesitzes konfiszierte.
Bis zur Mitte des Jahrhunderts wurde es zu einem der am weitest entwickelten Länder Südamerikas, denn schon bald wurden die Sklaverei abgeschafft, die kostenlose Schulpflicht eingeführt, das Rechtssystem reformiert und den Indios die Staatsbürgerschaft verliehen.
Paraguay hatte zu dieser Zeit das am meisten ausgebildete Militärwesen des Kontinents und wurde in einen grauenhaften Krieg mit seinen Nachbarn verwickelt. Der „Tripel-Allianz-Krieg", wie er wegen der Verbindung von Argentinien, Brasilien und Uruguay als Gegner genannt wird, kostete über 70 Prozent (!) der Bevölkerung von 500.000 Menschen das Leben und mehr als die Hälfte des Staatsgebietes. Das Land verlor seine wirtschaftliche Leistungsfähigkeit und seinen Wohlstand.
Im Chaco-Krieg gegen Bolivien während der 1930er-Jahre vergrößerte Paraguay sein Staatsgebiet wieder auf das Doppelte, ohne dass das Wohlstandsniveau gestiegen wäre.
Ein Militärputsch des Jahres 1954 brachte dann General Alfredo Stroessner, dessen Vater ein Bayer aus Hof war, als Diktator an die Spitze, wo er erst 1989, also nach 35 Jahren, wieder durch einen Putsch des Militärs verdrängt wurde. Damit ging eines der blutigsten und brutalsten Regime Lateinamerikas zu Ende.
Das „Archiv des Terrors" zeigt nicht nur in peniblen Notizen die begangenen Verbrechen auf, sondern ermöglicht einen ausgezeichneten Einblick in die länderübergreifende Zusammenarbeit im Rahmen der von den USA gesteuerten „Operation Condor".
Außergewöhnlich ist die Persönlichkeit des Präsidenten der Jahre 2008 bis 2012 Fernando Lugo, der katholischer Bischof und unter Papst Benedikt VI. erster Leiter einer Diözese war, der in den Laienstand versetzt wurde.
Am 15. Mai feiert das Land jedes Jahr seine Unabhängigkeit.

Naher Osten: Imperiale Machtspiele statt eines Selbstbestimmungsrechts der Völker

Der eine war der 6. Baronet of Sledmere in the County of York und trug die Vornamen Tatton Benvenuto Mark, der andere hieß lediglich François Georges, besaß keine Titel und gehörte keinem Adel an.
Gemeinsam zeichnen sie für ein Reißbrettunternehmen mit ihren Namen, das die Geschichte des Nahen Ostens im 20. Jahrhundert entscheidend beeinflusste:
Das Sykes-Picot-Abkommen vom 16. Mai 1916 war eine geheime Abmachung zwischen Großbritannien und Frankreich, die ihre kolonialen Interessen nach der erwarteten Niederlage des Osmanischen Reiches im Ersten Weltkrieg durch Grenzmarkierungen absteckten.
Da konnte der amerikanische Präsident Wilson mit dem von ihm proklamierten Selbstbestimmungsrecht der Völker noch so viele Hoffnungen wecken, die Interessen seiner Alliierten hatten das größere Gewicht. So auch die Versprechungen, die insbesondere von den Briten gegenüber den Arabern abgegeben worden waren.
Hauptsache war doch, dass sie gegen die Türken kämpften, wie das in dem Filmepos „Lawrence von Arabien“ bildgewaltig festgehalten ist.
Zunächst erklärte sich Großbritannien in der Deklaration seines Außenministers Balfour am 2. November 1917 auch mit dem 20 Jahre zuvor festgelegten Ziel des Zionismus einverstanden, in Palästina eine „nationale Heimstätte“ des jüdischen Volkes zu errichten, aber gleichzeitig die Rechte der nicht-jüdischen Gemeinschaften zu wahren. Wie das gelingen sollte, wurde der Einfachheit halber nicht beantwortet.
Und so malten Sykes und Picot eine Karte, die aus Halbbögen, Kurven und Geraden bestand und schön anzusehen war, allerdings auf vorhandene Siedlungen und Stämme wenig bis gar keine Rücksicht nahm:
Der Süden der Halbinsel war ganz einfach Arabien;
das heutige Israel sollte mehr oder weniger unter gemeinsamer Verwaltung stehen;
die A-Zone umfasste ein Gebiet von Damaskus bis Mossul und wurde als französisches Einflussgebiet bezeichnet;
die Blaue Zone von Beirut bis Anatolien war französischer Herrschaft vorbehalten;
die B-Zone von Amman bis Persien ostwärts und weit in den Süden der Halbinsel reichend war britisches Einflussgebiet;
schließlich die Rote Zone von Bagdad über Kuwait den Golf entlang sollte unter britischer Herrschaft stehen.
Bleibt noch zu erwähnen, dass Sykes Schriftsteller, Oberst, Politiker und Diplomat war, während es Picot bis zum Rang eines Generalkonsuls brachte. Kartographie brauchten sie bei ihrer Zeichnerei nicht zu beherrschen.
Unter dieser imperialen Anmaßung ist auch heute noch manche Entwicklung im Nahen Osten zu bewerten, die immer wieder die ganze Welt in Atem hält.

Amerikanische Helden: Die Cantonsville Nine

Es waren neun katholische Aktivisten, die am 17. Mai 1968 aus Protest gegen den Vietnamkrieg Akten zur Rekrutierung von Soldaten der US-Armee verbrannten.
Das geschah in Cantonsville im Bundesstaat Maryland, wo sie das Papierkonvolut in Drahtkörben auf den Parkplatz brachten und mit Napalm in Brand setzten. Das alleine verdiente schon eine saftige Strafe, wurden doch mit Napalm vietnamesische Menschen und keinesfalls amerikanisches Papier angezündet. Geradezu ketzerisch aber war, dass sie beim brennenden Papierhaufen ein „Vater unser" sprachen und ihre Gründe für den Protest gegen den Vietnamkrieg erklärten. Die größte Unverfrorenheit war aber, dass Philipp Berrigan, einer der Haupt„täter", zu eben dieser Zeit auf Kaution freigesetzt war – also die „Großzügigkeit" des amerikanischen Justizsystems nutzte, um zum Wiederholungstäter zu werden. Denn bereits am 26. Oktober 1967 ging er mit drei anderen Verschwörern in eine Musterungsbehörde in Baltimore, wo sie ihr eigenes und fremdes Blut auf die Akten gossen, Bibeln austeilten und die Gründe für ihr Verhalten erklärten: *Dieser Opfer- und konstruktive Akt soll ein Protest sein gegen den erbärmlichen Verlust von amerikanischem und vietnamesischem Blut in Indochina.* Berrigan war in der Folge der erste Priester in den USA, der für einen Akt zivilen Ungehorsams verhaftet und zu sechs Jahren Haft verurteilt wurde.
Zuvor schon hatte er an Demonstrationen und Sit-ins gegen Rassentrennung während des legendären Montgomery-Bus-Boycotts teilgenommen. Später beschrieb er, wie ihn schon in den 40er-Jahren während seiner Armeeausbildung Rassismus und Gewalt im Trainingslager in den Südstaaten beschäftigt und geprägt hatten.
Auch mit seiner Kirche verscherzte er es sich bei dem Protest in Cantonsville, bei dem er und seine acht Mitstreiter erklärten: *Wir konfrontieren die Katholische Kirche, andere christliche Institutionen und die Synagogen Amerikas mit ihrem Schweigen und der Feigheit angesichts der Verbrechen unseres Landes. Wir sind überzeugt, dass die religiöse Bürokratie in diesem Land sowohl rassistisch ist als auch mitschuldig an diesem Krieg und feindlich gegenüber den Armen*. Berrigan wurde wiederum verhaftet und zu dreieinhalb Jahren Gefängnis verurteilt.
Mit seinem Bruder Daniel und sechs anderen gründete er 1980 die „Pflugscharbewegung". Gemeinsam brachen sie in die Hallen von General Electric in King of Prussia ein, wo Teile für atomare Sprengköpfe hergestellt wurden. Immer wieder erregten er und seine Bewegung Aufsehen durch Aktionen gegen Militäreinrichtungen und -industrien, für die er auch immer wieder ins Gefängnis musste. Das letzte Mal 1999 mit 76 Jahren (!) eine Haft, aus der er zwei Jahre später entlassen wurde. Ein Jahr später starb er.
In meinen Augen ein Held des zivilen Widerstands, der es dafür mit seinem Bruder auf die FBI-Liste der „Zehn Meistgesuchten" schaffte, die das „Who is who" der Verbrecherliste darstellte.

Guatemala und die Cantonsville Nine

Ein aus Guatemala ausgewanderter US-amerikanischer Priester, Pater Thomas Melville, berichtete im Januar 1968 dem „National Catholic Reporter", dass alleine in den letzten zwölf Monaten rechte terroristische Gruppierungen über 2.800 Intellektuelle, Studenten, Gewerkschaftsführer und Bauern ermordet hätten, die *versucht hatten, die Gebrechen der guatemaltekischen Gesellschaft zu bekämpfen*. Die Schätzung von Pater Melville beruhte alleine auf Pressemeldungen, aber über die Mehrzahl der Toten wurde nicht einmal berichtet. Es waren in den Augen der Machthaber vielfach ja bloß „Indios" unbekannter Namen und Herkunft, die das Militär in seinen „Siegesmeldungen" gegen Terrorismus und Subversion als bloße „Kopfzahlen" anführte. Das „Body-Counting" des großen amerikanischen Bruders im Vietnamkrieg fand also willige Nachahmer. Es ging um *Umzingelung und Vernichtung* eines *Feindes* im eigenen Volk, und da war man weder in der Methode noch in der Wahl der Mittel besonders wählerisch.

Guatemala war durch den von den USA betriebenen Sturz der demokratisch zustande gekommenen Präsidentschaft von Jacobo Árbenz in Brand gesetzt worden. Direkt involviert waren dabei die US-Botschafter in Guatemala, Costa Rica und Nicaragua, denen von Allan Dulles, der Nummer 1 in der CIA, telegrafisch zum „Erfolg" gratuliert wurde. Er und sein Bruder waren in engstem beruflichen und wirtschaftlichen Kontakt mit der United Fruit Company, die sich durch die beabsichtigte Landreform von Präsident Árbenz in ihren Interessen bedroht sah. Also musste er weg mit all dem „Pöbel", der ihn bei seinem Vorhaben unterstützt hatte.

Doch zurück zu Thomas Melville, dem „Maryknoll"-Priester, der 1957 nach Guatemala entsandt worden war, wo er eng mit den örtlichen Bauern zusammenarbeitete und daher zehn Jahre später ausgewiesen wurde.

Er verließ den Orden und heiratete 1968 eine ehemalige Maryknoll-Schwester, nämlich Marjorie Bradford, in Mexiko.

Gemeinsam wurden sie dann Mitglieder der „Cantonsville Nine" und nahmen an der Aktion am 17. Mai 1968 teil. Ihnen ging es dabei nicht nur um Vietnam, wie den anderen Mitgliedern der Gruppe, sondern auch um einen Protest gegen das Mordgeschehen in Guatemala, das die sillschweigende Billigung der USA besaß. Schließlich galt es ja nicht nur, die Interessen amerikanischen Kapitals zu sichern, sondern ebenso der kommunistischen Gefahr zu begegnen, die in jedem landlosen Arbeiter gesehen wurde, der um seine Lebensrechte kämpfte.

Natürlich wurden auch die Melvilles ins Gefängnis gesteckt, denn schließlich hatten sie sich eines Verbrechens gegen amerikanisches Bundesrecht schuldig gemacht. In den Jahren danach haben beide promoviert und auch gemeinsam Bücher über Guatemala und Mittelamerika geschrieben. Starke Stimmen des „anderen Amerika".

Es gibt keine Hungernden in den USA, nur „Menschen mit sehr geringer Nahrungssicherheit“

Es gehört zu den wenigen erfreulichen Ereignissen im Weltkriegsjahr 1943, dass sich in einer Konferenz, von 18. Mai bis 3. Juni Vertreter von 43 Staaten mit der Globalisierung der Ernährungsprobleme beschäftigten und die Gründung einer Weltorganisation für Lebensmittel und Landwirtschaft beschlossen, die 1945 ins Leben gerufen wurde.

Der politische Wille war allerdings endenwollend, denn der Kalte Krieg überschattete auch diese Initiative, und so wurde erst 1961 ein Welternährungsprogramm beschlossen, welches das Ziel hatte, den Hunger in der Welt zu bekämpfen und eine eigenständige Nahrungsmittelproduktion der Entwicklungsländer zu fördern.

Als 1974 der Welternährungsrat gegründet wurde, war man zuversichtlich, binnen eines Jahrzehnts den Hunger aus der Welt zu schaffen.

Erst nach der Jahrtausendwende war man dann realistischer und hoffte, die Anzahl der Hungernden bis 2015 auf die Hälfte zu reduzieren.

Auch das ist nicht gelungen, denn von 930 Millionen hungernden Menschen in den Jahren 2000 bis 2002 reduzierte sich die Zahl 2018 bis 2020 auf 684 Millionen.

Es ist ein unbeschreiblicher Skandal, wenn unter den Augen der Weltöffentlichkeit alle 13 Sekunden ein Kind unter fünf Jahren an den Folgen von Hunger sterben muss und gleichzeitig in diesen 13 Sekunden fast 100 Dollar für Rüstungsgüter ausgegeben werden. Ein Bruchteil davon würde genügen, um diese Leben zu retten.

Es ist ebenso ein unbeschreiblicher Skandal, wenn in den Wohlstandsländern hunderte Millionen Dollar im Kampf gegen Fettleibigkeit und Fresssucht ausgegeben werden müssen und mehr als ein Zehntel der Weltbevölkerung unter Hunger leidet.

Es ist ein unbeschreiblicher Skandal, wenn mehr Lebensmittel weggeschmissen werden als gebraucht würden, um den Hunger erfolgreich zu bekämpfen.

Es ist ein unbeschreiblicher Skandal, wenn ein reiches Land wie Österreich nur ein Vierhundertstel seiner Güter- und Dienstleistungsproduktion für Entwicklungszusammenarbeit aufwendet und dabei noch alle Kosten im Inland einberechnet.

Die Hälfte der hungernden Menschen sind Kleinbauern, die vom Ertrag ihrer bescheidenen Flächen nicht leben können, während den „landwirtschaftlichen Unternehmern“ jeweils über 100 Hektar zur Verfügung stehen. Statt einer Bodenreform wird die Lage durch „Landgrabbing“ noch verschlimmert, sodass zumeist jede „Hilfe zur Selbsthilfe“ ausbleibt, die wirkungsvoller wäre als Lebensmittelverteilungsaktionen im Katastrophenfall.

Armut und Hunger bedingen sich gegenseitig.

Wer dieser Trostlosigkeit entfliehen will, wird dann verächtlich „Wirtschaftsflüchtling“ genannt, der eine soziale Hängematte sucht. Deshalb gibt es in den USA auch offiziell keine Hungernden, sondern nur *Menschen mit sehr geringer Nahrungssicherheit.*

Kamerun: Das Land am Krabbenfluss

Als die Portugiesen im 15. Jahrhundert begannen, die westafrikanische Küste entlang zu segeln, stießen sie 1472 auf ein Flussgebiet, das die Einheimischen Wouri nannten und die Seefahrer durch die vielen Krabben in Erstaunen versetzte – sie gaben ihm den Namen Rió dos Camarões, also Krabbenfluss. Heute erinnert noch immer der Name des Landes an diese Zeit: Kamerun, dessen Amtssprachen Französisch und Englisch sind, weil die 24 Millionen Einwohner 285 Sprachen besitzen.

Im Gegensatz zu anderen Regionen der westafrikanischen Küste hat hier die Sklaverei keine bedeutende Rolle gespielt, und schon 1820 wurde der Sklavenhandel aufgehoben. 1840 schlossen die Douala-Könige mit der britischen Regierung einen Vertrag über das weltweite Verbot des Menschenhandels und der Sklaverei, also Jahrzehnte vor der Abschaffung in den USA oder gar in Saudi-Arabien, wo es erst 1963 (!) dazu kam.

Die industrielle Entwicklung in Europa führte zu einer starken Nachfrage nach Palmöl und Palmkernen, und der deutsche Einfluss wurde nach 1868 durch die Errichtung einer Handelsniederlassung des Hamburger Unternehmens Woermann immer stärker, bis am 14. Juli 1884 der deutsche Generalkonsul Gustav Nachtigal mit Douala-Herrschern „Schutzverträge" abschloss und das „Schutzgebiet Kamerun" zur deutschen Kolonie erklärte. Dass Nachtigal mit Kanonenbooten „anreiste" und sich einer Drohkulisse bediente, um die afrikanischen Herrscher zum Einlenken zu bewegen, vermochte nichts an seinem „Heldenstatus" zu ändern, den er in seiner Heimat bekam. Immerhin hatte er das Togoland, Kamerun, Namibia sowie das Mahinland unweit des Nigerdeltas unter deutschen „Schutz" gestellt, was bedeutete, dass Aufstände und Proteste einfach niedergeschlagen wurden.

Im Laufe der Jahre wurde die Kolonie im Hinterland zum Teil auch gewaltsam erweitert, bis sie 1912 etwa 4,5 Mill. Einwohner hatte, die eine Fläche von fast 800.000 km² besiedelten.

Ihnen standen 1.900 Europäer, davon etwa die Hälfte Deutsche, gegenüber.

Nach dem Ersten Weltkrieg vergab der Völkerbund ein „Mandat" an Frankreich und Großbritannien, das in Wahrheit eine Überführung in deren Kolonialreiche bedeutete.

Am 1. Januar 1960 erhielt das französische Kamerun, nach Jahren des bewaffneten Aufstandes, die Unabhängigkeit als Republik, und am 1. Oktober 1961 kam es zu einer Föderation mit einem Teil des britischen Mandatsgebietes.

Am 20. Mai 1972 wurde daraus der heutige Einheitsstaat, weshalb dieser Tag auch als Nationalfeiertag gilt.

Internationale Aufmerksamkeit erringt das Land allerding immer wieder durch Erfolge seiner Fußballnationalmannschaft, die regelmäßige Teilnehmerin an großen Turnieren ist.

Auch die Kultur hat ihre Magna Charta

Nicht nur die Vielfalt der Arten, sondern auch jene der Kulturen hat berechtigterweise ihren Welttag – den 21. Mai jeden Jahres, wo an den Reichtum unterschiedlicher Kulturen, Lebensstile, Traditionen und künstlerischer Ausdrucksformen erinnert wird. Dazu gibt es auch eine Konvention „zum Schutz und die Förderung der Vielfalt der Kulturen", die von fast 150 Ländern unterzeichnet wurde und auch als Magna Charta der Kulturpolitik gilt.

Das alles klingt schön, ist schön und hat auch schöne Ziele, allerdings mit einem beachtlichen Schönheitsfehler: Die Spuren des kolonialen Imperialismus' zieren noch immer die Museen Europas oder besser gesagt: lagern zum Großteil in den Depots dieser schöngeistigen Einrichtungen, da ihre schiere Menge gar nicht den Besuchern präsentiert werden kann.

Länder, aus denen diese zusammengeraubte oder gegen Talmi „eingetauschte" Kunst stammt, können vielfach keine Ansprüche stellen, weil sie gar nicht einschätzen können, was so alles in Kellerverliesen deponiert ist.

Der schönen Beteuerungen europäischer Staatenlenker gibt es zwar genug. Hie und da gibt es auch die einsetzende Bereitschaft, das eine oder andere auch zurückzugeben. Man hat aber den Eindruck, dass der politische Wille fehlt, dafür wirklich offen zu sein.

Da wir uns am Kalenderblatt des Vortages gerade mit Kamerun beschäftigt haben, sei hier eines von vielen Beispielen aufgeführt, das sich auf die Dokumentation „Die gestohlene Seele" der „Deutschen Welle" stützt.

In der Stiftung Africa Avenir in Douala steht eine Nachbildung des sogenannten „Tangue", eines kunstvoll geschnitzten Schiffschnabels, der im 19. Jahrhundert die Spitze eines königlichen Kanus zierte. Es ist ein Objekt, das die Menschen in der Küstenstadt mit den spirituellen Kräften eines Flusses verbindet.

Das Original allerdings befindet sich seit mehr als 130 Jahren in Deutschland, ohne dass an seine Identität als Raubgegenstand erinnert wird.

Sein ursprünglicher Eigentümer war Lock Priso, das Oberhaupt der königlichen Bele Bele-Familie. Dieser hatte sich geweigert, einen „Schutzvertrag" zu unterzeichnen, worauf deutsche Kriegsschiffe in Douala einliefen, Lock Prisos Widerstand gewaltsam brachen und dessen Haus in Brand steckten. Im letzten Moment hatte der deutsche Konsul Max Buchner das Kunstwerk aus dem Haus geraubt und später dem Münchner Museum der Fünf Kontinente zum Geschenk gemacht. *Es ist hier eine für uns schwer zu durchschauende Gemengelage, die wir nach wie vor erst klären müssen, bevor wir allzu vorschnell zurückgeben*, erklärt ein Vertreter des Museums.

Alles, was eine tiefe spirituelle Bedeutung hatte für die Afrikaner, das hat man weggenommen, um ihnen dann sozusagen Ersatz-Religionen zu bringen. Aber man kann doch nicht die Seele ganzer Völker rauben, wegbringen und dann sagen, man bringt ihnen Zivilisation!, sagt Prinz Kum'a Ndumbe III., der Enkel des seinerzeit Beraubten.

Melaku Worede und die Artenvielfalt

Melaku Worede ist ein äthiopischer Genetiker und Biologe, der in nur wenigen Jahren eine Saatbank mit zehntausenden Pflanzenarten aufbaute und nach seiner Pensionierung 1993 am „Seeds of Survival-Projekt“ arbeitete, in welchem das überlieferte Wissen der Bauern mit westlicher Wissenschaft und Technologie verbunden wird. Schon vier Jahre zuvor war er für *ein richtungsweisendes Projekt zur dauerhaften Bekämpfung des Hungers durch den Aufbau eines der besten Zentren der Welt zur Bewahrung von Saatgut und seinen Einsatz zum Erhalt der Artenvielfalt und der Weisheit der afrikanischen Bauern zum Nutzen der gesamten Menschheit* mit dem Alternativen Nobelpreis ausgezeichnet worden.

Es ist jene Form der Biodiversität, die heute durch Dürre und moderne Anbaumethoden stark bedroht ist und die Worede zu bewahren versucht.

Er hat sich zum Ziel gesetzt, eine strategische Saat-Reserve traditioneller Sorten einzurichten, die in Dürrezonen, in denen kein anderes Saatgut gedeihen würde, an Landwirte zur Aussaat freigegeben werden kann.

Jeremy Irons zeichnet in der Filmtrilogie „Samen der Freiheit“ die Geschichte des Saatgutes von seinen Wurzeln im Herzen traditioneller, vielfältiger Anbausysteme auf der ganzen Welt bis hin zur Umwandlung in ein Instrument nach, das verwendet wird, um das globale Nahrungsmittelsystem zu monopolisieren. Dabei wird die Behauptung in Frage gestellt, nur eine große, industrielle Landwirtschaft sei in der Lage, die Welt und ihre wachsende Bevölkerung zu ernähren. Wenn man die Geschichte des Saatgutes verfolgt, wird deutlich, wie ökonomische Interessen die Übernahme von Saatgut vorangetrieben haben, um enorme Gewinne zu erzielen und das globale Nahrungsmittelsystem zu kontrollieren.

Es wird gezeigt, wie der Verlust von einheimischem Saatgut mit dem Verlust der biologischen Vielfalt und des damit verbundenen Wissens einhergeht. Damit wächst auch der Druck, die vielfältigen ernährungsphysiologischen, lokal angepassten und widerstandsfähigen Saatpflanzen, die seit Jahrtausenden von Kleinbauern gezüchtet werden, durch Monokulturen von genverändertem Saatgut zu ersetzen. Die Folge ist der Verlust kultureller Traditionen und Praktiken, der Verlust von Lebensgrundlagen und schließlich der Verlust von Ernährungssouveränität.

Das alles, um die Gewinne einiger internationaler Konzerne zu Lasten der Schwächsten zu erhöhen.

Bleibt noch zu erwähnen, dass beim Artenschutz Österreich und Kroatien die Schlusslichter der EU darstellen. Dies ist das Ergebnis einer Untersuchung der EU-Umweltagentur, die alle fünf Jahre den Zustand der Natur auf dem Kontinent dokumnetiert. Das Urteil ist katastrophal: Die meisten Arten befinden sich im freien Fall. In unserem Land sind lediglich 14 Prozent aller Arten nicht gefährdet – 78 Prozent der heimischen Landschaft sind für Tiere und Pflanzen „mangelhaft“ oder „schlecht“.

Jemen: Wo ist das „Arabia Felix" der Römer geblieben?

Die Römer nannten das Land wegen seiner Reichtümer „glückliches Arabien", denn schon lange vor unserer Zeitrechnung hatte sich das Gebiet als Drehscheibe des Fernhandels zwischen Ostafrika, Indien und dem Mittelmeerraum und als Hauptlieferant begehrter Erzeugnisse wie Edelsteine, Gewürze, Weihrauch und Myrrhe zum politischen und kulturellen Zentrum Arabiens entwickelt.
Die Königin von Saba ist eine biblische Gestalt, die im 10. Jahrhundert vor Christus eine Reise zum Hof König Salomons in Jerusalem unternommen haben soll. Ob ihr Reich tatsächlich im antiken Saba im heutigen Jemen lag oder eher in der Region Aksum in Äthiopien, ist bis heute ungeklärt. Jedenfalls übte Saba unter den Königreichen auf der arabischen Halbinsel eine gewisse Vormachtstellung aus.
Den Römern gelang es nicht, das Land zu erobern, aber im 6. nachchristlichen Jahrhundert wurde es in das äthiopische Königreich von Aksum eingegliedert und zum Teil auch christianisiert. Einer persischen Oberhoheit folgte der Siegeszug des Islam und im 16. Jahrhundert die Besetzung durch die Osmanen. 1839 schließlich schufen die Briten ihren Stützpunkt in der Hafenstadt Aden, die mit ihrer Umgebung von 1937 bis 1963 Kronkolonie wurde.
1918 entstand im Norden ein Königreich, das von Kriegen gegen Saudi-Arabien und von Aufständen erschüttert wurde, und 1962 wurde nach einem weiteren Putsch die Jemenitische Arabische Republik gegründet.
Auch der Süden wurde von Unruhen heimgesucht, Bürgerkriege und Guerillakriege ließen das Land nicht zur Ruhe kommen; nach dem Abzug der Briten wurde 1967 die Republik Südjemen ausgerufen. Auch der Norden blieb ohne Frieden, und die kommenden Jahre waren durch schwere Grenzzwischenfälle gekennzeichnet – politische Morde und Überfälle waren an der Tagesordnung.
Am 22. Januar 1990 verkündeten die Ministerpräsidenten beider Staaten den Zusammenschluss zur Republik Jemen, am 27. April 1993 fanden die ersten freien Parlamentswahlen statt; der 22. Mai als „Tag der Vereinigung" ist heute Nationalfeiertag. Bald darauf folgte der nächste Bürgerkrieg. Die Lage ist bis heute vollkommen unübersichtlich, sunnitische Stammenskämpfer haben sich gegen die rebellischen Huthi verbündet. Am 26. März 2015 begann eine saudische Militäraktion, die sich „Sturm der Entschlossenheit" nennt und nichts daran ändern kann, dass der Jemen ein „gescheiterter Staat" ist, dessen Leidtragenden die fast 30 Millionen Einwohner sind, von denen vier Fünftel in Armut und mehr als die Hälfte in extremer Armut leben. Müßig, darauf hinzuweisen, dass sich der Name des Landes nach verschiedenen Quellen von einem Wort ableitet, das so viel wie „Glück und Segen" bedeutet.

24 Mai

Eritrea: Auf Griechisch ist „erythros“ rot und „thalassa“ das Meer

Daher weist der Name Eritrea auch auf die Lage dieses Landes am Roten Meer hin, wie das auch die Eigenbezeichnung „Ertra“ tut.
Auf seinem heutigen Staatsgebiet befand sich das Aksumitische Reich, und während des Mittelalters unterstand das christliche Hochland äthiopischen Kaisern, während die Küste von lokalen Fürsten beherrscht wurde. Ab 1554 war Eritrea für 300 Jahre eine Provinz des Osmanischen Reiches, ab 1890 wurde es eine italienische Provinz mit dem Namen Colonia Eritrea. Da Italien zu den Siegermächten des Ersten Weltkriegs zählte, durfte es seine Kolonie auch behalten, und nach dem Überfall auf Äthiopien wurde Eritrea in das neu gegründete Italienisch-Ostafrika eingegliedert. Es erhielt dabei große Gebiete Nordäthiopiens dazu; fast ganz Tigray wurde Teil von Eritrea. Zunächst ab 1941 unter britische Militärverwaltung gestellt, wurde es 1947 britisches Mandatsgebiet, bis eine Föderation zwischen der Provinz Eritrea und dem Kaiserreich Äthiopien entstand.
Kaiser Haile Selassie höhlte in den Jahren bis 1961 die politischen Rechte der Eritreer systematisch aus, annektierte daraufhin das Land und provozierte damit einen dreißigjährigen Unabhängigkeitskrieg, der mit dem Sieg der Volksbefreiungsfront endete. Am 24. Mai 1993 wurde das Land schließlich unabhängig, in der Folge verschlechterten sich die Beziehungen der beiden Nachbarn, bis 1998 ein Grenzkrieg ausbrach.
Erst 20 Jahre später kam es zu einem Friedensvertrag, der nun einvernehmlich die Grenzfragen regelt.
Das Land gehört zu den ärmsten auf der Welt, die Menschenrechtslage ist genau so prekär wie die Ernährungssicherheit.
In dem jährlichen Weltverfolgungsindex, welcher die Länder mit der stärksten Christenverfolgung aufzeigt, lag das Land 2019 an siebter Stelle.
Das repressive System, die schwierige Wirtschaftslage und die Einberufung zu zeitlich nicht begrenzter Zwangsarbeit sorgen dafür, dass Eritrea eines der Länder mit dem höchsten Anteil an außerhalb des Landes lebenden Staatsbürgern ist – ein Fünftel der Bevölkerung.
Dürre und wirtschaftliches Versagen der autoritären Regierungsstellen führen immer wieder zu Hungerkatastrophen.
Der Einparteienstaat ist weiterhin politisch isoliert und zeigt kaum demokratische Ambitionen. Auf der Rangliste der Pressefreiheit stand das Land 2017 an vorletzter Stelle.
Die fast sechs Millionen Einwohner leben mehr oder weniger in einem 117.000 km^2 großen Kerker. Wenn sie ihm entfliehen, werden sie von den Europäern Wirtschaftsflüchtlinge genannt wie ihre Leidgenossen aus dem südlicher gelegenen Somalia. In den Augen vieler unserer Wohlstandsbürger geht es ihnen ja in erster Linie um eine soziale Hängematte.

Argentinien: Das Land am Silberfluss

Übersetzt man Río de la Plata aus dem Spanischen, so kommt man unschwer auf einen Fluss und das Edelmetall Silber, dessen lateinische Bezeichnung später dem ganzen Land den Namen gab: Argentinien.
Es handelt sich allerdings weniger um einen Fluss, sondern vielmehr um ein 35.000 km^2 großes Mündungsdelta, das aus dem Zusammenfließen zweier riesiger südamerikanischer Ströme entsteht: dem Río Paraná und dem Río Uruguay, die sich in ihrem Mündungsgebiet mit Meerwasser mischen.
Das Gebiet bildet rund um die beiden Hauptstädte Buenos Aires und Montevideo (Uruguay) einen Ballungsraum, in dem 14 Millionen Menschen leben.
Möglicherweise ist der Zusammenhang mit Silber der Tatsache zuzuschreiben, dass das Edelmetall aus der damaligen Welthauptstadt des Silbers, Potosí, auf diesem Flusssystem nach Europa verschifft wurde.
Jedenfalls bildete das Gebiet den Kern und den eigentlichen Ursprung Argentiniens, denn die südlichen Landesteile Patagonien und Feuerland kamen erst später im Nationswerdungsprozess dazu, während das nördliche Land zwischen Paraguay, Uruguay und Brasilien in seiner Zugehörigkeit lange umstritten war und auch Kriege (Tripel Allianz) provozierte.
Argentinien wurde im 19. Jahrhundert zu einem klassischen Einwanderungsland; Buenos Aires ist nicht nur deshalb die „europäischste" aller südamerikanischen Hauptstädte.
In der ersten Hälfte des 20. Jahrhunderts war es Zufluchtsort für zwei Gruppen, die gegensätzlicher nicht hätten sein können. Auf der einen Seite nahm es viele Juden auf, die vor den Nazis flüchteten, und andererseits war es Endpunkt der sogenannten „Rattenlinie", auf der nach dem Zweiten Weltkrieg Nazis eine neue Bleibe suchten.
Die Bevölkerung war Leidtragende einer der brutalsten Militärdiktaturen, die der Kontinent kannte. Und das in einem Erdteil, wo Militärputsche und Diktatoren zum Geschichtsalltag gehören. Ihr Hauptverantwortlicher, Jorge Rafael Videla, blieb nach dem Zusammenbruch der Junta 1983 unbehelligt, wurde später unter Hausarrest gestellt und musste nach Prozessen erst die letzten drei Jahre seines langen Lebens in einem „gewöhnlichen" Gefängnis verbringen. Mit seinen Opfern war 35 Jahre davor kurzer Prozess gemacht worden. Sie „verschwanden" einfach, wofür sich Videla damit rechtfertigte, man wollte jeder Form des Protestes ausweichen.
Was blieb: Ein reiches Land, gebeutelt von Korruption und der Unfähigkeit Regierender, in dem mehr als die Hälfte der Menschen von Armut betroffen ist.
Am 25. Mai 1810 wurden die ersten Schritte zur Unabhängigkeit des Landes getan, worauf der Nationalfeiertag bis heute hinweist.

Jordanien: Land am „herabfließenden Fluss"

Als „herabfließenden Fluss" kann man sinngemäß den Namen des biblischen Jordan bezeichnen, der nach der Überlieferung die Grenze des Landes Israel zu den „anderen Völkern" bildete.

Neben seiner geschichtlichen Rolle ist er für alle Anrainerstaaten, nämlich Libanon, Syrien, Jordanien und Israel, als Wasserspender von größter Bedeutung und bildet auch über weite Strecken mit dem Toten Meer die Grenze zu jenem Land, dem der Fluss den Namen gab: Jordanien.

Das haschemitische Königreich ist ein Produkt aus den Planspielen der Alliierten nach dem Ersten Weltkrieg, als sich die jordanischen Beduinenstämme, die maßgeblich am Aufstand gegen die Osmanen beteiligt waren, zunächst in Damaskus unter Emir Faisal dem Königreich Syrien anschlossen. 1920 setzte jedoch Großbritannien die Angliederung an das britische Mandatsgebiet Palästina durch. Daraus entstand 1923 durch die Abtrennung der Gebiete östlich des Jordans das Emirat Transjordanien. Am 25. Mai 1946, dem heutigen Nationalfeiertag, erlosch das britische Mandat und Transjordanien erhielt unter König Abdallah I seine volle Unabhängigkeit. Das Waffenstillstandsabkommen mit Israel nach dem ersten israelisch-arabischen Krieg empfand Jordanien als Niederlage, da es einen ungünstigeren Grenzverlauf vorsah als der Teilungsplan der UNO 1947. 1950 wurde der Staat dann in „Haschemitisches Königreich Jordanien" umbenannt. Im Sechstagekrieg 1967 verlor Jordanien sämtliche Gebiete westlich des Jordans an Israel. Die palästinensischen Flüchtlinge wurden mit ihren Lagern als „Staat in Staat" empfunden, 1970 im „Schwarzen September" kam es zur gewaltsamen Zerschlagung ihrer „Befreiungsorganisation" auf jordanischem Boden. 1994 gelang es unter maßgeblichem US-amerikanischem Einfluss, ein Friedensabkommen mit Israel zu vereinbaren, dem ein Freihandelsabkommen mit den USA und ein Assoziierungsabkommen mit der Europäischen Union folgten.

Heute ist der Nachbar Israels mit seinen zehn Millionen Einwohnern der engste arabische Verbündete seines früheren Feindes und mit Sicherheit auch diskreter „Schrittmacher" für eine weitere Annäherung mit Saudi-Arabien und den Emiraten.

Denn die Pole der regionalen Geopolitik haben sich verschoben und mit dem Iran existiert ein gemeinsamer Feind. Die Bekämpfung islamistischen Terrors erfordert ebenso eine Zusammenarbeit.

Während des Arabischen Frühlings kam es zwar auch in Jordanien zu Protesten und Unruhen, die aber im Gegensatz zu Syrien zu keiner dauernden Destabilisierung und einem Bürgerkrieg führten. Dafür sorgt schon ein effizienter Geheimdienst, der sein Handwerk sowohl bei den Amerikanern wie auch den Israelis gelernt hat. Ruhe im Land ist da immer noch wichtiger als Freiheit und Demokratie. Kritik am Königshaus oder die Verletzung arabisch-islamischer Werte sind daher mit Strafen bedroht.

Guayana: Die „Blüte der Rose“ im „Land der vielen Gewässer“

Das Indio-Wort „gu a yana“ bezeichnet die Blüte der Rose, während Guiana ein Land mit vielen Gewässern darstellt. Und auch „ehrenwerte Leute“ werden als „Guaianazes“ bezeichnet.
Möglich, dass all das zutrifft für das südamerikanische Land Guayana, das sich gemäß seines Wahlspruchs als *ein Volk und eine Nation mit einem Schicksal* begreift.
Es grenzt an Brasilien, Venezuela und Surinam, besitzt vielleicht 800.000 Einwohner, die auf einer Fläche von immerhin 215.000 km² siedeln.
Das Land mit seinem tropischen Klima wäre von einem Anstieg des Meeresspiegels im Zuge des Klimawandels besonders betroffen, denn bei einem Plus von einem Meter würde ein Gebiet überschwemmt, in dem 70 Prozent der Bevölkerung leben und das 40 Prozent der landwirtschaftlichen Nutzfläche umfasst.
Auch hier wären, wie überall in den Ländern des globalen Südens, die wirtschaftlich Schwächsten die Opfer des Klimawandels, zu dem sie allerdings am wenigsten beigetragen haben.
Ihr „ökologischer Fußabdruck“ ist auf Grund ihrer Lebensweise mit den eingeschränkten Möglichkeiten nämlich kaum sichtbar. Guayana zählt auf dem ohnehin von Krisen gebeutelten Subkontinent zu den allerärmsten Ländern. Es wird geprägt durch seine Kolonialgeschichte und durch die beiden größten ethnischen Gruppen, die Afro-Guayaner, also Nachfahren der einstigen Sklaven, und die Indisch-Guayaner, Abkömmlinge der ab 1838 (Ende der Sklaverei) ins Land geholten Kontraktarbeiter aus dem damaligen Britisch-Indien. Ökonomisch kamen die Inder auch einfach billiger mit ihrem Hungerdasein als die aufwändig gewordene Sklavenwirtschaft. Die indigene Bevölkerung beträgt heute nicht einmal mehr 10 Prozent.
Der amerikanische Ölkonzern Exxon-Mobil gab vor einigen Jahren bekannt, man sei vor der Küste auf riesige Erdöllager gestoßen, die zu den weltweit größten Reserven gehören könnten.
Die elementare Frage wird aber sein, wieviel davon überhaupt der Bevölkerung zugutekommen wird, denn es gibt genügend Beispiele, dass an solchen Funden nur internationale Konzerne samt korrupten Eliten profitieren, während die Umweltverschmutzung den Armen bleibt.
Guayana war ursprünglich ein Streitpunkt zwischen den Kolonialmächten Frankreich, Großbritannien und Niederlande, bis 1831 die Kolonie Britisch-Guayana gegründet wurde. Am 26. Mai 1966 wurde die Unabhängigkeit erlangt, Guayana ist seither eine „Kooperative Republik“, was immer das konkret bedeuten soll.
Tatsache ist, dass es menschenrechtlich immer wieder wegen seines Umgangs mit Homosexuellen angemahnt wird, denen eine lebenslange Freiheitsstrafe droht.
Auch die Tatsache, dass Guayana der einzige Staat in Südamerika ist, der die Todesstrafe beibehalten hat, führt zu berechtigter Kritik.

Äthiopien: Altes Reich mit jungem Namen

Es gilt als eines der Herkunftsländer des modernen Menschen und als Ursprungsland des Kaffees.

Dabei kann es als staatliche Einheit nicht nur auf eine ununterbrochene Geschichte von dreitausend Jahren zurückblicken und ist nur einmal im Verlauf dieser Zeit besetzt worden. Gegen alle anderen Kolonialisierungsversuche konnte es sich erfolgreich wehren. Gleichzeitig ist es mit seinen 112 Millionen Einwohnern und 120 ethnischen Gruppen, die über 80 Sprachen sprechen, das größte Binnenland der Erde. Dass darüber hinaus sich fast zwei Drittel zum Christentum bekennen, weist darauf hin, dass es um Äthiopien geht, das vor 50 Jahren noch Abessinien hieß. Sein heutiger Name kommt aus dem Griechischen, bedeutet „Brandgesicht“ und erinnert an die Sage von Phaeton, der in dieser Gegend mit dem Sonnenwagen abgestürzt sein soll, wobei er die Gesichter der Menschen verbrannte.

Der alte Name, der über die Jahrhunderte gebräuchlich war, stammt aus dem Amharischen, der heutigen Amtssprache, und geht auf die Bezeichnung „Habescha“ zurück, was „Hochlandbewohner“ bedeutet. Er nimmt Bezug auf den Umstand, dass Äthiopien neben Lesotho das am höchsten gelegen Land des Kontinents ist. Immerhin liegt die Hälfte auf 1.200 Meter und Teile auf bis 3.500 Meter über dem Meer!

In der Spätantike bestand hier eines der bedeutendsten Reiche seiner Zeit – nämlich jenes von Aksum, das auch eines der ersten christlichen Königreiche der Welt war. Ab dem 14. Jahrhundert bemühten sich seine Herrscher um Kontakte und Bündnisse mit den christlichen Reichen im spätmittelalterlichen Europa, um dem vordringenden Islam die Stirn bieten zu können. Waren es ursprünglich Portugiesen, die auch militärisch zu Hilfe kamen, so versuchten sowohl die Briten wie die Italiener im späten 19. Jahrhundert vergeblich, das Land unter ihren Einfluss zu bekommen.

Mussolinis Faschisten führten dann in den 30er-Jahren des 20. Jahrhunderts einen Vernichtungskrieg, in dem massiv Giftgas eingesetzt wurde. Massenerschießungen der äthiopischen Oberschicht waren an der Tagesordnung, fünf bis zehn Prozent der Bevölkerung wurden Opfer der Italiener. Anfangs der 1970er-Jahre geriet das Königreich in eine schwere Krise und Haile Selassie, der Negus mit dem Beinamen Löwe Judas, wurde gestürzt, die Monarchie abgeschafft, das Land wurde zur sozialistischen Volksrepublik. Militärische Auseinandersetzungen mit den Nachbarstaaten, Hungersnöte und Misswirtschaft destabilisierten das Land. 2018 gelang es, die Auseinandersetzungen mit Eritrea zu beenden, wofür Regierungschef Abiy Ahmed den Friedensnobelpreis erhielt. Verfrüht, wie sich heute leider in den Kämpfen um Tigray zeigt.

Der Nationalfeiertag am 28. Mai erinnert daran, dass an diesem Tag das kommunistische Regime gestürzt worden war.

Nepal:
„Das Mutterland ist mehr wert als das Königreich des Himmels“

Bei diesem Wahlspruch handelt es sich um jenen von Nepal, dessen Name aus dem Sanskrit stammt und sich von „ni“ (herab) und „pat“ (fliegen) ableitet.
Der Himalaya-Staat hat um die 29 Millionen Einwohner, welche zur Hälfte in der fruchtbaren Gangestiefebene leben, die allerdings nur ein Siebtel der Landesfläche ausmacht, handelt es sich doch sonst gemeinsam mit Tibet um das Dach der Welt, da beide Regionen die höchstgelegenen der Erde sind.
40 Prozent seiner Fläche liegen über 3.000 Meter, und der Gipfel des Mount Everest befindet sich in seinem Grenzgebiet. Bis zur Entmachtung des Königs im Jahr 2006 war der Hinduismus Staatsreligion, der acht von zehn Nepalesen angehören, der Rest sind Buddhisten. Sie verbindet das Zeichen „OM“, das beiden Religionen heilig ist. Sein Laut entspricht dem durchdringenden tiefen Klang des Shakka-Schneckenhorns und steht für den transzendentalen Urklang, aus dessen Vibrationen nach hinduistischem Verständnis das gesamte Universum entstand. Heute versteht sich Nepal allerdings als laizistischer Staat, nachdem es durch Jahrhunderte als Königreich Gorkha seine Unabhängigkeit auch gegen die vordrängenden Briten erhalten konnte.
Nach einem blutigen Massaker Mitte des 19. Jahrhunderts wurde die erbliche Position eines Ministerpräsidenten eingeführt, was die Macht des Königs auf formale Aufgaben einschränkte, bis dann das Königreich der Republik weichen musste.
Anfang des 20. Jahrhunderts nahm Gorkha den Namen Nepal an, der früher nur für das Kathmandutal gebräuchlich war.
Ab 1996 führten maoistische Gruppen einen Bürgerkrieg gegen die Monarchie und das hinduistische Kastensystem, der zehn Jahre andauerte.
Am 28. Mai 2008 wurde dann die Republik ausgerufen und damit auch der Nationalfeiertag verbunden. Seit 2018 regiert eine Allianz zweier kommunistischer Parteien, doch die politische Instabilität ist zurück in Kathmandu, wo von Demonstrierenden der Rücktritt des Ministerpräsidenten gefordert wird.
Dabei steht das Land, das zu den ärmsten der Welt zählt, vor großen Herausforderungen: Die Folgen der schweren Erdbeben im Jahr 2015 sind noch längst nicht beseitigt; die historischen Stätten, die Touristen anziehen und Devisen einbringen, müssen erst wieder hergestellt werden und im Großraum Kathmandu herrscht ähnlich „dicke Luft“ wie in Delhi oder Peking.
Besonders schwer wiegt die Diskriminierung und Ausbeutung von Minderheiten, Frauen und Kindern und das immer wieder gewaltsame Vorgehen gegen Schwule und Transvestiten. 20.000 Mädchen werden jährlich verkauft und landen vielfach in indischen Bordellen.
Die Präsidentin des Landes, Bidhya Devi Bhandari, setzt sich als Politikerin insbesondere für Frauenrechte ein, hat eine Frauenquote von 33 Prozent im Parlament durchgesetzt und wäre eine Hoffnung auf Besserung.

Biafra: Eine Unabhängigkeitsproklamation führt zum Krieg

Es war der 30. Mai 1967, als ein Politiker vom Volk der Igbo die Unabhängigkeit Biafras von Nigeria ausrief, um der Bevormundung des muslimischen Nordens über den christlichen Süden ein Ende zu setzen.
Nigeria ist zwar ein Vielvölkerstaat, aber die zwei Hauptreligionen machen den entscheidenden Unterschied zwischen den Stämmen aus. Seit der Unabhängigkeit von Großbritannien im Jahre 1960 standen sich die muslimischen Hausa und Fulani im Norden und die christlichen Igbo im Süden voller Misstrauen gegenüber, wobei sich letztere wahrscheinlich zu Recht benachteiligt fühlten. Denn in der Nähe ihrer Siedlungsgebiete im Nigerdelta waren gewaltige Erdöllager entdeckt worden, die allerdings durch die Grenzziehung der Bundesstaaten dem Zugriff der Igbo entzogen wurden.
Zuvor waren bereits zehntausende innernigerianische Migranten entweder ermordet oder zur Flucht in den Süden getrieben worden.
Die militärische Überlegenheit Nigerias und die Tatsache, dass die Zentralregierung breite Unterstützung von Großbritannien und anderen Ländern erhielt, brachte die abtrünnige Provinz von Anfang an in eine defensive Situation, die am 15. Januar 1970 mit der Kapitulation endete.
Hier geht es jedoch nicht um detaillierte Berichterstattung über einen grausam geführten Krieg, sondern um die humanitäre Katastrophe, die ihn begleitete.
In einem Artikel der „Wiener Zeitung" (28. Februar 1992) wird aufgezeigt, dass Nigeria durch die Verhängung einer Hungerblockade zum Mittel des „Völkermordes" gegriffen habe, dem bis zu zwei Millionen Menschen zum Opfer gefallen sind, davon großteils Kinder.
Weitere 750.000 Menschen, die meisten von ihnen Biafraner, sollen im Kampf oder durch Massaker der nigerianischen Truppen getötet worden sein.
Nach der neuerlichen Unterwerfung brauchte die Region viele Jahre, um wirtschaftlich wieder einigermaßen auf die Beine zu kommen.
Die innenpolitischen Unruhen sind jedoch nicht beendet, weil es weiterhin Vorwürfe gibt, die Einnahmen aus der Erdölforderung würden nur die Taschen internationaler Konzerne und korrupter Machthaber füllen, während die Menschen im Nigerdelta mit den Folgen der Umweltverschmutzung alleine gelassen werden.
Der nigerianische Schriftsteller Akinwande Oluwole Soyinka war der erste Träger des Literaturnobelpreises in Afrika (1986) und schrieb 1973 den Roman „Season of anomy", der im Chaos der Verhältnisse vor Ausbruch des Biafrakrieges angesiedelt ist. Im Jahr 1967 wurde er für seine Versuche, einen Frieden im Biafrakrieg zu erzielen, festgenommen und zu zwei Jahren Einzelhaft verurteilt. Seine Erfahrungen im Gefängnis verarbeitete er in seinem Buch „Der Mann ist tot: Gefängnisvermerke". Wie recht er doch hat, wenn er vom *drückenden Stiefel* schreibt und von der *Irrelevanz der Farbe des Fußes, der ihn trägt.*

Ein Regenbogen am Kap der Guten Hoffnung

Wenn es regnet und gleichzeitig die Sonne scheint, so können wir mit einigem Glück einen Regenbogen sehen. Dieses beeindruckende Naturschauspiel hat seine Spuren nicht nur in der Kulturgeschichte der Menschheit hinterlassen, sondern ist auch ein wichtiges Element zahlreicher Mythologien und Religionen.

Nach dem Ende der Apartheid verkündete der südafrikanische Erzbischof Desmond Tutu zuversichtlich den Aufbau einer Rainbow-Nation. Mit dieser Metapher wollte er das harmonische Miteinander der Ethnien, Stämme und Kulturen symbolisieren, welches sich viele Menschen guter Hoffnung für das Land am Kap der Guten Hoffnung gewünscht hatten.

So manche durchaus positive Ansätze, die wohl noch immer mit der überragenden Persönlichkeit Nelson Mandelas zusammenhängen, treffen auf Negativa wie Misswirtschaft, Korruption, autoritäres Verhalten mancher Machthaber des regierenden Afrikanischen National-Kongress (ANC), Verteilungsungerechtigkeit und bestehende Parallelgesellschaften.

Um der Vielfalt des Landes zu entsprechen, gibt es gleich elf Amtssprachen, von Zulu (23 Prozent) über Xhosa (16 Prozent), Afrikaans (13,5 Prozent), Englisch (10 Prozent) bis hin zu weiteren indigenen Sprachen, was sich auch in wichtigen Medien des Landes widerspiegelt.

Wirtschaftlich ist Südafrika weiter vorangeschritten als die übrigen Teile des Kontinents; mit seinen 59 Millionen Einwohnern gehört es auch zu den „Großmächten" Afrikas.

Südafrika ist ein multikulturelles Land, über dem allerdings immer noch der Schatten jahrzehntelanger, brutaler Apartheidspolitik liegt, die sich in getrennten Wohnbezirken äußert. Bis zum Ende der weißen Vorherrschaft teilte die Verfassung die Bevölkerung in vier große Gruppen: Die Weißen, die Schwarzen, die Coloureds und die Asiaten meist indischer Abstammung, und auch heute wird noch immer in solchen Kategorien zumindest gedacht, wenn nicht gehandelt.

In der Zwischenzeit leben zwei Drittel der Einwohner in den Städten, wobei hier die sozialen Disparitäten augenscheinlich werden, denn große Teile der Bevölkerung leben in „Townships" am Rand. Hier findet sich die Mehrzahl der Armen, hauptsächlich Schwarze und Coloureds. Sie werden nach wie vor weitaus schlechter bezahlt als Weiße und finden nur schwer Anschluss an die Aus- und Weiterbildungsmöglichkeiten des Staates. Die Existenzbedingungen des schwarzen Anteils an der Landbevölkerung sind noch immer ärmlich bis prekär. AIDS und Kriminalität gehören zu den größten Plagen der südafrikanischen Gesellschaft, die oberflächlich und von außen betrachtet geradezu paradiesische Lebensvoraussetzungen besitzt.

Am 31. Mai erinnert man sich daran, dass das Land an diesem Tag des Jahres 1910 eine eingeschränkte Unabhängigkeit von Großbritannien erhalten hat.

La Vía Campensina – zum Weltbauerntag am 1. Juni

Den größten Teil der Zeit, die der moderne Mensch bisher auf unserer Erde verbracht hat, betätigte er sich als Jäger und Sammler. Um zu überleben, wurden Pilze, Nüsse, Baumobst, Beeren gesammelt und Tiere gejagt. Man spricht vom „Homo Sapiens", der die Erde seit 200.000 Jahren bevölkert und erst vor 13.000 Jahren begonnen hat, Landwirtschaft zu betreiben.

Der Anbau wilder Pflanzen und ihre mühsame Kultivierung waren eine größere Entwicklungsstufe als der bis dahin geübte Ressourcenverbrauch. Man konsumierte nicht nur, was man jagen oder sammeln konnte, sondern entwickelte Neues, Reproduzierbares – ohne diese landwirtschaftliche Revolution gäbe es unser heutiges, modernes Leben nicht, wo Strom aus der Steckdose und Milch aus dem Supermarkt kommt.

Die Erfindung von Ackerbau und Tierhaltung waren allerdings mit neuen Herausforderungen verbunden, denn es wurde zwar erstmals Mehrwert geschaffen, aber das war viel mühsamer als das bloße Sammeln und Jagen. Trotz aller technischer Entwicklung ist es auch heute noch mit viel Energie und Zeitaufwand verbunden, Bauer, vor allem Kleinbauer zu sein, wobei letzterer nach wie vor weltweit 70 Prozent aller Lebensmittel produziert.

Sie sind damit wesentliche Stütze der globalen Ernährungssicherung. Öko-Landbau würde diesen Produzenten weltweit helfen, unabhängig von teuren und umweltschädlichen Pestiziden und chemischen Düngemitteln zu werden. Faire Preise und ebenso faire Handelsbedingungen wären weitere Voraussetzungen dafür, dass diese Bauern von ihrer Arbeit auch leben können und die Landflucht eingedämmt wird, die nach wie vor städtische Moloche entstehen lässt.

Der Weltagrarbericht der Vereinten Nationen sollte die Frage beantworten, wie man durch Schaffung, Verbreitung und Nutzung von landwirtschaftlichem Wissen, Forschung und Technologie Hunger und Armut verringern, ländliche Existenzen verbessern und eine gerechte, ökologisch, ökonomisch und sozial nachhaltige Entwicklung fördern kann. Die Antwort liegt nach Meinung aller Experten in der Ausweitung einer kleinteiligen ökologischen Landwirtschaft, der Erforschung agrarökologischer Methoden und der Förderung von Kleinbauern.

BASF, Monsanto, Syngenta und andere Chemieriesen wollen da nicht mitmachen und setzen mittlerweile auf ungeniertes Lobbying des „Weltwirtschaftsrats für Nachhaltige Entwicklung", den die weltweit größten Konzerne finanzieren.

La Vía Campesina, die internationale Kleinbauernbewegung, kann sich hingegen nur auf die Kraft der Argumente stützen, die Experten liefern: *Obwohl die Produktivität pro Flächen- und Energieeinheit in kleinen, diversifizierten Bauernhöfen viel höher ist als in intensiven Bewirtschaftungssystemen in bewässerten Gebieten, werden sie weiterhin von der offiziellen Agrarforschung vernachlässigt*. Chiquita sei Dank!

Samoa: Die Heimat des Moa

Die Moas waren flugfähige, heute ausgestorbene Vertreter der Laufvögel, die mit neun Arten über beide Inseln Neuseelands verbreitet waren. Aber in vielen polynesischen Sprachen bedeutet das Wort „Moa“ schlicht „Henne“, und auf Samoa wird der Vogel als „heiliges Huhn“ verehrt, das dem kleinen Südseestaat auch seinen Namen gab. Seinem Wahlspruch zufolge ist das Land gegründet auf Gott, der bei fast 100-prozentiger Religionszugehörigkeit jener der Christen ist und den Glauben an böse Geister weiterbestehen lässt.

Selbstständig im politischen Sinn ist allerdings nur der westliche Teil der Samoainseln, der 1962 seine Unabhängigkeit von Neuseeland erhielt und dieses Ereignis jeweils am 1. Jänner feiert (der 1. Juni ist Verfassungtag). Daneben gibt es noch immer ein Außengebiet der USA, das als Amerikanisch-Samoa bezeichnet wird und dessen größte Insel Tutuila mit dem Hauptort Pago Pago ist. Jenes Samoa, von dem hier die Rede ist, war bis 1914 eine deutsche Kolonie, die 1899 durch den „Samoa-Vertrag“ und die Teilung der Inselgruppe mit den USA entstand.

Der weitere Interessent – Großbritannien – wurde in imperialer Manier im Wege eines Tauschgeschäftes ganz einfach mit anderen pazifischen Inseln entschädigt.

Der Südseestaat ist auf den ersten Blick hin ein Paradies, geschaffen für die Tourismuswerbung, hat seit Jahrhunderten keine Kriege mehr geführt, kennt keine ethnischen Konflikte und ebenso keine schwere Kriminalität.

Es gibt weder Kälteeinbrüche noch Hitzewellen, keine Tropenkrankheiten oder gefährliche Tiere.

Die Durchschnittstemperatur beträgt 27 Grad und es fällt genug Regen, um alles blühen und gedeihen zu lassen.

Das ist aber nur die eine Seite der pazifischen Medaille. Wenn sie wie Gold zu glänzen scheint, gilt das für die andere Seite so gar nicht, da sie eine Reihe hässlicher Flecken aufweist. Der Inselstaat zählt beispielsweise mit seinen fast 200.000 Einwohnern zu den am wenigsten entwickelten Ländern. Ein Großteil der Menschen arbeitet in einer Landwirtschaft mit geringer Produktivität, deshalb leben inzwischen weit mehr Samoaner außer Landes als auf den Inseln.

Im Grunde bleibt der Insel nur der Tourismus, wenn es um Entwicklung geht. Doch diese Überlegung gefällt vielen in der Inselelite nicht, weil sie fürchten, dass die „Fa'a Samoa“ – so etwas wie der dortige „way of life“ – gefährdet werden könnte.

So wie das Leben auf Samoa ist auch die Politik relativ unspektatkulär – bis sich vor kurzem ein Wahl-Beben ereignete. Der Langzeitpremier und seit einem Vierteljahrhundert dominierende Politiker wurde von einer Frau geschlagen, noch dazu von seiner langjährigen Stellvertreterin! Denn mittlerweile hat Samoa ein wirkliches Problem: Die Auslandsverschuldung gegenüber China steigt immer mehr, und das wollen viele Samoaner nicht länger hinnehmen – wahrscheinlich zu Recht.

Singapur: Die Stadt der Löwen gibt dem Staat den Namen

Als die Stadt 1819 von Sir Thomas Stamford Raffles gegründet wurde, nahm er eine Anleihe an der Insel Sinhapura, deren Name auf die Sanskrit-Bezeichnung für „Simha" (Löwe) und „pur" (Stadt) zurückgeht.

Daraus entwickelte sich „Singapur", heute ein Inselstaat, der eine Hauptinsel, drei größere und 58 weitere kleine Inseln umfasst und auf 730 km² immerhin 5,7 Millionen Einwohner aufweist. Der Name selbst geht auf eine Legende zurück, derzufolge ein Prinz im 13. Jahrhundert nach seiner Ankunft im dichten Dschungel einen Löwen gesehen haben soll und beeindruckt davon diesen Ort „Löwenstadt" nannte. Das Wahrzeichen ist daher der „Merlion", ein Fabelwesen mit einem Löwenkopf und einem Fischkörper. Viel eher dürfte es sich allerdings um einen malaysischen Tiger gehandelt haben, da in dieser Region keine Löwen anzutreffen waren. Immerhin gehört Singapur auch zu den „Tiger-Staaten", also zu jenen südasiatischen Ländern, denen in beeindruckender Weise der ökonomische „Sprung nach vorn" gelungen ist. Bekannt wurde die Stadt aber nicht nur durch ihre wirtschaftlichen Erfolge und die atemberaubende Skyline, sondern auch durch drakonische Strafen, die selbst für leichte Vergehen ausgesprochen werden. Dabei kann man froh sein, wenn man mit hohen Geldstrafen davonkommt, wie beim illegalen Verkaufen von Kaugummis, das heißt ohne Vorweis eines Arztrezeptes (!), oder beim Essen, Trinken und Rauchen in öffentlichen Verkehrsmitteln. Lügen wird bei Nachweisbarkeit ähnlich geahndet wie Betrug, wo es auch zum Einsatz eines Rohrstocks als Prügelstrafe kommen kann.

Hohe „Sozialstrafen" (Säubern des Strands in Neon-Westen mit Aufschrift) werden verhängt, wenn man Müll oder Zigarettenkippen achtlos auf die Straße wirft.

Das Ganze mutet zwar skurril und etwas übertrieben an, wird aber dann inakzeptabel, wenn sexuelle Praktiken, die von der Regierung als unnatürlich angesehen werden, ebenfalls unter Strafandrohung stehen.

Im Vergleich zu vielen anderen Ländern hat Singapur aber sehr hohe positive Werte, wenn es um die Bildungsinfrastruktur, die Gesundheitsversorgung, persönliche Sicherheit und Wohnversorgung geht. Eines der reichsten Länder der Welt hat aber auch sehr hohe Lebenshaltungskosten, was jedoch Millionen Touristen jährlich nicht abhält und die Stadt zu einer der meistbesuchten weltweit macht. Schon im Jahr 1867 war Singapur zu einer britischen Kronkolonie geworden und war im Zweiten Weltkrieg von den Japanern besetzt. 1962 wurde es in eine Föderation mit Malaya, Sabak und Sarawak geführt, aus dieser nach Unruhen entlassen und 1965 selbstständig. Ein Land, das in seiner kolonialen Vergangenheit mit Armut, Massenarbeitslosigkeit, Wohnraumnöten und fehlendem Ackerland zu kämpfen hatte, erlebte dann einen beispiellosen Aufschwung.

Am 3. Juni 1958 verkündete es seine Unabhängigkeit, die allerdings erst sieben Jahre später voll zum Tragen kam.

Tonga: Das einheimische Wort für das Südseereich heißt schlicht „Süden"

Die frühesten Kontakte mit Europäern fanden durch holländische Seefahrer statt, die gleich bei ihrem ersten Treffen einen Einheimischen erschossen. Abel Tasman betrieb dann ein wenig Handel und der Brite James Cook besuchte die Inselwelt im späteren 18. Jahrhundert gleich drei Mal. Dieser Teil der Südsee war nur auf den ersten Blick hin „paradiesisch", denn immer wieder ausbrechende Stammesfehden trübten das Bild, bis 1845 das älteste polynesische Königreich entstand. Der oberste Häuptling ab dem 12. Jahrhundert war der Tu'i Tonga, daraus ist auch der Name des Inselreiches zu erkennen: Tonga, das mit Samoa und Fidschi als Wiege der polynesischen Kultur bezeichnet werden kann.
1875 wurde Tonga unter britischer Mithilfe zu einer konstitutionellen Monarchie, für die sich recht bald auch das Deutsche Reich zu interessieren begann, wie umgekehrt die Briten einem Besitz in Samoa nicht abgeneigt waren.
In bester imperialer Manier konnte man sich einigen, und 1900 wurden die Inseln zu einem britischen „Protektorat", das am 4. Juni 1970 seine Unabhängigkeit erhielt. Es ist bis heute die einzige parlamentarische Erbmonarchie im gesamten polynesischen Pazifikraum und folgt dem Wahlspruch *Gott und Tonga sind mein Erbe*, was zu einigen Missverständnissen führen kann, wenn man es wörtlich interpretiert. Der König wird zwar heute nicht mehr als „heilig" erachtet wie seinerzeit der oberste Häuptling, aber es kommt ihm nach wie vor eine bedeutende Machtstellung zu.
Die Inselgruppe umfasst 747 km², auf denen sich 104.000 Einwohner verteilen. Seine vielen Vulkaninseln liegen im Gebiet des Pazifischen Feuerrings, und unweit davon driftet die pazifische Platte 15-24 Zentimeter pro Jahr westwärts unter die australische Platte – ein enormes Tempo angesichts der Erdgeschichte, das hier eingeschlagen wird und möglicherweise unerwünschte Effekte haben kann.
In diesem (vorläufigen) Paradies weisen die Menschen, wie schon in Samoa beobachtet, eine der höchsten Fettleibigkeitsraten der Welt auf, was die Gefahr mit sich bringt, dass die braungebrannten, schlanken und barfüßigen Inselschönheiten, wie wir sie von berühmten und auch von weniger bekannten Malern kennen, eine aussterbende Spezies Mensch darstellen.
Dem Brockhaus des Jahres 1911 sind folgende weitere Informationen zu entnehmen:
Das Klima dieser glücklichen Inselgruppen ist ungemein angenehm, ohne jede Spur von Winter, aber auch ohne Hitze, der Himmel meist heiter, regnerisch nur bei Stürmen. Die Bäume verlieren ihr Laub nie. An Fischen und Schildkröten ist hier großer Reichtum. [...] Sie tragen wenige Kleider, die sie aus den Fasern des Papiermaulbeerbaumes recht geschickt bereiten [...].
Wegen des freundlichen Empfangs, der ihm bereitet wurde, nannte James Cook dieses Paradies „Freundschaftsinseln".

Der Platz am Tor des himmlischen Friedens

Im Land der Superlative ist der zentrale Platz der Hauptstadt fast schon zwangsläufig auch der größte befestigte Platz der Welt und umfasst mit 40 Hektar eine Fläche von 650 Metern im Quadrat. Dahinter schließt sich die „Verbotene (Kaiser)Stadt" an, die Große Halle des Volkes und das Nationalmuseum sind dort ebenso zu finden wie das Mausoleum von Mao Zedong und das Denkmal für andere Volkshelden. Alles riesig, alles darauf angelegt, den Einzelnen als winzig erscheinen zu lassen – sowohl sich selbst als auch anderen gegenüber. Im weitläufigen Kaiserpalast findet sich dann auch eine Scheibe, die nach chinesischem Verständnis den Mittelpunkt der Welt darstellt – wo anders denn sonst!

Der Platz ist aber auch Erinnerung an ein Massaker, bei dem die ansonsten recht pragmatisch auftretende Führung des Riesenlandes ihr wahres Gesicht zeigte:

Es ist gleichgültig, ob eine Katze schwarz oder weiß ist, Hauptsache sie fängt Mäuse, war eine Losung von Deng Xiaoping, dem starken Mann nach der Kulturrevolution. Was er nicht hinzufügte, war die offensichtliche Bereitschaft des Regimes, alle Katzen nur daran zu messen und sie zu eliminieren, wenn sie der Doktrin keine Folge leisten. Mit anderen Worten: Hinter der freundlichen Maske der Führenden verbarg sich die eiserne Bereitschaft, jeden Widerstand auszuschalten, und sei es auch mit Gewalt!

Geschehen ist das auch auf jenem Platz, der vielleicht mit himmlischem, jedoch nichts mit irdischem Frieden zu tun hat: dem Tian'anmen, auf dem in den Tagen bis zum 5. Juni 1989 ein Massaker stattfand, das die Weltöffentlichkeit erschütterte.

Panzer, wie man das schon von anderen Schauplätzen einer Diktatur kannte, wurden eingesetzt; der Schusswaffengebrauch gegen die Mengen der Demonstranten in verschiedenen Teilen der Stadt wurde immer rücksichtsloser, und die Zahl der Opfer stieg in bis heute unbekannte Größen. Wenn in einem offiziellen Bericht von 200 Toten die Rede ist, darf man getrost Amnesty International glauben, das von tausenden Menschenleben spricht, die die Niederschlagung der Proteste gekostet habe.

Die Bewegung, vor allem von Studenten ausgehend, aber auch von vielen anderen Bevölkerungsgruppen getragen, war von Reformaktivitäten im kommunistischen Europa inspiriert. Die Forderungen dabei waren vielfältig, manchmal auch unkoordiniert, denn es ging nicht nur, wie anfänglich, um den Kampf gegen Inflation und Korruption, sondern zunehmend um Presse- und Meinungsfreiheit und damit letztlich um das Monopol der Kommunistischen Partei.

Heute noch steht die chinesische Führung auf dem Standpunkt, dass *1989 durch entschlossenes Eingreifen die Stabilität des Landes gesichert* worden wäre. Die übliche Ausrede jeder Diktatur.

Als einfacher chinesischer Bürger, in den Jahren danach aufgewachsen, weiß man nichts darüber, weil der Mantel des Schweigens jede Diskussion verunmöglicht.

Es herrscht buchstäblich „Totenstille".

Josephine Baker: Tochter einer schwarzen Waschfrau und eines jüdischen Schlagzeugers

Ihre Mutter nannte sie „Tumpie“ nach einem britischen Kinderreim von einem munteren Ei. Geboren wurde sie am 3. Juni 1906 . Als knapp Elfjährige musste sie ein Progrom miterleben, bei dem bis zu 100 Menschen, vornehmlich Afroamerikaner, ermordet wurden.

Weitere 6.000 Schwarze wurden durch die Brandschschatzung und den Vandalismus weißer Randalierer obdachlos, als von Ende Mai bis Anfang Juli 1917 in East St. Louis rassenbedingte Gewalt herrschte. Die Polizei war dabei entweder gleichgültig oder förderte gar die Barerei. Auch von der Nationalgarde kam keine Hilfe für die Opfer.

Dieses Erlebnis prägte die junge Josephine Baker so stark, dass sie zu einer engagierten Kämpferin gegen den Rassismus wurde.

Wenige Jahre später war sie die erste schwarze Frau, die Weltkarriere machte; ein Bananenröckchen wurde ihr Markenzeichen. Dieses war, neben einer langen Perlenkette, das einzige, was sie am Leibe trug. Später sollte sie in ihrer neckischen Art darüber scherzen: *Ich war nicht wirklich nackt. Ich hatte nur keine Kleider an.* Ihrem Publikum aber signalisierte sie mit ihren Auftritten: *Das, was als Rasse bezeichnet wird, ist nur eine Färbung der Haut, eine Frage der Pigmentierung, nichts anderes.* Mit anderen Worten: Rassismus ist das, was ihr daraus macht – eine menschenfeindliche, verachtungsvolle Haltung.

Rassentrennung, Ku Kux Klan-Terror, fortwährender Sexismus gegenüber Frauen mit dunkler Hautfarbe – das war in ihrer amerikanischen Heimat, aber auch in Europa allgegenwärtig. So kam es in Berlin oder Wien immer wieder zu Entrüstungsstürmen einer rassistischen und bigotten „Gucklochgesellschaft“, wenn sie zu Auftritten anreiste.

In den 1930er-Jahren nahm sie die französische Staatsangehörigkeit an und leistete in der Nazizeit wertvolle Agentenarbeit für den französischen Geheimdienst. Als Spionin für de Gaulles Exilregierung nutzte sie ihre Aufenthalte in Nordafrika, um an Informationen zu gelangen, und in ihrem Schloss in der Dordogne versteckte sie Mitglieder der Résistance, denen sie auch neue Papiere verschaffte. Hochdekoriert wurde sie in die französische Ehrenlegion aufgenommen.

Auf ihren Tourneen im Nachkriegsamerika erlebte sie wieder den Alltagsrassismus, beispielsweise wenn ihr in Restaurants die Bedienung verweigert wurde.

Als Mitglied der Bürgerrechtsbewegung hielt sie 1963 beim Marsch auf Washington an der Seite von Martin Luther King als einzige Frau eine Rede.

Jetzt wird sie posthum im Pariser Pantheon, der nationalen Ruhmeshalle Frankreichs, beigesetzt werden. Eine angemessene Ehrung für eine großartige Frau und eine passende Antwort für alle weißen Rassisten.

7

Juni

Die Tragödie der Cherokee auf dem „Pfad der Tränen"

Am 6. Juni 1838 begann die Deportation von tausenden Angehörigen des Stammes der Cherokee aus ihrem heimatlichen und fruchtbaren südöstlichen Waldland in ein karges Territorium im heutigen Bundesstaat Oklahoma. Es war eine Vertreibung unter militärischer Aufsicht, die in mehreren Jahren insgesamt 50.000 Ureinwohner in den Westen der USA verpflanzte und einen der Tiefpunkte des Verhältnisses der Weißen zu den Einheimischen in den Vereinigten Staaten darstellte. Hintergrund war der zunehmende Landbedarf europäischer Siedler, die ab Beginn des Jahrhunderts eine neue Heimat suchten und die damit verbundene Ausdehnung des nordamerikanischen Grenzlandes.

Die Umsiedlung wurde in Trecks organisiert, während der über ein Viertel der Vertriebenen und der sie begleitenden afroamerikanischen Sklaven an Krankheiten oder Erschöpfung starb. Die Folgen waren verheerend und sind bis in die Gegenwart spürbar, denn es ging nicht nur um den Verlust angestammten Landes, mit dem eine spirituelle Verbindung bestand, sondern es kam zu einer kulturellen Entwurzelung und einem Verlust an Identität ganz allgemein, begleitet auch von einer Zersplitterung der Völker und Konflikten unter den Stämmen.

Die Cherokee bezeichneten später den Leidensweg als „Nunna dauk Tsuny", was so viel heißt wie: *der Weg, an dem wir weinten*.

Heute wird der „Trail of Tears" als Ausdruck benutzt, um nicht nur diesen 1.400 Kilometer langen Leidensmarsch, sondern ähnliche Pfade der Vertreibung zu bezeichnen. Auf dem „langen Marsch" wurden zwei Jahrzehnte später die im Südwesten beheimateten Navajos vertrieben.

Am längsten widersetzten sich die 5.000 Seminolen Floridas, eine Gruppe, die sich aus Ureinwohnern samt entlaufenen Sklaven zusammensetzte. Die Auseinandersetzung mit ihnen wurde aufgrund der heftigen und mutigen Gegenwehr der teuerste „Indianerkrieg" in der amerikanischen Geschichte.

Viele Amerikaner schlossen sich damals der Meinung ihres Präsidenten Andrew Jackson an, der die Ureinwohner als Barbaren darstellte, die den gottgewollten Fortschritt aufhielten. *Wer würde ein von Wäldern bedecktes und von ein paar tausend Wilden durchstreiftes Land unserer Republik vorziehen, mit Städten und blühenden Farmen und allen Segnungen von Freiheit, Zivilisation und Religion?* Diese Arroganz zeigt das ganze Unverständnis, mit dem der Kultur und Tradition der Ureinwohner begegnet wurde.

Auf seiner Reise durch die Neue Welt wurde der französische Staatsphilosoph Alexis de Tocqueville Ende Dezember 1831 Zeuge eines Exodus, den er so charakterisierte: *Über der ganzen Szene lag eine Stimmung des Ruins und der Zerstörung, etwas, das einen endgültigen und unwiderruflichen Abschied bezeugte; man konnte das Geschehen nicht beobachten, ohne dass sich einem das Herz zusammenschnürte*.

Klimakriege, Überfischung, Verschmutzung: Die Apokalypse zum Welttag der Ozeane

Beginnen wir mit dem Offenkundigsten und Sichtbarsten:
Der achte Kontinent besteht aus Müll, sagen die Forscher und meinen damit jene Menge von Wohlstandsmüll, die bisher im Meer „entsorgt“ wurde und der Größe ganz Mitteleuropas entspricht. Mehr als 100 Millionen Tonnen Plastik schwimmen in den Weltmeeren, was immerhin 14 Kilo pro menschlichem Erdbewohner ausmacht: ein mittlerer Koffer mit Gepäck, das wir einfach – und zwar jeder von uns – den Meereswogen überlassen. Möglicherweise ist es auch das maximale Fluggepäck eines Economy-Reisenden. Man könnte singen *Ich habe einen Koffer im Ozean.* Drastischer kann die gedankenlose Wegwerfmentalität gar nicht beschrieben werden; nach wie vor landen jedes Jahr weitere zehn Prozent der jeweils produzierten 225 Milliarden Kilo Kunststoff irgendwann im Meer. Wir stopfen also pro Jahr und menschlichem Wesen weitere drei Kilo in den ohnehin schon vollgepackten Koffer. Die Langlebigkeit unseres Kunststoffs von bis zu 500 Jahren und die in ihm enthaltenen Giftstoffe führen zu einem Kreislauf, der manches davon wieder in unsere Mägen gelangen lässt.
Wir vergessen dabei, dass es die Ozeane sind, die die Erde zum „blauen Planeten“ machen, denn sie bedecken 71 Prozent der Erdoberfläche, beheimaten eine Vielzahl an Arten, erzeugen mindestens die Hälfte des Sauerstoffs, spielen eine zentrale Rolle fürs Klima und dienen mindestens einem Siebtel der Menschen weltweit als Hauptproteinquelle und damit schlichtd em Überleben. Die Verschmutzung hat aber auch die Folge, dass es zu einem Verschwinden vieler Arten kommt. Ein Vergleich, der zu denken gibt: Im Durchschnitt eines Jahres sterben zehn Menschen durch Haie (auch das könnte in vielen Fällen vermieden werden), aber 100 Millionen Haie durch Menschen. Das hat zur Folge, dass im letzten halben Jahrhundert die Bestände von Haien und Rochen um 70 Prozent eingebrochen sind.
90 Prozent der weltweit kommerziell genutzten Fischbestände sind ausgereizt, heißt es alarmierend im Meeresatlas der Böll-Stiftung.
Die allergrößten Probleme für die Ozeane seien jedoch die Klimakrise und die Versauerung des Wassers. Das ist verzerrend, denn eigentlich müsste es lauten: *die allergrößten Probleme für die Menschen*, da es den Gewässern an und für sich relativ gleichgültig sein sollte, ob sie ein paar Grad kälter oder wärmer sind. In ihrer Geschichte haben sie schon anderes überstanden. Beim Menschen steht die Probe aufs Exempel noch aus. All das hängt mit dem CO^2 zusammen, weil es das Klima anheizt und das Wasser erwärmt. Landet es im Wasser, versauert dieses zusätzlich.
Wenn dann Korallenriffe verschwinden, gleicht das der Abholzung des Regenwaldes – eine Fülle von Arten zu Lande und zu Wasser verlieren ihre Heimat.
Die Erwärmung lässt jedoch auch die Kryosphäre (das Eisschild der Erde) schmelzen, was ebenso katastrophale Folgen haben wird, wenn es nicht gelingt, dem entgegenzusteuern.

Macht der Bilder: Der Schrecken des Krieges

Mitte des 19. Jahrhunderts entzündete sich um die Halbinsel Krim ein Krieg, an dem drei europäische Großmächte und der schon *kränkelnde Mann am Bosporus*, also Großbritannien, Frankreich, Russland und das Osmanische Reich, beteiligt waren. Er gilt den Historikern als der erste „ moderne" Krieg, auch deshalb weil erstmals die Kriegsberichterstattung samt dem neu entwickelten Medium Fotografie eine wichtige Rolle bei der Massenbeeinflussung spielte. Die Macht der Bilder bekam eine Bedeutung, die sie in den künftigen Propagandafeldzügen nicht mehr aufgeben sollte.
Die Gräuel des Vietnamkrieges wurden der Weltöffentlichkeit nicht nur durch vielfach später preisgekrönte Berichte, sondern vor allem durch Fotos hautnah vermittelt.
So ging ein Foto um die Welt, das die damals neunjährige Phan Thi Kim Phúc kurz nach einem Napalm-Angriff südvietnamesischer Flugzeuge auf den Ort Tràng Bàng am 8. Juni 1972 zeigt.
Das als „Napalm-Mädchen" bekannt gewordene Kind erlitt Verbrennungen dritten Grades, als seine Kleidung Feuer fing. Deshalb ist es auf dem Foto auch als einziges vollkommen nackt, und das ganze Grauen eines Krieges gegen die Zivilbevölkerung steht ihm ins Gesicht geschrieben. Begleitet wurde es, wie sich später herausstellte, von seinen Geschwistern und seiner Großmutter, die den sterbenden Enkelsohn im Arm hielt. Ohne helfend einzugreifen, wurden von den Fotografen zuerst die Bilder geschossen, und erst ansschließend kümmerte man sich um die Kinder.
Nichtsdestotrotz wurde das Bild von Nick Út 1972 zum Pressefoto des Jahres gewählt und ging genauso rund um die Welt wie jenes von der Erschießung von Nguyễn Văn Lém durch einen Polizeioffizier.
Im Vietnamkrieg wurde Napalm im bisher größten Umfang eingesetzt: 400 Millionen Kilo der zähflüssigen Masse „regneten" buchstäblich auf die Menschen nieder. Bereits kleine Spritzer brennenden Napalms verursachen schwere und schlecht heilende Verbrennungen auf der Haut. Erschwerend kommt dazu, dass es nur schlecht mit Wasser gelöscht oder von der Haut abgewaschen werden kann.
Mit anderen Worten: Es fängt immer wieder an zu brennen und entwickelt dabei eine Temperatur von 800 bis 1.200° C. Wer glaubt, dass 1972 ein Wendepunkt im Einsatz von Napalm gewesen sein könnte, irrt leider gewaltig.
Der Irak setzte 1974 Napalm nicht nur gegen die Kurden im eigenen Land ein, sondern auch im Ersten Golfkrieg, ebenso der Iran. Indonesien machte 1975-1999 das gleiche in Osttimor, und El Salvador bekämpfte 1990 Aufständische mit Brandbomben. Die argentinische Junta griff zu diesem Mittel im Falklandkrieg, Südafrika im angolanischen Bürgerkrieg, die Sowjets in Afghanistan. Auch die USA hatten nichts dazugelernt, denn sowohl im Zweiten Golfkrieg als auch im Irakkrieg und ebenfalls in Afghanistan kam Napalm zum Einsatz. Später wechselte man auf Kerosin.

Armenien: Die vierzig Tage des Musa Dagh

Auch wenn es von Politikern der Türkei bis heute heftig bestritten wird und so manche Diskussion unter Experten über den in Rede stehenden Begriff geführt wird, muss man zu dem bestürzenden Ergebnis kommen, dass der Massenmord an den Armeniern im Ersten Weltkrieg wahrscheinlich der erste systematische Genozid im 20. Jahrhundert war. Bei Massakern und Todesmärschen, die vor allem 1915 und 1916 stattfanden, kamen je nach Schätzung zwischen 300.000 und mehr als 1,5 Millionen Menschen zu Tode. Schon davor waren allerdings bis zu 300.000 Angehörige dieses Volkes gestorben. Die Armenier bezeichnen diesen Abschnitt ihrer Geschichte selbst als „Aghet" (Katastrophe), während die Vertreibung von den Türken als *kriegsbedingte Sicherheitsmaßnahme* beschönigt wird. Vor dem Krieg stellten die Armenier zehn Prozent der Bevölkerung Anatoliens und hatten schon in den 90er-Jahren des 19. Jahrhunderts unter Massakern und Verfolgungen – vor allem ausgelöst durch Kurden – zu leiden.

Im Ersten Weltkrieg unterstützten dann Gruppen von Armeniern die russische Seite in der Hoffnung auf spätere Unabhängigkeit. Die „Jungtürken", die die osmanische Führung stellten, sahen das *Zerrbild eines angeblichen armenischen Sabotageplans,* obwohl die Mehrheit der Bevölkerung loyal gegenüber dem Osmanischen Reich geblieben war. Im Frühjahr 1915 wurde damit begonnen, armenische Soldaten zu entwaffnen, zu töten oder in „Arbeitsbattaillonen" zusammenzufassen. Dem folgte ein Deportationsgesetz, gegen das sich eine Minderheit auch mit Gräueltaten gegen Moslems zu Wehr setzte. Das war der eigentliche Auftakt zum Völkermord, der auch durch Massendeportationen in die syrische und mesopotamische Wüste betrieben wurde. Die Deportationen wiesen überall dasselbe Grundmuster auf: Entwaffnung, Ausschaltung der wehrfähigen Männer, Liqudierung der lokalen Führung, Enteignung, Todesmärsche und Massaker. Am 10. Juni 1915 kamen bei einem der größten Massaker türkischer Truppen in der Kemach-Schlucht alleine 25.000 Armenier ums Leben. Der Großwesir des Osmanischen Reiches, Damat Ferid Pascha, gestand die Verbrechen am 11. Juni 1919 auch öffentlich ein. Schlussendlich mussten die Armenier schmerzlich erkennen, dass die Regierungen der einstigen „Schutzmächte" ihrem Schicksal nach dem Ersten Weltkrieg relativ gleichgültig gegenüberstanden und wenig taten, um ihnen zu helfen.

Ein Jahrzehnt nach dem Ende des Krieges reiste der österreichische Schriftsteller Franz Werfel mit Alma Mahler über Kairo nach Jerusalem und weiter nach Damaskus, wo er auf armenische Kinder stieß, die ein Syrier vor dem Verhungern bewahrte.

Das Unrecht, das den Armeniern zugefügt worden war, bewegte Franz Werfel so sehr, dass er noch auf der Reise die Idee eines Romans skizzierte. Das Buch „Die vierzig Tage des Musa Dagh" erzielte einen großen internationalen Erfolg und gilt als bedeutendes literarisches Zeugnis der Verfolgung und des Völkermords an den Armeniern.

Die Macht er Bilder: Thích Quảng Dức

Die geschockte Öffentlichkeit erlebt leider immer wieder, wie der Akt einer Selbstverbrennung vor den Augen von Menschen und auf Bildern festgehalten sich als die extremste Form des politischen Protests erweist, bei der nur das Opfer, aber keine weiteren Beteiligten das Leben verlieren, wie das etwa bei Selbstmordattentätern der Fall ist.
Einer der ersten Akte politisch motivierter Selbstverbrennungen in der jüngeren Vergangenheit fand vor sechs Jahrzehnten in Vietnam statt. Am 11. Juni 1963 übergoss sich der vietnamesische Mönch Thích Quảng Dức mit Brennstoff und zündete sich an. Über Monate hatten buddhistische Mönche mit unterschiedlichen Flüssigkeiten experimentiert, um jene zu finden, die das Körpergewebe möglichst schnell zerstört, um den Todeskampf so kurz wie möglich zu halten. Die Beine übereinandergeschlagen, den Oberkörper aufrecht blieb der Mönch sitzen, bis er das Bewusstsein verlor.
Der US-Amerikaner Malcolm Wilde Brown hielt den Augenblick, wo der ganze Körper des Mönchs voll in Flammen steht, auf einem Foto fest, das mehrfach ausgezeichnet wurde (wofür eigentlich: für die Kaltblütigkeit, für die Befriedigung von Sensationslust, für die Erzeugung von Anteilnahme, für die Hoffnung auf einen Preis und Bekanntheit, für Folgeaufträge oder für etwas von alledem?).
Mit der Selbstverbrennung sollte gegen die Unterdrückung der Buddhisten in Vietnam protestiert werden. Thích Quảng Dức und seine Mitstreitern setzten auf die Schockwirkung und das vermittelte Grauen in der Macht der Bilder.
Welch grauenvolle Beispielwirkung, die das Sterben des Mönchs und die erzeugte Öffentlichkeit hatten, zeigt folgende Gegenüberstellung: Alleine in den sieben Jahren nach dem Tod des Mönchse starben mit 101 Suizidprotesten 17 mal so viele Menschen wie in den 43 Jahren davor.
Neben der einkalkulierten Öffentlichkeit braucht es wohl nicht nur Mut, sondern auch tödliche Entschlossenheit, vielleicht auch Verzweiflung, um einen solchen Akt der Selbstvernichtung zu setzen.
Der Tscheche Jan Palach nannte sich „Fackel Nr. 1", als er sich am 1. Januar 1969 auf dem Prager Wenzelsplatz direkt vor dem Nationalmuseum anzündete. Er starb erst drei Tage später nach furchtbaren Qualen, da 85 Prozent seiner Haut verbrannt waren und jede ärztliche Hilfe vergeblich war. Er wollte *die Leute dieses Landes wachrütteln*, wie er in seinem Abschiedsbrief festhielt. Verzweiflung trieb wohl den Tunesier Mohamed Bouazizi im Dezember 2010 in den Flammentod, der einen Protest gegen Behördenwillkür setzen wollte und damit eine weit in die arabische Welt ausgreifende Bewegung anstieß, die wir als „Arabischer Frühling" kennen.
Ich trauere um diese „Helden des Sterbens", aber die „Helden des Lebens" sind mir in ihrer Haltung näher.

Die entsetzliche Realität von Kinderarbeit

Am 12. Juni jedes Jahres erinnern die Vereinten Nationen an den noch immer andauernden Kampf gegen Kinderarbeit auf den Feldern, in den Fabrikhallen, Minen, Müllhalden und Bordellbetten auf der Welt.
Auch bei diesen Kindern zeigt sich: Es sind die Schwächsten, die von der Corona-Pandemie besonders betroffen sind, denn sie hat die Probleme noch verschärft. Schulen sind geschlossen, die Arbeitslosigkeit nimmt zu und das Elend ebenfalls. Das ist eine Situation, die noch mehr Eltern veranlasst, ihre Kinder zu illegaler Arbeit zu drängen. Besonders tragisch ist die Situation in Afrika, denn schon zuvor arbeiteten auf den Feldern und in den Steinbrüchen so viele Kinder wie nirgends sonst. Es sollen mehr als 70 Millionen Kinder sein, von denen die meisten ihren Hungerlohn in der Agrarwirtschaft verdienen. Die Älteren unter uns erinnern sich, wie in ihrer Jugend Kinder bei der Ernte auf den Feldern, beim Einbringen des Heus, beim Pflücken von Obst oder auch im Stall mitgeholfen haben. Teilweise auch harte Arbeit wurde den Kindern zugemutet und gelegentlich die Schulpflicht nicht so ernst genommen. Das war eher nicht idyllisch, sondern hart und kräftezehrend, wie es Franz Innerhofer in seinen Romanen „Schöne Tage“ und „Schattseite“ beschreibt. All das sind nicht Geschichten aus fernen Zeiten, sondern liegen nicht einmal ein Menschenalter zurück.
Und vor 120 Jahren noch mussten Kinder in den Arbeiterbezirken Wiens und anderer Industriestädte vielfach schuften, obwohl Kinderarbeit mittlerweile durch das Agieren von Arbeiter- und Gewerkschaftsfunktionären verboten war. Zuvor war es der für seine angeblich so liberale Gesinnung gepriesene Joseph II. gewesen, der 1786 Kinderarbeit in Fabriken gesetzlich gestattete. Ab 1842 galt, dass Kinder unter zwölf Jahren (!) nicht einer Erwerbsarbeit nachgehen durften. Hinter dem Dekret steckten keine sozialen Motive, sondern der Kaiser brauchte gesunde Soldaten und daher gesunde Kinder. Mit einem Gesetz zur Kinderarbeit wurde 1918 die Kontrolle kindlicher Tätigkeiten verbessert, aber diese nicht untersagt.
Trotzdem bleibt ein trauriger Unterschied zu der Situation in Ländern des globalen Südens, denn zu den schlimmsten der praktizierten Formen zählen Kindersklaverei, -zwangsarbeit, -prostitution, -pornographie und der Einsatz von Kindersoldatinnen. Prostitution und Pornographie mit Kindern ist jedoch ein Verbrechen, das weit in die Wohlstandsregionen der westlichen Gesellschaft reicht und zu dem Schlimmsten zählt, was Kindern angetan werden kann.
Der Nobelpreisträger Kailash Satyarthi gehört zu jenen, die gegebene Missstände nicht einfach ignorieren oder gar akzeptieren, sondern im Alter von 26 Jahren seinen Beruf als Elektroingenieur aufgab, um eine „Bewegung zur Rettung der Kindheit“ zu gründen, die mittlerweile Vorbildcharakter besitzt. *Es gibt keine größere Gewalt, als einem Kind seine Träume zu verwehren*, sagte er bei der Preiszeremonie in Stockholm. Trotz Erfolge werden noch immer mehr als 168 Millionen Kinder zur Arbeit gezwungen.

13

Juni

Wie die Sklaverei noch immer nachwirkt

Dänemark ist eines jener skandinavischen Länder, die regelmäßig an der Spitze von Rankings stehen, wenn es um Lebensqualität, Lebensstandard, Meinungs- und Pressefreiheit, Toleranz und Demokratiefestigkeit geht. Bildungsvoraussetzungen, soziale Standards und die Gesundheitsversorgung machen es gewissermaßen zu einem Musterland, wenn es nicht eine rigide und unsolidarische Ausländer- und Asylpolitik betreiben würde, die Schatten auf die scheinbare Idylle wirft.

Und noch etwas gibt es, das nicht unbedingt zu den Glanzpunkten dänischer Geschichte zählt, denn immerhin 250 Jahre war Dänemark Kolonialmacht in der Karibik, betrieb Zuckerrohrplantagen und ließ Sklaven schuften.

Wie auch bei den nordeuropäischen Nachbarn Schweden, Niederlande und Großbritannien existierten Handelskompanien für West- und solche für Ostindien, die vor allem die Aufgabe der Handelsbeziehungen zu dänischen Kolonien hatten.

Die Insel Saint Croix wurde nach dem Landgang von Christoph Kolumbus im Jahr 1493 Santa Cruz genannt, von den Spaniern als Kolonie betrieben, bis sie im 17. Jahrhundert von Engländern und Holländern besiedelt wurde. Diese gerieten in Konflikte miteinander, Spanier besetzten wiederum die Insel, töteten alle Engländer, wurden jedoch von den Franzosen vertrieben. Bald wurde Santa Cruz an den Malteserorden verkauft, der sie wiederum an die Französische Westindien-Kompanie abstieß.

Am 13. Juni 1733 wurde sie an die Dänische Kompanie weiterveräußert. Im Laufe der Geschichte kam es dann zu einem blutigen Aufstand ehemaliger Sklaven, der von Mary Thomas, genannt „Queen Mary“, angeführt und letzten Endes von den Dänen niedergeschlagen wurde.

Auf der Geschichte dieser Menschen basiert heute die kollektive Identität der „Crucians“, wie sich die Inselbewohner nennen.

Das Leben eines versklavten Zuckerrohrarbeiters hier unterschied sich nicht von dem in spanischen, französischen, englischen und holländischen Kolonien: Es bedeutete härteste, schier endlose Arbeit ohne Lohn, körperliche und sexuelle Ausbeutung jeder Art, drakonische Strafen und eine Lebenserwartung von 25 Jahren.

Ein allerletztes Geschäft machten die Skandinavier, denn Dänemark verkaufte die drei Inseln 1917 an die USA für 25 Millionen Dollar.

Heute sind sie als „amerikanische Jungferninseln“ ein nicht-inkorporiertes Territorium der USA. Mit anderen Worten: es wurde nur der Besitztitel transferiert und die Einwohner bleiben das, was sie schon früher waren: Menschen zweiter Klasse.

Lars Loekke Rasmussen, der damalige dänische Ministerpräsident, sagte 2017: *Gibt es irgendeine Rechtfertigung für Unterdrückung? Irgendein Argument dafür, diese Leute so brutal behandelt zu haben? – Die Antwort ist Nein! [...] Es ist unverzeihlich!* Schöne Worte zwar, aber Geld gibt es keines.

Honduras: Der Landesname hat mit Tiefe zu tun

Als Kolumbus an Land ging, bemerkte er die Tiefe im Meer unweit der Küste und die dadurch stürmische See. Er taufte daher das Land „Honduras", was auf Spanisch „Tiefe" bedeutet. Es schließt mit einer Fläche von 192.000 km^2 und 9,7 Millionen Einwohnern an Guatemala an und wird darüber hinaus von El Salvador und Nicaragua begrenzt.

Fast die Hälfte des Landesgebietes, das von tropischem Klima geprägt ist, ist von Wald bedeckt; das Biosphären-Reservat Río Plátano ist das größte noch intakte Regenwaldgebiet Mittelamerikas. Sorgen bereitet aber vor allem die Tatsache, dass jährlich 3.000 km^2 Wald zerstört werden, denn US-Gesellschaften haben begonnen, die Kiefernsavannen im Norden noch zusätzlich zu nutzen, während schon bisher der Raubbau die Bestände an Edelhölzern stark verringerte. Der Großteil der Bevölkerung sind Nachfahren von Europäern und Ureinwohnern, also Mestizen, zu denen Indigene mit sieben Prozent und Schwarze mit zwei Prozent hinzukommen.

Eine Besonderheit sind die „Garifunen", die an der Atlantik-Küste leben und indianische wie schwarzafrikanische Vorfahren haben. Sie konnten sich eine eigenständige Kultur und Sprache bewahren. Darüber hinaus gibt es im Landesinneren noch kleinere Gruppen von Ureinwohnern, die als Jäger und Sammler leben.

Alles in allem und trotz seiner landschaftlichen Schönheit, des Reichtums von der Flora und Fauna ist Honduras neben Haiti eines der ärmsten Länder der Karibik- und Mittelamerikaregion.

Die Eroberung durch die Spanier ab 1523 stieß auf erbitterten Widerstand, immer wieder mussten Aufstände niedergeschlagen werden, und die ursprünglich 1,2 Millionen Menschen zählende indigene Bevölkerung wurde in 250 Jahren durch Krieg, Zwangsarbeit und Krankheit auf etwa 88.000 dezimiert.

Im Jahr 1821 schloss sich die Provinz-Oligarchie der Erhebung gegen Spanien an; Honduras wurde zunächst Teil des Kaiserreiches Mexiko. Bald verselbstständigte sich das Land im Staatenbund der Zentralamerikanischen Konföderation, die 1839 scheiterte. Das Land war von hoher Instabilität gekennzeichnet und hatte alleine von 1821 bis 1876 insgesamt 85 Regierungen, bis eine liberale Wende eingeleitet wurde. Konzessionen lockten US-Konzerne an und führten dazu, dass Honduras eine der diktatorischen „Bananenrepubliken" wurde – als Handlanger der United Fruit Company.

Manche Präsidenten versuchten zwar, die Macht des Militärs einzudämmen, was aber nicht verhindern konnte, dass in 150 Jahren 125 (!) Militärputsche stattfanden. Am Morgen des 28. Juni 2009 wurde wieder einmal ein Präsident vom Militär gestürzt, wobei der US-Botschafter und die CIA tatkräftig mitmischten.

Im Januar 2017 wurde von „Global Witness" ein Bericht veröffentlicht, nach dem in Honduras seit 2009 insgesamt 123 Umweltaktivisten Morden zum Opfer fielen; ein Großteil der Gewalttaten blieb ungesühnt.

El Salvador: Der „Erlöser“ ist noch nicht gekommen

El Salvador ist das kleinste Land in Mittelamerika, besitzt eine Fläche von nur einem Viertel Österreichs und hat mit 6,5 Millionen Einwohnern die größte Bevölkerungsdichte der Region. Als einziges Land Mittelamerikas hat es keinen Zugang zum karibischen Meer, liegt in einem Erdbebengebiet und ist geprägt von einer Kette an Vulkanen.

Fast die Hälfte der Menschen, großteils Mestizen, bleibt unter der Armutsgrenze, sodass viele Salvadorianer das Land verlassen – allein in den USA sind es über eine Million Migranten, die aus dieser mittelamerikanischen Region kommen. Wie in Honduras ist einer der Gründe neben der Armut in der hohen Kriminalitätsrate zu suchen.

Bezeichnend ist, dass in einem Land, wo Gewalt an der Tagesordnung ist und lange auch von den Regierenden angewendet wurde, eines der schärfsten Abtreibungsgesetze weltweit besteht. Es stellt jede Form von Schwangerschaftsabbruch als Gewaltverbrechen unter Strafe und droht mit langer Haft, sogar auch bei Vergewaltigung, Eileiterschwangerschaften und starken Missbildungen. Das ist weniger dem Schutz der Ungeborenen als dem Druck auf Frauen geschuldet.

Zu den Charakteristika gehört auch, dass bereits vor 140 Jahren das letzte verbliebene indigene Gemeindeland aufgelöst wurde, um die Ausbreitung von Kaffeeplantagen (vielfach in ausländischem Besitz) zu ermöglichen.

Die Folge: 90 Prozent der Güter des Landes kamen in die Hände von 0,01 Prozent der Bevölkerung. Das sind dann eben die sprichwörtlichen oberen Zehntausend!

Ein Militärputsch im Jahr 1930 ebnete den Weg für ein Massaker (La Matanza), bei dem zwei Jahre später 30.000 Menschen getötet wurden und praktisch das Ende der Existenz einer indigenen Bevölkerung bedeutete. Opfer wurde man bereits dann, wenn man „Nahuatl“ sprach oder indianische Kleidung trug.

Im Oktober 1979 griff wiederum das Militär ein und installierte eine Junta, die zunächst reformorientiert war, bald ihre zivilen Mitglieder verlor und zunehmend zu Mitteln der Gewalt griff. Am 14. Mai 1980 wurden etwa beim Massaker am Río Sumpul 600 Menschen von Regierungstruppen ermordet.

Das Morden ging weiter, Schwestern des Mary-Knoll-Ordens, Priester und scheinbare „Gegner“ unter den Zivilisten fielen Anschlägen der Guardia Nacional zum Opfer, und an drei Tagen im Dezember 1981 töteten Regierungstruppen beim Massaker von Mozote 900 Zivilisten.

Von 1980 bis 1991 wütete ein Bürgerkrieg mit 70.000 Toten. Heute wissen wir, dass die US-Regierung nicht nur die Militärdiktatur unterstützte, sondern viele der Mörder auch von US-Militärs ausgebildet worden waren.

China: „Bewegung der Verbände für Gerechtigkeit und Harmonie“

Wenn von einer Bewegung die Rede ist, die für Gerechtigkeit eintritt und noch dazu Harmonie anstrebt, ist es nicht üblich, ihr brutale und verbrecherische Motive zu unterstellen. Da sich ihre Mitglieder aber auch der traditionellen Kampfkunstausbildung unterzogen, wurden sie von den ausländischen Machthabern in China als „Boxer“ bezeichnet, was viel aggressivere Bilder provoziert.
Tatsächlich war es eine Bewegung, die sich gegen den europäischen, US-amerikanischen und japanischen Imperialismus richtete, der sich in der zweiten Hälfte des 19. Jahrhunderts in China breitmachte, und die bis 1820 stärkste Wirtschaftsmacht der Erde auf eine Art „Kolonialstatus“ reduzierte.
Im Frühjahr und Sommer 1900 führten die Attacken und brutalen Morde der „Boxerbewegung“ gegen Ausländer, die meist auch von Zorn über die Demütigung und Gewalt gegen die unschuldigen Opfer gekennzeichnet waren, zu einem Krieg, an dem auf der einen Seite das Deutsche Reich, Frankreich, Großbritannien, Italien, Japan, Österreich-Ungarn, Russland und die USA beteiligt waren – also fast alles, was im kolonialen Imperialismus Rang und Namen hatte (die Österreicher betrachtete man als „Adabeis“). Dem gegenüber standen einzig die chinesischen Truppen. Auch hier gilt, dass viele Hunde des Hasen Tod sind, und so war ein militärischer Sieg absehbar. In Bremerhaven hielt der deutsche Kaiser Wilhelm II. aus Anlass der Truppenenentsendung eine Rede, die so arrogant, so banal, so menschenverachtend war, dass sie als „Hunnenrede“ in die Geschichte einging.
Kommt ihr vor den Feind, so wird derselbe geschlagen! Pardon wird nicht gegeben! Gefangene werden nicht gemacht! Wer euch in die Hände fällt, sei euch verfallen! Wie vor tausend Jahren die Hunnen unter ihrem König Etzel sich einen Namen gemacht, der sie noch jetzt in Überlieferung und Märchen gewaltig erscheinen lässt, so möge der Name Deutscher in China auf 1.000 Jahre durch euch in einer Weise bestätigt werden, dass es niemals wieder ein Chinese wagt, einen Deutschen scheel anzusehen!
Am 17. Juni 1900 wurden die wichtigen Forts an einem Fluss in der Stadt Tientsin, die in Nordostchina unweit von Peking liegt, nach heftigen Gefechten von den verbündeten Truppen erobert und später auch geschleift. Der Weg nach Peking war frei, das innerhalb eines einzigen Tages fiel.
Wer fern vom Osten lebt [...], muss heute erkennen, dass Europa sein einstiges moralisches Ansehen in Asien vollständig verloren hat. Europa gilt heute nicht mehr als weltweiter Meister fairen Verhaltens, der für die höchsten Grundsätze eintritt, sondern als Verfechter der rassischen Überlegenheit des Westens und als Ausbeuter all derer, die außerhalb seiner Grenzen leben.
Diese vernichtende Kritik am europäischen Imperialismus stammt vom bengalischen Lietarturnobelpreisträger Rabindranath Tagore.

Die Wüsten wachsen weiter auf der Welt

Am 17. Juni wird ein internationaler Aktionstag mit dem etwas sperrigen Titel „Welttag für die Bekämpfung der Wüstenbildung und Dürre“ begangen. So trocken das klingen mag, so sehr hat es mit drohenden Katastrophen zu tun, denn bei einer Erwärmung der Erde um zwei Grad – und die scheint in diesem Jahrhundert unausweichlich – wäre bis zu einem Drittel der Landfläche betroffen, das heißt, sie könnte unfruchtbarer, karger und wüstenähnlicher werden. Auch im Jahr 2021 haben wir im Mittelmeerraum, in Kalifornien und auch anderswo eine der Folgen gespürt: Es häufen sich die Busch- und Waldbrände in einem zuvor nicht gekannten Ausmaß.
Die verstärkte Trockenheit könnte bei fortschreitender Klimaerwärmung Gebiete betreffen, in denen bis zu einem Viertel der Weltbevölkerung lebt.
Zu den am stärksten gefährdeten Gebieten zählen der Süden Afrikas (der Norden gehörte heute schon dazu!) und Australien, aber auch weite Teile der USA sowie Mittel- und Südamerikas.
Das bedeutet, dass in diesen (vielfach wirtschaftlich armen) Gebieten dann noch weniger Wasser zur Verfügung steht und sich beispielsweise heute moderat regenarme Gebiete in Trockenzonen verwandeln. *Dazu kommen dann vermehrte Dürren, die durch die normale jährliche Klimavariabilität verursacht werden,* sagt ein Fachmann.
Für die in diesen Regionen lebenden Menschen bedeutet dies im Extremfall, dass ihnen ihre Existenzgrundlage verloren geht und sie ihre Heimat verlassen müssen – als Klimaflüchtlinge wider Willen, die sich dann auch noch die Arroganz des globalen Nordens gefallen lassen müssen und sich allein gelassen fühlen.
Dürren bringen jedoch nicht nur Hunger und Armut für die Betroffenen mit sich – sie sorgen auch für Konflikte. Sie sind ein Pulverfass für regionale Spannungen, aber auch für Auseinandersetzungen von Staaten um Wasser und zwar mit militärischen Mitteln.
Schon seit Jahrzehnten warnen Klimaforscher vor dem Beitrag des Menschen zum Klimawandel, der durch extrem ansteigende Treibhausgaskonzentrationen für eine rapide Erwärmung sorgt.
So dramatische Veränderungen habe es seit Jahrtausenden nicht gegeben, sagen uns die Experten, und manche von den Menschen bewirkte Veränderungen würden auch für sehr lange Zeit nicht reversibel sein.
Mit Recht machen junge Menschen den älteren Generationen den Vorwurf, sie seien die späteren Leidtragenden einer Politik, die nur für das Heute lebt und auf Kosten des Morgen konsumiert.
Wenn wir in acht Monaten eines Jahres die verfügbare Menge an natürlichen, erneuerbaren Ressourcen bereits aufgebraucht haben, leben wir zwangsläufig den Rest auf Pump, ohne die Jungen zu fragen, ob sie ihre Ressourcen überhaupt verleihen wollen. Aber zurückzahlen können wir ohnehin nichts.

Guatemala: Die Operation SUCCESS bringt „Harte Jahre“

Success heißt bekanntlich auf Englisch Erfolg, und aus der Sicht der CIA war es ja auch eine erfolgreiche Operation, die da 1954 angestiftet und mit US-Dollars finanziert wurde.
Schon ein Jahr zuvor war es ebenfalls die CIA gewesen, die mit Koffern voll Geld den iranischen Ministerpräsidenten Mossadegh stürzte und seine „Operation“ hinter dem Namen eines Reinigungsmittels versteckte. „Ajax“ steht aber auch für eine Tragödie von Sophokles, die damit endet, dass sich der Protagonist, seinen Wahnsinn erkennend, in das eigene Schwert stürzt. An Wahnsinn und Selbstmord denkt der amerikanische Geheimdienst mit Sicherheit nicht, sondern eher leitet ihn der Glaube, dass man sich mit US-Dollars alles kaufen kann. Das Ziel war in Guatemala das Gleiche wie in Persien: der demokratisch gewählte Führer des Landes sollte gestürzt werden, weil er den Herren in den schwarzen Anzügen nicht in den Kram passte. In Persien war es die Unverfrorenheit der dortigen gewählten Repräsentanten zu glauben, das Erdöl gehöre allein dem Volk, und in Guatemala sah vor allem die United Fruit Company ihre Interessen durch eine Landreform gefährdet. Strippenzieher im Hintergrund war der Unternehmer an der Spitze der Company, Sam Zemurray, der einen Werbeprofi beauftragte, eine Kampagne gegen den guatemaltekischen Präsidenten Jacobo Árbenz Guzmán durchzuführen.
1953 waren außerdem zwei Dulles-Brüder in einflussreiche Ämter gekommen, in denen sie die Fäden für die Bananengesellschaft ziehen sollten: John Foster als Außenminister und Allen Welsh als CIA-Chef. Auf sein Konto gehen auch der Mord an Patrice Lumumba, die Invasion in Kuba und manch andere noch verborgene Schweinerei, die sicher irgendwann ans Tageslicht kommen wird.
Der aus der Sicht der USA erfolgreiche Staatsstreich leitete eine Phase der Instabilität, der repressiven Gewaltherrschaft und des Bürgerkriegs ein, dem bis 1996 mindestens 140.000 Guatemalteken durch das Militär und staatlich gesteuerte Todesschwadronen zum Opfer fielen.
Die Invasion hatte am 18. Juni 1954 begonnen und wurde von Mario Vargas Llosa, dem peruanischen Schriftsteller, Politiker und Nobelpreisträger literarisch aufgearbeitet. In seinem Roman „Harte Jahre“, der 2020 erschien, thematisiert er das demokratische Jahrzehnt des Landes und sein blutiges Ende. Der Titel des Romans fasst als Resümee die Erfahrung eines ganzen Kontinents zusammen, der sich gegen die Übermacht der USA nicht wehren konnte. Die Amerikaner hatten von der „indirect roule“ der Briten gelernt und sie mit Hilfe ihrer Dollars zu einem System der Abhängigkeit ihrer „westlichen Hemisphäre“ erweitert. Hunderttausende Tote wurden gleichgültig oder achselzuckend als eine Art Kollateralschaden hingenommen.

Kuwait: Das „kleine Fort“ am Golf

Noch vor einigen Jahrzehnten war das kleine Land eine absolute Monarchie unter der Herrschaft einer weitverzweigten Familie. Kuwait, dessen Name sich von der arabischen Bezeichnung für „kleines Fort“ ableitet, war schon der Inbegriff von Luxus und Verschwendung, als von den Emiraten im Süden der arabischen Halbinsel noch wenig die Rede war.

Auf einer Fläche von nicht einmal 18.000 km² leben heute 4,2 Millionen Menschen, von denen rund 60 Prozent ausländische Arbeitskulis sind und denen eine Vielzahl an Rechten vorenthalten wird. Eine Parlamentarierin forderte sogar, dass Ausländer zur Kasse gebeten werden sollen – für *die Luft, die sie atmen*. Außerdem solle die Subventionierung öffentlicher Leistungen ausschließlich den Kuwaitis zugute kommen. Ein Medien- und Kommunikationsforscher der Universität Kuwait konstatiert, dass immer mehr Politiker mit dem Thema „Ausländer“ auf populistischen Stimmenfang gehen. Hat hier der Orient vom Okzident gelernt, war es gar umgekehrt oder ist es einfach ein Wesensmerkmal des globalen Populismus, sich der Armen und Schwachen beim Stimmenfang zu bedienen? Für die Betroffenen ist die Beantwortung dieser Frage gleichgültig, weil das ihr oft menschenunwürdige Schicksal nicht lindert.

Man wird unwillkürlich an die Zeiten erinnert, als die Sklaverei zwar abgeschafft war, aber Kulis aus Ländern zur Lohnsklaverei verdingt wurden, wie man sie heute in Kuwait wieder antrifft: Inder, Pakistani und Menschen aus Bangladesch. Für sie gibt es keine Absicherung durch ein Sozialversicherungssystem, sie leiden unter den Preissteigerungen, und wenn sie zu den 74 Prozent Übergewichtigen des Landes zählen, dann wegen der ungesunden Ernährung und nicht aus Völlerei.

Die Herrscherfamilie übernahm bereits 1756 das Ruder, obwohl das Land bis 1919 unter Osmanischer Herrschaft war und dann zu einem Emirat unter britischer Obhut wurde. 1938 wurde das schwarze Gold entdeckt, in den darauffolgenden Jahrzehnten entwickelte sich Kuweit zu einem der größten Erdölproduzenten am Persischen Golf. Am 19. Juni 1961 wurde das Land unabhängig.

Schon im Ersten Weltkrieg ging es den Briten im Nahen Osten in erster Linie um Erdölfelder. Öl schmierte auch die Beziehungen zu den USA, die Öl und großes Geld zu einem die Weltgeschichte beeinflussenden Machtfaktor vereinten.

Mit dem Irak gab es immer wieder Auseinandersetzungen über Gebietsansprüche, aber erst der Einmarsch der Truppen Saddam Husseins in dem kleinen Ölscheichtum am 2. August 1990 bildete den Auftakt für den fünfwöchigen Krieg, in dem vor allem US-Truppen die Iraker wieder vertrieben und damit das Land befreiten. Binnen weniger Tage wurden gewissermaßen im Windschatten dieser Operation 450.000 Palästinenser verjagt, weil sie zuvor den Irak unterstützt hatten.

In der Folge wurden zwar demokratische Reformen durchgeführt, aber nach mehr als 250 Jahren lässt sich der Sabah-Clan das Zepter weiterhin nicht aus der Hand nehmen.

Weltflüchtlingstag: Draußen vor der Tür

Es gibt wenige Themen, die die Gesellschaften, vor allem in den reichen Ländern der Welt, so sehr spalten, wie die Frage der Flüchtlinge. Jene, die die Aufnahme als eine Bringschuld reicher Gesellschaften ansehen, dem Sterben im Mittelmeer ein Ende setzen wollen, an christliche Werte wie Barmherzigkeit erinnern oder mehr Solidarität mit den Schwachen einfordern, werden vielfach als „Gutmenschen" verächtlich gemacht. Auf der anderen Seite hat nicht gleich jeder, der davor warnt, die Aufnahmefähigkeit einer Gesellschaft zu überfordern und mehr auf die Hilfe vor Ort setzt, ein steinernes Herz oder ist ein faschistischer Populist. Oftmals trifft aber Hilfsbereitschaft auf geradezu aggressive Ablehnung derer, die die „Heimat" schon überfremdet sehen und Flüchtlinge als potentielle Gewalttäter denunzieren.
Tatsache ist aber, dass die Zahl der Menschen, die weltweit vor Krieg, Konflikten und Verfolgung fliehen, noch nie so hoch war wie heute und sich mit 80 Millionen alleine in den letzten zehn Jahren verdoppelt hat. 85 Prozent von ihnen lebten Ende 2019 in Staaten mit niedrigen oder mittleren Einkommen und die allermeisten in Regionen, in denen akute Ernährungsunsicherheit oder Unterernährung herrscht. Schon aus diesem Grund braucht es eine Flüchtlingspolitik, die nicht aus einem Entweder-Oder besteht, sondern die Aufnahme gestrandeter Menschen mit entsprechenden Hilfen in den Krisenregionen verbindet.
Am 20. Juni jedes Jahres ist der Weltflüchtlingstag.
Dazu eine jüdische Anekdote:
Draußen vor der Tür ...
Ein alter Mann geht zum Rabbi, bittet ihn, er solle etwas „klären", und erzählt: Wenn ich gehe zu reiche Leut' und bitt' um Essen, dann krieg' ich einen Teller Suppe vor die Tür gestellt und kann ihn löffeln auf der Straß'n. Wenn ich geh' zu die Armen, dann bitten sie mich hinein an den Tisch und ich kann mitessen von dem wenigen, was sie haben. Rabbi, warum ist das so? Dieser denkt nach und führt dann den Alten an das Fenster, fragt ihn, was er unten auf der Straße sieht. Der alte Mann reagiert verwundert: Ich sehe viele Leut', große und kleine, junge und alte, arme und reiche. Dann geht der Rabbi mit ihm zu einem Spiegel und fragt wiederum. Der Alte antwortet verwundert: Jetzt sehe ich nur noch mich! Darauf der Rabbi: Da hast du die Antwort auf deine Frage. Spiegel und Fenster: Beides ist aus Glas – aber kaum ist Silber dabei, siehst du nur noch dich.
Wir haben in der Zwischenzeit verdammt viel Silber angehäuft in unserem Land. Da klingt dann schnell einmal der Ruf um Hilfe als *Gschrei* in empfindsamen Ohren. Und wenn es um die Bleibemöglichkeiten von Lehrlingen geht, will man *nicht einmal darüber diskutieren*. Pauschalierte Verdächtigungen über *gewaltbereite Migranten* gehen dann ebenso leicht über die Lippen wie die Behauptung, Barmherzigkeit gegenüber ein paar Kindern würden geradezu über uns hereinbrechende Sturzbäche auslösen.

Shirin Ebadi: „Frauen müssen verinnerlichen, dass sie nicht weniger wert sind."

Was an und für sich wie eine Selbstverständlichkeit klingt, ist nicht nur eine Herausforderung für patriarchale Gesellschaften, derer es noch genügend gibt auf der Welt, sondern auch in unserer, scheinbar so liberalen und aufgeklärten Ordnung ist Gleichwertigkeit als Voraussetzung für Gleichberechtigung ein Anspruch, der noch immer nicht vollständig erfüllt ist. In den letzten 50 Jahren hat sich zwar einiges zum Besseren gewendet, aber beginnend in der Katholischen Kirche bis hin zu männerbündischen Vereinigungen herrscht noch immer Aufholbedarf. Mit etwas Humor könnte man sagen, dass erst dann, wenn es mehr Witze über dumme, kahlgeschorene Männer als über „Blondinen" gibt, ein Zustand der Ausgeglichenheit erreicht ist. Aber zum Ernst der Angelegenheit: Um die Gleichberechtigung und Gleichstellung zu erreichen, braucht es vielmehr eine Stärkung und Förderung der Frauen in ihrer Unabhängigkeit und Selbstbestimmung.

Sie müssen verinnerlichen, dass sie nicht weniger wert sind als das andere Geschlecht. Es ist auch wichtig, dass Migrantinnen keine Erniedrigung erleben, weil sie aus Familien stammen, die von patriarchalen Strukturen gefärbt sind.

Das sagte Shirin Ebadi, eine Anwältin, Schriftstellerin und Menschenrechtsaktivistin, die 2003 als erste muslimische Frau den Friedensnobelpreis erhielt und seit 2009 in London lebt, da sie in ihrem Heimatland Iran zunehmend verfolgt wurde. Sie versteht sich als demokratische Frau muslimischen Glaubens, die überzeugt ist, dass der Islam nicht per se gegen die Frauen ist, sondern das Patriarchat sich dieser Interpretation der Religion bedient.

Wichtig ist aber auch, was Ebadi in Richtung der Männer erklärt: *Meine ersten Adressaten sind Männer, Väter und junge Männer. Ich möchte ihnen sagen: Habt keine Angst vor der Unabhängigkeit der Frauen, weder wirtschaftlich-finanziell als auch geistig- intellektuell. Es ist nicht erfüllend, neben einer gering geschätzten Person zu leben, es ist wesentlich erfüllender, neben jemand Gleichgestelltem zu leben.*

Den Friedensnobelpreis erhielt diese mutige Frau für ihre Bemühungen verliehen, das Bewusstsein für Demokratie und Menschenrechte zu stärken.

Als Anwältin übernahm sie Fälle von liberalen Personen und Dissidenten, die mit der Justiz – einer Bastion konservativer Macht im Iran – in Konflikt geraten waren. Dafür war sie selbst in Haft und zeitweise mit Berufsverbot belegt.

Immer wieder sprach sie sich aber gegen Militäraktionen ausländischer Kräfte gegen den Iran aus: *Die Menschenrechte kann man den Menschen gewiss nicht durch Bomben bringen.*

Am 21. Juni 2022 begeht diese außerordentliche Frau ihren 75. Geburtstag.

James Somerset – ein Sklave siegt vor Gericht

In den 1780er-Jahren, als Olympes de Gouges und Madame de Staël ihre Romane und Stücke über die Sklaverei veröffentlichten, begann in Frankreich und Großbritannien ein Feldzug gegen die Sklaverei und die Kolonien. Schriftstellerinnen wie die schon erwähnten brachten zwar ihr Mitgefühl zum Ausdruck, hingen aber genauso zeitgenössischen Vorurteilen gegenüber „Negern" an, wie auch Voltaires Drama „Alzire oder Die Americaner" voller Empathie für das Schicksal der Sklaven aus der „Neuen Welt" ist, aber der transatlantische Sklavenhandel unter tätiger Mitwirkung der Franzosen keine Erwähnung findet. Schließlich war Voltaire ja auch einer jener Profiteure.

In Afrika nahmen sie menschliches „Ebenholz" auf, um es in den Kolonien der Karibik gegen den vom Adel so heiß begehrten Zucker einzutauschen. Das Jahrhundert der Aufklärung wurde somit paradoxerweise zugleich das Jahrhundert der maximalen Ausbreitung des Sklavenhandels. Getragen wurde er von einer Generation liberaler Philosophen und Schriftsteller, die weniger Fragen der Moral im Auge hatten als die Tatsache, dass die Prinzipien eines freien Marktes verletzt würden, wenn Kolonien gezwungen waren, die eigenen Erzeugnisse ins Mutterland zu exportieren und von dort den Grundbedarf zu beziehen. Diese Überlegung würde gegen abhängige Überseegebiete und die dort betriebene koloniale Sklavenwirtschaft sprechen, argumentierten sie.

James Somerset, von dem wir nicht allzu viel wissen, war 1749 in jungen Jahren in Virginia von einem gewissen Charles Stuart erworben worden und wurde zwanzig Jahre später nach England verschifft. Dort kam er in Kontakt mit Mitgliedern der englischen Anti-Sklaverei-Bewegung und floh zwei Jahre später. Als er wieder gefasst wurde, sollte er von seinem Besitzer nach Jamaika verbracht und dort verkauft werden. Seine Taufpaten erfuhren davon und zogen vor Gericht.

Die öffentliche Meinung war bereits überwiegend gegen die Sklaverei eingestellt; am 22. Juni 1772 wurde das Urteil des Gerichts verkündet.

Der Stand der Sklaverei ist so beschaffen, dass er ungeeignet erscheint, aus irgendeinem moralischen oder politischen Grunde eingeführt zu werden; das kann nur durch das positive Gesetz geschehen, welches seine Wirkung noch lange behält, nachdem die Gründe, Veranlassung und Zeit selbst, die es geschaffen, aus dem Gedächtnis gerissen sind. Dieser Grund ist heute so gehässig, dass nichts als das positive Gesetz zu seiner Entschuldigung angeführt werden kann. Was immer für Nachtheile sich also aus der Entscheidung ergeben: ich kann nicht sagen, dass dieser Fall nach dem Gesetz von England erlaubt oder gerechtfertigt sei – der Schwarze muss somit befreit werden.

Damit war Sklaverei in England als ungesetzlich festgestellt; deshalb wurde danach auch nie ein Gesetz zur Abschaffung der Sklaverei in Großbritannien erlassen.

Alexander von Humboldt: Die Vermessung der Welt

So heißt der Roman von Daniel Kehlmann, der die fiktive Doppelbiographie des Mathematikers Carl Gauß und des Naturforschers Alexander von Humboldt zum Inhalt hat. Humboldt wird schon in jungen Jahren in vielen Fächern intensiv unterrichtet, und bald wurde deutlich, dass sein Hauptinteresse der naturwissenschaftlichen Forschung galt.
Er reist nach Frankreich, lernt dort Aimé Bonpland kennen, mit dem er in die damals noch spanischen Kolonien in Lateinamerika aufbricht. Unter anderem suchen sie einen Verbindungskanal zwischen Orinoko und Amazonas. In Ecuador besteigen sie den höchsten Berg des Landes, den Chimborazo, der eine Höhe von 6.263 Metern erreicht. Sein Gipfel ist wegen seiner Nähe zum Äquator der Punkt der Erdoberfläche, der am weitesten vom Erdmittelpunkt entfernt ist. Dass er hierin den wesentlich höheren Mount Everest übertrifft, liegt daran, dass die Erde keine Kugel ist, sondern ein Ellipsoid mit einem an den Polaren kleineren und am Äquator größeren Radius.
Einen ersten richtigen Besteigungsversuch wagte Alexander von Humboldt gemeinsam mit Aimé Bonpland und Carlos Montúfar am 23. Juni 1802.
Sie erreichen eine Höhe von 5749 Metern und müssen erst dann wegen einer unpassierbaren Felsspalte unterhalb des Kraters umkehren, und wegen der Unzulänglichkeiten des Schuhwerkes, der Bekleidung und sonstiger Ausrüstung, die heutzutage nicht einmal mehr für einen kleineren Alpengipfel ausreichen würden.
Kein Wunder, dass die Forscher unter Symptomen der Höhenkrankheit litten, die Alexander von Humboldt erstmals mit Schwindel und Brechreiz, Blutungen aus Lippen und Zahnfleisch beschrieb.
Neben vielen Forschungsergebnissen, die ihn berühmt machten, studierte er auch die Düngeeigenschaften von Guano, der daraufhin als Dünger nach Europa eingeführt wurde.
Im heutigen Venezuela, damals Neu-Granada, verschaffte ihm der Sklavenmarkt einen nachhaltigen Eindruck. Die grausame Behandlung von Menschen entsetzte ihn so sehr, dass er zu einem entschiedenen Fürsprecher des Abolitionismus wurde.
Im politischen Essay über die Insel Kuba schrieb Humboldt:
Ohne Zweifel ist die Sklaverei das größte aller Übel, welche die Menschheit gepeinigt haben, sei es, dass man den Sklaven betrachtet wie er seiner Familie in der Heimat entrissen und in die Schiffsräume eines für den Negerhandel zugerichteten Fahrzeugs geworfen wird, oder dass man ihn als einen Teil der Herde schwarzer Menschen, die auf dem Boden der Antillen zusammengepfercht sind, betrachtet.
Allerdings hegte er als europäischer Realist wenig Hoffnung auf Verbesserung. Als er am 6. Mai 1859 mit immerhin 90 Jahren starb, zeichnete sich doch ein Ende der Sklaverei ab.

Die unsichtbaren Täter an der Seite der spanischen Eroberer

Wie viele ursprüngliche Einwohner der „Neuen Welt“ an eingeschleppten Krankheiten starben, kann heute mangels wirklich valider Zahlen nur grob geschätzt werden. Dass die Zahl allerdings in die Millionen ging und ganze Landstriche menschenleer wurden, ist eine unbestreitbare Tatsache, die auch von zeitgenössischen Schilderungen bestätigt wird.

Als Kolumbus Hispaniola erreichte, gab es dort Millionen indigener Einwohner – ein halbes Jahrhundert später nur noch wenige. Ein einziger Spanier brachte die Pocken nach Mexiko. Von dort breiteten sie sich nach Süden aus und erreichten 1525 die Inkas in Peru – sieben Jahre bevor die Spanier selbst dort ankamen; mindestens die Hälfte der Bevölkerung starb. Es folgte eine Reihe weiterer Epidemien: Typhus, Influenza, immer wieder die Pocken, Diphterie und Masern.

Das entsetzte auch die Spanier – zum Teil allerdings nur, weil ihnen die Arbeitskräfte wegstarben. Es war ein recht einseitiges Desaster, denn im umgekehrten Fall wurden nur Geschlechtskrankheiten verbreitet.

Nord- und Südamerika waren immunologische Inseln. Vor der Ankunft der Europäer gab es keine Pferde oder Rinder als Lasttiere – der Einheimische war eher ein Fußgänger, und wenn eine Seuche ausbrach, blieb sie lokal begrenzt. Es gab viel weniger Krankheiten, denn auch Schafe, Hühner, Kühe und Schweine stammten aus der Alten Welt. Bis zum Ende des 15. Jahrhunderts bestand die Bevölkerung Europas aus Menschen, die Generation für Generation mit Seuchen zu kämpfen hatten, diese zum Teil eben auch überlebten und so eine gewisse Grund- oder Teilimmunität entwickelt hatten. Die Ureinwohner hatten den Krankheiten nichts entgegenzusetzen. Im Kampf gegen sie mussten allerdings auch die Europäer Jahrhunderte Geduld aufbringen, bis die Medizin in der Lage war, wirksame Gegenmittel oder Vorbeugungsmaßnahmen zu entwickeln.

Gleichzeitig aber blieb es Europäern vorbehalten, Ideen einer biologischen Kriegsführung zu entwickeln und diese an der indigenen Bevölkerung auszuprobieren. So geschehen etwa im Fort Pitt, nahe der heutigen Stadt Pittsburg. Ein gewisser William Trent berichtet am 24. Juni 1763 in seinem Tagebuch über das Treffen mit zwei Einheimischen:

Aus Rücksicht [!!] auf sie gaben wir ihnen zwei Decken und ein Taschentuch aus dem Pocken-Krankenhaus. Ich hoffe, es wird den gewünschten Effekt haben.

Ein Monat später behandelte Colonel Bouquet das Kriegsgeschehen in Briefen ausführlich mit General Amherst und ging auch kurz auf das Thema der Verwendung von Pocken als Waffe ein. Der General unterstützte die Idee, mit derartigen Mitteln die Indigenen auszurotten.

Das wird heute als früher Versuch einer biologischen Kriegsführung bezeichnet, deren Wirksamkeit (nicht deren Heimtücke) allerdings eher in Frage gestellt wird.

25

Juni

Mosambik: König Moze im Südosten Afrikas

„Musa Malik“ heißt auf Arabisch „König Mose“ und soll Ursprung des Landesnamens „Mosambik“ sein.

Das Land mit seinen 30 Millionen Einwohnern wird von drei Mal so viel Menschen bewohnt als die ehemalige Kolonialmacht Portugal, die nach langem Kampf die Unabhängigkeit zu einem für Afrika sehr späten Zeitpunkt, nämlich erst am 25. Juni 1975, zulassen musste. Damit war es knapp ein halbes Jahrtausend in kolonialer Abhängigkeit gewesen – so lang wie sonst fast keine Region auf der Welt.

Da Mosambik gleich danach in einen 16-jährigen Bürgerkrieg verwickelt wurde, der zu einem vollständigen wirtschaftlichen Zusammenbruch führte, ist es heute noch eines der ärmsten Länder der Welt.

Doch zunächst ein Blick zurück: Bevor die Portugiesen ihre großen Erkundungsfahrten entlang der Küste Afrikas begannen, herrschten dort schon seit Jahrhunderten die Araber, die Handel zwischen Afrika, dem Orient und Indien mit Gold, Elfenbein und Sklaven betrieben. 1498 erreichte Vasco da Gama auf dem Weg nach Indien diese Küste und traf dort mit Scheich Moussa Ben Mbiki zusammen, von dessen Namen sich die Landesbezeichnung ebenfalls ableiten könnte. Anschließend bemächtigten sich die Portugiesen dieser Handelsplätze und drängten auf der Suche nach Gold entlang des Sambesi ins Landesinnere vor. Außer für menschliches „Material“, das sich zu Sklavenarbeit eignete, interessierten sich die Besatzer nicht für die Bevölkerung. Ihre Herrschaft war gekennzeichnet durch Zwangsarbeit, ausbeuterische Arbeitsverträge und eine rücksichtslose Behandlung der Einwohner.

Der Plan der Portugiesen, zwischen ihrer westafrikanischen Kolonie Angola und Mosambik eine Verbindung quer durch den Kontinent herzustellen, scheiterte im späteren 19. Jahrhundert an den viel stärkeren Briten, die ihrerseits eine Nord-Süd-Verbindung von Kairo nach Kapstadt anstrebten, was allerdings ebenfalls nicht gelang. Weder die Deutschen noch die Franzosen hatten ein Interesse daran, den britischen Einfluss noch stärker werden zu lassen. Schon in den 60er-Jahren des 20. Jahrhunderts entstand eine Freiheitsbewegung namens FRELIMO, die sich heftige Kämpfe mit den Portugiesen lieferte, doch erst die „Nelken-Revolution“ brachte jene Freiheit, die dann in einen langen Krieg der Gruppen untereinander führte. Die Demokratisierung des Landes brachte ab dem neuen Jahrhundert einigermaßen stabile Verhältnisse, die allerdings in den letzten Jahren durch islamistischen Terror im Norden empfindlich beeinträchtigt sind.

Letztlich ist die Entdeckung großer Gasvorkommen in dieser Region, für die sich eine Reihe internationaler Konzerne interessiert, der Grund dafür, dass die Regierung auch mit ausländischer Hälfte für Ruhe und Ordnung sorgen will. Geht es doch möglicherweise um viel Geld für einige – sicher nicht für alle.

Die Drogengeschäfte der CIA

Seit 1987 gilt der 26. Juni als „Weltdrogentag", ausgerufen von der Vollversammlung der Vereinten Nationen mit dem Ziel, eine Gesellschaft ohne Drogenmissbrauch zu entwickeln. Trotzdem wurde noch vor wenigen Jahren registriert, dass der weltweite Opiumanbau sich auf einem Hoch seit den 1930er-Jahren befindet.

Die DEA (Drug Enforcement Administration) ist eine US-amerikanische Behörde, deren Aufgabe es ist, die illegale Herstellung von Drogen und ihren Handel zu unterbinden. Logischerweise muss sich eine solche Behörde auch im Untergrund tätiger Informanten bedienen, um an die Hauptverantwortlichen heranzukommen. Peinlich ist nur, wenn sich herausstellt, dass ein solcher „informeller Mitarbeiter" selbst der wahrscheinlich größte Drogenhändler in der Geschichte ist, der noch dazu unter dem Schutzmantel der CIA operierte. Die Rede ist von Barry Seal, der so große Mengen Kokain in die USA flog, dass der Straßenverkaufswert auf drei bis fünf Milliarden Dollar geschätzt wurde. Als er 1986 auf offener Straße von einem kolumbianischen Killerkommando erschossen wurde, fand man in seiner Brieftasche die Telefonnummer eines seiner Vertrauten, des damaligen Vizepräsidenten und Ex-CIA Chefs George Bush sen. Aber Seal arbeitete eben nicht nur als Drogenkurier, sondern lieferte auch Waffen an die von den USA unterstützen Contras in Nicaragua und spionierte mit Überflugfotos ihre linken Gegenspieler, die Sandinistas, aus. Als eine der Maschinen von Seals Schmuggelflotte abgeschossen wurde, flogen die als „Iran-Contra-Skandal" bekannt gewordenen Milliardengeschäfte im staatlich sanktionierten Drogen- und Waffenhandel auf. Dazu gehörten auch schmutzige Deals mit dem „Erzfeind" in Teheran, die den verdeckten Operationen zur Geldbeschaffung dienen sollten. Oliver North, ein Veteran des Vietnamkriegs und Agent der CIA, war als militärischer Berater des Nationalen Sicherheitsrats die Schlüsselfigur in der Iran-Contra-Affäre.

Mit Drogen Politik zu betreiben, das gehört seit Jahren zur Strategie der CIA, so Alfred McCoy in seinem Buch „Die CIA und das Heroin". Dabei handelt es sich nicht um ein reißerisches, auf die Auflage schielendes Machwerk, sondern um die äußerst detaillierte und kenntnisreiche Schilderung eines Wissenschaftlers, der diesen Machtmissbrauch zu seinem Lebensthema gemacht hat.

In Birma, Laos und Afghanistan sorgte eine gesteigerte Opiumproduktion für die entscheidende Unterstützung der Geheimoperationen. Als die Stammesgesellschaften für die CIA-Geheimkriege mobilisiert wurden, mussten sie Arbeitskräfte vom Subsistenzanbau abziehen und sie in den Krieg umlenken. Dadurch sank die Lebensmittelproduktion. Um sich dennoch ausreichend versorgen zu können, waren diese Gesellschaften nun auf die vergleichsweise guten Erlöse aus dem ... Mohnanbau angewiesen. Aus der Sicht der CIA ersparten ihr die Erlöse aus dem Drogenverkauf hohe „vielleicht unbezahlbar hohe Kosten". Kommentar überflüssig.

27

Juni

Wie die Memoiren Marco Polos einer Insel den Namen geben

Nicht nur Kolumbus gab so mancher Insel den Namen, auch Marco Polo hat mit seinen Memoiren zur Namensgebung beigetragen. Die Bezeichnung Madagaskar entstammt nämlich keiner einheimischen Sprache wie sonst oft, sondern leitet sich von Madageiscar ab, wie der Indienfahrer die somalische Stadt Mogadischu in seinen Erinnerungen nannte.

Für mich war die Insel schon als Kind der Inbegriff exotischer und tropischer Faszination, nachdem ich die Erzählungen eines deutschen Mädchens gelesen hatte, das mit seinen Eltern eine Zeitlang auf der Insel gelebt hatte. Das Buch hieß „Monika fährt nach Madagaskar", stammt aus 1931, was zur Befürchtung veranlasst, dass es teilweise auch rassistisch gewesen sein könnte.

Aber zurück zur Realität dieser Insel im Indischen Ozean, die Mosambik gegenüberliegt und auf 587.000 km² Fläche etwa 27 Millionen Menschen zählt.

Die Insel war vor dem Eintreffen der ersten Siedler vermutlich fast komplett bewaldet, während heute 90 Prozent der Fläche aus kargen Savannen besteht, die noch dazu von Viehhirten abgebrannt werden. Die Regenwälder machen nur noch vier Prozent aus, aber die isolierte Lage hat zu einer einzigartigen Flora und Fauna geführt.

Obwohl in Südostafrika die Wiege der Menschheit vermutet wird, ist Madagaskar erstaunlicherweise eines der letzten von Menschen besiedelte Gebiete der Erde.

Als die Europäer die Inselküste betraten, gaben sie ihr der Reihe nach die verschiedensten Namen: Ab 1500 hieß sie „São Lorenço", später „Santa Apolonia" sowie „France occidentale" und „Île Dauphine", bevor sie ihren heutigen Namen erhielt.

Sie diente den Handelskompanien verschiedener Länder als Stützpunkt. Ein französischer Kolonisierungsversuch scheiterte zunächst und Piraten nutzten die Insel als Operationsbasis. Auf der „Kongokonferenz" 1885 wurde Madagaskar Frankreich als „Interessensgebiet" zugesprochen, und ein Jahrzehnt später konnten sich die Franzosen gegen den Widerstand vieler Madegassen als Kolonialmacht etablieren. Als Manifestation der Macht wurde die Königin abgesetzt. Eine Art Apartheidsystem und die Niederschlagung von Aufständen charakterisieren die folgenden Jahrzente, bis die Kolonialzeit endete. Am 27. Juni 1960 erlangte Madagaskar als dritter Staat im „Afrikanischen Jahr" die Unabhängigkeit.

Es folgten Jahre der Instabilität mit einer ersten, dann einer sozialistischen und schließlich der heutigen dritten Republik, die bis 2013 immer wieder von Unruhen erschüttert war. Madagaskar ist trotz seines natürlichen Reichtums ein bitterarmes Land, in dem es oft am Nötigsten fehlt. 2017 besaß erst knapp die Hälfte der Madegassen Zugang zu sauberem Trinkwasser, immer wieder treten Pestepidemien auf, Lepra ist nicht besiegt und Malaria endemisch.

Ein Drittel der Menschen ist unterernährt. Auf dieser Insel würde sich Monika nicht wohlfühlen können.

Dschibuti: Ein Land wie eine Matte aus Palmfasern

Mit seinen nur 23.000 km^2 und einer Million Einwohnern ist es winzig für afrikanische Verhältnisse und trotzdem „kontinental", denn nicht anders als sonstwo herrscht auch hier Armut und Unterbeschäftigung. Der Name dieses kleinen Staates leitet sich vermutlich von dem Afar-Wort „gabouti" her, einer aus Palmfasern geflochtener Matte. Umgeben von Krisenstaaten wie Somalia und Eritrea und auch an Äthiopien grenzend liegt Dschibuti am Indischen Ozean nur wenige Kilometer von Jemen und dem Roten Meer getrennt.

Aufgrund der Regenarmut bedecken Dornbuschsavannen sowie Halb- und Vollwüsten den größten Teil des Landes.

Zwei Volksgruppen prägen das Land. Die Somalis und die Afar, deren Gebiet allerdings auch nach Äthiopien und Eritrea reicht. Über drei Viertel der Dschibutis leben in den Städten – allein die Hälfte in der gleichnamigen Stadt – und wiederum die Hälfte der Stadtbewohner hält sich in Slums auf, da die Landflucht weiter anhält und Armut wie Arbeitslosigkeit weiter in die Höhe treibt.

Das autokratisch regierte Land gilt als relativ stabil und ist mehr oder weniger eine große Militärbasis, da eine fast unglaubliche Zahl an unterschiedlichen Staaten hier Stützpunkte hat: USA, Frankreich, Italien, Spanien, Japan und Türkei. Neben Saudi-Arabien baute zuletzt auch China eine Militärbasis auf und investiert Milliarden in die Infrastruktur. Daran kann man die militärstrategische Bedeutung dieses neuralgischen Punktes am Horn von Afrika erkennen, der den Zugang zum Roten Meer und damit zum Suez-Kanal beherrscht. Von hier aus kann man aber auch den Schiffsverkehr bis hin zum Oman überwachen.

1862 hatte Frankreich bereits mit den lokalen Herrschern einen „Bündnis- und Freundschaftsvertrag" geschlossen und die Briten, die sich im Somali-Land festsetzten, anerkannten im Jahr 1888 die gemeinsam festgelegten Grenzen. Sonst wurde eigentlich niemand gefragt. Ein paar Jahre später wurde daraus die französische Somaliküste und 1946 ein sogenanntes Überseeterritorium, dessen Bevölkerung der größeren Aussichten wegen zunächst bei Frankreich bleiben wollte. Im Mai 1975 kam es zu schweren Unruhen zwischen Somali und Afar wegen der Frage des Anschlusses an Somalia. Für Frankreich war die Kolonie mittlerweile zum Ballast geworden, und man stieß das Land am 27. Juni 1977 in die Unabhängigkeit mit dem Namen Dschibuti ab.

Das Land leidet unter schlechten Bildungsvoraussetzungen, mehr als 30 Prozent seiner Bevölkerung sind Analphabeten, eine Sozialgesetzgebung existiert ebensowenig wie ein entwickeltes Gesundheitssystem.

Dem autoritären Regime, das derzeit herrscht, werden außerdem Menschenrechtsverletzungen und eingeschränkte Meinungsfreiheit vorgeworfen, aber das ist kein Kriterium bei der Standortwahl von Militärstützpunkten.

Seychellen: Ein Finanzminister war Namenspate für die Inseln

Der Abschluss krönt das Werk, sind die Insulaner zumindest auf Grund ihres Wahlspruchs überzeugt. Mit weniger Pathos könnte man sagen: *Du sollst den Tag erst am Abend loben*, aber Latein schmückt das Wappen eben besser: *Finis Coronat Opus*, obwohl dort Latein ebenso wenig gesprochen wird wie in Lateinamerika, von dem nur ein amerikanischer Vizepräsident namens Dan Quayle meinte, der Name bürge für die Sprache. Der Name des Landes leitet sich allerdings von einem französischen Finanzminister ab, der seinen Dienst unter Ludwig XV. versah, nämlich Jean Moreau de Séchelles. Die Seychellen gehören topographisch zu Afrika und sind im westlichen Indischen Ozean ebenso angesiedelt wie die anderen kleinen Inselstaaten der Komoren und Mauritius, während die Malediven bereits zu der asiatischen Region südlich von Sri Lanka gehören. Die Fläche der Seychellen beträgt nur 455 km^2 mit einer Einwohnerzahl von etwa 100.000, die sich auf 115 Inseln verteilen.

Seine Lage verhilft dem Land zu einer einzigartigen Tierwelt mit der größten Kolonie an Riesenlandschildkröten und dem letzten überlebenden flugunfähigen Vogel des Indischen Ozeans, der Cuvier-Ralle. Die isolierte Lage führt also dazu, dass es Arten gibt, die nur hier beheimatet sind.

Leider wurde die ursprüngliche Vegetation immer mehr durch die Besiedelung zurückgedrängt und durch Kulturpflanzen ersetzt, die gezielt für den Anbau auf den Seychellen beschafft wurden.

Die Bevölkerung besteht zum überwiegenden Teil aus den Nachfahren der aus verschiedenen französischen Kolonialgebieten eingewanderten Siedler und ihrer afrikanischen Arbeitssklaven.

Sie machen über 90 Prozent der Bevölkerung aus, die fast zur Gänze christlichen Kirchen angehört. Hier hat der Islam noch nicht Fuß gefasst.

Die Inseln wurden erst 250 Jahre nach ihrer Entdeckung von den Franzosen dauerhaft besiedelt, um Gewürzplantagen anzulegen. Im Pariser Frieden 1814 wurden sie den Briten zugesprochen und erhielten 1903 den Status einer eigenständigen Kolonie. Die Unabhängigkeit vom Vereinigten Königreich wurde am 29. Juni 1976 erreicht. Auf Grund seiner Geschichte gelten sowohl Englisch als auch Französisch neben dem Seychellenkreolischen als Amtssprache.

Heute sind die Inseln ein Touristen-Hotspot und gleichzeitig eine Flüchtlingsoase. Allerdings flüchten hier Menschen weder vor Armut, Krieg und Dürre, sondern vor Steuern; daher steht das Land auf der „Schwarzen Liste“ der EU, die besser „Weiße Liste“ wegen der Hautfarbe der meisten ihrer Angehörigen und wegen der „Weißwaschung“ von „schwarzem“ Geld heißen sollte.

Bleibt noch zu sagen, dass die Einkünfte des Paradieses zu 70 Prozent aus dem Fremdenverkehr stammen und die Seychellen immerhin zu den allerersten Ländern gehören, die den Umweltschutz in ihre Verfassung aufgenommen haben.

Kongo: Ein Königshof gab dem Land den Namen

Die Geschichte dieses Landes würde allein ganze Kalendermonate füllen, und auch dann blieben noch viele Fragen offen. Doch beginnen wir mit dem Namen: Er geht auf eines der größten afrikanischen Staatswesen vor der kolonialen Eroberung zurück, das sich nach dem Königshof des mythischen Staatsgründers im 14. Jahrhundert KONGO nannte.

Es begann zunächst ein annähernd gleichberechtigter Umgang mit den Portugiesen, die 1491 diplomatische Beziehungen aufgenommen hatten. In der Neuzeit lieferte das Reich Sklaven für die amerikanischen Kolonien, wodurch sich eine reiche afrikanische Oberschicht entwickelte. Schritt für Schritt gewann die Ausbeutung und Plünderung durch Sklavenjäger die Oberhand und die Briten wie auch die Niederländer lösten die Portugiesen ab.

Ende des 19. Jahrhunderts sah dann der belgische König Leopold II., der schon lange von einem Kolonialreich träumte, seine Chance, sich einen „Privatbesitz“ zu schaffen und diesen derart brutal auszubeuten, dass in der Nachbetrachtung von den Kongogräueln gesprochen wurde. Die internationale Empörung zwang den König 1908, seinen „Besitz“ gegen eine entsprechende staatliche Entschädigung an den belgischen Staat abzugeben, der ihn als „normale Kolonie“ unter wenig verbesserten Bedingungen weiter ausbeutete.

1959 zog sich Belgien schlagartig und ohne Vorbereitung zurück und hinterließ ein Chaos, in dem der Kongo ab 30. Juni 1960 unabhängig wurde. Patrice Lumumba, der erste Ministerpräsident, der sich erkühnte, eine eigenständige Politik zu betreiben, wurde nur ein halbes Jahr später unter tätiger Mithilfe der CIA im Beisein von belgischen Offizieren ermordet.

1965 putschte der frühere Assistent Lumumbas Joseph Mobutu und errichtete eine der längsten und korruptesten, brutalsten und kleptokratischsten Diktaturen Afrikas. Er erzwang einen Einparteienstaat mit einem bizarren Personenkult, der erhebliche Unterstützung aus westlichen Ländern erhielt, weil er den sowjetischen Einfluss in Afrika bekämpfte. Ein Anti-Kommunist konnte sich eben alles erlauben – für ihn galten keine moralischen Grenzen. Und so halfen Franzosen wie Belgier auch gerne mit, wenn es darum ging, Aufstände niederzuschlagen. Sein Ende war allerdings besiegelt, als es den Gegnern mit Hilfe ruandischer Truppen gelang, das Land zu erobern und den Despoten zu stürzen. Der Rebellenchef Laurent Desire Kabila wurde neuer Präsident, sah sich bald in neue Kämpfe verwickelt und wurde 2001 ermordet. Sein Sohn Joseph „erbte“ das Amt des Staatspräsidenten und gewann schließlich 2006 auch die ersten wirklich freien Wahlen. Aber auch er konnte nicht verhindern, dass weiterhin bewaffnete Auseinandersetzungen Teile des Landes erschütterten und die bald 100 Millionen Einwohner nicht zur Ruhe kamen.

Ein wahres *Herz der Finsternis*!

Somalia: Zwei Kolonien vereinigen sich zu einem Land

Am 1. Juli 1960 wurden Britisch-Somaliland im Norden und Italienisch-Somaliland im Süden und Osten des heutigen Somalia zu einem unabhängigen Staat vereinigt, nachdem sie Ende des 19. Jahrhunderts unter koloniale Oberhoheit geraten waren.
Zuvor war der Norden Jahrhunderte unter türkischer bzw. ägyptischer Herrschaft und der Süden an der Benadirküste unter der Oberhoheit Omans bzw. Sansibars gestanden.
In den ersten Jahren wurde der italienische Teil von Kolonial-Gesellschaften verwaltet, die auch gleichzeitig Hoheitsrechte ausübten, bis Italien direkt die Verwaltung des Protektorats übernahm. Die Italiener verfolgten vor allem unter Mussolini eine repressive Kolonialpolitik, die ihre bestehende Kultur erniedrigte und die Bevölkerung zu Zwangsarbeiten einsetzte. 1935 überfielen die Italiener von hier aus Äthiopien (Ogaden), bis die Briten 1941 einmarschierten, aber 1950 das Land wieder an die Italiener als UN-Treuhandgebiet abtraten. Zehn Jahre später wurde es unabhängig. Bestimmend sind bis heute die Clans einer Abstammungsgruppe, die wiederum Teil eines größeren Clans ist, der selbst zu einem größeren Clan gehört, sodass fünf oder sechs Clanfamilien zustande kommen. Die Clanzugehörigkeit wird über die Abstammungsgruppe vererbt und kommt im Namen der Väterlinie zum Ausdruck. Die Kinder lernen die Abfolge ihrer Vorväter über dutzende Generationen auswendig und verinnerlichen die Behauptungen, dass sie alle von einem gewissen Hill abstammen, der wiederum in einem direkten Verwandtschaftsverhältnis zum Propheten stand. Dass man dann eben nur Muslim sein kann, ist wohl selbstverständlich.
Die Sicherung der Seehandelsrouten durchs Rote Meer hatten die Briten schon 1827 in diese afrikanische Region gebracht, bis daraus Ende des Jahrhunderts ein Protektorat wurde. An einer umfangreichen Kontrolle und Entwicklung waren die Briten nicht interessiert und so setzten sie im Wesentlichen auf eine indirekte Herrschaft und überließen alles weitere den Clans. Sie nutzten die Kolonie in erster Linie als Militärstützpunkt und Versorgungsstation für Schiffe und etablierten einen Handel mit Lebendvieh, das sie für die Versorgung ihrer nahegelegene Kolonie Aden brauchten. Einer kurzen demokratischen Phase folgte ein Bürgerkrieg; noch heute gehört Somalia zu den unstabilen Ländern des Kontinents. Zusätzlich zu den außer Landes Geflüchteten (etwa eine Million) gibt es auch noch 2,7 Millionen Binnenvertriebene. Dürrekatastrophen und Überschwemmungen, islamistischer Terror, Armut und Hunger machen das Land zu einem jener Orte auf der Erde, wo man bestimmt nicht leben möchte. Es gibt allerdings auch das „bessere" Somalia, ein Gebiet, das sich am 18. Mai 1991 abgespaltet hat, aber völkerrechtlich nicht als eigene Republik anerkannt wird. Es umfasst das Gebiet des ehemaligen britischen Teils, hat eine durchaus rechtsstaatliche Verwaltung und auch wirtschaftlich im Gegensatz zum ehemals italienischen Teil eine positive Entwicklung.

Ruanda: Das Land der tausend Hügel

Nach dem Volk der Vanyaruanda heißt es zwar „Ruanda", wird aber wegen seiner Landschaft auch „Land der tausend Hügel" genannt. Der Name leitet sich vom alten Verb „kwanda" (vergrößern, ausdehnen) ab und bezeichnet das „wachsende Land". Es hat trotz der Äquatornähe auf Grund der Höhenlage ein angenehmes mild-feuchtes Klima, aber anormale Trockenheit, überreichliche Regen- und Hagelgüsse bedrohen immer wieder die Ernten und sorgen für Hungersnöte. Mit durchschnittlich fast 450 Einwohnern pro Quadratkilometer ist Ruanda das am dichtesten bevölkerte Land Afrikas. Für die zwölf Millionen Einwohner ist der Bevölkerungsdruck wohl das größte Problem.

Die Kolonialmächte, zunächst Deutsche und dann Belgier, wollten aus Kostengründen keine eigene Verwaltung aufbauen und bedienten sich bei ihrer indirekten Herrschaft zunächst der herrschenden Eliten der Tutsi und versuchten, sie für ihre Zwecke einzuspannen. Für sie waren die Tutsi die Rinderzüchter, die Hutu die Bauern und die Twa die Jäger und Sammler. In ihrer rassistischen Kategorisierung wurden die Tutsi gleichsam als die „weißen Schwarzen" geadelt. Ihnen gegenüber stand die Mehrheit der Hutu, die eher negroid und bäuerlich waren. Die Minderheit der Tutsi nahm die These gerne auf, und auch die belgische Kolonialmacht, die die Deutschen nach dem Ersten Weltkrieg abgelöst hatte, unternahm keine Änderung und bezeichnete einfach alle Familien, die mehr als zehn Rinder hatten, als Tutsi. Diese erhielten auch den Zugang zu den Schulen, da sie ja künftig der Kolonialverwaltung zu dienen hatten. Man handelte nach dem einfachen Prinzip „divide et impera" und begann in der Spätzeit des Kolonialismus, die Hutu politisch zu fördern. All das schaffte eine Gemengelage, die geradezu prädestiniert war für wechselseitige Gewalt und Vernichtungsgedanken. Der später stattgefundene Völkermord, dem wegen seiner Grauenhaftigkeit ein ganzes Kalenderblatt gilt, brachte für zumindest drei Viertel, vielleicht auch noch mehr der ansässigen Tutsi den Tod.

Die erste Republik, die von der Unabhängigkeit am 1. Juli 1962 bis 1973 andauerte, war geprägt von Massakern, Vertreibungen und Fluchtbewegungen der Tutsi. Aber der eigentliche Völkermord fand in drei Monaten des Jahres 1994 statt. Dieser prägt bis heute die Politik und die Gesellschaft.

Seit April 2000 ist Paul Kagame Präsident, der gemeinsam mit Yoweri Museveni, dem ugandischen Machthaber, zu den engsten Verbündeten der USA in der Region zählt. Obwohl man ihm zugesteht, dass er wesentlich zur Stabilität und positiven wirtschaftlichen Entwicklung beigetragen hat, steht er auch in massiver Kritik, wie ein UNO-Report zeigt: *Die Präsidenten Kagame und Museveni sind kurz davor, zu den Mafiapaten der illegalen Ausbeutung der natürlichen Ressourcen Kongos sowie der Fortführung des dortigen Konflikts zu werden. Sie haben indirekt kriminellen Kartellen die Möglichkeit beschafft, in dieser instabilen Region zu operieren.*

Die Heimat der Rundi

In jeder Bantusprache bedeutet die Vorsilbe „Bu“ das Land – daher ist Burundi das Land der Rundi, Kirundi ihre Sprache und die Einwohner selbst sind die Barundi. Sie leben auf einer Fläche, die ziemlich gleich groß ist wie die des Nachbarlandes Ruanda und auch in der Einwohnerzahl sind sie ähnlich, sodass sie auch eine vergleichbare Dichte an Menschen aufweisen. Hier gab es allerdings keine verschiedenen Völker oder ethnische Gruppen, sondern ein Volk mit einer Sprache. Sie teilten eine Geschichte und Kultur und gehörten dem gleichen sozialen und politischen Gefüge an, obwohl sich 85 Prozent zu den Hutus zählen und 14 Prozent sich den Tutsi zugehörig fühlen. Die Twa, die Pygmäen sind, machen den Rest aus. Ihre Sprache kann sehr leicht mit der der Ruander verwechselt werden. Vielleicht ist aber der Unterschied, dass das Land eine jahrhundertalte Geschichte als eigenständige Monarchie besaß und erst bei der Aufteilung Afrikas zwischen den Europäern zerschlagen wurde. Gemeinsam mit Ruanda wurde es als „Urundi“ der Kolonie Deutsch-Ostafrika unterstellt. Die Deutschen hatten allerdings von den Briten gelernt und beschränkten sich auf eine indirekte Herrschaft mittels einer Residenz. Im Ersten Weltkrieg wurde das Land von belgischen Streitkräften erobert und danach vom Völkerbund Belgien als Mandatsgebiet gemeinsam mit Ruanda zugesprochen. Die Konflikte des Nachbarlandes mit einem Flüchtlingsstrom von Tutsi führten auch in Burundi zu einem verstärkten Rassedenken, und so kam es 1959 erstmals zu schweren Unruhen zwischen den Bevölkerungsgruppen, die von den Belgiern unterdrückt wurden.

Am 1. Juli 1962 wurde es schließlich unabhängig und kehrte zu einer konstitutionellen Form der Monarchie zurück. Jahrzehntelange Machtkämpfe folgten; im Oktober 1965 wurde beispielsweise ein Hutu-Aufstand blutig niedergeschlagen. 1966 wurde die Monarchie abgeschafft, blutige Konflikte waren in der Folge die Ursache für den Tod von 150.000 bis 200.000 Hutu. Dabei verfolgte die Armee gezielt gut ausgebildete Hutu; teilweise wurden die Tötungsaktionen „an Völkermord grenzend“ bezeichnet. Das Ganze ereignete sich 1972 und 1973. Später wurde eine Einheitsregierung gebildet, die je zur Hälfte aus den beiden Volksgruppen bestand. Aber auch in den letzten Jahren gab es immer wieder Unruhen mit tausenden Toten, und es wird nach wie vor ein Klima der Angst angeheizt. Die Menschrechtslage ist gekennzeichnet durch außergerichtliche Hinrichtungen, gezielte Ermordungen und Folterungen.

Millionen Menschen sind auf humanitäre Hilfe angewiesen, da die Regierung die Grundversorgung nicht mehr garantieren kann. Von Überschwemmungen und Stürmen zusätzlich betroffen, litten in den letzten Jahren große Teile der Bevölkerung an Mangelernährung. Der Missbrauch von Straßenkindern und Waisen zu Prostitution, Sklaverei und als Soldaten ist noch immer nicht bewältigt, ein Viertel aller Kinder zwischen 10 und 14 Jahren verrichtet schwere Arbeit. All das macht Burundi zu einem der ärmsten Länder in einer ohnehin armen Region.

Philippinen: Ein spanischer Infant leiht dem Land den Namen

Beides sind fernöstliche Inselstaaten mit deutlich über 100 Millionen Einwohnern, und Menschen aus beiden Ländern gehören bei uns mittlerweile nicht mehr zum ungewöhnlichen Straßenbild. Allerdings mit einem Unterschied: Die einen sind willkommene Touristen, die anderen füllen unsere Lücken im Gesundheitsbereich mit ausgezeichneten Pflegekräften. Die einen kommen aus einem der reichen Industrieländer der Welt – die anderen aus einer Gesellschaft, wo die meisten von Wohlstand nur träumen können. Der Staat der einen hat nach Aufgabe der selbstgewählten Isolation im späten 19. Jahrhundert eine beispiellose Aufwärtsentwicklung erlebt und war in seiner Geschichte nie fremdbestimmt – jener der anderen hatte fremde Herren bis vor 75 Jahren und war Jahrhunderte hindurch Kolonie zum Mehrwert seiner Besitzer. Sie wissen es schon längst: Die Rede ist von Japan und den Philippinen und die größte Gemeinsamkeit ist die Einwohnerzahl und die Tatsache, dass sie im Weltmaßstab gemessen nicht allzu weit voneinander entfernt sind. Kultur, Religion, Wirtschaft, Sprache und Tradition könnten nicht unterschiedlicher sein. Die einen sind wirtschaftliche Weltmacht, die anderen hoffen auf den Sprung nach vorn. Die einen haben Tradition als altes Kaiserreich, die anderen erbten nur den Namen eines Königssohns: Ihr Entdecker Ruy López de Villalobos ehrte den spanischen Infanten mit „Las Islas Filipinas". Zunächst waren sie Teil der Verwaltung von Neuspanien, nach der Unabhängigkeit Mexikos wurden sie zum ersten Mal unmittelbar von der Königskrone in Madrid regiert. Nach dem Zwischenspiel einer zweijährigen britischen Invasion wurden im 19. Jahrhundert die Rufe nach Reformen immer lautet, und von 1896 bis 1898 fand die Philippinische Revolution statt, die mehr oder weniger in den Spanisch-Amerikanischen Krieg überging.

1899 erfolgte die Konstitution der ersten philippinischen Republik, die allerdings den imperialistischen Vorstellungen der US-Amerikaner zuwiderlief. So wie in Kuba und Puerto Rico wollten sie auch auf den Philippinen die Nachfolge antreten, was Auslöser des Philippinisch-Amerikanischen Krieges war, der insgesamt bis 1913 dauerte und bis zur Afghanistan-Besetzung der längste Krieg der USA war. Dass ein Fünftel der Gesamtbevölkerung, also eine Million Filipinos, dabei ums Leben kam, wurde in der Weltöffentlichkeit nicht einmal nebenbei registriert. Im Verlauf des Zweiten Weltkriegs war das Land von 1942 bis 1945 von den Japanern besetzt, wobei wiederum etwa eine Million Menschen durch das brutale Besatzungsregime ums Leben kam.

Am 4. Juli 1946 wurden die Philippinen zwar unabhängig, aber die USA behielten sich noch Jahrzehnte hindurch wirtschaftliche Sonderrechte und natürlich auch Militärstützpunkte. Grassierende und von den Eliten betriebene Korruption, die Diktatur Ferdinand Marcos, die luxuriöse Prasserei seiner Frau, die Unterdrückung oppositioneller Kräfte verhinderten lange Zeit eine gedeihliche Entwicklung – alles mit Duldung der USA, weil es ja nur auf die antikommunistische Haltung ankam.

Venezuela: „Klein-Venedig“ liegt an der Karibikküste

Amerigo Vespucci war ein Kaufmann, Seefahrer und Navigator, der während seiner Fahrten weite Teile der Küste im Osten Südamerikas erforschte. Weltberühmt wurde er durch die Tatsache, dass der Doppelkontinent Amerika nach ihm benannt wurde. Was weniger bekannt ist, sind die sonstigen Ergebnisse seiner Reisen, so etwa der Umstand, dass er am 1. Jänner 1502 einen Ort erkundete, den er nach dem Datum am „Januar-Fluss“ gelegen beschrieb: Rio de Janeiro. Oder, weil die einheimische Bevölkerung dort Pfahlbauten errichtet hatte, wurde daraus „Klein-Venedig“, also „Venezuela“, das am 5. Juli 1811 von Spanien unabhängig wurde.
Heute ist es ein Staat mit 28 Millionen Einwohnern, die 912.000 km² besiedeln.
Das Land erstreckt sich vom Andenhochland im Nordwesten mit Gipfeln von 5.000 m Höhe über die Orinoco-Ebene und das Maracaibo-Tiefland hin zum Hochland von Guayana und hat eine 2.800 Kilometer lange Küste mit wunderbaren, weißen Sandstränden samt Palmen, wie ein Klischee der Karibik. Von den Tafelbergen im Hochland stürzen die höchsten Wasserfälle der Welt, deren spektakulärster eine Fallhöhe von fast 1.000 Metern besitzt. Das Land hat aber auch eine besonders große Artenvielfalt und Biodiversität sowie ein vielfältiges Ökosystem, sodass es zu den Megadiversitätsländern dieser Erde gezählt wird. Fast zwei Drittel seiner Fläche liegen in den 43 Nationalparks, die ein tropisch-feuchtes bis alpines Klima besitzen. So ähnlich müsste die Beschreibung des Paradieses lauten, denkt sich dabei manch einer. Davon ist das Land aber gerade in den letzten Jahren weit entfernt, und der natürliche Reichtum schützt nicht vor einer steigenden und dramatischen Armut der Menschen.
Der Befreiung von den Spaniern folgte eine für Südamerika leider typische Reihe von Bürgerkriegen, Revolutionen und Diktaturen und immer wieder Putschs, die zu Militärjunten führten.
Der Export von Erdöl machte das Land zu einem der wohlhabendsten in Südamerika und die seit 1958 bestehenden einigermaßen demokratischen Verhältnisse führten bis zum Verfall des Ölpreises im Jahr 1983 zu einer bemerkenswerten Stabilität.
Am 6. Dezember 1998 wurde Hugo Chávez zum Präsidenten gewählt – eine Funktion, die er bis zu seinem Tod 2013 behielt. Mit ihm in Verbindung gebracht wurde die „bolivarische Revolution“, die den „Chavismus“ in die Wege leitete und für die Menschen eine halbwegs intakte Versorgung bedeutete. So wurden in den „Mercal“-Märkten staatlich subventionierte Lebensmittel angeboten, es gab kostenlose „Volksküchen“. Chávez‘ Nachfolger Nikolaus Maduro war immer wieder mit Versorgungskrisen und dem dramatischen Verfall der Staatseinnahmen konfrontiert und verfügt auch nicht ansatzweise über das Charisma seines Vorgängers.
Die zunehmend autoritäre Staatsführung, das Abrücken von demokratischen Grundsätzen, die angespannte Versorgungslage, die Proteste und die verlorene Hoffnung auf Besserung haben zu einer Massenflucht geführt. Noch ein „lost paradise“ also.

Algerien: Inseln gaben einem Land den Namen, das keine hat

Vielleicht gibt es da und dort ein paar öde Steinhaufen, die aus dem Mittelmeer ragen, aber das, was den Namen „Insel“ verdient, fehlt vor der Küste Algeriens, obwohl sich davon der arabische Landesname ableitet: Algerien ist das mittlere der drei Maghrebländer und nach der Abspaltung des Süd-Sudans heute der größte Flächenstaat Afrikas mit gut 43 Millionen Einwohnern. Der Hauptteil der Bevölkerung lebt am Küstenstreifen und im Atlasgebirge, weil die Südregion von der Sahara dominiert ist. Fast alle Algerier sind berberischer Abstammung, deren Sprache Tamazight neben dem Arabischen gleichen Rang besitzt. Viele Menschen sprechen auch Französisch, bekennen sich aber aus sehr nachvollziehbaren Gründen nicht zur Frankophonie.
Das Land hat eine Jahrtausende alte Geschichte, die von den Phöniziern, Karthagern, Römern, Vandalen und Byzantinern bis zu den Arabern und Osmanen reicht und ab 1830 auch von den Franzosen geprägt wurde. Schon Napoleon hatte Pläne zur Eroberung entwickelt, und 1830 begann die französische Invasion. Es dauerte ein halbes Jahrhundert, bis die Franzosen die vollständige Kontrolle über den Norden des Landes erreicht hatten. Die Bevölkerung wurde in Bürger zweier Klassen unterteilt: in französische Staatsbürger und Untertanen ohne Staatsbürgerschaft. Sie waren „Sujets“. In der Zeit bis zum Zweiten Weltkrieg erwarben die Europäer immer mehr fruchtbares Land und hielten schon 1936 40 Prozent davon. Als Folge wurde die Unabhängigkeitsbewegung laufend stärker, vor allem nach dem Massaker von Sétif im Mai 1945 mit zehntausenden Toten, das der eigentliche Ausgangspunkt für den 1954 ausbrechenden Algerienkrieg war. Dieser wurde bis 1962 mit äußerster Härte geführt – die Franzosen hatten eine „Doktrin“ entwickelt, die summarische Hinrichtungen, Folter und die Vernichtung ganzer Dörfer umfasste. Menschenrechtsverletzungen waren an der Tagesordnung. Am 17. Oktober 1961 starben bei einer Demonstration von Algeriern in Paris mehr als 200 Menschen. Sie hatten nur gegen die Gewaltherrschaft protestiert, wurden erschossen, erschlagen und in der Seine ertränkt. Jahrzehnte wurde darüber geschwiegen. Erst jüngst erfolgte eine Aufarbeitung der damaligen Geschehnisse. Eineinhalb Millionen Tote auf algerischer Seite! Später wurde am 5. Juli 1962 die Unabhängigkeit proklamiert.
Der wirtschaftliche Niedergang führte 1988 zu bürgerkriegsähnlichen Unruhen mit hunderten Toten. 1999 lag die Zahl der Opfer schon bei 100.000!
Bouteflika betrieb als Präsident eine Versöhnungspolitik, und 2011 wurde der neunzehn Jahre bestandene Ausnahmezustand aufgehoben. Er starb im September 2021 mit 84 Jahren und hinterließ einen Staat, der sich trotz seiner Geschichte eng an Frankreich anlehnt, nicht als Demokratie westlichen Musters bezeichnet werden kann, teilweise eine unstabile Sicherheitslage besitzt, zu den wohlhabenderen afrikanischen Staatswesen zählt, islamistischen Terror einigermaßen im Griff hat und gute Chancen besitzt, einmal ein lebenswertes Land für alle Bürger zu sein.

Kap Verde: Die „Inseln des Grünen Vorgebirges“

Die Erstentdeckung der Inseln ist ungewiss und liegt in den Jahren 1456 bis 1458. Sie wird mehreren Kapitänen im Dienst des portugiesischen Prinzen Heinrich der Seefahrer zugeschrieben; gesichert ist, dass sie 1462 von König Alfons V. seinem Bruder Prinz Ferdinand übertragen wurden. Jedenfalls dürften sie zunächst unbesiedelt gewesen sein und wurden Ilhas de Cabo Verde (Inseln des grünen Kaps) benannt, da sie auf fast der gleichen geographischen Breite wie die Westspitze Afrikas liegen. Dieses Kap war möglicherweise schon in der Antike bekannt und ein wichtiger Navigationspunkt. Die ersten Siedler waren Exilanten aus Portugal, begnadigte Straftäter, Abenteurer aus einigen Ecken Europas und sephardische Juden. Bald wurden afrikanische Sklaven importiert und eine rege Plantagenwirtschaft entwickelt. 1513 standen einer Handvoll Europäern 13.000 Sklaven gegenüber, sodass man von einer Sklavenwirtschaft reinsten Wassers sprechen muss. Franzosen errichteten eine Saline, und eine Konservenfabrik für Thunfisch entstand ebenfalls. Was die Portugiesen unter Kolonisation verstanden, zeigt die Analphabetenrate, die bis zu 95 % betrug, denn das einzige Ziel war der größtmögliche Nutzen für das Mutterland. Dafür wurde auch bedenkenlos und rigoros Gewalt eingesetzt.

Nach dem Massaker an streikenden Hafenarbeitern 1959 entwickelte sich ein bewaffneter Widerstand gegen die Unterdrücker, der fünfzehn Jahre später durch die Nelkenrevolution beendet wurde. Der Anführer der Bewegung, die 1956 gegründet worden war, war Amilcar Cabral, der am 20. Jänner 1973 in seinem Hauptquartier erschossen wurde. Nicht geklärt bis heute ist, ob es sich bei den Mördern um Agenten der Kolonialregierung gehandelt hatte. Luis Amilcar, der Halbbruder des Ermordeten, wurde dann erster Präsident des Landes. Bald kamen Spannungen mit Guinea-Bissau aus der gemeinsamen Kolonialgeschichte zum Ausbruch, und nach einem antikapverdisch geprägten Putsch in Guinea-Bissau lösten sich die gemeinsamen Beziehungen auf. Zehn Jahre nach der Unabhängigkeitserklärung am 5. Juli 1975 bekam die Einheitspartei zwar 95 Prozent aller Stimmen, aber der Ruf nach Demokratisierung war unüberhörbar. Er fand auch in politischen Reformen seine Entsprechung, und so gehören die Kap Verden mit ihren 550.000 Einwohnern heute zu den stabilsten und wohlhabendsten Regionen Afrikas. Der Todestag Amilcar Cabrals ist heute der Nationalfeiertag; erinnert werden soll an ihn, der die „Reafrikanisierung des Verstandes“ forderte, mit einigen seiner Gedanken:

Vorsicht vor dem Militarismus. Wir sind bewaffnete Aktivisten, keine Militärs. Die Freude am Leben steht über allem. Die Ideen leben nicht nur im Kopf. Sie leben auch in der Seele und im Herzen und im Magen und allem anderen. Man muss den Leuten zuhören, von den Leuten lernen. Verbergt nichts vor dem Volk. Sagt keine Lügen – stellt sie bloß. Setzt den Schwierigkeiten, den Irrtümern, den Niederlagen keine Masken auf. Jubelt nicht leichtfertig über Siege.

Malawi: Flammen geben dem Land seinen Namen

Die untergehende Sonne über dem Malawisee erzeugt ein derart beeindruckendes Flammenmeer, dass es dem Land seinen Namen gab: Malawi leitet sich von Flammen ab, ist einer von vier Staaten rund um den See, dazu kommen Mosambik, Tansania und Sambia. Von der Landfläche (118.000 km²) entfällt immerhin ein Viertel auf Wasser (es gibt auch noch den Malombesee und den Chilwasee); das Land hat eine Nord-Süd-Ausdehnung von 850 km entlang des ostafrikanischen Grabenbruchs. Dominiert wird das Land allerdings vom Malawisee, dem drittgrößten Binnengewässer Afrikas, der einmal Njassasee hieß und älteren Generationen als solcher noch eher bekannt ist.

Das Land ist bitterarm: Die Mehrheit der 21 Millionen Einwohner lebt um oder unter dem Existenzminimum, das die UNO mit 1,50 Dollar pro Tag angibt.

Vor dem Kolonialismus soll hier ein Königreich existiert haben, aber geprägt wurde es vor allem vom Sklavenhandel, der von Sansibar und der Ostküste Afrikas ausging. David Livingstone war als erster Europäer 1859 am Malawisee; 1891 wurde ein britisches Protektorat "Njassaland" errichtet, das 1907 zu einer Kolonie umgewandelt wurde.

Am 6. Juli 1964 erlangte das Land seine Unabhängigkeit, wurde aber bis 1993 diktatorisch regiert. Erste freie Wahlen folgten 1994, in der Zwischenzeit haben sich einigermaßen stabile Verhältnisse eingestellt. Ungewöhnlich ist, dass zuletzt eine Präsidentenwahl wiederholt werden musste, weil ein unabhängiges Gericht auf massiven Wahlbetrug gestoßen war. Das ist zwar unerfreulich, aber die Konsequenz und auch deren Befolgung ist ein ermutigendes Zeichen. Immerhin kann eine Justiz Entscheidungen fällen, die wider den Strich des Machthabers gerichtet sind. Laut einer Banken-Studie ist Malawi das Land mit dem niedrigsten Vermögen je Einwohner: der Mittelwert betrug etwas über 100 Dollar!

Erfreulich im Vergleich zu anderen afrikanischen Ländern ist, dass die damalige Präsidentin, Joyee Banda, 2012 sämtliche Gesetze zur Homosexualität außer Kraft setzte. Der UNO-Menschenrechtsrat kritisierte allerdings 2015, dass seine Empfehlungen zur Todesstrafe und zur Strafbarkeit sexueller Handlungen abgelehnt worden seien. Am schlimmsten ist jedoch, dass Angriffe auf Menschen mit Albinismus laut Menschenrechtsorganisationen zunehmen. Die Verfolgung von Menschen mit Albinismus basiert auf dem Glauben, dass bestimmte ihrer Körperteile magische Kräfte übertragen können. Der Aberglaube führt zur Verwendung dieser Körperteile in Ritualen und Zaubertränken. Sie sollen dem Anwender angeblich Kraft und Wohlstand bringen. Nachdem Malawi 2015 härtere Maßnahmen gegen diese Form der Gewalt erlassen hatte, stieg bedauerlicherweise die Zahl der Tötungen und der ausgeraubten Gräber von Albinos. Wenigstens hat die Regierung dieser tödlichen Form von Aberglauben unnachgiebigen Kampf angesagt.

Komoren: Inseln des Mondes

Dschuzur al-Qumur ist arabisch, bedeutet die „Inseln des Mondes“; uns sind sie als Komoren bekannt. Von der Inselgruppe im Indischen Ozean, zwischen Mosambik und Madagaskar gelegen, bilden drei einen föderalen Inselsaat, während sich die vierte entschieden hat, als „Mayotte“ ein Überseedepartement von Frankreich zu bleiben und als Gebiet von äußerster Randlage der Europäischen Union zu gelten. Wenn man berücksichtigt, dass die Komoren zu den ärmsten Ländern der Erde gehören, eine nicht ganz unverständliche Haltung der Mahores (so heißen die Einwohner von Mayotte). So ist das Bruttoinlandsprodukt pro Kopf zehnmal höher als das der Komoren. Ziel der französischen Politik ist es, *den Lebensstandard der mahorischen Bevölkerung an das Niveau der Mutterland-Bewohner heranzuführen*. Davon können die etwa 850.000 Einwohner der Komoren nur träumen; deshalb versuchen viele von ihnen, illegal nach Mayotte zu gelangen. Der Präsident des Landes sprach vor der UN-Generalversammlung davon, dass das Meer zwischen den Inseln *der größte Unterwasserfriedhof der Welt* sei. Davon hört man in europäischen Breiten eigentlich gar nichts, obwohl sich solche Tragödien ja ebenso im Mittelmeer abspielen.

Die ersten europäischen Besucher auf der Inselgruppe waren die Portugiesen, dann folgten die Niederländer und Franzosen, die allesamt jedoch lange Zeit hindurch keinen prägenden Einfluss ausüben konnten. Niederlassungen wurden bald wieder aufgelöst, so blieb der arabisch-islamische Einfluss dominierend. Aber auch die Sultane bedienten sich auf ihren Ländereien der Zwangsarbeit, sodass 1865 schätzungsweise 40 Prozent der Bevölkerung Sklaven waren. Im 19. Jahrhundert begann auch hier, wie in anderen Bereichen Afrikas und im Indischen Ozean, die Rivalität zwischen Frankreich und Großbritannien zu wirken, wobei ersteres 1841 Mayotte in seinen Besitz nahm und sich in der ganzen Region bis Madagaskar durchsetzte. 45 Jahre später kamen auch die restlichen drei Inseln unter französisches Protektorat. Als der letzte Sultan 1912 abdankte, kamen die Komoren unter französische Kolonialverwaltung. Die Wirtschaft wurde auf den Export ins Mutterland ausgerichtet, die Gewinne wurden kaum in die Entwicklung der Insel investiert. Also nahm alles seinen auch sonst gewohnten Gang, die Zügel wurden allmählich lockerer, man durfte sich im Laufe der Zeit ein wenig selbst verwalten, und 1974 wurde ein Referendum abgehalten, bei dem sich 95 Prozent der Bevölkerung für die Unabhängigkeit aussprachen, während auf der Insel Mayotte zwei Drittel für den Verbleib bei Frankreich votierten. Am 6. Juli 1975 wurde einseitig die Unabhängigkeit ausgesprochen. Seither ist die politische Lage instabil; allein in den darauffolgenden 33 Jahren gab es 20 verschiedene bewaffnete Putschs und Sezessionsbestrebungen.

In allen Demokratie-Indizes hinkt das Land hinten nach, die Armutskriminalität ist beachtlich, und so ist es schwerlich als Touristendestination zu empfehlen, obwohl hier eine Chance zur ökologisch bedachtsamen Entwicklung läge.

Salomonen: Inseln, so reich wie der Sagenkönig?

Als der spanische SeefahrerÁlvaro de Mendaña de Neyra im Jahre 1567 diese Inseln erstmals erblickte, war er von der Hoffnung (oder war es Gier?) erfüllt, dort Gold zu finden, und nannte sie nach dem biblischen König Salomon, der berühmt für seinen angeblich unermesslichen Reichtum war. Sie zählen zum Kulturraum Melanesien und liegen östlich von Neuguinea. Ein Teil gehört zu Papua-Neuguinea, ein anderer ist seit 7. Juli 1978 unabhängig von Großbritannien und gehört dem Commonwealth of Nations an. Diese Südseeregion ist geprägt von kleinen Inselstaaten, die in den letzten Jahrzehnten ihre Unabhängigkeit erhalten haben. Zu ihnen zählen Nauru, Kiribati, Tuvalu, Fidschi und Vanuatu.
Die Salomonen haben insgesamt eine Fläche von nicht einmal 30.000 km², die 630.000 Einwohner sprechen alle eine der 120 autochthonen Sprachen als Muttersprache. Das ist auch für Regionen mit Sprachenvielfalt ungewöhnlich, da ja im Durchschnitt jede Sprache von einer Gruppe verwendet wird, die nur einer größeren Dorfgemeinschaft entspricht.
Die Inselgruppe wurde nach ihrer Entdeckung 1568 für 200 Jahre mehr oder weniger „vergessen", bis ein Franzose längere Jahre dort verbrachte und einigen Inseln jene französische Namen gab, die sie heute noch tragen.
Dann gab es einen durchaus gewöhnlichen geschichtlichen Ablauf: Das Deutsche Reich vereinnahmte 1886 einen Teil der Inseln, machte später ein Tauschgeschäft mit den Briten, das man „Arrondierung der Interessen" bezeichnen könnte, worauf alle Inseln der Salomonen ab 1899 im britischen Besitz waren. Das blieb zunächst so, bis sie japanische Truppen im Zweiten Weltkrieg besetzten, welche wiederum von den Amerikanern 1943 vertrieben wurden.
Auch hier gab es zunächst ab 1976 eine innere Autonomie, die zwei Jahre später zur Unabhängigkeit führte. Leider wurde auch dieses Inselparadies durch Unruhen erschüttert, die durch große ethnische Konflikte ausgelöst worden waren und von 1998 bis 2003 200 Opfer forderten. Bemerkenswert in der jüngeren Geschichte ist, dass die Regierung am 16. September 2019 die seit 1983 bestehenden Beziehungen zu Taiwan abbrach und wenig später solche mit der Volksrepublik China aufnahm.
Die Salomonen gehören zu den ärmsten Staaten Ozeaniens, was auch darauf zurückzuführen ist, dass die Infrastruktur durch die ethnischen Konflikte weitgehend zerstört wurde. Die seither bestehende Unsicherheit hat auch Investoren abgeschreckt. Im Jahr 2017 verließen jene Kräfte einer internationalen Schutztruppe wieder das Land, die Jahre hindurch eine Befriedung des Landes zum Ziel hatten. Der weit verbreitete Hunger beschneidet auch das Arbeitskräftepotenzial der Zukunft, denn ein Drittel der Kinder ist als Folge mangelnder Ernährung unterentwickelt. Es wäre also hoch an der Zeit, dass sich die Verantwortlichen des Landes an den Wahlspruch halten, den sie sich selbst in ihrem Wappen gegeben haben: *Führen heißt dienen*.

Süd-Sudan: Krieg mit ein wenig Frieden dazwischen

Eine Meuterei wurde zur Geburtsstunde des ersten Sezessionskrieges: Im Jahr 1955 töteten die Meuterer aus dem Süden hunderte Menschen aus dem Norden, was nicht ohne Folgen blieb. Denn nun ging die Regierung des Nordens gegen den Widerstand im Süden vor, ließ Dörfer niederbrennen und Verdächtige töten. Bis zu einem Waffenstillsand 1972 starben hunderttausende Menschen. Also ob das nicht schon genug gewesen wäre, flammten die Kämpfe 1983 wieder auf und sollten dieses Mal noch länger andauern, nämlich bis 2005.

Der Grundstein zu diesen Auseinandersetzungen wurde schon in der Kolonialzeit gelegt. Während der britischen Herrschaft bildeten die zwei Gebiete zwar eine Einheit, aber die Briten verwalteten den Süden als eigene Einheit. Wir sprechen hier vom Anglo-Ägyptischen Sudan, der den Status eines „Naturmuseums" erhielt, um den man sich wenig Gedanken machte. Man konzentrierte sich auf den nördlichen, an Ägypten grenzenden Teil des riesigen Landes, weil dort eine „Entwicklung" dem wohlverstandenen Kolonialinteresse der Besatzer mehr diente.

Diese Wurzeln sind auch noch nach der Unabhängigkeit des Sudan 1957 bestehen geblieben. Dazu kommt, dass der Norden praktisch rein islamisch ist, während im Süden das Christentum vorherrscht. Die Intention des Südens war stets auf eine weitgehende Autonomie ausgerichtet, nicht aber auf eine Abspaltung, und das Friedensabkommen von 2005 sah eine solche auch vor. Der Südsudan kam allerdings auch dann nicht zur Ruhe, sondern wurde von inneren ethnischen Konflikten erschüttert. Ein Unabhängigkeitsreferendum im Jahr 2011 ergab dann ein überwältigendes Votum für einen eigenen Staat, der am 9. Juli auch konstituiert wurde. Als ob das Land nicht schon genügend mitgemacht hätte, brach dann zu allem Überdruss 2013 auch noch eine Auseinandersetzung aus, die der längste aller afrikanischen Bürgerkriege werden sollte und bis 2018 andauerte. Somit setzte der jüngste afrikanische Staat, der gleichzeitig zum jüngsten der Welt werden sollte, dort fort, wo er Jahrzehnte vorher begonnen hatte: beim Abschlachten von Menschen. Millionen Flüchtlinge und ebenso viele Hungernde waren neben zigtausend Toten die traurige Folge. Seither steht das Land vor enormen Herausforderungen: Neben dem Leid, das verursacht worden war, ist die Infrastruktur katastrophal, das Bildungsniveau sehr niedrig und es fehlt an Wasser, sanitären Einrichtungen und Gesundheitsdiensten. Hochkonjunktur haben allerdings die internationalen Waffenhändler, denn für dieses Mordspielzeug der Mächtigen ist immer noch genug Geld vorhanden. Dafür jagt eine Hungerkrise die nächste Katastrophe; mehr als die Hälfte der Bevölkerung ist auf Nahrungsmittelhilfe angewiesen, obwohl das Land sich unter normalen Bedingungen selbst ernähren könnte. Der Wappenspruch *Gerechtigkeit, Freiheit und Wohlstand* klingt da wie ein Hohn, denn mit einem nominellen Bruttoinlandsprodukt pro Kopf von 228 US-Dollar belegte das Land 2017 weltweit den letzten Platz.

São Tomé und Príncipe: Inseln für einen Heiligen und einen Fürsten

Nur die Seychellen sind noch kleiner, wenn es um die Größe jener Staaten geht, die zu Afrika gezählt werden. Die eine Insel ist nach dem Heiligen Thomas benannt, weil sie der Portugiese João de Santarém am 21. Dezember 1471, dem Fest dieses Apostels, entdeckte. Thomas leitet sich aus dem aramäischen ta'am ab, was „gepaart" oder Zwilling bedeutet. Und zum Paar gehört eben auch ein zweites Eiland, „Fürsteninsel" oder Príncipe genannt. Das ergibt den heutigen Staat São Tomé und Príncipe, der zwischen den Inseln Bioko und Annobòn liegt und am 12. Juli 1975 seine Unabhängigkeit von Portugal erlangte. Neun von zehn der Bürger dieses Landes leben auf der größeren Insel São Tomé; insgesamt sind es circa 210.000 Menschen, die das Land auf 1.000 km² bewohnen.

Der portugiesische Seefahrer, der im Auftrag eines Kaufmannes segelte, der wiederum von König Alfons V. – genannt der Afrikaner – das Recht erworben hatte, jährlich eine bestimmte Strecke afrikanischer Küste zu erkunden, entdeckte sie auf dieser Reise gleich im „Doppelpack", denn am 17. Jänner 1472 kam er als erster Europäer nach Príncipe.

Die Mehrheit der ersten Siedler waren portugiesische Strafgefangene und afrikanische Sklaven. Aber auch 200 Kinder sephardischer Juden wurden zwangsweise auf die Inseln verbracht und von ihren Eltern getrennt. Von den 1.000 freien Einwohnern des Jahres 1506 waren immerhin 600 jüdische Kinder. Zwei Mal so viele Sklaven wurden hauptsächlich im Zuckerrohranbau eingesetzt. Hundert Jahre nach ihrer Entdeckung wurden die Inseln direkt der portugiesischen Krone unterstellt. Aber in den ersten 100 Jahren der Inselgeschichte waren immer wieder Sklaven entflohen, die nach dem Hauptherkunftsgebiet „Angolares" genannt wurden und sich in den schwer zugänglichen Regionen niederließen. Die Inselwirtschaft verkam aber auch wegen der Angriffe französischer und niederländischer Freibeuter sowie wegen der zunehmenden Wirtschaftskonkurrenz aus Brasilien.

In der zweiten Hälfte des 19. Jahrhunderts kam es zu einer Art zweiter Kolonialisierung durch Großgrundbesitzer aus dem Mutterland, die sich mit Betrug und Gewalt den guten vulkanischen Boden aneigneten und diesen durch „Kontraktarbeiter" bearbeiten ließen. Kakao und Kaffee waren die neuen Plantagenpflanzen. 1908 war São Tomé der größte Kakaoproduzent der Welt.

Für die Menschen selbst wurden die Lebensbedingungen immer härter, die Kopfsteuern immer höher. All das führte 1953 zu einem Aufstand, der bis zu 2.000 Todesopfer forderte und als „Massaker von Batepa" in die Geschichte einging.

Im Jahr 1974 verließ ein Großteil der 2.000 Portugiesen das Land, das ein Jahr später unabhängig wurde. Es folgten wirtschaftlicher Niedergang samt Diktatur, Putschversuche wie auch Staatsstreiche. Es ist ein Wunder, dass mitterweile einigermaßen Stabilität herrscht. Wege aus der Armut wurden allerdings noch keine gefunden.

13

Juli

Gilbert heißt Kiribati

Er war nicht einmal der Entdecker dieses weitläufigen Inselgebiets, denn der erste Europäer war 1606 ein Portugiese, der die Inseln ansteuerte und ab 1765 kamen auch die Engländer hier vorbei. 1777 war es dann James Cook und immerhin erst elf Jahre später Thomas Gilbert, der hier landete; erstaunlicherweise wurden nach ihm die Gilbertinseln benannt. Noch erstaunlicher ist aber, dass die Sprache der Inselein-wohner oftmals auch Gilbertesisch genannt wird, obwohl es eigentlich Kiribatisch heißen müsste. Der Mann muss also einen nachhaltigen Eindruck hinterlassen haben, wenngleich er die Inseln weder entdeckt noch erforscht hat. Wer den Wasserweg von Hawaii nach Australien kennt, wird wissen, dass Kiribati auf der Hälfte der Strecke liegt. Oder auch nicht, denn der Staat liegt ob seiner schieren Größe als einziger in der westlichen, östlichen, nördlichen und südlichen Hemisphäre der Erde. Das kommt deshalb zustande, weil einerseits der Äquator und andererseits der 180ste Längengrad sich im Staatsgebiet schneiden.

Dieses hat 811 km² Landfläche bei einer Gesamtausdehnung von rund 5,2 Millionen Quadratkilometern. Mit nicht einmal 120.000 Einwohnern zählt Kiribati trotzdem zu den größten Staaten der Erde. Der Einfachheit halber wurde in dem Riesengebiet die Datumsgrenze nach Osten verlegt, sodass es für die paar Einwohner seit 1995 wenigstens eine einheitliche Zeit gibt.

Im 19. Jahrhundert kamen Walfänger und Sklavenhändler in großer Zahl in dieses Gebiet, 1837 auch die ersten eigenständigen europäischen Siedler. 1892 folgte, was folgen musste: In diesem Fall waren es die Briten, die ein Protektorat errichteten, das 1916 zur Kolonie wurde. Die Entdeckung phosphatreicher Guanoablagerungen wird dazu beigetragen haben.

Auch hier waren im Zweiten Weltkrieg die Japaner zugegen, und das Atoll Tarawa wurde zum Schauplatz eines der heftigsten Kämpfe im Pazifikkrieg. 1974 trennten sich die Elliceinseln, um vier Jahre später den unabhängigen Staat Tuvalu zu gründen. Die Gilbertinseln wurden am 12. Juli 1979 eine unabhängige Nation innerhalb des Commonwealth und nennen sich seither Kiribati.

Das Inselparadies ist allerdings durch den Klimawandel bedroht, da die Gefahr besteht, dass in vierzig bis fünfzig Jahren der Anstieg des Meeresspiegels zu einer vollständigen Überflutung führt. Der Präsident des Staates sagte einmal, es sei schmerzhaft, sich auf den Tag vorzubereiten, an dem er kein eigenes Land mehr habe, aber genau dies sei zu tun. Und deshalb werden Verhandlungen mit Fidschi geführt, um dorthin einen Teil der Bevölkerung umzusiedeln. Wenn Neuseeland seine bisherige Quote beibehält, würde es allerding sehr viel mehr Zeit brauchen als wahrscheinlich bleibt. Ein Kiribater wurde wieder abgeschoben, weil die neuseeländische Regierung zwar einräumte, dass Kiribati klimagefährdet sei, diese Art der Verfolgung allerdings nicht durch die UN-Konvention geschützt sei.

Bahamas: Inseln im flachen Meer

Wir wissen aus dem Geschichtsunterricht, dass er eigentlich nach Indien wollte und stattdessen Amerika „entdeckte". Richtiger wäre eigentlich die Feststellung, dass er wahrscheinlich am 12. Oktober 1492 seinen Fuß auf eine Insel setzte, die er vor Indien gelegen vermutete. Es war Guanahani, von den Lucayan bewohnt, die Kolumbus fälschlicherweise als „Indianer" bezeichnete. Natürlich erhielten die Inseln von ihm ausgewählte Namen. Die erste taufte er „San Salvador" („heiliger Retter") und die Inselgruppe „Baja Mar" („flaches Meer"), woraus sich später „Bahamas" entwickelte. Den Spaniern waren die Inseln zu arm an Rohstoffen, Gold fand sich auch keines – so „verarbeiteten" sie das einzige Lukrative, das die Gegend hergab: Menschen! Sie versklavten innerhalb von drei Jahrzehnten alle 40.000 Lucayans, um sie dort auszusetzen, wo sie Mehrwert bringen sollten: in den Minen Hispaniolas, wo sie an Krankheiten und Auszehrung starben. Ein vergessener Völkermord, der der Spanischen Krone geschuldet war. Weiteres Interesse hatten die Spanier keines; deshalb wurden die Inseln im 17. Jahrhundert von den Engländern in Besitz genommen, die allerdings auch wenig damit anfangen konnten. Dafür kamen sie den Piraten der Karibik umso gelegener, weil sie ein idealer Ausgangspunkt und Rückzugsort für ihre Raubzüge waren.

Franzosen und Spanier, deren Kreise am empfindlichsten gestört wurden, lieferten sich immer wieder Gefechte mit den Piraten, zerstörten Siedlungen, nur um zu sehen, wie sie immer wieder aufs Neue aufgebaut wurden. Irgendwann hatten aber auch die Engländer genug von der Piraterie und machten 1717 die Bahamas zu ihrer Kronkolonie. Den Piraten wurde Amnestie angeboten, und wenn sie davon keinen Gebrauch machten, wurden sie verfolgt und vernichtet. Damit war die Sache endgültig erledigt und der Schmuggelhandel wurde zur einträglichsten Ertragsquelle. Die Abschaffung des Sklavenhandels ließ die Plantagenwirtschaft endgültig zusammenbrechen. Erst 1919 besann man sich während der Zeit der Prohibition in den USA der Schmugglertradition und der Rum hatte Hochkonjunktur. Auch der Tourismus belebte sich in dieser Zeit, vor allem der amerikanische Geldadel fand Gefallen an den Inseln vor der Haustür. Am 10. Juli 1973 „entließ" Großbritannien die Bahamas in die Unabhängigkeit und der Tourismus wurde noch mehr zum Haupterwerbszweig der 400.000 Einwohner. Dabei hatte der Dreh einiger James-Bond-Filme eine animierende Wirkung, weil „Casino Royale", „Feuerball" oder „Sag niemals nie" viele Millionen Menschen in die Kinos lockten. Darüber hinaus ist man der Tradition des „Halbseidenen" auch nach dem Ende von Piraterie und Schmuggel treu geblieben, nur dass man heute die Geldwäsche bevorzugt und sich als Steueroase und sicherer Hafen für Schwarzgeld einen Namen zu machen versucht.

15

Juli

Die weißen Rajas von Sarawak

Wahrscheinlich gab es noch keinen Menschen auf der Welt, der von sich sagen könnte, dass eine fleischfressende Pflanze, ein Schmetterling und eine Zwergohreule oder drei andere exotische Tiere und Pflanzen nach ihm benannt worden seien. Zumeist sind es ja Wissenschaftler, die für einschlägige Leistungen, Forschungen und Entdeckungen zu so einer Ehre gelangen. Gelegentlich kamen auch adelige Häupter, vor allem Regierende und deren Abkömmlinge zu einer Auszeichnung, wenn beispielweise neue Rosenzüchtungen nach ihnen benannt wurden. Auch Piraten wie Sir Francis Drake oder Schlachtensieger wurden mit Ortsnamen oder gar Inseln bedacht. Den einzigartigen, anfangs erwähnten Rekord konnte allerdings ein purer Abenteurer für sich buchen, nämlich der 1803 im englischen Bath geborene und später auch geadelte James Brooke.

Das auf der Insel Borneo gelegene Sarawak gehörte in der ersten Hälfte des 19. Jahrhunderts zwar zum Reich des Sultans von Brunei, wurde aber von Piraten besetzt und von Aufständen heimgesucht. Um diese Zeit erreichte James Brooke die Küste, dem es gelang, den Aufstand indigener Stämme zu beenden, weshalb ihm am 24. September 1841 der Sultan von Brunei das Gebiet zur persönlichen Verwaltung überließ. Dass er dafür auch eine stattliche Summe an den Sultan zu bezahlen hatte, war logisch, weil ihm ja dadurch die volle Nutzung des Gebiets ermöglicht wurde.

Wie man also auch ohne die Anwendung von Gewalt zu einem Königreich kommen konnte, war für die englische Öffentlichkeit eine neue Erfahrung und erstaunte sie dementsprechend.

Brooke gelang es in der Folgezeit, von dem Sultan unabhängig zu werden, und er gründete die Dynastie der „Weißen Rajas“. Natürlich bedurfte es einer eigenen Flagge und eines Wappens samt Krone. Auch ein Wahlspruch durfte nicht fehlen und sollte offensichtlich nicht nur die Lateinkenntnisse des Begründers, sondern auch dessen unerschütterlichen Optimus demonstrieren: *Dum Spiro Spero – Solange ich atme, hoffe ich*. Nach seinem Tod übernahm der Neffe das Werk, wollte aber offensichtlich das Prinzip Hoffnung nicht überstrapazieren, weil er sich 1888 unter den Schutz des Vereinigten Königsreichs stellte, das Sarawak zu einem Protektorat machte. Auch das verhinderte nicht die Invasion der Japaner im Zweiten Weltkrieg, aber 1946 verzichtete der dritte Weiße Raja auf seinen Thron und Sarawak wurde zu einer britischen Kolonie, was ihm und seinen Töchtern mit einer standesgemäßen Pension abgegolten wurde. Am 22. Juli 1963 erhielt das Land schließlich seine Unabhängigkeit und gründete zusammen mit Singapur, Nord-Borneo und der Föderation Malaya den Staat Malaysia. Nicht zu vergessen: ein echtes Königreich hat natürlich auch eine echte Hymne, die tatsächlich auch bis 1946 in Gebrauch war: *Gone Forth Beyound the Sea – Über das Meer hinausgegangen*.

Mongolei: Die „Tapferen" und ihre Pferde

Nicht nur einmal in seiner Geschichte fühlte sich Europa von Reitern und Heeren aus dem Osten bedroht. Ob es die Hunnen waren oder die Awaren, später die Magyaren und zu allerletzt die Türken – alle verbreiteten in ihrer Zeit unter den aufrechten Christenmenschen eine „Heidenangst". Aber den vielleicht größten Schrecken verursachten die mongolischen Reiterhorden des Dschingis Khan, die unter ihm und seinen Nachfolgern bis Osteuropa vordrangen und das größte Reich der Geschichte entstehen ließen – der Großteil Asiens mit Ausnahme des dünnbesiedelten Sibirien, Indiens und der Länder Südostasiens war unterworfen. Im „Mongolen-Sturm" unterwarfen sie die Rus (ein historisches Siedlungsgebiet in Osteuropa) und drangen bis Ungarn und Polen vor. Ihre Grausamkeit, aber auch ihre Tapferkeit waren legendär, und so wundert es nicht, wenn die Eigenbezeichnung auf „tapfer" zurückgeht, denn das bedeutet „Mengu" in ihrer Sprache. Später hat sich daraus „Mongolei" abgeleitet. Vieles ist staunenswert an diesem Sturmlauf des Dschingis Khan, auch das von ihm erlassene Gesetzbuch, denn es sah Strafen für Lügner vor, verlangte die Rückgabe von verlorenem Eigentum, beschränkte den Genuss von Alkohol und sorgte für ein soziales Sicherungsnetz für die Hinterbliebenen von mongolischen Kriegern. Die „Pax Mongolica" bestimmte immerhin vom späten 12. bis ins 14. Jahrhundert weite Teile Asiens bis nach Osteuropa. Später erfolgte eine Dezentralisierung, indem das Reich in Khanate aufgeteilt wurde, die bis ins 19. Jahrhundert Bestand hatten. Der Kolonialismus setzte auch hier ein Ende, wobei die schrittweise Eroberung von Gebieten in Zentralasien durch Russland eine wichtige Rolle spielte. Die sich ausdehnende Form der nichtmongolischen Zivilisation bedeutete auch den schrittweisen Niedergang der nomadischen Lebensweise, und ab 1911, dem Zeitpunkt des Untergangs der chinesischen Mandschu-Dynastie, löste sich die Äußere Mongolei von China, das ihre Vorfahren einstmals erobert hatten. Die Innere Mongolei ist bis heute Region der Volksrepublik, weil mongolische Adelige über Grundbesitz verfügten, der besonders rund um Peking angesiedelt war und auf den sie nicht verzichten wollten.

Der neue Staat lehnte sich dann stark an Russland an, das zur Schutzmacht gegen China wurde, und so erklärte die Äußere Mongolei am 10. Juli 1921 ihre Unabhängigkeit. Drei Jahre später entstand die kommunistische Mongolische Volksrepublik, die ebenso von Stalinistischen Säuberungen heimgesucht wurde wie das Mutterland des Kommunismus. 1992 gab es auch hier einen Systemwandel wie beim großen Nachbarn; heute ist die Demokratie stabiler als in den anderen Staaten Zentralasiens. Trotzdem lebt ein Drittel der Bevölkerung in Armut, aber es herrscht eine gewisse Aufbruchstimmung im ehemaligen Hinterhof der Sowjetunion. Man ist stolz auf Dschingis Khan, dessen Gesetze allerdings nicht bis heute andauern: unter den Männern grassiert der Alkoholismus.

Nicaragua: „Hier sind Menschen“

Nahuatl ist eine aztekische Sprache, die heute noch von ungefähr 1,5 Millionen Menschen in Mittelamerika gesprochen wird. Wir verdanken ihr Lehnwörter wie Avocado, Chili, Kojote, Ozelot, Schokolade oder Kakao ebenso wie Tomate.
„Nicau“ heißt „hier“ und „aràhuac“ Menschen, was sich mit einiger Phantasie als „Nicaragua“ lesen lässt, und bedeutet, dass hier eben Menschen sind.
Die Geschichte dieses Landes war nach der Unabhängigkeit 1821 noch stärker als in anderen lateinamerikanische Staaten von langen Diktaturen, von Eingriffen der USA – gewissermaßen *Putzaktionen im Hinterhof* – und Bürgerkriegen gekennzeichnet. Symptomatisch ist eine Episode aus der Mitte des 19. Jahrhunderts, als es wegen der Uneinigkeit der nicaraguanischen Eliten einen Bürgerkrieg gab, in dem die „Liberalen“ einen amerikanischen Abenteurer namens William Walker mit einer kleinen Privatarmee zu Hilfe riefen. Diesem gelang es nicht nur, sich selbst zum Präsidenten des Landes auszurufen, sondern die schon vor Jahrzehnten abgeschaffte Sklaverei wieder einzuführen. Es bedurfte einer Armee einiger zentralamerikanischer Staaten, ihn zu schlagen. Er endete später vor einem honduranischen Hinrichtungskommando.
Etwa ein halbes Jahrhundert später kamen die US-Marines, um gleich zwei Jahrzehnte bis 1933 im Land zu bleiben. Auch in dieser Zeit flammte wieder ein Bürgerkrieg auf; nach dem Abzug der Amerikaner mordete sich Anastasio Somoza García an die Macht, für die dann folgenden 45 Jahre sollte der Somoza-Clan diese nicht mehr aus der Hand geben. Wenn es opportun war, waren sie verlässliche Handlanger der USA, sei es bei der Aufstellung eines Invasionsheeres für die Schweinebucht oder beim Vertreiben des demokratisch gewählten Präsidenten Guatemalas. Als Verbündete, die der CIA immer wieder zu Diensten waren, konnten sie damit rechnen, dass die Mächtigen in Washington ein Auge zudrücken würden. Allerdings war der Widerstand im Land im Lauf der Zeit so angewachsen, dass Somoza II. am 17. Juli 1979 nach Florida fliehen musste und die Sandinistische Revolution siegte. Unter Daniel Ortega begann eine breite Bildungskampagne, der Priester Ernesto Cardenal wurde Kulturminister. Das war zu viel für die Amerikaner, die unter Präsident Ronald Reagen die sogenannten „Contras“ mit allen dreckigen Mitteln unterstützten. Die Sandinisten scheiterten allerdings bei mehreren der dann folgenden Wahlen und ab 1990 kamen Wahlbündnisse ohne sie an die Macht.
16 Jahre später war es wieder Daniel Ortega, der die Macht eroberte und sie seit eineinhalb Jahrzehnten eisern verteidigte. Mit seiner Frau Rosaria Murillo hat auch er einen Clan von Mitläufern unter sich, die sich mit allen Mitteln an die Macht klammern, auch mit denen eines Polizeistaats. Bianca Jagger, eine Unterstützerin der Sandinistischen Revolution, sagt heute: *Daniel Ortega ist ein brutaler Mörder. Wir vertrauen auf Gott*, heißt der Wahlspruch Nicaraguas – viele Bürger würden wohl gerne hinzufügen … *und auf sonst niemanden.*

„4664"

Die allermeisten werden mit dieser Zahl gar nichts anfangen können, und jeder Versuch, darin eine mathematische Herausforderung zu sehen, ist zum Scheitern verurteilt. Dahinter steckt nämlich ein zutiefst humaner Auftrag, der mit der Person Nelson Mandela verbunden ist.

Es handelt sich nämlich um eine weltweite Kampagne, die das Bewusstsein gegenüber AIDS steigern und Menschen ermutigen will, einen Beitrag zum Kampf gegen diese Krankheit zu leisten. Ging man ursprünglich von der Hypothese aus, dass es sich um eine durch Homosexualität übertragene Krankheit handelte, die von Fundamentalisten als eine Art „Strafe Gottes" angesehen wurde, ist man heute „aufgeklärter", weil sie auf Grund der Art ihrer Übertragung Menschen aller sexueller Orientierungen treffen kann.

Mittlerweile gibt es zwar Medikamente gegen HIV, die das Leben wieder lebenswert machen und keinen vorzeitigen Tod aus diesem Grund befürchten lassen. Das ist aber wie so oft eine Frage des Geldes, das, fast würde man sagen „natürlich", fehlt, um AIDS in Afrika wirksam bekämpfen zu können. Liegt der Anteil der weltweit an AIDS Erkrankten bei etwa einem halben Prozent der 15- bis 49-Jährigen, so erreicht dieser Wert in Afrika um die 25 Prozent, also das Fünfzigfache! Damit ist zwar die Dimension der Krankheit und Motivation Mandelas geklärt, aber noch nicht das Rätsel hinter der Zahl. Es ist die Häftlingsnummer Mandelas, die sich daraus ergibt, dass er der 466. Häftling des Jahres 1964 auf Robben Island war, wo er Jahrzehnte hindurch gefangen gehalten wurde.

2002 wurde die Aktion gestartet und in den darauffolgenden Jahren mit internationalen Konzerten verstärkt. Das sechste Konzert in dieser Reihe fand 2008 zu Ehren von Mandelas 90. Geburtstag in London statt, wo er auch zum Kampf gegen Armut aufrief, die oft eng verbunden mit AIDS ist.

Im darauffolgenden Jahr 2009 proklamierte die UN-Vollversammlung den „Internationalen Nelson Mandela-Tag", der zum humanitären Verhalten anregen soll. Er wird seither am 18. Juli, dem Geburtstag Mandelas, begangen. Dabei spielt die Zahl 67 eine entscheidende Rolle, denn so viele Jahre seines Lebens hatte Nelson Mandela den Zielen einer humanen, gerechten und freien Gesellschaft gewidmet. Die restlichen 24 seiner damals 91 Jahre war er eingesperrt. An diesem Tag sind die Menschen aufgefordert, 67 Minuten lang etwas im Sinne dieser Lebensleistung zu unternehmen.

Im Jahr 1993 hat er für seine herausragenden Verdienste den Friedensnobelpreis erhalten. 15 Jahre später fanden auch die USA die Zeit für gekommen, ihn von der Terroristenliste zu streichen, auf der er Jahrzehnte gestanden war. Möglicherweise ein peinliches Versehen, das aber schon längst korrigiert werden hätte können, denn Mandela und andere Angehörige des Afrikanischen Nationalkongresses mussten regelmäßig ein Ausnahmegenehmigung erbitten, wenn sie in die USA einreisen wollten.

Auch der andere Lumumba ist ein Vorbild für Afrika

Als er am 17. Juli 1962 geboren wurde, war Patrice Lumumba bereits eineinhalb Jahre tot und für eine ganze Generation an Afrikanern zum Helden des antikolonialen Kampfes und eines neuen Selbstbewusstseins geworden. Seine Eltern nannten ihn daher Patrice Lumumba und er macht dem Namen auch wirklich Ehre.
Denn der nun bald 60-jährige Professor aus Kenia, Direktor der Juridischen Fakultät, legt die Finger in die Wunden, die sich der Kontinent selbst beigebracht hat. Auch wenn das eine oder andere einer überhasteten Entkolonialisierung und damit fehlender Verwaltungserfahrung, unzureichender weil nur auf die Kolonialinteressen hin ausgerichteter Infrastruktur, fehlenden Bildungsvoraussetzungen, Industrien in ausländischer Hand, nachteiligen Handelsvoraussetzungen usw. zuzuschreiben ist, gibt es eine Eigenverantwortung vor allem für grassierende Korruption, die jedes Jahr hunderte Milliarden an Euro verschlingt und damit zu einem Krebsübel afrikanischer Gesellschaften geworden ist, deren Eliten sich schamlos bereichern.
P.L.O. Lumumba zeigt ganz unmissverständlich auf, dass Migration auch eine der Folgen von Misswirtschaft und Korruption ist – neben Bürgerkriegen, Gewaltherrschaft und fehlenden Lebensgrundlagen. Nur ein Jahr lang war er der Direktor der kenianischen Antikorruptionskommission gewesen und wurde dann unter recht seltsamen Umständen wieder entlassen, wie so viele seiner Kollegen in anderen afrikanischen Ländern, die nicht als Feigenblätter dienen wollten.
Lumumbas Credo lautet:
- *Korruption ist der Grund, warum Afrikaner arm bleiben, die afrikanischen Staatsführer handeln nicht im Interesse der Menschen,*
- *Überall in Afrika sind die reichsten Menschen in öffentlichen Ämtern. Korruption zu bekämpfen ist nicht leicht, denn die Täter sind gut organisiert und bereit zu töten,*
- *Es ist Zeit, aufzuwachen und afrikanische Lösungen für afrikanische Probleme zu finden, junge Menschen müssen sich für eine fundamentale Veränderung engagieren, anstatt sich für Fußball und Fernsehserien zu interessieren,*
- *Jeder von uns muss sich verändern und mit dem leben, was er hat, es kann doch nicht sein, dass auf einem Kontinent so reich wie der unsere [die Jugend] nur eine Ambition hat [und zwar die] ins Ausland zu gehen. Unsere Bodenschätze werden uns weggenommen, unsere Agrarprodukte werden exportiert, unsere Menschen rennen weg in die USA oder nach Europa, um Hamburger zu braten,*
- *Es schmerzt mich zu sehen, wie Menschen ihr Leben im Mittelmeer verlieren – vor langer Zeit brachte man Afrikaner gewaltsam als Sklaven nach Europa und in die Karibik, und jetzt gehen sie freiwillig, um in einem Job versklavt zu werden, dessen Lohn einen kaum am Leben halten kann.*

Seine Worte in der Mächtigen Ohr!

Kolumbien: Das Land hat den Namen eines Mannes, der es nie betrat

Hier ist der Schatten des Kolonialismus lang und dunkel. Der Alltag ist noch immer geprägt von der Armut großer Bevölkerungsteile und Marginalisierung der indigenen Bevölkerung. Polizeigewalt wird oft angewandt, das Land ist noch immer gezeichnet von langen Jahren des Bürgerkrieges.

In der Küstenstadt Barranquilla haben erst in jüngster Vergangenheit junge Menschen die Statue des vermeintlichen Entdeckers Amerikas und Namensgebers des Landes zu Fall gebracht. Christoph Kolumbus wurde vom Sockel gestoßen und sein Kopf durch die Stadt geschleift. Dabei hatte er die Küste dieses Landes niemals betreten und war auf dem südamerikanischen Festland nicht über die Orinoco-Mündung hinausgekommen. Es hat auch ein paar Jahrhunderte gebraucht, bis es so weit war mit der Namensgebung, denn bis zur Unabhängigkeitserklärung am 20. Juli 1810 hat das Land an Granada erinnert.

Simón Bolívar, der erste Präsident und einer der großen südamerikanischen Freiheitshelden, hatte die Vision eines großen Staatenbundes, der nicht von langer Dauer war und in Einzelstaaten zerfiel, die heute neben Kolumbien als Ecuador, Venezuela und Panama bekannt sind.

Für südamerikanische Verhältnisse verlief die weitere Entwicklung bis Mitte des 20. Jahrhunderts relativ ruhig, wenn man vom Abfall Panamas unter der sehr tätigen Mithilfe des amerikanischen Präsidenten Theodor Roosevelt absieht.

Ab 1947 setzte eine Welle der Gewalt ein, die zehntausende Todesopfer forderte und einen ersten Höhepunkt 1948 mit der Ermordung eines Präsidentschaftskandidaten hatte, dem seine Anhänger eine Landreform zugunsten der an den Rand gedrängten Campesinos zutrauten.

Bei den Auseinandersetzungen standen sich eine linke Guerilla und konservative Machterhalter gegenüber. Dazu kamen Kämpfe mit „Bandoleros", also marodierenden Horden, und, besonders in den letzten Jahrzehnten, mit Söldnertruppen von Drogenbossen. Und zum Dazwischenstreuen gab es auch ein paar Jahre Militärdiktatur. Paramilitärische Verbände hielten darüber hinaus Teile des Landes im Auftrag von Militär und Großgrundbesitzern besetzt.

Nichtsdestotrotz hat Juan Manuel Santos, der von 2010 bis 2018 das Präsidentenamt innehatte, für seine Bemühungen um den Friedensprozess 2016 den Nobelpreis erhalten.

Das Land mit seinen 50 Millionen Einwohnern und der drittgrößten Volkswirtschaft Südamerikas hätte viele positive Voraussetzungen für eine lebenswerte Entwicklung, wenn die Gesellschaft es schafft, für inneren Frieden, dauerhafte Bekämpfung der Bandenkriminalität und eine wirksame Ausschaltung der Drogenbosse zu sorgen. *Hundert Jahre Einsamkeit* – der Romantitel des Literaturnobelpreisträgers Gabriel García Marquez ist auch eine Allegorie auf die Geschichte seiner Heimat.

Die Lizenz zum Töten

Am 21. Juli 1947 unterzeichnete der amerikanische Präsident Harry S. Truman ein Dokument mit schwerwiegenden Folgen für Staaten und Menschen. Mit einem „nationalen Sicherheitsakt" wurde die „Central Intelligence Agency" ins Leben gerufen und damit ein Instrument, in dessen Grenzbereich Menschen ermordet wurden, politische Systeme und Regierungen destabilisiert, verteufelt und schließlich mit oder ohne Gewalt beendet und auch Verbrecher finanziert wurden, wenn dies den klandestinen Zielen der „Agency" diente. Ob damit der Sicherheit der westlichen Hemisphäre gedient wurde, ist zweifelhaft. *Die Interessen der USA* hatte man im Auge, das allerdings für vieles blind war. Mit geheimen Kriegen voller Gewalt wurde gegen „Kommunisten" vorgegangen, wobei man mit der Zuordnung des Begriffs nicht wählerisch war. Waren Aktivitäten gegen die United Fruit Company oder ähnliche Firmen zur Ausbeutung Lateinamerikanischer Länder gerichtet, waren ihre Urheber schon einmal taxfrei „Kommunisten" oder „linke Terroristen".
Folter zählte schon früh zu den Werkzeugen der Agenten, gegen die sich James Bond als wahrer Gentleman mit gesitteten Manieren und zivilisierten Kampfmethoden ausnimmt. Bereits in den 70er-Jahren hatten Whistleblower ans Licht gebracht, dass Mord und Totschlag samt der Unterstützung brutaler Diktatoren zum Alltagsgeschäft gehörten. Die „Operationen" fanden weltweit statt und stürzten demokratische Regierungen wie 1953 jene in Persien und ein Jahr darauf in Guatemala. 1960 wird Patrice Lumumba umgebracht (scheinbar nach einer persönlichen Order von Präsident Eisenhower) und Mobutu Sese Seko ins Amt gehievt, der die nächsten 30 Jahre einer der weltweit brutalsten und korruptesten Diktatoren sein sollte – Hauptsache den USA zu Diensten.
Fidel Castro überlebt Dutzende Mordanschläge, inszeniert von der CIA, und auch die Invasion in der Schweinbucht wurde von ihr orchestriert. Honduras, Nicaragua, Brasilien, Argentinien, Chile – überall wo geputscht wurde, hatte die CIA die Hände im dreckigen Spiel und überall gab es tausende „Kollateralschäden".
Als der Kommunismus als Feindbild ausgedient hat, kommt der Terrorismus gerade recht. Die Methoden zur Bekämpfung sind die gleichen, aber man wähnt sich in der Sicherheit, von einer angsterfüllten Öffentlichkeit unterstützt zu werden. Waterboarding, Schlafentzug, Eiswasser, Elektroschocks, Scheinhinrichtungen und ähnliche Werkzeuge werden eingesetzt, um den tatsächlichen aber auch den angeblichen Terror zu besiegen. Und wenn es den Folterern opportun erscheint, wird auch der Kongress getäuscht. *Die CIA hat weder den Präsidenten noch den Vizepräsidenten darüber informiert, wo sich Gefangenenlager befinden*, steht in einem Bericht an die politischen Institutionen der USA. Damit ist die Gefahr ausgeschaltet, dass sich irgendwo doch Anstand und menschliches Mitgefühl regen.

Charly operiert

22

Als sich die argentinische Militärjunta 1977 an die Macht putschte, wurden von einem ihrer Befehlshaber großangelegte Säuberungsaktionen angekündigt und dabei auch kaltschnäuzig der Tod von Unschuldigen in Kauf genommen, wie der nachstehende Ausspruch beweist: *Wir werden 50.000 Menschen töten müssen. 25.000 Subversive, 20.000 Sympathisanten und wir werden 5.000 Fehler machen*. Man nahm mit Recht an, dass man für dieses Vorgehen die Billigung der USA hatte, weil der damalige Außenminister Henry Kissinger schon im Jahr 1976 wider Erwarten zustimmende Signale zu einem harten Vorgehen für die Lösung des „Terrorismusproblems" gegeben hatte. Das interpretierte man als Freibrief für Mordaktionen, die allerdings schon zwei Jahre zuvor auf internationaler Ebene mit der „Operation Condor" eine Art Schubrakete bekommen hatten. Die Geheimdienste von Argentinien, Chile, Paraguay, Uruguay, Bolivien und Brasilien hatten 1975 mit Unterstützung der USA vereinbart, linke Kräfte weltweit zu verfolgen und auch zu töten. Und als „links" war dabei alles zu verstehen, was nicht auf Seite der Militärs stand nach dem Motto: *Bist Du nicht mein Freund, so bist Du mein Feind*. In einem geringeren Umfang beteiligten sich dann auch die Geheimdienste Perus, Kolumbiens und Venezuelas. Es war kein Zufall, dass die Vereinbarung zum Morden am 25. November 1975, also dem 60. Geburtstag des Verbrechers und Diktators Pinochet, abgeschlossen wurde. Ein schöneres Geschenk zu diesem runden Anlass war wohl nicht denkbar, denn dadurch bekam das Morden eine internationale Dimension. Geheimdienstberichte legen den Schluss nahe, dass sowohl das FBI als auch die CIA von diesen Aktivitäten Kenntnis hatten, sie nicht nur duldeten, sondern auch technisch wie logistisch unterstützten.

Damit jedoch nicht genug, denn in der Folge galt es auch, die Aktivitäten nach Mittelamerika auszudehnen, wo zum Beispiel der nicaraguanische Diktator Somoza einer Stütze bedurfte, die allerdings den Lauf der Dinge nicht mehr ändern konnte. Bald nach seinem Sturz zog man die Lehren daraus; ausgehend von der argentinischen Junta wurden zur Unterstützung der Aufstandsbekämpfung in Guatemala, El Salvador und Honduras koordinierte Aktivitäten entwickelt. Aber auch die Sandinistische Regierung in Nicaragua sollte gewaltsam aus dem Amt entfernt werden. Und so wurde die „Operation Charly" geboren, wo vor allem durch argentinische Unterstützung Todesschwadronen geschaffen, Folterer ausgebildet und mit CIA-Hilfe Eliteeinheiten zur Aufstandsbekämpfung aufgestellt wurden. In Guatemala war man auch gerne dabei behilflich, eine Taktik der verbrannten Erde erfolgreich umzusetzen. Die Operation erhielt die beziehungsreiche Bezeichnung „Asche". Auf das Haupt gestreut haben sich die Verantwortlichen die Asche nie, weil sie ja an ihre „Mission" beim Töten glaubten oder sie zumindest als Rechtfertigung verwendeten.

Ebony und Ivory

So heißt ein Lied von Paul McCartney und Stevie Wonder, das mit folgend Zeilen beginnt: *Ebony and Ivory live together in perfect harmony*
Side by side on my piano keyboard, oh Lord, why don't we?
Das ist eine gute Frage, würde manch einer antworten und sich achselzuckend damit zufrieden geben, dass es halt leider so ist. Und das nicht erst seit gestern, denn schon im Mittelalter war man der Überzeugung, dass eine dunkle Hautfarbe Minderwertigkeit bedeutet, aber auch das Böse schlechthin kennzeichnet. Schon der persische Dichter Firdausi merkte im 10. Jahrhundert an, dass *kein schwarzer Zigeuner je durch Waschen weiß werden wird*. Ein jiddisches Sprichwort aus Russland wiederum geht davon aus, *dass es dieselbe Sonne ist, die das Leinen bleicht und den Zigeuner schwärzt*. Weiß waren die Engel und schwarz der Teufel; eine Zukunft schwarzgemalt konnte nur Schlechtes bedeuten. Schwarz war der Tod und hell das Licht des Lebens. „Schwarze Witwen" trauerten nicht, sie töteten. Letztlich wird heute noch „Schwarzgeld" weißgewaschen.
Und so war auch „Blanqueamiento" eine Praxis, die in postkolonialen Ländern dazu dienen sollte, die Rennquoten gegenüber den Weißen zu verbessern, das heißt die Chancen in der Gesellschaft zu erhöhen. Biologisch gesehen ist es die Ambition „weiß" und nicht „in Weiß" zu heiraten, um hellhäutige Nachkommen hervorzubringen. Sozial ist es der Versuch, es den Weißen gleichzutun, sie zu kopieren, wo es geht, und auch alles andere zu tun, was diesen gefällt.
Wenn man nun in Betracht zieht, dass Farben durch Licht entstehen und in der Physik Schwarz und Weiß nicht als Farbe gelten, sollten wir uns an Leopold Senghors Gedanken zum „Farbigen Menschen" erinnern:

Lieber weißer Bruder:
Als ich geboren wurde, war ich schwarz.
Als ich erwachsen wurde, war ich schwarz.
Wenn ich in die Sonne gehe, bin ich schwarz.
Wenn ich krank bin, bin ich schwarz.
Wenn ich sterbe. Werde ich schwarz sein.
Und du dagegen:
Als du zu Welt kamst, warst du rosa.
Als du wuchsest, wurdest du weiß.
Wenn du in die Sonne gehst, wirst du rot.
Wenn dir kalt ist, bist du blau.
Wenn du Angst hast, bist du grün.
Wenn du krank bist, wirst du gelb.
Wenn du stirbst, wirst du grau sein.
Jetzt sag mir mal: Wer von uns beiden ist der Farbige?

Auch bei der Eroberung des Inkareiches gab es ein Gebiet, das die Schöpfer von „Asterix und Obelix" wohl als gallisches Dorf identifiziert hätten: Vilcabamba, das so viel wie „heiliges Gebiet" bedeutete, widersetzte sich ganze dreieinhalb Jahrzehnte seiner Eroberung durch Pizarros Truppen. Am 24. Juli 1572 eroberten die Spanier Vilcabamba, die Inkas selbst brannten ihre Stadt ab. Túpac Amaru wurde gefangen genommen, nach Cusco gebracht und öffentlich enthauptet. Ob dabei auch die Anordnungen des Königs im fernen Europa berücksichtigt wurden, ist eher unwahrscheinlich, zumindest was den ersten Teil des Edikts anbelangt. Vor jeder Kriegshandlung mussten die Befehlshaber des Eroberungsfeldzugs den Indios in Gegenwart eines Amtsschreibers einen langen und umständlich formulierten Aufruf vorlesen, der sie dazu aufforderte, sich zum heiligen katholischen Glauben zu bekehren: *Solltet ihr dem nicht Folge leisten oder es mutwillig verzögern, so versichere ich euch, dass ich mit Gottes Hilfe gewaltsam bei euch einziehen und euch an allen Orten und auf alle mir mögliche Arten bekriegen und euch unter das Joch und den Gehorsam der Kirche und Seiner Majestät zwingen werde, eure Frauen und Kinder zu Sklaven machen, sie als solche verkaufen und über sie verfügen werde, wie Seine Majestät es verfügt, und dass ich euch eures Hab und Guts entledigen und euch alles Übel und allen Schaden zufügen werden, dessen ich fähig bin [...]*

Die Androhung von allen Übeln und größtmöglichem Schaden wurde natürlich auf Spanisch vorgetragen und dann Wort für Wort umgesetzt. Der Ruhm Túpac Amarus als Kämpfer gegen die Eroberer hielt sich jedoch in vielen Geschichten. Jedenfalls fand 200 Jahre später ein Aufstand statt, den ein Großgrundbesitzer und Feudalherr indigener Abstammung anführte, der die Ausbeutung seines Volkes erfolglos vor Gericht bekämpfte und dann zu den Waffen griff. In Erinnerung an den letzten Inkaherrscher, von dem er auch abzustammen glaubte, nannte er sich Túpac Amaru II. Ihm war das gleiche Schicksal beschieden wie seinem Vorbild, denn auch er verlor den Kampf und anschließend auch sein Leben bei Cusco. Er wurde allerdings nicht mehr nur geköpft, sondern gleich geviertelt. Vorausgegangen war die qualvolle Hinrichtung seines ältesten Sohnes, seiner Frau und einer seiner Militärführerinnen.

Wiederum 200 Jahre später bedienten sich die Tupacamaros in Uruguay, eine kommunistische Guerillabewegung, seines Mythos und seines Namens.

Politisch erreichte die Guerilla allerding keine Änderungen, aber als einer ihrer ehemals führenden Mitglieder, José Mujica, von 2010 bis 2015 als Staatspräsident fungierte, war dies eine späte Genugtuung.

Mujica ist in seinem hohen Alter noch immer Blumenzüchter und fährt einen alten VW, weil er den Großteil seines Gehalts gespendet hat.

Japan und China – die feindlichen Nachbarn

Heute sind sie mit Abstand die beiden strategisch wichtigsten und politisch einflussreichsten Staaten in der asiatisch-pazifischen Region, die eine Geschichte wechselhafter Beziehungen verbindet. Durch Jahrhunderte war es Japan, das unter der kulturellen Dominanz des großen Nachbarn stand. Vieles wurde vom Festland übernommen, beginnend mit der Schrift, der Esskultur mit Stäbchen bis hin zur konfuzianischen Ethik. Das wirkt ebenso in die Gegenwart nach wie die kriegerischen Auseinandersetzungen, die sich beide Länder lieferten. Im späten 19. Jahrhundert beendete Japan seine zuvor selbstgewählte Isolation, begann eine beispiellose Modernisierung nach westlichen Vorbildern, während China immer mehr in eine quasi koloniale Abhängigkeit von Großbritannien über Deutschland bis zu den USA geriet. Die Opiumkriege und später der Boxeraufstand Anfang des 20. Jahrhunderts waren Ausdruck und Folge dieses Einflusses, der auf die Souveränität des alten Kaiserreiches keine Rücksicht nahm.

Einer der Streitpunkte mit Japan war das Kaiserreich Korea, als dessen Schutzmacht sich China verstand und das während einer Rebellion um Hilfe gebeten hatte. Japan unterstützte die Reformer Koreas und nahm die Gelegenheit wahr, ebenso wie China Truppen dort zu stationieren. Am 25. Juli 1894 begannen die Kampfhandlungen zwischen Japan und China mit einem Seegefecht. Die inzwischen modern ausgerüstete und gut ausgebildete japanische Armee besiegte den Gegner in einer Reihe von Kämpfen; nach nicht einmal einem Kriegsjahr mussten die Chinesen einen demütigenden Friedensvertag unterzeichnen und akzeptieren, dass Taiwan eine Kolonie Japans und Korea offiziell ein unabhängiger Staat wurde. Vier Jahrzehnte später – die Japaner hatten in der Zeit davor die russischen Streitkräfte in der Seeschlacht von Tsushima vernichtend besiegt, und Korea war ein Protektorat von Japan geworden – brach der Zweite Chinesisch-Japanische Krieg aus.

Zuvor waren bereits unter einem Vorwand die Mandschurei besetzt und Shanghai bombardiert worden. Ein von den Besatzern errichtetes „Kaiserreich Mandschuko“ sollte mit einer Marionettenregierung die japanischen Interessen wahren. In Erinnerung bleiben vor allem die Kriegsverbrechen, die auf dem Festland von japanischen Truppen begangen wurden und die im Massaker von Nanjing gipfelten, bei dem vermutlich mehr als 300.000 Zivilisten in wenigen Tagen ermordet wurden. Bevor der Zweite Weltkrieg ausbrach, bestand eine Pattsituation, weil die Japaner den östlichen Teil Chinas besetzt hielten und den Rest sich Chiang Kai-Sheks Kuomintang und Mao Zedongs Kommunisten teilen.

Mit der Bombardierung von Pearl Harbour und den dann erfolgten Besetzungen ganz Südostasiens war Japans Imperialismus auf einem traurigen Höhepunkt angelangt. In Japan selbst wird bis heute vieles, was den Charakter brutaler Verbrechen hatte, als „Zwischenfall“ verharmlost.

Evita und die Descamisados

Als Evita Perón am 26. Juli 1952 in Buenos Aires an Gebärmutterhalskrebs starb, war sie schon national zu einem Mythos geworden und genoss international einen Starruhm, wie ihn später Soraya als persische Schahgattin oder Grace Kelly als Gracia Patricia von Monaco erreichen sollten. Sie zierte nicht nur Titelseiten, sondern eine Londoner Zeitung bezeichnete sie gar als *mächtigste Frau der Welt*. In Argentinien selbst wurde sie ein *Engel der Armen genannt*, der sich für die Descamisados (die Hemdlosen) einsetzte – also für jene Menschen, die so arm waren, dass ihnen sogar das letzte Hemd genommen wurde. Aber ihre Gegner, die erkannt hatten, wie wichtig sie für die Präsidentschaft ihres Mannes war, beschimpften sie als „Hure" und „Stute". Für die arroganten Großgrundbesitzer und den Geldadel des Landes war sie ein Emporkömmling aus der Provinz und sah sich zeit ihres Lebens primitiven Klassenvorurteilen ausgesetzt. Als Schauspielerin war sie wenig talentiert, aber als Radiosprecherin hatte sie jene Ausstrahlung, die sie berühmt machen sollte. So bekam sie die Hauptrolle in der Radioreihe „Amazoninnen der Geschichte" und kreierte die Rolle ihres Lebens. Diese konnte sie dann an der Seite des neuen starken Mannes in der argentinischen Politik auch ausspielen. Was nach einer Zweckehe aussieht, täuscht allerdings, denn aus Briefen geht hervor, dass sie sich gegenseitig vergöttert haben müssen. Sie unterstützte ihren Mann vehement in seinem Kampf um die Präsidentschaft und hatte an seinem Erfolg einen maßgeblichen Anteil.

Sie wollte nicht Mildtätigkeit praktizieren, sondern soziale Gerechtigkeit sicherstellen – und dafür kämpfte sie auch mit viel Pathos, was sie in der „Creme" der damaligen Gesellschaft noch verhasster machte. *In Peróns Argentinien haben die Arbeiter vollständige Kauwerkzeuge und können ohne Armutskomplexe lächeln*. Solche Gedanken mussten sie in den „Oberen Etagen" der Gesellschaft zum Hassobjekt machen.

Als sie starb, küsste eine halbe Million Menschen während der zwölftägigen Totenwache den Sarg.

„Don't cry for me Argentina" – ein Song aus dem Musical von Andrew Lloyd Webber sorgte dafür, dass sich Jahrzehnte nach ihrem Tod weltweit viele Millionen Menschen von ihrem Schicksal anrühren ließen.

Sie war von einem eisernen Willen getrieben, von ihrer Mission überzeugt und eine absolute Gerechtigkeitsfanatikerin mit ausgeprägter sozialer Ader. Noch nach Ausbruch ihres Krebsleidens arbeitete sie bis zu zwanzig Stunden täglich – vielleicht im Glauben, dadurch auch den Tod besiegen zu können.

Ihr Mausoleum auf dem Friedhof in Buenos Aires im Stadtteil Recoleta ist heute noch Anziehungspunkt für Verehrer aus der ganzen Welt. Obwohl der Friedhof einer kleinen Stadt gleicht, findet man das Grab sofort, weil es die allermeisten Besucher anzieht.

Die „Palastinseln" kennen wir als Malediven

Der Name des Inselstaates im Indischen Ozean kommt aus dem Sanskrit: „Mahal" (Palast) und „diva" (Insel); somit steht die Palastinsel stellvertretend für 1196 (!) Inseln, von denen 220 von Einheimischen bewohnt und weitere 144 touristisch genutzt werden – die Malediven. Die Inseln gleichen so mancher Vorstellung vom Paradies, sind mit Palmen und Brotfruchtbäumen bewachsen, die an langen Sandstränden stehen.
Ihre Bevölkerung von knapp einer halben Million Menschen besteht zu vier Fünftel aus Maledivern, der Rest sind Ausländer. Der sunnitische Islam ist Staatsreligion und soll im 12. Jahrhundert durch einen arabischen Reisenden ins Land gebracht worden sein. Erstaunlich ist, dass die Malediven im Laufe ihrer Geschichte auch von einer Vielzahl an Sultaninnen regiert wurden, die bekannteste davon immerhin 35 Jahre im 14. Jahrhundert. Vielleicht liegt in dieser Tradition der Grund dafür, dass Frauen auch heute eine große Rolle im öffentlichen Leben spielen.
In wechselnder Folge nahmen zuerst Portugiesen, dann die Niederländer und schließlich die Briten Besitz von den Inseln, die bis zur Unabhängigkeit am 26. Juli 1965 ein Protektorat aufrechterhielten, das sie allerdings erst 1976 endgültig verließen. Bald darauf kam Präsident Maumoon Abdul Gayoom an die Macht, der das Land 30 Jahre hindurch autoritär regierte. Erst dann kam es zu einer demokratischen Mehrparteienwahl, die allerdings nicht allzu viel an den prekären Rechtsstaatsverhältnissen und Verletzungen der Menschenrechte änderte. Da die Kriminalität nicht sehr ausgeprägt ist und fragile demokratische Verhältnisse kein Hindernisgrund sind, blüht der internationale Tourismus, der zu einer bedeutenden Quelle wachsenden Wohlstands geworden ist. Umweltschutz wird auf den Inseln leider ebenso wenig praktiziert wie das dafür notwendige Bewusstsein, und so wird vieles ins Meer entsorgt – vom Müll über Bauschutt und auch giftige Substanzen reicht die „Sündenliste". Saudi-arabische und chinesische Investoren haben für sich das „land grabbing" entdeckt, das erst durch eine 2015 erfolgte Gesetzesänderung möglich ist. Ebenso wird der Regierung die Verpachtung von Inseln an Tourismusunternehmen ohne vorherige Ausschreibung erlaubt – geradezu eine Einladung zur Korruption.
Die große Gefahr droht den Inseln allerdings durch einen steigenden Meeresspiegel bei weiterer Klimaerwärmung. Immerhin besteht das Staatsgebiet zu 90 Prozent aus Wasserfläche, die Inseln selbst erheben sich nur einen Meter über den Meeresspiegel. Aber auch die erhöhten Wassertemperaturen setzen dem Inselparadies zu. Korallenriffe bleichen aus, manche Korallen sterben ab. Möglicherweise teilen die Menschen das Schicksal von Adam und Eva, indem sie aus diesem Paradies vertrieben werden.

Ein Meilenstein für alle Flüchtlinge?

Als die Genfer Flüchtlingskonvention am 28. Juli 1951 feierlich unterzeichnet wurde, gab es die Mehrzahl der heute von den Vereinten Nationen anerkannten 193 Mitglieder noch gar nicht. Erst in den Jahrzehnten danach wurden viele Staaten aus ihrem Kolonialstatus befreit und haben damit eine Stimme im „Konzert der Völker" erhalten. Die UNO hatte damals erst 60 Mitglieder, und abgesehen von Laos und Kambodscha, die noch unter Fremdherrschaft standen, aber bereits Verhandlungen über ihre Unabhängigkeit führten, war keine andere „Kolonie", „Treuhandgebiet" oder „Protektorat" eingeladen. Der Vertreter Pakistans, also eines Landes, das so wie Indien erst wenige Jahre vorher unabhängig geworden war, schlug daher vor, auch Repräsentanten der abhängigen Länder, wenn auch nur mit beratender Stimme, einzuladen, fand aber kein Gehör.

An der Konferenz selber nahmen dann fünf ehemalige und sieben aktuelle Kolonialmächte, zehn dekolonialisierte Staaten teil, und nur vier waren ohne koloniale Vergangenheit.

Marginalisierungen waren aber auch in der Debatte darüber erkennbar, für wen die Konvention eigentlich gelten sollte. Die europäische Ausrichtung infolge der Flüchtlinge nach dem Zweiten Weltkrieg war höchst umstritten und löste kontroverse Debatten in der Generalversammlung aus. Trotzdem war die Flüchtlingskonvention so wie die Erklärung über die Menschenrechte drei Jahre zuvor ein Meilenstein im Schutz von Menschen.

Eine Stichtagsklausel führte allerdings dazu, dass eine immer größer werdende Zahl an Menschen keinen Schutz mehr genoss und diese außerdem in Gebieten der Welt wohnte, in denen die Konvention von Beginn an nicht angewendet werden konnte. Ursprünglich war nur Flüchtling, wer Fluchtgründe aus Ereignissen hatte, die vor dem 1. Januar 1951 in Europa stattgefunden hatten. Dieser Tatsache wurde dann 1967 insofern Rechnung getragen, als sowohl die Stichtagsklausel als auch die regionale Beschränkung entfielen. Mittlerweile ist weltweit mit 82,4 Millionen Menschen ein Höchststand an Flüchtlingen zu registrieren, wobei fast drei Viertel in den Nachbarländern Schutz gefunden haben. Die größte Zahl entfällt auf die Türkei mit 3,7 Millionen, Kolumbien mit 1,7 Millionen und Uganda mit 1,4 Millionen Flüchtlingen. In Relationen zu den eigenen Einwohnern hat der Libanon mit fast 1 Million Menschen die weitaus größte Belastung zu tragen.

Die Staaten erhielten durch die Konvention das Recht, Asyl zu gewähren, der Einzelne aber nicht das Recht, Asyl zu erhalten. Es gibt zwar ein Rückschiebeverbot an den Verfolgerstaat, jedoch keinen Anspruch, dauerhaft bleiben zu können. Außerdem haben sich Fluchtgründe auch verschoben, und manche wie Hunger, Dürre oder Zusammenbruch der Existenzgrundlagen werden zwar von Einsichtigen als Schicksalsschläge bewertet, finden aber keine Anerkennung als Fluchtgrund.

„Biru“ ist Wasser, „Pyrui“ bedeutet Ursprung und „Piru“ ist ein legendäres Goldland in Südamerika

Es gibt eine Reihe von Theorien, von welchem indigenen Wort der Landesname abstammen könnte, aber eines ist gewiss – es handelt sich um den Andenstaat Peru mit einer Fläche von 1,3 Millionen km² und 32,5 Millionen Einwohnern.
Peru hat von allem etwas: eine lange Küste; das andine Hochland, und 60 Prozent der Landesfläche bildet der Regen-, Wolken- und Nebelwald. Hier entspringen Quellflüsse des Amazonas und der Wald selbst ist sehr dicht und fast undurchdringlich. Flora und Tierwelt haben eine große Artenvielfalt zu bieten; die Verfassung schützt die natürlichen Ressourcen und die Vielfalt der Ökosysteme mittlerweile als nationales Erbe. Peru ist heute neben Bolivien und Guatemala eines der drei Länder mit dem größten Anteil indigener Bevölkerungsgruppen. Fast die Hälfte sind heute noch Ureinwohner und es spricht schon Bände, dass mit Alejandro Toledo erst am 28. Juli 2001 der erste Indigene ins Amt des Staatspräsidenten kam.
Das Vizekönigreich der Spanier, die das Land ab 1532 eroberten, reichte in seiner größten Ausdehnung von Panama bis zum äußersten Süden des Kontinents.
Mit der gewaltbegleitenden Inbesitznahme ist vor allem der Name Pizarro verbunden, der den Inka-Herrscher Atahualpa im Handstreich gefangen nahm und hinrichten ließ. Es war der Anfang des totalen Niedergangs der indigenen Bevölkerung, die durch Krankheiten und Zwangsarbeit auf ein Zwanzigstel dezimiert wurde. Hilfe kam von außen, denn es waren José de San Martín, der mit einem Expeditionsheer die Befreiung des Nordens erreichte. Am 28. Juli 1821 wurde in Lima von der Oberen der einheimischen Gesellschaft der Eid auf die Unabhängigkeitserklärung abgelegt. Zwei Jahre später begab sich Simón Bolívar mit José de Sucre und Truppen nach Peru und erzwang nach einigen Schlachten die gesamtspanische Kapitulation.
Die nächsten Jahrzehnte waren von einer Konföderation mit Bolivien, von Kriegen mit Bolivien und Chile und politischer Instabilität gekennzeichnet. Mitte des 20. Jahrhunderts führte man dann Krieg mit Ecuador und eroberte Teile des Amazonasgebietes. Ein Militärputsch im Jahr 1968 brachte eine revolutionäre Regierung unter Juan Velasco Alvarado an die Macht, die umgehend die ganze Erdölindustrie verstaatlichen ließ. In den Monaten danach folgten weitere Schlüsselsektoren der peruanischen Wirtschaft, und 1969 wurde eine Landreform eingeleitet, die die halb feudalen Agrarstrukturen zerstörte. Die Öffentlichkeit begrüßte in weiten Teilen die Maßnahmen als *zweite Befreiung Perus*.
Ab 1980 gab es eine Dominanz neoliberaler Politiker, wodurch verstaatlichte Unternehmen, Banken, Zeitungen und Fischereibetriebe wieder privatisiert wurden. Eine der Konsequenzen war die Gründung der linksgerichteten Guerillagruppe „Sendero Luminoso“ (Leuchtender Pfad) mit einem blutigen Krieg gegen die Staatsgewalt.
Nach wechselvollen Jahren wurde im April 2021 ein Grundschullehrer zum Präsidenten gewählt – zum Schrecken der Konservativen. Er ist bekennender Marxist.

„Für immer in unserem Land“

Die Republik Blong Vanuatu, wie der Staat in der Sprache der Einwohner heißt, ist ein Inselstaat im Pazifik. Auf Bislama, das ist das Idiom der indigenen Bevölkerung, bedeutet „Vanuatu“ so viel wie „Für immer in unserem Land“ und soll wohl eine besonders enge Beziehung zur Heimat beschreiben.
Als der portugiesische Seefahrer Pedro Fernández de Quirós am 3. Mai 1606 erstmals die Inselwelt erblickte, glaubte er den „verlorenen“ südlichen Kontinent gefunden zu haben und nannte die Inseln nach dem Heiligen Geist Terra Australis del Espíritu Santo und vereinnahmte sie – und gleich das ganz Land bis hinunter zum Südpol dazu – im Namen des spanischen Königs und der katholischen Kirche.
Das „südliche Land“, die Terra Australis, war die Bezeichnung, die man schon in der Antike einem hypothetischen südlichen Kontinent gegeben hatte und der auch im Mittelalter noch in Karten vom Indischen Ozean bis zum Südpol reichend eingezeichnet wurde.
Erst fast zwei Jahrhunderte nach der Weltumseglung von Francis Drake zeigte James Cook mit seiner Umrundung der Antarktis, dass Indischer und Atlantischer Ozean ineinander übergehen und die Terra Australis nicht existiert. Stattdessen wurde der von Abel Tasman neu entdeckte Kontinent, der aber bei weitem nicht bis zum Südpol reicht, Australien genannt. Und somit ist Australien der einzige Staat der Welt, der einen ganzen Kontinent umfasst.
Im Jahr 1906 einigten sich die Franzosen und Briten auf die Gründung des Kondominiums „Neue Hebriden“, das sie gemeinsam beherrschten. Das erklärt auch, dass noch heute die Sprachen beider Länder offiziell Amtssprache der jungen Republik sind. Vanuatu gehört nämlich zu den jüngsten Staaten der Erde und wurde erst am 30. Juli 1980 unabhängig. Seine 300.000 Einwohner sind fast ausschließlich Melanesier, also etwas dunkelhäutigere Menschen im Vergleich zu den Mikronesiern.
Das Inselgebiet von Vanuatu erstreckt sich über 1.300 km^2 und zu ihm gehören 83 Inseln, wovon immerhin 65 bewohnt sind. Das Land ist eine parlamentarische Republik, hat aber außer den üblichen Institutionen auch noch einen Häuptlingsrat – „Malvatu Mauri“ – mit beratender Funktion. „Mal“ ist die Bezeichnung für Häuptling, „Vatu“ bedeutet Stein oder Insel und „Mauri“ steht für „lebend“. Er ist also der Anführer derer, die auf der Insel leben, und spielt eine wichtige Rolle, wenn es um Belange von Kultur oder Sprache geht.
Neben der Landwirtschaft und einem wachsenden Tourismussektor (vor allem Kreuzfahrtschiffe) bietet sich vor allem der Bankensektor als Wirtschaftsfaktor an. Der Inselstaat wurde zu einem Offshore-Finanzplatz, der keinerlei Einkommens- oder Kapitalsteuern einhebt und daher auf der schwarzen EU-Liste der Steueroasen auftaucht. Aber für wohlfeile 110.000 Euro kann man auch die Staatsbürgerschaft erwerben und damit in über 100 Länder visumfrei einreisen. Auch ein Geschäft!

31

Juli

„Loujain is at home"

Loujain ist zu Hause – eine solche Twitternachricht würde man im Familienkreis als Information vermuten, dass die Tochter, die Mutter, Schwester oder eine sonst nahestehende Person wieder zu Hause ist. Zurückgekommen von einer Reise, einem Auslandssemester, einem Kranhausaufenthalt oder was immer sonst.
Als diese Nachricht allerdings am 10. Februar 2021 auf Twitter abgesetzt wurde, ging sie um die ganze Welt und löste vielfach Freude, Erleichterung und Genugtuung aus. Denn die Nachricht, die die Schwester Lina hinausposaunt hatte, galt der Tatsache, dass Louain al-Hathloul nach 1001 Tagen aus dem Gefängnis entlassen worden war. Das klingt nicht nur wie eine Geschichte aus „Tausend und einer Nacht" – es ist auch eine, die im Morgenland, exakt in Saudi-Arabien, spielt. Es ist allerdings eine Geschichte, die nicht nur viel über den Mut einer Frau, sondern genau so viel über ein frauenfeindliches, menschenverachtendes, archaisches gesellschaftliches System aussagt.
Die in der Haft ergraute 31-Jährige wurde in diesen 1001 Tagen und Nächten mit Schlägen und Elektroschocks gefoltert, sexuell belästigt und misshandelt. Von ihr selbst ist nicht viel zu erfahren, denn sonst würde sie gegen die Auflagen einer dreijährigen Bewährungsfrist verstoßen und wieder im Gefängnis landen. Für die Haftbedingungen in diesem despotisch beherrschten Land ist allerdings der Begriff „Gefängnis" im europäischen Sinn viel zu milde und wahrscheinlich würden „Verlies" und „Kerkerloch" die Verhältnisse besser beschreiben. Was ihr als „Aufruf zum Umsturz" angelastet wurde, war der Umstand, dass sie versucht hatte, ihre Rechte auf freie Meinungsäußerung wahrzunehmen.
„Amnesty International" bezeichnete sie anlässlich ihrer Freilassung als *Gesicht des Muts* und des *unbeirrbaren Glaubens an Gerechtigkeit*.
Als Unverfrorenheit muss die Tatsache gewertet werden, dass sie in Dubai von saudiarabischen Agenten entführt und verschleppt wurde. Unter dem Schutz höchster Repräsentanten werden also nicht nur unliebsame Journalisten in fremden Ländern entführt und ermordet, wie Jamal Kashoggi, sondern das gleiche Los trifft auch unbequeme Frauen, die zumindest mundtot gemacht werden sollen. Die „New York Times" berichtete, dass die Agenten, die an der Ermordung von Kashoggi beteiligt waren, militärisch in den USA ausgebildet worden waren. Das fügt sich leider in das Bild einer Weltmacht, die keine Bedenken hat, in Saudi-Arabien nicht nur einen verlässlichen Verbündeten zu sehen, sondern darüber hinaus einen dank der Ölmilliarden äußerst kaufkräftigen Interessenten für Militärspielzeug made in USA.
Aber zumindest scheint unter dem neuen Präsidenten die Schamgrenze angestiegen zu sein; möglicherweise hat das zur Freilassung von Loujain-al Hathloul beigetragen. Joe Biden würdigte sie immerhin als *eine starke Kämpferin für Frauenrechte*. Am 31. Juli 2021 hat unsere „Heldin" ihren 32. Geburtstag in Freiheit gefeiert. Der Wermutstropfen dabei: Viele andere Menschenrechtsaktivisten sind noch eingekerkert.

Benin: Das Land heißt nach einem alten Königreich

Das Gebiet des heutigen Staates bildete den größten Teil des Königreiches Dahomey, bis es 1805 von den Franzosen im Auftrag Napoleons besetzt und dem französischen Kolonialreich einverleibt wurde. Wenige Jahre später musste es im britisch-französischen Kolonialkonflikt wieder aufgegeben werden. Allerdings ließen die Franzosen nicht locker und übernahmen 1863 das Protektorat über das Königreich Porto-Novo und 1868 über Cotonou. Schrittweise wurden dann auch die nördlichen gelegenen Gebiete besetzt.

Am 1. August 1960 wurde die Republik Dahomey mit 1,8 Millionen Einwohnern zwar in die Unabhängigkeit entlassen, aber die wirtschaftliche Lage und ethnische Konflikte führten zu zahllosen Staatsstreichen, bis 1972 ein Armeemajor putschte, einen marxistisch-leninistischen Kurs unter Patronanz der Sowjetunion einschlug und das Land in die „Volksrepublik Benin“ umwandelte. Man lehnte sich mit dem Namen an die Bezeichnung eines früheren Königreiches an, das im Südwesten Nigerias lag. Mit dem Niedergang der Sowjetunion endete allerdings die Affinität zum Marxismus-Leninismus und es wurden Schritte in Richtung Marktwirtschaft unternommen. Die letzten 30 Jahre kann man Benin als einigermaßen funktionierende Demokratie bezeichnen, in der rund 80 (!) zugelassene Parteien registriert sind.

Die Republik ist drauf und dran, ein Königreich zu werden – allerdings der Baumwolle. Das „weiße Gold“ sorgte in den letzten Jahren für einen Spitzenplatz unter den afrikanischen Produzenten; mit 700.000 Tonnen Jahresproduktion zählt Benin auch zu den „Big Players“ weltweit. Allerdings sind die Möglichkeiten der Weiterverarbeitung veraltet und beschränkt auf einfache Tuchsorten. Würde mehr Baumwolle im Land verarbeitet werden, könnten eine Menge Arbeitsplätze geschaffen werden. Fader Beigeschmack: Die Familie des Präsidenten kontrolliert den Großteil der vor- und nachgelagerten Geschäfte; es ist zu vermuten, dass diese Interessenlage die staatliche Politik lenkt.

Ein Großteil der Sojaernte geht an Ölmühlen, die für den Export arbeiten, oder wird unverarbeitet nach Indien und Vietnam geliefert. Auch hier bestünde ein maßgebliches Entwicklungspotential für Kleinbetriebe zur Verarbeitung und Distribution im eigenen Land, da auf diese Weise erfahrungsgemäß am ehesten neue Jobs geschaffen werden können.

Das Land, das 112.000 km² umfasst und etwa 12 Millionen Einwohner hat, gehört trotz mancher Erfolge in den letzten Jahren noch immer zu den armen Ländern auf einem an Rohstoffen und Menschen reichen Kontinent.

Es hat auch eine außerordentlich reiche und eindrucksvolle Tradition im Kunsthandwerk, das in den Sammlungen vieler Museen besonders geschätzte Exponate präsentiert – allerdings im Ausland, wo die Raubkunst zuhause ist.

Die Nikobaren: „Der Nackte Mann“ lockte auch die Österreicher

Warum die Inselgruppe in der Sprache der Tamilen „Nackter Mann“ heißt, ist den Chroniken nicht zu entnehmen und kann daher nur Spekulation bleiben. Am wahrscheinlichsten ist, dass es der Beschreibung einer tamilischen Dynastie diente. Gewiss ist, dass es sich um eine Inselgruppe handelt, die Sumatra weit näher ist als dem indischen Subkontinent und trotzdem zum indischen Unionsterritorium gehört. Nur zwölf der 22 Inseln sind bewohnt und haben keine 40.000 Einwohner, womit sich ihre Bedeutung für einen Staat mit 1,4 Milliarden Menschen in relativen Grenzen hält. Arabische, burmesische und malaysische Schiffe steuerten die Inseln an, und ab dem frühen 16. Jahrhundert gesellten sich die Europäer dazu, wenn sie auf dem Weg zu den weiter östlich gelegenen Inseln waren, wo die Gewürze lockten. Die ersten, die dann Ansprüche anmeldeten, waren die Dänen, die in der zweiten Hälfte des 18. Jahrhunderts versuchten, die Inseln zu kolonialisieren, aber immer wieder an der Malaria scheiterten.

1778 schlug dann die Stunde der Österreicher, die bis dahin nur auf ein paar kleine Handelsstützpunkte verweisen konnten, aber noch immer nicht in den Besitz einer Kolonie gelangt waren. Also erhob die Triestiner Ostindische Handelskompanie Ansprüche auf vier der Inseln, die zu österreichischen Kronkolonien erklärt wurden, obwohl Dänemark seine „Besitzerklärung“ niemals zurückgezogen hatte und dementsprechend Protest einlegte. Es war nach wie vor kein allzu begehrter Ort, denn gegen die Malaria gab es keine Mittel und immun waren nur die Ureinwohner. Aber die Abgesandten aus Wien hatten von Kolonialmächten der damaligen Zeit gelernt, hissten einfach die Flagge und schlossen einen Vertrag mit den Einheimischen, die sich nicht bewusst waren, dass sie damit ihre Heimat an die neuen Herren verschenkten. Die Diplomaten in der Hofburg machten aus dem Ganzen eine „Erfrischungsstation“ für den China-Handel. Nach sechs Jahren war Schluss mit dem Abenteuer und die Dänen holten sich ihr „Eigentum“ zurück. Die österreichische Repräsentanz bestand allerdings nur mehr in zwei Sklaven, die den Auftrag hatten, die Flagge zu bewachen.

Damit war die Angelegenheit aber noch nicht abgetan, denn 80 Jahre nach der Besitzergreifung auf den Nikobaren ankerte dort die österreichische Fregatte „Novara“, die als Forschungsschiff getarnt war, deren Kapitän aber den Befehl hatte, die Inseln wieder in Beschlag zu nehmen. Auftraggeber war aber nicht die Triestiner Handelsgesellschaft, sondern der Kaiser-Bruder Maximilian selbst, dem aber weder hier noch später in Mexiko Glück beschieden war – dort wurde er bekanntlich an die Wand gestellt, um erschossen zu werden.

Österreich war also nicht eine weise Monarchie, die sich aus dem kolonialen Wettlauf vornehm heraushielt, sondern schlichtes Unvermögen, fehlendes Kapital und eine zu geringe Flottenstärke waren dafür verantwortlich.

Niger: Für die Tuareg der „Fluss der Flüsse“

Bei den Tuareg war er „ghir n-igheren“ – der Fluss der Flüsse, während „Niger“ bei den Römern der „Schwarze“ war. Gemeint ist jener Fluss, der den Südwesten des gleichnamigen Savannen- und Wüstenstaates durchfließt. Niger ist mit seinen 1,2 Millionen km^2 und 24 Millionen Einwohnern einer der großen Binnenstaaten Afrikas, der zwar keine Küste, aber viele Nachbarn hat: im Norden Algerien und Libyen, im Westen Mali und Burkina Faso, im Osten den Tschad und im Süden Nigeria und Benin. Das heiße und sehr trockene Klima ist regelmäßig für Dürreperioden verantwortlich, die wiederum Hungersnöte auslösen. Die Trocken- und Dornbuschsavannen, die in die Wüste übergehen, gehören der Sahelzone an. Arabisch heißt „Sahel“ daher auch die „Küste der Wüste“.

Das Land hat noch immer die höchste Geburtenrate der Welt. Aus den 3,2 Millionen Menschen im Jahr 1960 könnten nach einer UN-Prognose bis Ende des 21. Jahrhunderts 165 Millionen, also das Fünfzigfache werden! Kein Wunder also, dass neben den klimatischen Veränderungen, die dem Land eine Verkleinerung der landwirtschaftlich nutzbarer Flächen brachten und immer wieder durch Dürre zusätzlich für Versorgungsprobleme sorgten, dieses exponentielle Bevölkerungswachstum nicht von einem ausreichenden Wirtschaftswachstum begleitet war. Die Folge: Niger gehört zu den ärmsten Ländern der Welt. Dazu fehlen noch innere Stabilität und Homogenität, was auf die französische Kolonialzeit zurück zu führen ist. Ursprünglich waren die Völker Nigers bereits in Staaten organisiert, die sich bis zur Besitzergreifung durch Frankreich eine bedeutende Stellung erhalten konnten und die zunichte gemacht wurde. Zuerst war das heutige Staatsgebiet überhaupt nur ein Teil von Französisch-Südwestafrika, und als es 1921 in eine eigene Kolonie ausgegliedert wurde, nahm man bei der Grenzziehung keine Rücksicht auf historische, kulturelle, ethnische oder sprachliche Gegebenheiten. Nach einer Übergangszeit erhielt die junge Republik schließlich am 3. August 1960 ihre Unabhängigkeit.

Rebellionen der Tuareg und Militärputsche, die im ersten halben Jahrhundert nach der Unabhängigkeit folgten, waren die Konsequenz.

Die politische Lage hat sich zwar in letzter Zeit beruhigt, aber das Risiko, Opfer von Gewaltkriminalität oder Entführungen zu werden, ist nach wie vor gegeben.

Auch Terrorangriffe, die immer wieder viele Opfer fordern, sind vor allem in der Sahelzone ein weiteres Faktum staatlicher Instabilität. Es handelt sich also bei Niger nicht nur um ein sehr armes Land, sondern auch um ein fragiles Gemeinwesen mit instabiler Demokratie bei gleichzeitig hoher Korruption.

Das Land ist aber der größte Uranproduzent Afrikas und gehört damit vor allem für Frankreich mit seinem hohen Anteil an Atomstrom zu den Kernländern seiner nachkolonialen Interessen. Natürlich ist es ein französischer Staatskonzern, der den Abbau vornimmt. Das heißt, dass sich die postkoloniale Hand recht fest abstützt.

4

August

Von Lügen und Kriegsverbrechen

Die „Washington Post" hat dem abgewählten Präsidenten Donald Trump akribisch nachgewiesen, dass er sich in seiner Amtszeit insgesamt der unglaublichen Zahl von 30.000 Lügen bedient hat. Da er das Amt etwa 1.500 Tage verunstaltete, kommt man auf einen täglichen Schnitt von 20 nachgewiesenen Lügen oder zwei zu jeder Stunde bei zehnstündigem Schaffen. Wenn man allerdings berücksichtigt, dass er ungewöhnlich viel Zeit auf dem Golfplatz verbracht hat und persönliche Angriffe allein zwar oft niederträchtig waren, aber nicht unbedingt eine Lüge darstellen mussten, kann man ermessen, auf welche Art das mächtigste Amt der Welt zusätzlich verunglimpft wurde und Schaden für das Ansehen der Demokratie gebracht hat.

Aber leider muss man konstatieren, dass zu lügen kein ungewöhnliches Attribut amerikanischer Präsidenten darstellt. Man denke an Bush und die Giftwaffen im Irak, an Reagan und die nicaraguanischen Contras oder an Nixon und Watergate. Alles war mehr oder minder von Bedeutung für die USA oder die jeweils aktuelle Weltsituation. Auch am Beginn eines der längsten und blutigsten Kriege, die von den USA geführt wurden, stand eine Lüge. Der sogenannte „Tonkin-Zwischenfall" war für Präsident Johnson die Begründung, das direkte Eingreifen der USA in Vietnam zu rechtfertigen. Der US-Kongress glaubte den Erklärungen des Präsidenten, und damit war das Engagement von 1965 bis 1973 in Südostasien legalisiert. Zumindest was die verfassungsrechtlichen Voraussetzungen in den USA betraf. In der Folge wurden die Vereinigten Staaten ein Jahrzehnt nach dem Beginn des Vietnamkrieges direkt in den Strudel von Gewalt und Grausamkeiten hineingezogen.

Die Vorgeschichte: Von 2. bis. 4. August 1964 sollten im Golf von Tonkin nordvietnamesische Schnellboote US-Kriegsschiffe mehrmals und ohne Grund beschossen haben. Seit den 1970er-Jahren ist allerdings erwiesen, dass am 4. August kein Torpedoangriff erfolgt ist. Die Pentagon Papiere und deren Teil-Veröffentlichung durch die New York Times und die Washington Post im Jahr 1971 deckten auf, dass die Regierung unter Lyndon B. Johnson sowohl die Öffentlichkeit als auch den Kongress über den Vietnamkrieg jahrelang systematisch belogen hatte. Der Kongress und die Bevölkerung erfuhren, dass entgegen den Beteuerungen mehrerer Präsidenten der Krieg schon viel früher geplant war, um den Kommunismus zu bekämpfen, und auch verdeckt auf andere Gebiete, wie Laos und Kambodscha, ausgeweitet worden war. Zwar versuchte Präsident Nixon eine Veröffentlichung zu verhindern, was jedoch nicht gelang. Für die „PRESSE" war jedoch ganz klar: *Dann aber, wenn politische Ziele, Sensationslust oder auch nur die Kassa den Blick auf das Gemeinwohl trüben, schaufeln solche Meinungsmacher sich selbst und der Freiheit, die sie fordern, das Grab.*

Das ist allerdings nur politisch gemeint, denn tatsächlich liegen in den Gräbern jene Nobodies, die den Kopf hinhalten haben müssen.

Burkina Faso: Drei Sprachen und drei Völker

Die Sprachen der Mossi, Dioula und der Fulba standen Pate, als der Staat Obervolta im Jahre 1984 umbenannt wurde. Statt des Flussees Volta waren es die Begriffe „Unbestechlicher“ und „Vaterland“, die sich aus zwei Sprachen stammend zu „Burkina Faso“ – dem „Vaterland der ehrlichen Menschen“ – zusammenfügten. Die dritte Sprache gilt der Bezeichnung der Menschen, die hier leben – es sind die Burkinabe.
Bis 1958 gehörte das Gebiet zu Französisch-Westafrika, das seit 1895 ein Kolonialverbund im westlichen Afrika südlich von Marokko, Algerien und Libyen war. 1919 wurde dabei eine eigene Kolonie Obervolta geschaffen, die am 5. August 1960 unabhängig wurde. Für den neuen Namen stand der fünfte Präsident der Republik, Thomas Sankara, Pate, der am 4. August 1983 durch einen Staatsstreich an die Macht gekommen war. Ein besonderes Anliegen war ihm der Kampf gegen die Korruption, weshalb er das Land auch umbenennen ließ, um zu verdeutlichen, dass Burkina Faso das „Land der aufrichtigen Menschen“ sein sollte. Er folgte in seiner Politik panafrikanischen und antipatriarchalischen Ansichten und orientierte sich in seiner sozialistischen Politik an dem ghanaischen Präsidenten Jerry Rawlings. Sankara lehnte eine Rückzahlung der Schulden der Dritten Welt an den Westen (Anmerkung des Autors: völlig zu Recht) ab und war für eine ambitionierte Gesundheits- und Frauenpolitik verantwortlich. Dabei verstand er sich als sozialistischer Revolutionär, der besonders vom Modell Kuba beeinflusst war. Auch sein Motto ging in eine ähnliche Richtung: *Vaterland oder Tod, wir werden siegen*. Er ging auch mit gutem Beispiel voran, denn gleich zu Beginn seiner Präsidentschaft ließ er alle Regierungs- und Luxuslimousinen verkaufen. Die Minister wurden verpflichtet, den Renault 5, das billigste Auto im Land, als Dienstwagen zu nehmen. In seiner Regierungsmannschaft waren so viele Frauen wie nie zuvor in einem afrikanischen Staat. Der Kampf gegen Hunger und für Bildung und das Eintreten für Wiederaufforstung gehören zu den Markenzeichen seiner Amtszeit. Afrikas Grüne Mauer im Sahel profitierte von Sankaras Initiative. Die Lage der Frauen wurde beispielhaft verbessert: Er verbot die Beschneidung, verurteilte Polygamie und trat für Verhütungsmaßnahmen ein.
Ein bevölkerungsweites Impfprogramm brachte ihm das Lob der Weltgesundheitsorganisation. Kein Wunder, dass seine Politik auf Widerstand im In- und Ausland stieß. Am 15. Oktober 1987 wurde er 38-jährig bei einem Militärputsch ermordet; sein Nachfolger Blaise Compaoré blieb dann gleich die nächsten 27 Jahre im Amt. Das Land, das mittlerweile über 20 Millionen Einwohner besitzt, ist noch immer eines der ärmsten auf der Welt. Aktuell sind auf Grund von schweren Dürren und anhaltender Gewalt drei Millionen Menschen von Hunger bedroht. Die Corona-Pandemie hat die Lage weiter verschlimmert. Dazu besteht eine anhaltende Terrorgefahr und auch die räuberische Kriminalität ist auf dem Vormarsch. Kein Land für ehrliche Menschen derzeit!

Jamaica:
Die Tainos sprachen von einem „Land von Wald und Wasser"

Die Tainos waren ein Volk der Arawak, doch es ist keine allzu große Bildungslücke, über ihre Sprache nichts zu wissen, obwohl sie uns allgegenwärtig ist: barbacoa ist das Barbecue von heute, batata meint die Potatoes, aus denen die Chips hergestellt werden, der Tabak, die Tomate und das Kanu würden wohl irgendwie anders bezeichnet werden, hätten wir nicht gleich die Wörter der Arawak mit übernommen. Bevor die weißen Männer kamen, gab es eine große Gefahr für Leib und Leben in der Karibik: den Hurrikan – wie die Arawak den Tropensturm nannten.
Zuerst waren die Spanier da. Die Eroberung durch die Briten 1655 war eine Art „Zweite Wahl", denn eigentlich wollte man den Spaniern die Insel Hispaniola abnehmen, aber durch Hunger, Durst, Fieber und Ruhr geschwächt, entschieden sich die Seefahrer für das leichtere Opfer, da die wesentlich kleinere Insel nur schwach verteidigt war. Das war auch der Beginn eines Guerillakriegs gegen die Briten, den hauptsächlich Sklaven führten, die sich in die Berge zurückgezogen hatten. Alle Strafexpeditionen der neuen Herren nützten nichts – die „Maroons" konnten nicht besiegt werden, zu mutig kämpften sie gegen den Feind und zu listig setzten sie ihre besseren Ortskenntnisse ein. Die Briten unterzeichneten schließlich 1739 einen Friedensvertrag, der den Aufständischen Land zusprach. Nach einem weiteren Aufstand 1795 wurden viele Rebellen nach Halifax in Neu-Schottland (Kanada) verbracht, wo sie neue Unruhen anzettelten. Um dauerhaft Ruhe zu bekommen, übersiedelten die Briten die übriggebliebenen Maroons nach Sierra Leone in Westafrika.
Kein Wunder, dass sich immer wieder eine „Zurück nach Afrika"-Nostalgie entwickelte, aus der nach der Krönung von Haile Selassie zum Kaiser von Äthiopien – dem „Ras" – die Rastafari-Bewegung wurde. Ras sollte der Messias sein, der die Schwarzen aus Sklaverei, Elend und Unterdrückung befreien werde.
Aus der Kronkolonie wurde schließlich am 6. August 1962 ein selbstständiger Staat, der sich den Wahlspruch *Out of Many, One People* gab – aus vielen wird ein Volk, könnte man sagen. Elisabeth II. von England ist nach wie vor „Königin von Jamaika" – aber ungekrönter Regent ist wohl der Musiker und Sänger Bob Marley, der mit seinem Reggae die Insel weltberühmt und zu einem Sehnsuchtsort vieler junger Menschen machte.
Heute sind es vor allem sportliche Erfolge, besonders in der Leichtathletik, die für Aufsehen sorgen. Die Kriminalitätsrate ist landesweit, insbesonders aber in der Hauptstadt Kingston sowie in den Touristenorten sehr hoch. Diebstähle und bewaffnete Überfälle gehören zur Tagesordnung, daher wird oftmals zur Waffe gegriffen.
Das Land hat heute im Vergleich zu anderen Karibikstaaten gute Werte was Demokratie, Stabilität, Freiheitsrechte und Wirtschaftsentwicklung anbelangt. Armut ist dennoch ein „Markenzeichen" vieler Teile des Landes geblieben.

Bolivien: Der Namensgeber war ein Freiheitsheld

Als am 6. August 1825 Antonio José de Sucre die Unabhängigkeit vom kolonialen Mutterland Spanien erkämpfte, lehnte Simón Bolívar die Präsidentschaft ab, fungierte lediglich als Namenspatron und schrieb die erste Verfassung des Landes.
In der Folge gab es mehrere Revolutionen, eine Vereinigung mit Peru und einen Krieg mit Chile. Es folgten Militärdiktaturen, Misswirtschaft, Klientelwesen und Korruption. Im Salpeterkrieg (1879-1884) verlor das Land seine Küstenprovinz und wurde zu einem Binnenstaat, was sich zu einem nationalen Trauma entwickelte. Immer wieder erhebt Bolivien auch vor internationalen Gerichten seine Forderung nach einem souveränen Zugang zum Meer. Der damalige Präsident Evo Morales bezeichnete es als offene Wunde seit 1904, dass das Land vom Meer abgeschnitten und vom Wohlwollen des Nachbarlandes abhängig ist. *Wir haben ein Recht auf das Meer, es wieder zu erlangen, ist eine Pflicht*. Diese Parole steht auf jedem Schriftstück des bolivianischen Militärs. Aber damit nicht genug: Bolivien verlor im Grenzstreit mit Brasilien das Gebiet von Acre, der Krieg gegen Paraguay führte zu Verlusten im Gran Chaco, so dass Bolivien im Lauf der Jahre um ein Drittel kleiner wurde. Ein Großteil der folgenden Jahre im 20. Jahrhundert war von Staatsstreichen und Putschversuchen gekennzeichnet, bis 1971 Hugo Banzer Suárez an die Macht kam, der aber 1978 wieder aus dem Amt geputscht wurde. In den Jahren seiner Präsidentschaft verbot er Gewerkschaften, schränkte bürgerliche Freiheiten ein und war verantwortlich für das „Verschwindenlassen" von missliebigen Menschen. Ihm ist die Einteilung von Priestern in die Kategorien „rechts" oder „links" zuzuschreiben, wobei die einen als *linientreu* und die anderen als *regimekritisch und volksverbunden* zu sehen sind. Letztere wurden ungeachtet ihrer Stellung in der Kirche verfolgt – eine Methode, die andere Rechtsdiktatoren Südamerikas gerne übernahmen. Die Verfolgung linker und oppositioneller Kräfte war auch die Gemeinsamkeit, die Banzer mit Pinochet verband. 20 Jahre spielte er keine Rolle mehr, bis er 1998 die Präsidentschaftswahlen mit dem Versprechen gewann, die Armut zu bekämpfen und den Agrarsektor zu reformieren. Da 70 Prozent der Bevölkerung unter der Armutsgrenze leben, richteten sich die Hoffnungen auf einen Mann, der sie wiederum enttäuschte und drauf und dran war, die bolivianischen Wasservorkommen zu privatisieren und sie an die Bechtel-Corporation, das größte Bauunternehmen der USA, zu verscherbeln. Krebs erzwang aber seinen Rücktritt. Vier Jahre später erzielte Evo Morales mit seinem „Moviemento al Socialismo" einen Wahlsieg; er war der erste Indigene in diesem Amt. Es gelang ihm, die Armut deutlich zu senken. 2019 sah er sich durch einen Putsch zum Rücktritt gezwungen. Militär und Polizei schlugen sich auf die Seite einer gewaltbereiten rechten Opposition. Nach einem Zwischenspiel wurde „Lucho" Arce, Minister unter Morales, mit 55 Prozent zum Präsidenten gewählt. *Einheit ist die Stärke,* lautet seit 200 Jahren der Wahlspruch.

Côte d'Ivoire: Elfen haben kein Bein

Es wäre ein Irrtum zu glauben, dass das gleichnamige Bein etwas mit den sagenhaften Elfen zu tun haben könnte, die als Naturgeister die nordische Mythologie bevölkerten. Vielmehr bezeichnet es Elefantenstoßzähne, und der Handel mit ihnen lag Jahrhunderte hindurch in den Händen afrikanischer und arabischer Kaufleute.

Solange die Europäer den Elfenbeinhandel dominierten, gab es weder den Begriff des illegalen Handels noch der Wilderei. Erst mit dem Washingtoner Artenschutzübereinkommen aus dem Jahre 1973, das der Großteil der UN-Mitgliedsstatten unterzeichnete, wurde ein Schutzmechanismus in Kraft gesetzt, der jeden Handel mit Elfenbein, das nach dem 1. Juni 1947 verarbeitet wurde, verbietet. Aber durch Schmuggel und auch Ausnahmen kommen immer wieder Stoßzähne auf den Markt, die den strengen Auflagen nicht entsprechen.

Die Elfenbeinküste in Westafrika hat ihren Namen allerdings zum Zeitpunkt eines schwunghaften Handels der Portugiesen mit dem wertvollen Naturprodukt erhalten; ursprünglich wurde auch der Name „Zahnküste" verwendet. Aber auch „Ivory Coast", „Costa de Marfil", „Costa d' Avoria" waren gebräuchlich, bis der Präsident des Landes, Houphouet-Boigny, im Jahr 1985 dem Ganzen dadurch ein Ende setzte, dass seither nur mehr „Côte d'Ivoire" verwendet werden darf, wenn von seinem Land die Rede ist. Es gibt zwar keinerlei Sanktionen, aber es ist verständlich, dass ein Land sich selbst aussuchen kann, wie es genannt werden will, und so lassen wir die deutsche Benennung genauso fallen wie den verbotenen Handel mit dem Bein.

Das Land ist viermal so groß wie Österreich, hat immerhin dreimal so viele Einwohner und erlangte am 7. August 1960 seine Unabhängigkeit von Frankreich, nachdem es seit 1893 Kolonie gewesen war. Was uns vergleichsweise arm erscheint, gehört in Afrika zu den wohlhabenden Regionen.

Der bereits erwähnte Präsident regierte das Land mit harter, ja autoritärer Hand von der Unabhängigkeit weg bis zu seinem Tode – also immerhin ganze 33 Jahre.

Auch diesem Land blieb ein Bürgerkrieg nicht erspart, der das erste Jahrzehnt des 21. Jahrhunderts beherrschte. So ist auch heute noch keine stabile Lage erreicht, weil Terroristen die Grenzregion zu Burkina Faso und Mali immer wieder mit Gewalt überziehen.

Der Kampf, der allerdings woanders ausgefochten wird und eine enorme wirtschaftliche Bedeutung hat, findet an der Schokoladenfront statt. 70 Prozent des weltweit gehandelten Kakaos kommen zwar aus Côte d'Ivoire und Ghana, aber fünf internationale Konzerne beherrschen zwei Drittel des weltweiten Schokoladeumsatzes.

Man kann den Afrikanern nur wünschen, dass sie den Kampf um die Bohne gewinnen und auf Dauer nicht nur die Rohstoffe liefern, sondern auch am Wert des Endproduktes beteiligt sind.

„Little Boy", „Fat Man" und die Bergpredigt

Als die Enola Gay am 6. August 1945 von einer kleinen Marianen-Insel abhob und Richtung Japan flog, konnte die Welt nicht ahnen, dass es in wenigen Stunden zu einem der größten Kriegsverbrechen der Menschheitsgeschichte kommen sollte. Noch dazu ein Verbrechen, das niemals vor Gericht verhandelt wurde und dessen Schuldige daher nie zur Verantwortung gezogen wurden. Ganz im Gegenteil: Das Flugzeug ist seit 2003 in einer Riesenhalle nahe dem Dulles Airport in Washington ausgestellt. Das Monster, das es mit sich getragen hatte, wurde beschönigend „Little Boy" genannt; der Feuersturm, der bei der Explosion in Hiroshima ausgelöst wurde, tötete in den nächsten Augenblicken bis zu 90.000 Menschen, die allermeisten Zivilisten. Als am 9. August dann in Nagasaki „Fat Man" zum Einsatz kam, die wohl so genannt wurde, weil die Bombe die zweifache Vernichtungskraft des „Erstlings" hatte, wusste man nicht nur in der Theorie, sondern auch schon in der Praxis über die grauenvollen Folgen Bescheid. Und tat es trotzdem.

In der Katholischen Kirche ist der 6. August ein besonderer Tag, der einem Glaubensgeheimnis gewidmet ist: der Verklärung des Herrn – früher hieß es Verwandlung Christi. An diesem 6. August 1945 hat sich auf jeden Fall die Welt verwandelt: Nachher konnte sie nicht mehr so sein, wie sie vorher war. Es wurde eine Büchse der Pandora geöffnet und mit Schrecken konnte man erkennen, welche todbringende Wirkung eine Kernreaktion haben kann. Aber genauso schlimm: Die weltweit erste Atombombenexplosion ist mit dem Gottesnamen des christlichen Bekenntnisses verbunden worden. Als am 16. Juli in New Mexico die erste Bombe gezündet wurde, hatte sie den Codenamen „Dreifaltigkeitsbombe". Kein Wunder, dass manche Japaner noch immer von der „christlichen Bombe" sprechen, die auf die vermeintlichen „Heiden" abgeworfen wurde. Vor dem ersten Atombombenflug wurde die Bomberbesatzung von einem Geistlichen mit folgenden Worten auf den Weg geschickt:

Allmächtiger Vater, der Du die Gebete jener erhörst, die Dich lieben, wir bitten Dich, denen beizustehen, die sich in die Höhen Deines Himmels wagen und den Kampf bis zu unseren Feinden vortragen. Wir werden im Vertrauen auf Dich weiter unseren Weg gehen, denn wir wissen, dass wir jetzt und für alle Ewigkeit unter Deinem Schutz stehen. Amen.

US-Präsident Truman, der die Atombombeneinsätze im Wissen um die verheerende Wirkung genehmigt hatte, erklärte das Ende des Krieges schließlich zu einer Sternstunde christlichen Erbarmens:

Noch nie hat sich eine Nation mit den Machtmitteln der Vereinigten Staaten von Nordamerika gegen ihre Freunde so hilfreich und gegen ihre Feinde so großmütig gezeigt. Vielleicht war die Zeit angebrochen, die Lehren der Bergpredigt zu verwirklichen.

Anfang 2019 besaßen neun Staaten 13.865 Atomwaffen, davon tausende mit einer vielfachen Wirkung von „Little Boy" und „Fat Man".

Was hat der „Earl of Kandahar“ mit Österreich zu tun, und was die Amerikaner mit Afghanistan“?

Manch einer wird sich schon die Frage gestellt haben, was denn das traditionelle Arlberg-Kandahar-Skirennen mit der Taliban Hochburg in Afghanistan zu tun hat. Die Antwort lautet: Nein, die Österreicher waren nie in etwas verwickelt, was mit diesem Land an den Schnittstellen von Süd- und Zentralasien in Verbindung stand. Aber ein skisportbegeisterter Brite, der die Truppen in den zweiten Anglo-Afghanischen Krieg geführt hatte, stiftete Pokale für das Rennen, das dafür taxfrei mit dem Earl of Kandahar in Verbindung gebracht wurde. Aber wie kamen die Briten in dieses riesige Land, das aus scheinbar unzugänglichen Bergregionen besteht? Die Antwort lautet: „Great Game“. Dabei ging es aber nicht um Sport, wie man vermuten könnte, sondern um die Kontrolle eines Gebietes, auf das Russland spekulierte, um sich einen Zugang zum Indischen Ozean zu verschaffen, während die Briten es als Bollwerk dagegen ansahen. Großes Spiel also!

1839 kam es zum ersten britischen Überfall, bei dem es nicht gelang, Afghanistan auf Dauer zu besetzen. Nach der Kolonialisierung des indischen Subkontinents gab man sich auf britischer Seite allerdings mit dem Erreichten nicht zufrieden und wollte nicht nur die Handelswege in Zentralasien kontrollieren, sondern auch einen Angriff auf die chinesische Qing-Dynastie führen. Afghanistan sollte auf dem Weg dahin durch Britisch-Indien „geschluckt“ werden. 1878 versuchten die Briten erneut, das Land überfallsartig zu besetzen. Das gelang auch, die Hauptstadt Kabul wurde niedergebrannt und eine Marionette als König installiert.

Der dritte Anglo-Afghanische Krieg – ein Versuch des Landes, sich von den Briten zu befreien – führte dann am 8. August 1919 zur Anerkennung als souveräner und unabhängiger Staat.

60 Jahre später übernahmen Kommunisten die Macht, was in einigen Regionen auf starken Widerstand stieß. Mit dem Einmarsch sowjetischer Truppen entwickelte sich ein Krieg der Besatzungsmacht mit den Mudschahedin, die von den USA, Saudi-Arabien und Pakistan mit modernsten Waffen ausgestattet wurden und unbesiegt blieben.

Nach den Anschlägen vom 11. September 2001 begannen die US-Amerikaner die von ihnen als „Kampf gegen den Terror“ bezeichnete Invasion in Afghanistan und ließen sich in einen blutigen Krieg – den längsten ihrer Geschichte – verwickeln, bis sie sich 2021 wieder zurückzogen und das Land den Taliban überlassen mussten, die mit den amerikanischen Waffen von ehedem von Erfolg zu Erfolg gezogen waren, bis sie das Land beherrschten. Wie sich Szenen doch gleichen: Die amerikanischen Hubschrauber, die zum Einsatz am Flughafen von Kabul stationiert waren, die verängstigte Menge, die nichts wie weg wollte, die einmarschierenden Truppen der Taliban – all das erinnert an die Tage von Saigon, als die Amerikaner die Menschen ihrem Schicksal überließen.

Ecuador: Land am Äquator

Es gibt eine ganze Reihe von Ländern, die am Äquator liegen, aber nur eines, das zu Recht auch diesen Namen trägt, nämlich Ecuador. Trotz seiner 283.000 km² und 17 Millionen Einwohnern gehört es eher zu den kleineren Staaten Südamerikas, kann aber für sich in Anspruch nehmen, das artenreichste Land der Erde zu sein. Das Land zerfällt in eine pazifische Küstenregion, in die andine Sierra, die Ecuador von Süden nach Norden durchzieht, und Oriente, wo die Regenwälder des Amazonasgebietes liegen. Das Land hat eine zahlenmäßig starke indigene Bevölkerung. Mestizen stellen die zweite Hauptgruppe. Neben Spanisch wird von circa zwei Millionen Einwohnern eine regionale Mundart des Quechua, die Lingua franca der Inkas, gesprochen.

Im Zuge der Conquista, also der Eroberung, war es ein Hauptmann Pizarros, der das Land einnahm und 1534 die heutige Hauptstadt Quito gründete. In der Folgezeit war das Land Teil des Vizekönigreiches Peru und später von Neugranada, bis am 10. August 1809 erstmals die Unabhängigkeit ausgerufen wurde. Die Spanier wurden allerdings erst 1822 endgültig besiegt; die Republik Ecuador entstand schlussendlich 1830 aus dem Zerfall Großkolumbiens.

Den Namen erhielt das Land durch eine französisch-spanische Expedition, die schon im 18. Jahrhundert die genaue Lage des Äquators vermessen hatte.

Die folgende Entwicklung war geprägt von den schroffen Gegensätzen zwischen Großgrundbesitzern und der indigenen landlosen Bevölkerung. Das bedeutete viele Jahre der Instabilität und diktatorischer Anwandlungen.

1895 begann eine Epoche liberaler Reformen, die jedoch keinen Bestand hatten, weil die Festigung demokratischer Institutionen durch den Einfluss des Militärs kaum gelang. Im Durchschnitt wurde die jeweilige Regierung etwa alle eineinhalb Jahre durch einen Putsch oder Staatsstreich gestürzt. Dazu kamen Grenzkriege mit Peru, deren letzter 1995 ausbrach.

Im 21. Jahrhundert entwickelte sich im Vergleich zu den Phasen davor eine relativ stabile Situation, die allerdings in den letzten Jahren durch die Auseinandersetzung zwischen dem derzeitigen Präsidenten Lenin Moreno und seinem Vorgänger Rafael Correa gestört wurde. Gegen letzteren wurde ein (politisch motivierter?) Haftbefehl erlassen, gegen ersteren werden massive Korruptionsverwürfe erhoben. Die zwei früheren Weggefährten haben sich offensichtlich auseinandergelebt, weil der amtierende Präsident trotz seines Vornamens „Lenin" mit einer neoliberalen Politik dabei ist, den Schulterschluss mit der reichen Elite zu suchen.

Außerdem hob er das von seinem Vorgänger gewährte Asyl für Julian Assange in der-Londoner Botschaft auf, worauf dieser von Scotland Yard verhaftet wurde. Correa nannte seinen Nachfolger daraufhin „Verräter". Das Verbrechen, das seitens der USA Julian Assange zur Last gelegt wird: Er enthüllte *„mutmaßliche Kriegsverbrechen und Korruption*. (Nils Melzer, UN-Sonderberichterstatter für Folter).

Tschad: Die große Wasserwüste

Der Namen des Landes bezieht sich auf den großen See, der im südwestlichen Grenzgebiet liegt und der als „große Wasserwüste“ bezeichnet wird: der Tschadsee, ein abflussloser Binnensee am Südrand der Sahara. Der See erlebte in den letzten Jahrzehnten ein dramatisches Absinken des Wasserspiegels – seine Fläche schrumpfte seit 1963 um mehr als 90 Prozent.
Das Land selbst ist recht dünn besiedelt, denn auf einer Fläche von fast 1,3 Millionen km^2 leben etwa 16 Millionen Menschen. Sie stellen eine der ärmsten Gesellschaften der Welt dar. Auf Grund eines Bürgerkrieges und wegen längerer Dürreperioden leben 80 Prozent der Bevölkerung in absoluter Armut. Neben Somalia und Sierra Leone gehört der Tschad zu den weltweit einzigen Staaten, in denen der Großteil der Wirtschaftsleistung auf die Landwirtschaft entfällt. Von der Erdölförderung im Lande profitiert die Bevölkerung praktisch gar nicht. Seit mehr als 20 Jahren ist der Index der menschlichen Entwicklung einer der weltweit niedrigsten. Das gilt in gleicher Weise für die Wettbewerbsfähigkeit und die wirtschaftliche Freiheit, wie auch die Demokratieindizes zu den niedrigsten gehören. Leider sind auch sonst die Spitzenwerte nur dann zu registrieren, wenn es um negative Beurteilungen geht: das gilt für Instabilität genauso wie für Pressefreiheit und Korruption.
Im späten 19. Jahrhundert begannen die Franzosen mit einer gewaltsamen Besetzung der Region, nachdem sie zuvor durch Protektoratsverträge mit den jeweiligen Herrschern eine lose Oberherrschaft aufrechterhalten hatten. Aber im „Scramble for Africa“ wurde das Gebiet in immer engere koloniale Schraubstöcke gezwungen. Am 11. August 1960 erreichte der Tschad als Republik seine Unabhängigkeit, sechs Jahre später begann ein Bürgerkrieg, der bis ins Jahr 1994 andauerte. Mitverantwortlich dafür war die Tatsache, dass einem muslimischen Norden ein mehrheitlich christlicher Süden gegenübersteht. Insbesondere Libyen mit seinem Anführer Gaddafi versuchte, Einfluss in dem Nachbarland zu gewinnen, strebte zeitweise sogar einen Zusammenschluss beider Länder an. Die Franzosen wiederum unterstützten die Gegenkräfte in Militäroperationen.
1990 putschte sich Idriss Déby an die Macht, die er bis zu seinem Tod 2021 behielt. 31 Jahre, die von Menschenrechtsverletzungen, Bürgerkrieg und Hungerperioden gekennzeichnet waren. Déby war all die Jahre hindurch ein stabiler Freund Frankreichs, wie auch Präsident Macron an seinem Sarg betonte. Er war zwei Tage nach seiner Wiederwahl am Dienstag, dem 21. April 2021 unter mysteriösen Umständen ums Leben gekommen. In Paris wurde der Tod äußerst besorgt aufgenommen, war doch Déby vor allem dann verlässlich, wenn es darum ging, „islamische Terroristen“ zu jagen. Da kann man dann schon ein wenig die Augen zudrücken, wenn es um Menschenrechte geht. Aber ebenso kann man auf den Sohn Débys setzen, der recht schnell zum Nachfolger bestellt wurde. Es bleibt alles in der Familie!

Zentralafrika: Das wohl ärmste Kaiserreich auf der Welt

Zwei Jahre nach der Berliner Konferenz über die Verteilung Afrikas an die Europäer war es ein französischer Kolonialbeamter, der das Territorium in Zentralafrika zur „Interessensphäre" seines Landes erklärte. Der nächste Schritt war die militärische Okkupation, aus der sich dann 1910 eine eigenständige Kolonie entwickelte. Ein bisschen etwas holten sich auch die Deutschen und gliederten es als „Neukamerun" in ihre Kolonien ein.

Unter der Bezeichnung „Zentralafrikanische Republik" erlangte das Gebiet am 13. August 1960 seine Unabhängigkeit. Sechs Jahre später putschte sich ein ehemaliger „Captain" der französischen Armee an die Macht, der es mittlerweile in seiner Heimat zum Stabschef gebracht hatte: Jean-Bédel Bokassa, der sich auf „seine" Franzosen verlassen konnte. Sie kamen mit Fremdenlegionären und regulären Truppen ins Land, um Bokassas Herrschaft abzusichern. Dies schaffte ihm auch den Freiraum, seine Gegner durch Haft und Mord zu beseitigen. Den Franzosen war es egal – Hauptsache, sie hatten einen verlässlichen Verbündeten in ihrer ehemaligen Kolonie. Im März 1972 ließ er sich zum Präsidenten auf Lebenszeit ausrufen; bald darauf nahm er auch den Rang eines Feldmarschalls – mit entsprechender ordensgeschmückter Uniform – ein. Als das alles noch nicht genug der Ehre war, ließ er sich zum Kaiser ausrufen. Nein, eigentlich war sein Titel etwas ausgeschmückter: *Sein kaiserliche Majestät Bokassa der Erste, Kaiser von Zentralafrika durch den Willen des Zentralafrikanischen Volkes vereinigt in der nationalen politischen Partei, der MESAN*. Aber nicht einmal sein Übertritt zum katholischen Glauben konnte den damaligen Papst dazu bewegen, die Inthronisation vorzunehmen, und so krönte er sich in einer Zeremonie selbst zum Kaiser. Natürlich trugen die Franzosen zu den Feierlichkeiten, die sie zum Teil auch bezahlten, ihr besonderes Scherflein bei und schenkten Bokassa zu diesem historischen Anlass einen edelsteinbesetzten Thron.

Trotz fortgesetzter Grausamkeiten, an denen sich der Kaiser gelegentlich auch gerne selbst beteiligte, hielten ihm die Franzosen weiterhin die Stange – ging es doch um Uran für das französische nukleare Waffenprogramm, und da sieht man dann schon großzügig über die eine oder andere Ungereimtheit hinweg. Aber irgendwann war dann doch genug. 1979 wurde der Kaiser durch einen Militäreinsatz französischer Soldaten gestürzt. Das Ganze wurde beziehungsvoll „Operation Barracuda" genannt und führte zur Wiederherstellung der Republik. Damit kehrte aber keineswegs Ruhe in dem Land ein, Putsche folgten sowie ein Bürgerkrieg von 2012 bis 2015. Auch hier bekämpfen sich Muslime aus dem Norden und Christen aus dem Süden und es gibt immer wieder aufflammende Kampfhandlungen und Gewaltkriminalität im ganzen Land, in einem Land, das mit Abstand das ärmste der Welt ist und dessen Bevölkerung die niedrigste Lebenserwartung hat. *Einigkeit, Würde und Arbeit* verspricht der Wahlspruch, der nur als zynischer Witz interpretiert werden kann.

Bahrain: „Die zwei Meere“ sind ein Königreich auf 33 Inseln

Kleiner als etwa das Hamburger Stadtgebiet und mit 1,6 Millionen Einwohnern ist das Königreich der „Zwei Meere“ – Bahrain – ein moderat wohlhabendes Land, das noch immer eine starke Abhängigkeit von Erdöl besitzt, welches drei Viertel der Regierungseinnahmen bringt.
Das Inselreich hatte schon vor 5.000 (!) Jahren eine große Bedeutung, weil es für die Sumerer und Babylonier das Handelszentrum für den Austausch von Waren bis nach Indien war. 632 n. Chr. wurde es von den Moslems erobert, 1507 von Portugal besetzt, das wiederum von den Persern vertrieben wurde. Diese verloren bald die Kontrolle über die Inseln an den Oman. 1861 mussten die Bahreiner einen Protektoratsvertrag mit den Briten abschließen. Am 15. August 1971 erklärte sich das Land für unabhängig, lehnte allerdings ebenso wie Katar einen Zusammenschluss mit den Vereinigten Arabischen Emiraten ab. Bald darauf ersetzten die Amerikaner die Engländer und die USA errichteten einen Luftwaffen- und Flottenstützpunkt, der ein Teil ihres „pointillistischen Imperiums“ darstellt. In der „Operation Desert Fox“ wurden von hier aus im Jahr 1998 Luftangriffe auf den Irak gestartet.
Der König des Landes gehört der sunnitischen Minderheit an und kann daher auch mit der Unterstützung der Saudis rechnen. So wurden schiitische Unruhen und Umsturzversuche nach der Iranischen Revolution niedergeschlagen, und das Königshaus kann sich sicher sein, dass seitens der großen Nachbarn Unterstützung kommt, wenn die Gefahr eines Umsturzes droht.
So auch nach dem 14. Februar 2014, als es zu schweren Protesten gegen das Königshaus im Rahmen des „Arabischen Frühlings“ kam. Der Großteil der damaligen Demonstranten gehörte zur schiitischen Mehrheit – damit hatte die Rebellion nicht nur einen politischen, sondern auch konfessionellen Hintergrund.
Als die Lage immer weiter außer Kontrolle geriet, entsandte Saudi-Arabien Soldaten, weil das dortige Königshaus einen entscheidenden Einfluss des Iran befürchtete. Seitdem herrscht wieder jene Ruhe im Land, die sich Despoten wünschen. Mittlerweile hat sich Bahrain auch dadurch abgesichert, dass es 2020 einen Friedensvertrag mit Israel abgeschlossen hat, das ja keinerlei Interesse an einem gesteigerten iranischen Einfluss auf die Region hat. Dass das Regime als repressiv und undemokratisch bewertet werden muss, spielt bei solchen neuen Freundschaften keine Rolle.
Das Land, das zu den reichen der Welt zählt, versucht seine Abhängigkeit vom Erdöl zu verringern, indem es eine starken Bankensektor entwickelt und auf den innerarabischen Tourismus setzt. Dass es systematisch zu Menschenrechtsverletzungen, vor allem auch gegen Kinder und Frauen, kommt, spielt da keine so wesentliche Rolle. In den Reisehinweisen des deutschen Auswärtigen Amtes heißt es: *Bei Meldung eines Übergriffs bei der Polizei muss die Frau nachweisen, dass der Übergriff nicht einvernehmlich geschah.*

Britanniens zusammengeraubte Glorie

Es war das Jahr 1750, als das indische Mogulreich so geschwächt war, dass es in viele unabhängige Staaten zerfiel. Zu dieser Zeit hatten die Briten durch ihre ostindische Handelskompanie ein kleines Fischerdorf besetzt, das später einmal Bombay genannt werden sollte. Nur sieben Jahre später besaß die Company ein Gebiet, das dreimal so groß war wie England. Mit Betrug und Gewalt wurde die Besitznahme immer weiter ausgedehnt und das Land rücksichtslos ausgebeutet. *Niemals sah die Welt so tyrannische und mächtige Männer, wie die Leute, die das Empire in Indien gründeten. Die Engländer, die damals nach Indien kamen, waren von einer Seuche befallen – dem Wunsch, den Reichtum anderer Völker zu stehlen. Das Wort Moral war aus ihrem Wortschatz verschwunden.* So sah der bengalische Romancier Chandra Chatterjee die Situation seiner Heimat. Er musste es wissen, da er ja in der britischen Verwaltung tätig war.

Mitte des 19. Jahrhunderts beherrschten die Briten den Subkontinent. Entweder direkt wie in Bengalen, oder indische Fürsten wurden von britischen Beratern „gelenkt". Indien wurde Schritt für Schritt entindustrialisiert und zur Steuer- und Rohstoffquelle, die Britannien reich machte.

1857 brach ein Aufstand aus, der alle Wut und Hass der indischen Soldaten zu einem Massaker an den Europäern werden ließ. Historiker werten dieses Ereignis als den ersten vergeblichen Kampf um die nationale Unabhängigkeit, weil sich die Rebellen ausdrücklich auf das alte Mogul-Reich bezogen. Als es schon so aussah, als seien die Tage der britischen Herrschaft gezählt, kam der unbarmherzige Gegenschlag mit frischen Truppen aus der Heimat und loyalen indischen Regimentern. Rebellen, die die Kämpfe überlebten, wurden erhängt und vor Kanonen gebunden, die dann abgefeuert wurden. Wahrlich keine feine britische Art. Das war aber auch das Ende der Herrschaft der Company, die durch eine direkte Verwaltung von der Krone ersetzt wurde. Indien war schon zu dieser Zeit der Prototyp einer Beherrschungskolonie, wo relativ wenige Briten wenn notwendig mit Waffengewalt und einheimischen Soldaten die übergroße Mehrheit ausbeuteten und unterdrückten. Der Anteil Indiens am weltweiten Bruttosozialprodukt, der im Jahr 1700 noch gleich hoch wie der von ganz Europa war (jeweils 23 Prozent), sank bis 1890 auf die Hälfte, während er sich in Europa dank industrieller Revolution und kolonialer Ausbeutung fast verdoppelte. Indien ebenfalls die Chance zur Industrialisierung zu geben, lag also nicht im Interesse der Briten. Das Land wurde immer mehr ausgebeutet und den Menschen auf dem Land das Überleben immer schwerer gemacht – Hungerperioden mit Millionen Todesopfern waren die Folge; die Besatzungsmacht blieb ziemlich unberührt.

Am 1. Januar 1877 nahm Königin Victoria den Titel „Kaiserin von Indien" an. In einer Zeit, in der bis zu 29 Millionen Einheimische verhungerten, wurde gefeiert und geprasst. Am 15. August 1947 erlangte das Land seine Unabhängigkeit.

Pakistan: Das „Land der Reinen“ oder ein Akronym

Es gibt manche Länder, bei denen die Herkunft ihres Namens entweder mehrere Deutungen zulässt oder überhaupt umstritten ist. Aber es gibt wohl keines, wo die mögliche Interpretation so weit auseinandergeht wie bei Pakistan. Auf Urdu und im Persischen heißt „Pak“ so viel wie „rein im Geiste“ und „Stan“ „Land“. Allerdings gab schon 1933 einer der wichtigsten Vertreter eines unabhängigen Muslimstaates in einem Aufsatz „Jetzt oder nie“ dem Land als Heimat der nordindischen Muslime eine Akronymbezeichnung, die sich aus **P**unjab, **A**fghania, **K**aschmir, **I**ndus, **S**indh und Belutschis**tan** zusammensetzt.

Als noch das gesamte Land britische Kronkolonie war, wurde 1885 die Kongresspartei als Vertreterin der Hindus gegründet, 1906 als Reaktion darauf die Muslimliga.

Nach dem Zweiten Weltkrieg war der Druck so groß und Großbritannien dermaßen geschwächt, dass man sich zum Verlassen Indiens entschließen musste; so entstand der Mountbatten-Plan zur Teilung des Landes. Gegen jede Vernunft bestand der muslimische Teil aus zwei Hälften, die 1.700 Kilometer voneinander entfernt lagen und später in blutige Auseinandersetzungen verstrickt werden sollten. Aber da waren die Briten längst weg. Vergessen war, dass im Zweiten Weltkrieg Indien nicht nur als Operationsbasis gedient hatte und zwei Millionen Soldaten stellte – es ging nur noch darum, das Land möglichst schnell sich selbst zu überlassen.

Die Abspaltung Pakistans von Indien führte zu Völkerwanderungen riesigen Ausmaßes. Mehr als sechs Millionen muslimische Inder flüchteten in das neugeschaffene Pakistan und ebenso viele Hindus trieb es in die andere Richtung. Manche Schätzungen sprechen von der doppelten Anzahl und einer Million Toten, die durch das plötzliche Vakuum zu beklagen waren. Verständlich, dass der Vertreter Pakistans bei den Vereinten Nationen mit Erbitterung reagierte, als man zur Kenntnis nehmen musste, dass mit der Genfer Flüchtlingskonvention nur die Vertriebenen in Europa gemeint waren. Von Beginn an erwies sich aber auch, dass der Fürstenstaat Kaschmir zu einem Zankapfel zwischen beiden Ländern werden sollte.

Das junge Gemeinwesen litt unter politischer Instabilität und größten wirtschaftlichen Problemen. Am 23. März 1956 wurde Pakistan die erste islamische Republik der Welt, und bald darauf wurde das Kriegsrecht ausgerufen. 1965 begann schon der zweite Indisch-Pakistanische Krieg, und 1971 kam es in Ost-Pakistan zum Bürgerkrieg. Zehn Millionen Zivilisten flohen nach Indien, bis zu drei Millionen Menschen wurden getötet, bis die Souveränität von Bangladesch anerkannt wurde.

Im Westen regierte das Militär mit eiserner Hand und leitete eine weitere Islamisierung ein. Die Spannung mit Indien blieben aufrecht und bekamen eine neue Brisanz durch die Nuklearbewaffnung beider Länder. Dazu kommt, dass Pakistan Stützpunkt islamischer Terroristen wurde und sich als Verbündeter der USA hin- und hergerissen sieht im Kampf gegen Terrorismus und starke fundamentalistische Strömungen.

Korea: Marco Polo nannte die Halbinsel Cauly

Als Marco Polo im späten 13. Jahrhundert die Halbinsel kennenlernte, nannte er sie nach der chinesischen Aussprache einfach „Cauly", wobei damit das Königreich Goryeo gemeint war. Chinesisch klang das irgendwie nach „Gaoli"; in den Ohren Marco Polos wurde daraus eben „Cauly".

Die Halbinsel stand zwar immer wieder unter dem Einfluss benachbarter Großmächte, konnte sich aber eine gewisse Eigenstaatlichkeit erhalten. Waren es 150 Jahre hindurch die Mongolen, denen Korea als Vasallenstaat diente, stand man bis 1895 unter der Vorherrschaft des Kaiserreiches China. Das Ende der beschränkten Souveränität brachte dann die imperialistische Politik des japanischen Kaiserreiches, das Korea 1905 zum Protektorat machte und 1910 als Kolonie vereinnahmte.

Nach dem Zweiten Weltkrieg kam es zwischen der Sowjetunion und den USA zum Plan einer Teilung des Landes, was prompt von 1950 bis 1953 zum Koreakrieg führte und damit zu einem Konflikt, der bis heute anhält. Er sollte sich zum ersten „Heißen" im Kalten Krieg entwickeln, dem ein gleichartiger in Vietnam folgte. Das Muster war jeweils das gleiche: Der Westen verteidigte in uneigennütziger Weise die Freiheit, die anderen wollten für den Kommunismus die Welt erobern und scheuten dabei keine Mittel. Es gibt auch heute noch genügend Menschen, die diese einfache Botschaft von Gut und Böse glauben. Vergessen werden aber auf beiden Seiten die Millionen Opfer, das Leid für die Zivilbevölkerung und die grausamen Folgen des Kampfes zweier Ideologien.

Südkorea, das seinen Unabhängigkeitstag am 15. August feiert, ist mit seinen 52 Millionen Einwohnern im Laufe der Jahrzehnte zu einer einigermaßen funktionierenden Demokratie geworden, während im Norden mit etwa der Hälfte an Einwohnern das wohl brutalste und bizarrste aller Regimes Angst und Schrecken verbreitet. Fotos sind da sehr verräterisch. Wenn der dickliche Führer seine Weisheiten von sich gibt, steht um ihn eine Schar ältlicher Militaristen, die größte Aufmerksamkeit und Geflissentlichkeit augenscheinlich machen, wenn sie in kleinen Heftchen ihre Notizen eintragen. Die Szene ist austauschbar: Das nächste Mal sind Wissenschaftler an der Reihe, dann Ingenieure, die versuchen, so auszusehen, als würden sie jedes Wort aufsaugen.

Was für uns eigenartig erscheint, ist wohl nördlich der Demarkationslinie überlebensnotwendig. *Das Wunder am Han-Fluss*, wie die Zeit des rapiden Wirtschaftsaufschwungs genannt wird, machte hingegen Südkorea von einem armen Agrarland zu einem prosperierenden Industriestaat, der seine Produkte weltweit absetzen kann. Im Gegensatz dazu ist Nordkorea nur mit ausländischer Hilfe in der Lage, seine Bevölkerung zu ernähren. Trotzdem plagen regelmäßig Hungersnöte das Land, das mehr oder weniger einem riesigen Gefangenenlager gleicht. Die Menschen weinen bei vielen Anlässen, nicht weil sie Trauer spüren, sondern regimetreu auftreten wollen, und jubeln, nicht weil ihnen danach ist, sondern weil es erwartet wird.

Kongo: Es war einmal ein Königreich

Als die Portugiesen erstmals im späten 15. Jahrhundert die Kongomündung befuhren, stießen sie auf ein Bantureich, das schon seit dem 14. Jahrhundert existierte und sich „Wene wa Kongo“ nannte.

Es war neben dem Königreich Lunda das bedeutendste zentralafrikanische Staatswesen dieser Zeit. Der Mani Kongo, ein gewählter Herrscher, saß auf einem Thron aus Holz und Elfenbein. Insignien seiner Macht waren eine Peitsche aus dem Schweif eines Zebras, ein mit Fellen und Tierköpfen behängter Gurt sowie eine kleine Mütze. Mit den Europäern wurde nach diesen ersten Kontakten reger Handel betrieben, vor allem für Sklavenhändler wurde es ein beliebter Stützpunkt. Im Lauf der Jahre nahm der portugiesische Einfluss immer mehr zu und das Königreich wurde tributpflichtig. 1711 hatte das Königreich in seiner traditionellen Form aufgehört zu bestehen, aber erst 170 Jahre später kam es unter französische Herrschaft. Am 5. Februar 1885 war man sich mit der Privatgesellschaft des belgischen Königs Leopold II. über den Grenzverlauf einig und Frankreich ging daran, „Schutzverträge“ nach bewährtem imperialem Muster abzuschließen. 1910 entstand dann Französisch-Äquatorialafrika mit Brazzaville als Hauptstadt.

Ein halbes Jahrhundert später, am 15. August 1960, wurde der Mittelkongo in Kongolesische Republik unbenannt und unabhängig.

Der Start der jungen Republik war von ethnischen und politischen Unruhen überschattet. 1968 wurde der Kongo zu einer Volksrepublik, die sich an die Sowjetunion anlehnte. Mit dem Zusammenbruch der kommunistischen Staaten 1990 änderte die Einheitspartei allerdings ihre Politik und ließ schließlich ein Mehrparteiensystem zu. Denis Sassou Nguesso kam im Bürgerkrieg 1997 an die Macht zurück und regierte das Land autoritär, nachdem der erste demokratisch gewählte Präsident gestürzt worden war.

Mit insgesamt mehr als 35 Amtsjahren ist der heute 70-jährige Sassou Nguesso der dienstälteste Machthaber Afrikas und lässt sich daher gerne auch „Kaiser“ nennen.

Kongo-Brazzaville ist heute einer der größten Ölproduzenten Afrikas. Trotzdem ist der Anteil der Menschen, die unter der Armutsgrenze leben, noch immer bei etwa 40 Prozent. Außerdem leidet das Land unter grassierender Korruption; Transparency International zählt den Kongo zum „dreckigen Dutzend“ Afrikas.

Die Hauptstadt Brazzaville hat bald zwei Millionen Einwohner und somit fast 40 Prozent der gesamten in der Republik Kongo lebenden Menschen. 1900 waren es knapp 5.000, die sich bis zur Mitte des Jahrhunderts auf das Zwanzigfache erhöhten. Ihr gegenüber liegt Kinshasa, Hauptstadt des „anderen Kongo“, die mit 17 Millionen Einwohnern zu den drei größten Metropolregionen Afrikas zählt. Dass die Stadt einmal Léopoldville nach dem belgischen König hieß, gehört zu den Dingen, die man heute nicht mehr wissen will.

Indonesien: Inseln, die nicht zu Indien gehören

Da das griechische Wort „nesos“ für „Inseln“ steht, bedeutet „Indonesien“, dass es sich um indische Inseln handelt, was sie aber gar nicht sind. Aber immerhin beschreibt der Begriff ein heutiges Staatsgebiet, das aus insgesamt 17.508 Inseln besteht und mit Ausnahme des Anteils an Neuguinea zum asiatischen Kontinent gehört. Mit mehr als 270 Millionen Einwohnern ist Indonesien nicht nur der größte Inselstaat der Welt, sondern auch das Land mit den weltweit meisten Muslimen.

In ökologischer Hinsicht kommt dem Inselreich allergrößte Bedeutung zu, da es nicht nur eines der größten Regenwaldgebiete der Erde umfasst, sondern mit Nord-Borneo und West-Neuguinea auch zwei der fünf Zentren mit der größten Biodiversität auf der Erde in diesem Staatsgebiet liegen. Der Regenwald Indonesiens gilt nicht nur als der artenreichste weltweit, sondern zählt auch zu den am meisten gefährdeten, da große Waldflächen abgeholzt werden. Die CO^2-Emissionen des Landes sind zu 80 Prozent auf Entwaldung zurückzuführen. International agierende Unternehmungen schlagen Holz zur Papierherstellung und legen auf den gerodeten Flächen Palmölplantagen an – mit großem ökologischem Schaden als Folge. Damit wird ein zweifelhafter Wettbewerb mit Brasilien geliefert, wo ähnlich rücksichtslos vorgegangen wird. Es ist kein Wunder, dass in beiden Ländern auch Brandrodungen überhandnehmen.

Zu Beginn des 16. Jahrhunderts stießen die Europäer in die Inselwelt vor, um den bisher von Malaien, Arabern und Chinesen betriebenen Gewürzhandel zu übernehmen. Nach fast hundert Jahren der Beherrschung durch die Portugiesen setzten sich die Niederländer durch und kontrollierten die Gebiete die nächsten dreieinhalb Jahrhunderte. Nur die Engländer und die Japaner erlangten jeweils ein paar Jahre die Oberhoheit über die Inselwelt. Die ersten drei Jahrhunderte war es keine niederländische Kolonie, sondern auch hier hatte eine Handelskompanie das Sagen, bis 1799 ein direkte Herrschaftsbeziehung als Kolonie entstand. Als es zwischen 1825 und 1830 einen Volksaufstand auf Java gab, fielen diesem 200.000 Einheimische und 8.000 Europäer zum Opfer – ein Verhältnis von 25:1, das ungewöhnlich schlecht für die Besatzer war, denn 100:1 oder mehr war bei der Niederschlagung von Rebellionen durch koloniale Waffenüberlegenheit keine Seltenheit. Bis 1908 hatten die Niederländer ihren Machtbereich immer weiter ausgedehnt und wurden 1945 nach dem Abzug der japanischen Invasoren in einen Unabhängigkeitskrieg verwickelt – am 17. August hatte der spätere Präsident Sukarno die Selbstständigkeit ausgerufen. Die Niederländer eroberten zwar fast das gesamte Gebiet, verloren aber die Sympathie der Weltöffentlichkeit und mussten schließlich 1949 die Republik anerkennen.

Mitte der 60er-Jahre ereignete sich ein Massaker, das zwar augenscheinlich gegen die Kommunisten gerichtet war, aber vor allem gegen die starke chinesische Minderheit wirkte. Mit bis zu 2,5 Millionen Opfern war es einer der größten politisch motivierten Massenmorde der jüngeren Geschichte.

Gabun: Ein Fluss, dessen Aussehen dem Land den Namen gab

Als die Portugiesen im 15. Jahrhundert die afrikanische Küste entlangsegelten, stießen sie auf eine Flussmündung, der sie wegen ihrer eigentümlichen Form den Namen Gabao gaben, was Kapuzenmantel bedeutete und zum heutigen Landesnamen Gabun führte. Die Hauptstadt des knapp zwei Millionen Einwohner zählenden Landes, das immerhin viermal so groß ist wie Österreich, ist Libreville. Sie wurde 1849 offiziell als Siedlung für freigelassene Sklaven gegründet; nach liberianischem Vorbild (Freetown) erhielt sie ihren Namen. In ihr lebt ein Drittel der Bevölkerung des dünn besiedelten Landes. Mehr als 70 Prozent sind von Regenwald bedeckt.
Bantuvölker und deren Sprache sind bestimmend in einem Gebiet, in dem von 40 ethnischen Gruppen insgesamt 42 Sprachen verwendet werden.
Nach Besiedelung durch Franzosen erreichten diese 1839 die ersten Hoheitsrechte, 1888 wurde Gabun Teil von Französisch-Kongo, 1910 als selbstständiger Teil von Französisch-Äquatorialafrika wieder ausgegliedert. Den Einheimischen dürften diese Verwaltungsumgliederungen ziemlich egal gewesen sein, denn die Flagge, unter der sie schufteten, blieb gleich, die Gewehre, die sich auf sie richteten, waren dieselben und die Herrenmenschen hatten die gewohnten Gesichter. Am 17. August 1960 erlangte das Land die Unabhängigkeit, und Omar Bongo regierte das Land ab 1967 bis 1999, also mehr als drei Jahrzehnte, mit autoritärer, harter Hand. Die Flagge war neu, die Gewehre gleich und die Gesichter der Herren jetzt halt schwarz. Wie in vielen anderen Ländern Afrikas war die der Freiheit folgende Diktatur nichts anderes als ein Farbenspiel, denn jetzt waren die alten weißen gegen neue schwarze Unterdrücker ausgetauscht. Es ist wie immer: Keine Kolonialmacht hat sich vor ihrem Abgang b emüht, das Wesen der Demokratie zu vermitteln.
So blieb das Präsidentenamt dann auch in der Familie und wird halt nicht mehr durch Omar, den Vater, sondern Ali, den Sohn wahrgenommen. Und so verwundert nicht, dass die Indizes für Freiheit, Demokratie und Stabilität niedrig, der Wert für Korruption dafür umso höher ist.
Ein trauriger „Tatbestand“: Hier arbeiten zwangsweise viele Kinder, die von Menschenhändlern aus ihrer Heimat verschleppt werden.
Geht man nach der Kaufkraftparität der Wirtschaftsleistung, gehört Gabun durch seine Naturschätze zu den reichsten Ländern Subsahara-Afrikas.
Aber auch hier ist Papier sehr geduldig, denn 80 Prozent der Bevölkerung leben unter der Armutsgrenze. Reiches Land – arme Menschen. So war es auch schon in der Kolonialzeit und so ist es geblieben. Ein Skandal, für den die fremden Herren mitverantwortlich sind, aber darüber wird der Mantel des Schweigens bereitet. Es ist doch viel einfacher, der mangelnden Entwicklungsfähigkeit von „Naturvölkern“, ihrer Neigung zum Müßiggang und ihrer Bereitschaft zum Kriminellen die Schuld zuzuweisen.

Saddam gegen Chomeini – das war wahre Brutalität am Golf

Was in der Zeitgeschichte als der „Erste Golfkrieg“ firmiert und nach acht Jahren Kampf am 20. August 1982 beendet wurde, war eine Auseinandersetzung, die vordergründig das Mullah-Regime im Iran treffen sollte, deren Wurzeln aber viel tiefer zurückreichten. Man kann sogar sagen, dass die Grenze zwischen Mesopotamien und Persien einen dauernden Konfliktherd des Osmanischen Reiches mit dem östlichen Nachbarn darstellte. Als die Herren Sykes und Picot die Aufteilung des osmanischen Erbes für Frankreich und Großbritannien unter sich ausmachten, konnten oder wollten sie auf solche Feinheiten nicht achten, und so erbte der Irak auch gleich einen veritablen Konflikt um seine Ostgrenzen. Es standen sich zwar Schiiten auf beiden Seiten gegenüber, aber die einen waren Araber und die anderen Perser, und so fand es Saddam Hussein als geeigneten Zeitpunkt, den Iran anzugreifen, als dieser durch die erste Phase des Mullahregimes militärisch geschwächt war.

Er konnte im Gegensatz zum islamisch-revolutionären Iran damit rechnen, militärische und wirtschaftliche Unterstützung sowohl von der Sowjetunion als auch von den USA zu bekommen. Auch die finanzstarken Saudis, als Wahrer des sunnitischen Islam, unterstützten jenen Mann, der in dieser Zeit in vielen Staatsstuben wohlgelitten war, bevor er mit heftigem westlichen Zutun die Fratze des Bösen zeigte. Schließlich konnte man ihn gegen jenes Regime nutzen, das den Schah verjagt hatte und ökonomische Interessen des „freien“ Westens gefährdete. Öl machte eine Region, die man jahrhundertelang links liegen gelassen hatte, zu einem „Hotspot“, wie das im Neusprech so schön heißt.

Und weil in der großen Politik nichts so ist wie es scheint, wurde Israel in den ersten Kriegsjahren zum größten Waffenlieferanten für Chomeinis Soldaten. Trotz aller Überlegenheit im Waffenbereich auf irakischer Seite kompensierte der Iran dieses Manko durch „Menschenmaterial“ bis hin zu Kindersoldaten. Der Irak wurde zum größten Rüstungsimporteur weltweit, und eine ganze Kohorte von waffenproduzierenden Staaten lieferte an beide Seiten – Geschäft ist schließlich Geschäft. Eigentlich waren da alle vertreten, die im Waffenbusiness Rang und Namen haben. Auch die Österreicher durften von sich sagen, dass sie beileibe kein „Adabei“ waren – 200 Riesengeschütze sind immerhin schon etwas nach den Regeln dieses Marktes. Ein unschönes Spiel muss jedenfalls den USA angelastet werden: im Rahmen der Iran-Contra-Affäre lieferten sie Waffen, um mit diesem Geld nicaraguanische Rebellen zu finanzieren. Aber auch andere Wege machten sich die USA zunutze, um im Geschäft nicht zu kurz zu kommen: über Südkorea, Taiwan, Argentinien und Südafrika – alles verlässliche Subagenten des Pentagon – belieferte man die Mullahs mit Waffen und Munition.

Diese Kalenderseite ist alles andere als ein Kriegstagebuch – eher ein Notizbuch für Menschenverachtung, Machtanmaßung, Skrupellosigkeit. Daher ist der Kriegsverlauf – der am Ende keinen Sieger und nur Verlierer kannte – nicht von Bedeutung.

Sumak kawsay – das „gute Leben“

Der Ausdruck stammt aus dem Kichwa, der alten Inkasprache, und wurde 2008 in die neue Verfassung aufgenommen, die sich der südamerikanische Staat Ecuador gab. Bolivien ist ein Jahr später gefolgt.
Es galt eine Alternative zum neokolonialen Kapitalismus zu finden, die in indigenen Traditionen verwurzelt ist. *Dies ist ein Moment großer Hoffnung* – [für] *eine Gesellschaft, die das „das gute Leben“ vorantreibt ... die die Lehren der Urbevölkerung wiedererlangt und in Harmonie mit unsere Mutter Erde* (Pacha Mama) *leben kann*, hieß es damals als Leitprinzip. Es geht um ein „buen vivir“, das nicht im transzendentalen Zusammenhang, sondern als gesamtheitliches Naturverständnis gesehen werden kann. Also ein harmonisches Zusammenleben der Menschen mit der Natur.
„Sumak kawsay“ bezieht sich auf soziale und materielle Zufriedenheit für alle Mitglieder einer Gemeinschaft, jedoch weder auf Kosten anderer noch zu Lasten der natürlichen Lebensgrundlagen. Es ist eine Form des Zusammenlebens in Vielfalt und Harmonie mit der Natur, aber kein esoterisches Wundermittel für zivilisationsmüde Europäer. Heute leben in Lateinamerika und der Karibik etwa 40 Millionen Menschen, welche sich auf 600 indigene Gemeinschaften verteilen und eine Antwort auf 500 Jahre Repression suchen, wo ihnen westlicher Glaube und Zivilisation als Fortschritt aufgezwungen und gleichzeitig ihre eigenen Denkweisen und Lebensformen als „primitiv“ denunziert wurden.
Alle Indigene Lateinamerikas sind mit vielfältigen Schwierigkeiten konfrontiert, wobei die Marginalisierung in jenen Gesellschaften, wo sie nur mehr ein paar Prozent ausmachen, am meisten fortgeschritten ist. Dort sind Diskriminierung und Rassismus leider noch immer die gebräuchliche Umgangsform.
Erst seit einem halben Jahrhundert gibt es international Ansätze, Indigenen eigene Rechte einzuräumen und ihre Lebens- wie Geisteswelt zu respektieren.
Wie schwer sich Europa damit tut, hat sich gezeigt, als konservative Katholiken dem Papst Götzendienst vorwarfen, weil bei der Amazonas-Synode Rituale und Figuren verwendet wurden, die der amazonischen Lebenswirklichkeit entsprechen. Diese sind zwar kulturell zu verstehen und auch religiös, aber nicht im Sinne der Anbetung fremder Götter. So wird Pachamama (Mutter Erde, Mutter Kosmos) als Personifizierung dessen, was Leben in vielfacher Hinsicht schenkt, nährt, schützt und zu ritueller Kommunikation fähig ist, verehrt, aber nicht angebetet.
Sie wird heute als Faktor für Identität, sozialpolitischen Widerstand und als Hoffnung auf ein umfassenderes Leben angesehen.
Westliche Arroganz wird sicherlich keinen Zugang zu „Pachamama“ und „Sumak kawsay“ bieten, obwohl es dringend notwendig wäre, wenn *Geiz geil* ist und das *ich will alles und von allem mehr* zum Lebensprinzip erklärt wird.

Mexiko: Das Land, das man die „Mitte des Mondes“ nennt oder auch „Sonnenland“

Die Azteken selbst gaben sich die Bezeichnung „Mexi'ca“, die aus dem Nahuatl-Wort „Metztlixithlico“ abgeleitet wurde und entweder „in der Mitte des Mondes“ oder einfach „Sonne“ bedeutet.

Auf der Suche nach Gold waren die Spanier ab 1517 in das Festland Mittel- und Nordamerikas eingedrungen und hatten dieses Schritt für Schritt gewaltsam in Besitz genommen. Hernán Cortés besiegt die Azteken, Franzisco de Montejo eroberte Yucatán und Pedro de Alvarado unterwarf das heutige Guatemala. Die Konsequenz war ein Vizekönigreich namens Neu-Spanien, das auf Grund seines Reichtums an Edelmetallen zu einer der wichtigsten Besitzungen der Europäer wurde. Zur Zeit seiner größten Ausdehnung gehörten auch ganz Mittelamerika, das nördlichste Südamerika und die Philippinen zum Verwaltungsgebiet dieses Vizekönigreiches, dessen Menschen und Schätze von den Spaniern ausgebeutet wurden.

In den frühen Morgenstunden des 16.9.1810 hielt der Priester Miguel Hidalgo in der Stadt Dolores eine Ansprache, die als „Grito de Dolores“ (Schrei der Schmerzen) in die mexikanische Geschichte eingegangen ist und als Beginn der Revolution gilt. Er selbst büßte dafür mit seinem Leben und sein Kopf wurde von den Spaniern zehn Jahre lang in einem Käfig ausgestellt. Das geschah vor 200 Jahren und wirft ein bezeichnendes Licht auf das, was die Europäer unter ihrer „Zivilisation“ verstanden, nämlich brutale, menschenverachtende Repression, wenn es opportun erschien. Engländer haben noch ein halbes Jahrhundert später in Indien Menschen vor Kanonenrohren „drapiert“, bevor sie diese abschossen, und wiederum ein halbes Jahrhundert später haben Deutsche ein ganzes Volk in den Hungertod getrieben. Koloniales Handwerk halt in allen Fällen und und unabhängig von der jeweiligen Fahne.

In Mexiko folgten dem Tod Hidalgos Jahre des Krieges, bis die Unabhängigkeit am 23. August 1821 erlangt werden konnte. Ein paar Jahrzehnte später riefen im mexikanischen Texas lebende Amerikaner eine Republik aus, die bald von den USA annektiert wurde. Diese führten dann auch noch Krieg und holten sich den nördlichen Teil Mexikos als Kriegsbeute. Ein paar Gebiete wie Arizona und New Mexiko wechselten für Dollars den Besitzer. Die Gesamt-Annexion des Landes scheiterte weniger an der Gier der Amerikaner als an deren Rassismus. Man hätte eine *rassisch minderwertige Bevölkerung integrieren müssen*, sagte Südstaatensenator John Calhoun. Deshalb ist Mexiko selbstständig geblieben und mit bald 130 Millionen Einwohnern die zweitgrößte Volkswirtschaft Lateinamerikas.

Jedes Jahr am 15. September um 23 Uhr tritt der Präsident des Landes auf den Balkon des Nationalpalastes, wo auch die Glocke von Dolores aufgehängt ist, und ruft unter dem Beifall einer riesigen Menschenmenge: *Es leben die Helden, die uns das Vaterland und die Freiheit gebracht haben*.

Vogelmist animiert die USA zu „Guano Islands Act“

Schon vor 2.500 Jahren wurde Vogelmist an der Westküste Südamerikas als natürlicher Dünger verwendet, wie archäologische Untersuchungen bestätigen. Die ersten schriftlichen Hinweise auf den Einsatz von Guano durch die Inkas für die Düngung von Feldfrüchten stammen aus dem Jahr 1553 von Cieza de León. Erstaunlicherweise legten die Inkas beim Abbau viel Wert auf Nachhaltigkeit, denn um eine ständige Erneuerung des wertvollen Düngers sicherzustellen, war das Betreten der streng bewachten Inseln in der Brutzeit verboten. Ab 1700 brachten die Spanier über Cádiz den Guano erstmals nach Europa, waren sich aber über die wahre Bedeutung im Unklaren. Erst die von Alexander von Humboldt mitgebrachten Proben erlaubten dann Anfang des 19. Jahrhunderts eine exakte chemische Analyse. Ein Durchbruch war das noch nicht, denn den relativ hohen Transportkosten stand die traditionelle und auch billige Methode des „Latrinendüngers“ gegenüber. Erst um 1840 erkannte man, dass bei der Verwendung von Guano die Ernteerträge in die Höhe schnellten und sich dieser Vogelmist gegenüber den bis dahin gebräuchlichen Düngemethoden als hoch überlegen erwies. Der Handel war durch hohe Gewinnmargen plötzlich äußerst lukrativ; die immense Nachfrage sowie der rücksichtslose Raubbau führten zwangsläufig zu Konflikten. Dies führte letztendlich zum „Ersten Guanokrieg“, in dem Spanien 1864 bis 1866 gegen Peru und Chile kämpfte, denen sich Bolivien und Ecuador anschlossen.

Anders als die Europäer, die sich mit Verträgen langfristig Vorteile verschafft hatten, registrierten die Amerikaner, dass sie die Wahrung ihrer Interessen komplett versäumt hatten. Und so kam es am 18. August 1856 zur Verabschiedung des „Guano Island Act“, der auch heute noch gültig ist und besagt, dass eine unbewohnte und von niemandem beanspruchte Insel zum Staatsgebiet der Vereinigten Staaten gehört, wenn sie von einem US- Bürger entdeckt und in Besitz genommen wird. Der Entdecker und seine Rechtsnachfolger erlangen auf diese Art und Weise die exklusiven Abbau- und Verkaufsrechte an den Guano-Vorkommen und das alles praktischerweise unter dem Schutz amerikanischer Militärmacht. Also diente dieses Gesetz so nebenbei auch dazu, den amerikanischen Einflussbereich im Pazifik zu vergrößern. Mehr als fünfzig Inseln wurden auf diese Weise dem amerikanischen Staatgebiet hinzugefügt; eine ganze Reihe davon ist auch heute noch unter US-Kontrolle.

Alexander von Humboldt ist es übrigens zu danken, dass wir wissen, was das Wort überhaupt aussagt. In der Inkasprache bedeutet es: *Mist, mit dem man düngt*.

Erst Anfang des 20. Jahrhunderts gelang es, Düngemittel synthetisch herzustellen. Seither ist die Bedeutung von Guano drastisch gesunken und der Markt wird von Unternehmen aus Europa, Nordamerika und China beherrscht. *Mehr Dünger – größere Ernte*, lautet die vordergründige Devise, und so wird mit dem Kampf gegen den Hunger auch noch Geschäft gemacht.

Uruguay: „Vogelschwanz“ oder „Schneckenfluss“

Je nachdem welche indigene Sprache man heranzieht, lässt sich „Uruguay“ als „Vogelschwanz“ oder „Schneckenfluss“ übersetzen und bezeichnet das kleinste spanischsprechende Land Südamerikas, das auf einer Fläche, zwei Mal so groß wie Österreich, gerade dreieinhalb Millionen Einwohner zählt. Montevideo allein beherbergt zumindest die Hälfte aller Bürger, weshalb das Land scherzhaft eine Stadt mit ein paar Bauernhöfen im Umland genannt wird.

Die Geschichte Uruguays nach der Befreiung von der spanischen Besetzung – auf die der 25. August 1825 als Nationalfeiertag hinweist – ist geprägt von den unterschiedlichen Interessen städtischen Bürgertums und der Großgrundbesitzer, wobei dabei das Militär, wie in anderen lateinamerikanischen Ländern, eine wichtige Rolle eingenommen hat.

Zuvor schon war die Urbevölkerung von Spaniern und Portugiesen vertrieben worden. Schließlich setzten sich 1777 die Spanier im „Banda Oriental de Uruguay“ durch. Nach der Unabhängigkeitserklärung waren es nicht mehr die Europäer, die sich in den Haaren lagen, sondern die Vereinigten Provinzen des Río de la Plata (heute Argentinien) und Brasilien, die das Land annektieren wollten. Bürgerkriege ließen die Menschen nicht zur Ruhe kommen. Dazu kamen die Auseinandersetzungen mit jenen Gruppen, die in den „Guerra Grande“, den Krieg mit neunjähriger Belagerung Montevideos durch argentinische Kräfte, führten. In einen weiteren Bürgerkrieg waren sowohl Argentinien als auch Brasilien involviert, wodurch das Ganze zu einem Dreibundkrieg (Guerra de la Triple Alianza) ausartete. Mit Beginn des neuen Jahrhunderts kam es zu einer schrittweisen Demokratisierung, die bis 1933 anhielt

Das zarte Pflänzchen Demokratie verfiel in den Nachkriegsjahren zunehmend. Eine Guerillaorganisation, die sich Tupamaros nannte, sorgte für Unruhe unter den Mächtigen, denn sie überfiel Banken und verteilte Geld und Essen an die vielen Armen. Am 27. Juni 1973 putschte das Militär und errichtete im Laufe der Zeit eine Diktatur. 1,4 Millionen Menschen flüchteten aus dem Land; Uruguay galt bis 1985 als „Folterkammer Lateinamerikas“. Insgesamt wurden 40.000 Menschen inhaftiert, gefoltert und viele von ihnen ermordet. Ein Teil „verschwand“ ganz einfach, wie man es im Verbund mit Argentinien und Chile zu praktizieren gelernt hatte. Auch der spätere Präsident José Mujica gehörte zu den Folteropfern und setzte sich persönlich für Aufklärung der Verbrechen ein, nachdem man lange einer „Mauer des Schweigens“ gegenübergestanden war. 2010 kamen erstmals frühere Generäle für ihre Rolle in der Zeit der Militärdiktatur in Haft.

Wenn man unter Gerechtigkeit die Verurteilung der Schuldigen versteht, dann werden wir diese wahrscheinlich nie erreichen. Es ist auch viel wichtiger, für eine allgemeine Verurteilung zu sorgen, damit das Volk diese Taten ein für alle Mal ächtet, sagt eine ehemalige Anwältin vieler Häftlinge.

Pecunia non olet – Geld stinkt nicht. Nicht einmal vom Sklavenhandel

Vor einigen Jahrzehnten wurde der 23. August eines jeden Jahres als der Tag bestimmt, an dem die Erinnerung an den Sklavenhandel und seine Abschaffung wachgehalten werden soll. Dieser Tag bot sich den Initiatoren deshalb an, weil es der Tag des Jahres 1791 war, als die Sklaven in Saint-Domingue, dem heutigen Haiti, in den Aufstand getreten waren, der sie letztlich befreite. Ein Jahrzehnt danach führte Napoleon nicht nur die Sklaverei aus reinen Kostengründen wieder ein, sondern entsandte eine Streitmacht auf die Insel, die bald die Oberhand gewann, worauf auch französisches Recht wieder eingeführt wurde. Erst der neuerliche Krieg gegen Großbritannien führte dazu, dass die Kolonie militärisch nicht mehr geschützt werden konnte und die Franzosen sich in den Osten Hispaniolas zurückziehen mussten. Die USA – obwohl selbst Sklavenhaltergesellschaft – wurden bald zum wichtigsten Handelspartner. Geld stinkt nicht. Dessalines, der Führer des neuen Staates, der am 1. Januar 1804 ausgerufen worden war, ernannte sich bald zum Kaiser, der mit seiner Brutalität römischen Despoten nicht nachstand. Höfisches Leben der früheren Peiniger diente als Vorbild. Pecunia non olet. Zwei Jahre später wurde er im Auftrag von Henri Christophe, einem früheren Vertrauten, ermordet, zerstückelt und in den Straßen der Stadt präsentiert.

Sein Nachfolger war zunächst „nur" Präsident und dann „nur" König von Nord-Haiti. Ihm verdankt das bitterarme Land ein Schloss, das Sanssouci nachempfunden wurde und mit verschwenderischer Pracht ausgestattet war. Heinrich I., so ließ er sich nennen, versuchte, mit der Errichtung von Prachtbauten und einem von ihm ernannten Adel einen feudalen Staat zu schaffen. Pecunia non olet. Den freigelassenen Sklaven ging es sicher nicht besser als zuvor. Als sich ein Staatstreich abzeichnete, erschoss sich Heinrich I. standesgemäß mit einer silbernen Kugel. Silber stinkt auch nicht.

Der Aufklärer „Voltaire" gilt heute noch als Schutzheiliger der Meinungsfreiheit, Wahrer der Menschenrechte und Verteidiger der Toleranz. Er war auch ein guter Kaufmann und Mehrer seines Geldes, was an und für sich noch nicht der Kritik wert wäre. Aber unser Philosoph war nicht von Skrupeln geplagt, denn er wusste zwar (und schrieb viel darüber), dass an jedem kolonialen Zuckersack afrikanisches Blut klebte, aber das hielt ihn nicht von lukrativen Investitionen ab. *Wir kaufen ausschließlich Neger als HausskIaven. Man wirft uns diesen Handel vor. Ein Volk, das seine eigenen Kinder verkauft, ist noch verdammenswerter als der Käufer. Dieser Handel zeigt auch unsere Überlegenheit; derjenige, der einen Meister akzeptiert, wurde geboren, ihn zu haben*, so der Aufkärer.

Alle Menschen seien Brüder, postulierte er. Aber auch Brüder waren eben nicht gleich. *Ich sehe Menschen, die mir den Negern weit überlegen erscheinen, wie es diese Neger Affen gegenüber sind, und die Affen gegenüber den Austern*, glaubte er zu erkennen.

LA AMISTAD – Die Freundschaft

Es gehört schon ein Portion Dreistigkeit dazu, einen Schiffsnamen ausgerechnet mit Freundschaft in Beziehung zu bringen und dann für den Sklaventransport zu verwenden, wie das mit der „La Amistad" der Fall war. Es war ein Frachtschiff, das rund um Kuba segelte und in erster Linie Zuckerprodukte transportierte. Dass es üblicherweise nicht für den „Vertrieb" von schwarzen Menschen diente, war an der normalen Dimension des Frachtdecks zu erkennen, da für Sklaven nur die halbe Höhe vorgesehen war, wo sie angekettet und liegend oder sitzend verschifft wurden.
53 Afrikaner, die erst kurz davor in ihrer Heimat versklavt worden waren, ergänzten die Fracht von Wein, Rosinen, Medizin, Macheten und anderem Zeug. Allerdings verstieß die Einfuhr von Sklaven im Jahr 1839 gegen einen internationalen Vertrag, den auch Spanien unterzeichnet hatte und der auf das Verbot des Sklavenhandels abzielte. Bei den Afrikanern handelte es sich daher nicht um „Sklaven" im rechtlichen Sinn, was später noch eine große Rolle spielen sollte.
Der spätere Anführer der Aufständischen, Sengbe Pieh, fand nach einigen Tagen der Gefangenschaft einen Nagel, mit dessen Hilfe er sich und die Mitgefangenen von den Fesseln befreien konnte. Sie töteten den Kapitän und übernahmen, ohne über nautische Kenntnisse zu verfügen, das Schiff. Nach einer Irrfahrt gelangten die Aufständischen schließlich von der Karibik in den Atlantik, wo sie die Küste Nordamerikas entlang segelten. Am 26. August wurde die Amistad allerdings von einem Schiff der US-Navy gesichtet und aufgebracht. Der Schoner wurde nach Connecticut geleitet, wo die Afrikaner arrestiert wurden und ihnen der Prozess gemacht wurde. Nachdem das erste Verfahren zu ihren Gunsten verlaufen war, folgte eine Berufung durch den amtierenden Präsidenten der Vereinigten Staaten, Martin Van Buren, dem es in erster Linie darum ging, seine Chancen zur Wiederwahl zu verbessern, indem er sich gegen die Afrikaner stellte. Es kam zu einem weiteren Prozess vor dem Obersten Gerichtshof, den amerikanischen Abolitionisten anstrengten und dabei den früheren Präsidenten, John Quincy Adams, für die Verteidigung gewannen. Er war der sechste Präsident der USA, deren zweiter sein Vater gewesen war. Sie verband darüber hinaus, dass sie beide keine Wiederwahl nach ihrer ersten Amtsperiode schafften. Bemerkenswert war seine Argumentation gegen den amerikanisch-mexikanischen Krieg, den er als Versuch zur Ausweitung der Sklaverei sah. Er bewirkte mit seinem engagierten Eintreten einen Freispruch für die angeklagten Afrikaner, da man ihr Recht auf persönliche Freiheit feststellte und ihre Verschiffung nach Kuba infolge des Verbots des Sklavenhandels illegal war. Daraufhin konnten 35 der ehemaligen Sklaven, so wie auch Sengbe Pieh, der Anführer der Revolte, ihre Rückreise nach Afrika antreten. Die übrigen waren bereits verstorben.
Später wurden die Prozesse als ein wesentlicher Schritt zur Abschaffung der Sklaverei in den USA bewertet.

Martin Luther King: „I have a dream“

Es gibt wohl wenige Sätze, die eine so nachhaltige Wirkung besitzen wie Martin Luther Kings Ausruf *Ich habe einen Traum*. Es war der 28. August 1963 als sich in der Hauptstadt Washington 200.00 Menschen auf den Stufen und dem Platz vor dem Lincoln-Memorial versammelt hatten. Sie waren dem Aufruf zum „Marsch auf Washington“ für Arbeit und Freiheit gefolgt, um für Rassengleichheit und gegen Diskriminierung zu demonstrieren.

Ich bin [...] der Sohn eines Baptistenpredigers, der Enkel eines Baptistenpredigers und Urenkel eines Baptistenpredigers. Die Kirche ist mein Leben. [...] 100 Jahre später ist das Leben des Negers leider immer noch von den Handfesseln der Rassentrennung und den Ketten der Diskriminierung eingeschränkt. 100 Jahre später lebt der Neger immer noch auf einer einsamen Insel der Armut in der Mitte eines weiten, weiten Ozeans des materiellen Wohlstandes.

Hier wird das Außergewöhnliche an seinen Reden offenkundig: Er fordert Bürgerrechte für die Afroamerikaner, ohne gegen die weiße Bevölkerung Stimmung zu machen.

Am 28. August war etwas Historisches geschehen. Vor seiner Rede war Martin Luther King ein bekannter Mann – als er das Rednerpult verlässt, ist er Teil der amerikanischen Geschichte. Seine Rede wird Teil des kollektiven Gedächtnisses des 20. Jahrhunderts.

Ein Jahr später erhält er den Friedensnobelpreis und hält eine Rede, die für sich gesehen, ein Dokument der amerikanischen Zeitgeschichte ist und zeigt, welche großartigen Persönlichkeiten dieses Land hervorzubringen imstande ist.

Er schließt mit einem außergewöhnlichen Dank:

Sie ehren das Bodenpersonal, ohne dessen Mühen und Opfer die Flüge der Freiheit niemals den Boden hätten verlassen können. Die meisten dieser Menschen werden es nie in die Schlagzeilen schaffen, und ihre Namen werden nie im Who's Who auftauchen. Doch nach Jahren, wenn das helle Licht der Wahrheit auf dieses wundervolle Zeitalter gerichtet werden wird, in dem wir leben, werden Männer und Frauen wissen und Kindern wird man es lehren, dass wir ein besseres Land haben, bessere Menschen, eine edlere Zivilisation, weil diese demütigen Kinder Gottes gewillt waren, für die rechte Sache zu leiden.

Vier Jahre später war er tot – ermordet am 4. April 1968 um 18:01 Uhr vom Rassisten James Earl Ray. Am Tag zuvor sagte er in der berühmten Rede „I've been to the mountaintop“, dass er das „Gelobte Land“ gesehen habe, und spielt damit auf das Buch „Deuteronomium“ an, in dem Moses kurz vor seinem Tod vom Berg aus das von Gott versprochene Land sieht, das er selbst nicht erreichen wird.

Medellín:
Die „Stadt des ewigen Frühlings" und der Schrei der Armen

Die meisten Menschen denken an Banden und Drogen, wenn die Sprache auf die kolumbianische Stadt Medellín kommt. Zu lange Zeit hindurch waren die Nachrichten zu grausam, die aus einer Metropole kamen, die sonst wegen ihres milden und angenehmen Klimas mit dem „ewigen Frühling" in Verbindung gebracht wurde. Für andere Menschen wurde sie allerdings zur Stadt der Hoffnung, seitdem katholische Priester in ihr den Schrei der Armen in eine Option ihrer Kirche verwandelten. Vom 24. August bis 6. September 1968 kamen sie im Priesterseminar zusammen, das zu einer Wiege der Befreiungstheologie wurde. Am Ende der Beratungen stand eine flammende Anklage gegen die Armut. Ganze Gesellschaftsteile auf dem lateinamerikanischen Kontinent wurden sozial an den Rand gedrängt – ein Ergebnis von Strukturen der Abhängigkeit und Unterdrückung. *Dieses Elend als Massenerscheinung ist eine Ungerechtigkeit, die zum Himmel schreit. Die Armut so vieler Brüder und Schwestern schreit nach Gerechtigkeit, Solidarität, Zeugnis, Engagement*, heißt es im Abschlussdokument. Und weiter: *Diese Solidarität bedeutet, dass wir uns ihre Probleme und Kämpfe zu eigen machen und für sie zu sprechen wissen.*

Wir hören den Schrei, der aus euren Leiden empor steigt. Dieses Zitat stammt von Papst Paul VI., der einer der Betreiber für gesteigertes soziales Engagement in Lateinamerika war. Am 23. August hatte er mit kolumbianischen Kleinbauern in Bogotá eine Messe auf freiem Feld gefeiert. Es war der erste Besuch eines Papstes in Lateinamerika überhaupt. Dieser Papst war sensibilisiert für soziale Gerechtigkeit und hatte das auch in seiner Enzyklika „Populorum progressio" zum Ausdruck gebracht. Darin prangert er die ungerechte Güterverteilung, egoistische Wirtschaft und Raubbau an.

Wortführer der Konferenz war ein langjähriger Freund des Papstes, Erzbischof Dom Hélder Câmara. Die zwei nächsten Päpste sahen in der Befreiungstheologie marxistische Anklänge, die sie als linke Verirrungen bekämpften. Eine Reihe hervorragender Priester bekam das auch direkt zu spüren, wie etwa Erzbischof Óscar Romero, der für sein mutiges Eintreten für die Armen vor dem Altar stehend ermordet wurde.

Ein wichtiger Denker der Bewegung war Leonardo Boff, der mehrfach vom Vatikan diszipliniert wurde, bevor er sein Priesteramt niederlegte, aber als Theologe, Lehrer und Schriftsteller aktiv blieb. In einem Interview sagte er: *Marx hat uns die unumstößliche Lehre hinterlassen: Der Arme ist ein Ausgebeuteter und Unterdrückter des kapitalistischen Systems. Wenn es Unterdrückung gibt, muss ihr Gegenteil die Befreiung sein.* Leonardo Boff ist überzeugt, dass der Papst, der vom anderen Ende der Welt ins Zentrum der katholischen Kirche kam, diese Ansicht teilt und die *Figur des Papstes reformiert*. Der Tübinger Theologe Jürgen Moltmann hat eine weitere wichtige Perspektive aufgezeigt: *Je mehr uns in den Ländern der Ersten Welt diese Entwicklung klar wird, je mehr wir selbst die unterdrückte verarmte und verlassene Welt bei uns entdecken, desto relevanter wird die lateinamerikanische Befreiungstheologie für uns.*

Nicht nur bei Despoten verschwinden Menschen

Das gilt zumindest für Länder wie Österreich, wo im Schnitt 30 Menschen pro Tag als vermisst gemeldet werden – also etwa 11.000 pro Jahr, aber 98 Prozent dieser Fälle geklärt werden, weil sie gefunden werden oder selbst wieder heimkehren.
Wenn am 30. August eines jeden Jahres der „Tag der Verschwundenen" begangen wird, sind allerdings ganz andere Fälle gemeint, denn es geht um das erzwungene Verschwinden, das in etwa 30 Staaten der Erde „praktiziert" wird.
So verschwinden in der Volksrepublik China regelmäßig Menschen, die die Führung des Landes kritisieren oder Volksgruppen angehören, die besonders unterdrückt werden. *Die Bevölkerung Tibets ist dieser perfiden Praxis bereits seit Jahrzehnten ausgesetzt*, erklärt ein Referent für Genozid-Prävention. *Selbst Menschen, die sich nicht besonders politisch engagiert haben, wurden in Massen verschleppt*. Damit wird bewusst und präventiv Angst und Schrecken verbreitet. Das gleiche passiert heute auch mit den muslimischen Volksgruppen in der Uigurenregion Xinjiang.
Es ist eine der fürchterlichsten Praktiken aller Diktaturen – gleichgültig ob links- oder rechtsgedreht –, unliebsame und ihnen gefährliche Menschen zu verschleppen, zu foltern, zu vernichten, ohne den Verwandten davon Kenntnis zu geben. Hitlers „Nacht- und Nebel-Erlass" ebenso wie die Praktiken der stalinistischen Geheimpolizei „Tscheka" bedienten sich dieser Form der Menschenverachtung. Auch von Nordkorea, den lateinamerikanischen Militärdiktaturen und afrikanischen Despoten kennen wir Beispiele des „Verschwindenlassens". Dass aber eine solche Methode massiv im Algerienkrieg angewandt wurde, als Frankreich schon Mitglied der Europäischen Gemeinschaft war, wird so gut es geht geheim gehalten. Französische Fallschirmspringer gingen nach Anweisungen vor, die später als kennzeichnend für einen „Schmutzigen Krieg" galten. Einsatz von Folter, ungesetzliche Tötung von Verdächtigen und „Verschwindenlassen" waren in der Berichterstattung weitgehend tabuisiert. Dafür war der „Export" umso erfolgreicher, denn französische Militär- und Geheimdienstberater standen mit ihren Erfahrungen den Militärs in Chile und Argentinien zur Verfügung.
Im Vietnamkrieg wurde das Verschwindenlassen als Teil der psychologischen Kriegsführung eingesetzt. Es ging darum, die Angehörigen zweifach zu treffen: Einerseits durch den sicheren Tod ihres Verwandten und andererseits, indem die dem Toten zustehende Trauer- und Abschiedszeremonie unmöglich gemacht wurde.
Auch den USA muss der für einen demokratischen Rechtsstaat bestürzende Vorwurf gemacht werden, dass Menschen, die ins Fadenkreuz der Geheimdienste geraten, entweder mit Drohnen „endbehandelt" werden oder einfach verschwinden.

Trinidad und Tobago: Die spanische Dreifaltigkeit und die Tabakpflanze

Als Christoph Kolumbus auf seiner dritten Reise unmittelbar vor dem Festland Südamerikas eine Insel entdeckte, bedachte er sie mit dem Namen der Dreifaltigkeit, weshalb sie bis heute Trinidad genannt wird. Den Namen gab er ihr wegen ihrer drei markanten Bergspitzen.

Der zweite Teil des Inselstaates erinnert daran, dass der Tabak – auf Spanisch „tabaco“ – sich von der Taíno-Bezeichnung für die Pflanze ableitet und Namensgeber der Insel Tobago war. Beide Inseln wurden ursprünglich von Ureinwohnern des Festlandes besiedelt. 300 Jahre nach den spanischen Eroberern übernahmen die Engländer die Kontrolle über Trinidad. Viel wechselvoller war die Geschichte Tobagos, das 31 Mal seinen Besitzer tauschte, denn Franzosen, Briten, Niederländer und sogar die Kurländer stritten nach den Spaniern um die Herrschaft. 1814 war das Match endgültig entschieden. Bis zur Selbstständigkeit am 31. August 1962 waren beide Inseln unter britischer Kontrolle. Was die ganze Zeit über gleich blieb, war der fragwürdige Umstand, dass die beiden Inseln ein Zentrum für Sklaverei waren.

Dass einmal die Spanier die Herren der Inseln waren, ist noch heute an einer kuriosen Tatsache erkennbar, denn als sie vor den Briten kapitulieren mussten, war eine der Bedingungen, dass der katholische Feiertag „Fronleichnam“ aufrechterhalten bleibt – bis jetzt wurde daran nichts geändert.

Zu den eher bestürzenden Besonderheiten gehört, dass der Inselstaat als eines der wenigen Mitglieder des Commonwealth die Todesstrafe noch immer anwendet.

Die eineinhalb Millionen Einwohner haben trotzdem unter einer relativ hohen Mordrate zu leiden, die zum größten Teil Folge der Drogen- und Bandenkriminalität ist. Wiederholt gab es auch von Amnesty International bestätigte Berichte über Tötungen durch die Polizei, deren Umstände sehr dubios und wahrscheinlich rechtswidrig waren.

Lesben, Schwule, Bisexuelle, Transgeschlechtliche und Intersexuelle sind noch immer Opfer von Gewalt und Diskriminierung. Kindesmissbrauch stellt ebenfalls ein schwerwiegendes Problem dar, auch Frauen wie Mädchen sind immer wieder Opfer von Gewalt.

Da nach der Abschaffung der Sklaverei von den Briten Kontraktarbeiter vom indischen Subkontinent auf die Inseln verpflichtet wurden, betrachtet sich ein Drittel der Einwohner als Nachkommen der aus Afrika verschleppten Sklaven und ein weiteres Drittel als Erben der asiatischen „Lohn-Sklaverei“, deren Arbeits- und Lebensbedingungen sich nicht allzu sehr von jenen der Sklaven unterschieden haben.

Die indigene Bevölkerung ist auf ein Tausendstel aller Einwohner marginalisiert. Für sie muss der Wahlspruch des Inselreiches eher wie ein Hohn klingen: *Gemeinsam streben wir, gemeinsam erblühen wir.*

Malaysia: Sein Name kommt von „Gebirge“

„Mala“ heißt in der Sprache der Einheimischen so viel wie „Gebirge“ und wurde von den Briten für eine ihrer Kronkolonien verwendet, nämlich Malaya, das 1963 mit Singapur, Nordborneo und Sarawak zu „Malaysia“ verschmolzen wurde. Der Stadtstaat Singapur schied allerdings zwei Jahre später wieder aus und führt seither ein äußerst erfolgreiches Eigenleben als aufstrebende Wirtschaftsmacht.
Schon vor 1500 Jahren war die Straße von Malakka samt ihren Häfen von enormer Bedeutung für den Überseehandel, der zwischen China, Indien und Europa betrieben wurde. Sie stellt den Engpass dar, der südlich von Thailand zwischen Sumatra und Borneo überwunden werden muss, um in das Südchinesische Meer zu gelangen. Dementsprechend bedeutsam war ihre Beherrschung: So wurde Malakka bereits 1511 von den Portugiesen erobert, die wiederum 130 Jahre darauf von den Niederländern vertrieben wurden.
Ende des 18. Jahrhunderts kamen dann allerdings die Briten, um bis zur Unabhängigkeit der Kronkolonien zu bleiben. Nicht ganz, denn im Zweiten Weltkrieg drangen die Japaner ein und besetzten die Region.
Die um sich greifende Unabhängigkeitsbewegung wurde von den Briten ab 1948 jahrelang und mit den Mitteln eines konventionellen Kriegs bekämpft, bis sie ihre Strategie ändern mussten, weil die gegnerischen Kräfte immer mehr an Stärke gewannen. Am 31. August 1957 wurde die Föderation Malaya schließlich in die Unabhängigkeit entlassen. *Einheit ist Stärke* als Wahlspruch hat sich schließlich für die Bevölkerung bewahrheitet, denn Auseinandersetzungen um das Staatsgebiet sowohl mit Indonesien als auch den Philippinen konnten ohne kriegerische Mittel am Verhandlungstisch beigelegt werden.
Im Vergleich zu anderen Ländern Südostasiens ist Malaysia heute von relativer Stabilität gekennzeichnet und verzeichnet einen zunehmenden Wohlstand. Seine 32 Millionen Einwohner profitieren von einem hohen Wachstum, das auf der einen Seite auf den Rohstoffreichtum und die Exportorientierung, andererseits auf einen bedeutsamen Tourismus zurückzuführen ist. Die gute Wirtschaftslage führt auch dazu, dass es etwa vier bis sechs Millionen Einwanderer aus den Nachbarstaaten gibt. Trotzdem gehört das Land zu jenen mit den größten Einkommensunterschieden in ganz Südostasien und die Armut ist noch längst nicht überwunden, auch wenn staatliche Statistiken das glauben machen wollen. Während die Regierung davon spricht, dass nur noch 0,4 Prozent der Malaysier arm sind, gehen UN-Schätzungen von 16 bis 20 Prozent aus.
Bei allem Erfolg: Dass die Todesstrafe noch immer verhängt wird und laut Amnesty International über 1.000 Verurteilte auf die Exekution warten, ist eine Schande für die Wahlmonarchie, in der aus den Reihen der Bundesfürsten ein König bestimmt wird – wie sonst nur in den Vereinigten Arabischen Emiraten.

Usbekistan: Sie sind ihr „eigener Herr“

Das zentralasiatische Land der Usbeken ist so benannt, wie sie sich auch selbst sehen wollen: als eigener Herr.
Doch betrachtet man die Geschichte der Region, so waren es immer wieder äußere Einflüsse, die sich bestimmend durchsetzten. Ging doch mit der Seidenstraße einer der wichtigsten Handelswege von Ost nach West quer durch das Gebiet. So gab es griechische Einflüsse durch Alexander d. Gr., buddhistische durch die Mönche Indiens; Nomaden, wie die iranischen Hunnen, kamen ebenso wie die mongolischen Reiterheere. Die Zeit nach dem Mongolensturm war auf der einen Seite von Zerstörung, auf der anderen aber auch von hohem Glanz gekennzeichnet. Timur Lenk als letzter der Zerstörer förderte anschließend Buchara und Samarkand großzügig nicht nur mit Geld, sondern auch mit dem Einsatz von Künstlern und Handwerkern fremder Länder. Dadurch wurde der sagenhafte Ruhm dieser Städte an der Seidenstraße begründet; sie gehören bis heute mit ihren Medresen, Moscheen, Palästen und Minaretten zum kulturellen Welterbe.
Im 19. Jahrhundert war das Gebiet des heutigen Usbekistan dann so wie Persien und Afghanistan Schauplatz des „großen Spiels“ zwischen Russen und Briten, und 1868 musste der Emir von Buchara die russische Oberhoheit anerkennen. Zu einem Vielvölkerstaat war Russland schon 300 Jahre zuvor geworden, als die tatarischen Khanate Kasan und Astrachan sowie das Khanat Sibir von Kosaken erobert wurden. Im beginnenden Imperialismus wurde das Einflussgebiet auf Turkestan ausgedehnt, und mit der Besetzung weiter Teile des Kaukasus und von Zentralasien wurde das Russische Reich zum größten Imperium neben dem britischen Weltreich.
Das weitere Schicksal Usbekistans bestand in der untergeordneten Funktion einer Sowjetrepublik, bis das Land am 1. September 1991 für unabhängig erklärt wurde. Die autoritäre Führung setzte sich jedoch auch nach den Kommunisten fort; Islom Karimov übte bis zu seinem Tod 2016 die Funktion eines Staatspräsidenten aus. Der aktuelle Präsident verspricht zwar eine Öffnung des Landes und ein Ende der Diktatur, aber offensichtlich gibt es noch immer tausende politische Gefangene.
Außerdem herrscht beachtliche Nervosität und Angst vor dem islamistischen Terror, der schon eine Reihe von Anschlägen und Dutzende Tote verursacht hat. Besonders nach der Machtübernahme der Taliban im benachbarten Afghanistan wird die künftige Entwicklung mit Sorge und Argwohn betrachtet und der Grenzraun besonders gesichert.
Die 34 Millionen Einwohner verteilen sich sehr ungleich über das Land. So sind es etwa im fruchtbaren Ferghana-Becken 570 und in Steppengegenden keine zehn pro Quadratkilometer. Eine der größten ökologischen Herausforderungen ist die Tatsache, dass der Aralsee im Westen des Landes von Austrocknung bedroht ist, weil seine Zuflüsse in Sowjetzeiten für die künstliche Bewässerung überbeansprucht wurden.

Vietnam: Die südlichen „Nicht-Chinesen“

Schon vor 3000 Jahren gab es entlang des Golfs von Tonkin, des südchinesischen Meeres und des Pazifiks ganz im Süden ein Königreich der „Yue“, wobei das ein Sammelbegriff der Han-Chinesen für die „Barbaren“ in Südchina war. Der Ausdruck dafür lautet „Viet“, und „nam“ war der „Süden“, sodass man sie als die „Barbaren des Südens“ bezeichnen kann. 111 v. Chr. war es mit der Unabhängigkeit vorbei: Das Land wurde ein Protektorat des chinesischen Reiches.

Vietnam wurde Ende des 10. nachchristlichen Jahrhunderts wieder als Präfektur unabhängig. Die Sinisierungsversuche hielten aber an. Ende des 18. Jahrhunderts wurde erstmals ein eigenes Kaiserreich ausgerufen, das bald den Namen Vietnam trug.

Mitte des 19. Jahrhunderts verstärkten die Franzosen den Druck auf das Land, was durch Kanonenboote im Mekong-Delta unterstrichen wurde, und ab 1862 mussten Gebiete an die Europäer abgetreten werden. Damit gelangte das Land schrittweise unter französische Kolonialherrschaft einerseits, die Ökonomie wurde von der chinesischen Minderheit andererseits dominiert. Außerdem breitete sich Großgrundbesitz aus, was die Bevölkerung immer mehr verarmen ließ. Dagegen entwickelte sich ein Widerstand, der sich zunehmend in Hồ Chí Minh personifizierte. Er hatte vergeblich versucht, in Paris während der Verhandlungen nach dem Ersten Weltkrieg auf das Selbstbestimmungsrecht des vietnamesischen Volkes aufmerksam zu machen, scheiterte aber an der Arroganz der dort versammelten Kolonialherrscher. Am 2. September 1945 proklamierte Hồ Chí Minh nach dem Ende der japanischen Invasion die Republik Vietnam und berief sich auf die Unabhängigkeitserklärung der Vereinigten Staaten und die Deklaration der Menschenrechte der Französischen Revolution. Der Versuch der Franzosen, vom Süden aus das unabhängige Nord-Vietnam wieder unter ihre Kontrolle zu bringen, nachdem sie sich vorher wieder in Saigon niedergelassen hatten, führte zum Ersten Indochina-Krieg. Nach jahrelangem Guerillakampf gelang es den Truppen des Nordens, am 7. Mai 1957 die Franzosen in der Schlacht um Dien Bien Phu zu besiegen. Das Ende der französischen Kolonialherrschaft wurde durch einen Waffenstillstand markiert. Das folgende Regime in Südvietnam war extrem unpopulär in der Bevölkerung und bedurfte der Unterstützung der USA, um zu überleben. Das Land versank in Korruption und Chaos, und die Amerikaner nutzten eine von ihnen in die Welt gesetzte Lüge (Golf von Tonkin), um „Vergeltungsangriffe“ auf Nordvietnam zu starten. Die USA erkannten allerdings im Laufe der Zeit, dass sie den Krieg nicht gewinnen konnten, vereinbarten einen Waffenstillstand, lieferten jedoch weiter Kriegsmaterial an ihre Verbündeten. Am 1. Mai 1975 kapitulierten die Machthaber im Süden bedingungslos; 30 Jahre nach dem Zweiten Weltkrieg war der Vietnamkrieg Geschichte. Seitdem regieren die Kommunisten ein wieder vereinigtes Land mit immerhin 97 Millionen Menschen.

Katar: Die Siedlung am Ufer eines Flusses

Sie hieß Katara, war eine Siedlung am Ufer eines Flusses und leitete ihren Namen vom arabischen „qatra“ (Tropfen) ab. Bereits 628 n. Chr. hatten sich die Bewohner Katars dem Propheten Mohammed angeschlossen und traten zum Islam über. Im 18. Jahrhundert geriet es in den Fokus widerstrebender Interessen der Perser, der Omani und der Araber an der Piratenküste. 1868 kam das Land durch einen „Schutzvertrag“ unter britischen Einfluss. Nun waren es die Osmanen, die versuchten, Einfluss zu gewinnen, aber die Briten setzten ihre wirtschaftlichen Interessen immer mehr durch, vor allem nachdem 1939 Erdöl gefunden worden war. Nach dem Rückzug der Briten proklamierte die Monarchie am 3. September 1971 ihre Unabhängigkeit. In der Folge lehnten sowohl Katar wie auch Bahrain einen Anschluss an die Vereinigten Arabischen Emirate ab. Das Land selbst ist ein Emirat, das als absolute Monarchie mit eiserner Hand regiert wird und dank seines Reichtums zu den wohlhabendsten Staaten der Welt gehört. Nach 1950 war es eine unbedeutende Ansammlung von 50.000 Menschen auf einer Halbinsel nahe der Arabischen Wüste. Heute zählt es auf nicht einmal 12.000 km^2 2,7 Millionen Einwohner, von denen allerdings nur 300.000 Katarer sind, das heißt Inländer, also Bürger mit jenen „vollen“ Rechten ausgestattet, die der Souverän einer absoluten Monarchie gewährt. Die restlichen 90 Prozent haben praktisch gar keine Rechte und sind mehr oder weniger Arbeitssklaven, die für wenig Geld bei unerträglichen Bedingungen unmenschlich gefordert sind. Alleine die Errichtung der Fußballstadien für die Weltmeisterschaft hat bisher zwischen 6.000 und 7.000 Tote gefordert. Menschen aus Nepal, Indien und Bangladesch starben, weil sie Arbeit gesucht und auf ein besseres Leben für ihre Familien daheim gehofft hatten. Die Offiziellen des Landes haben dafür eine menschenverachtende Ausrede parat: Angesichts der Millionen Gastarbeiter sei eine Zahl von ein paar tausend Toten völlig „normal“. Amnesty International legte im Oktober 2020 auch einen anderen „Reality Check“ vor: von den circa 200.000 Hausangestellten im Land gaben etwa 85 Prozent an, dass sie bis zu 14 Stunden am Tag arbeiten müssten, keine wöchentliche Bezahlung erhielten und auch ihren Pass abgegeben hätten.

Ein Verhältnis von 300.000 Inländern zu 2,4 Millionen „Fremdarbeitern“ gab es nur in den Sklavenhaltergesellschaften der Antike und den überseeischen Kolonien der Europäer.

Dass Katar zu den Staaten mit dem höchsten Pro-Kopf-Einkommen der Welt zählt, muss auch unter dem Gesichtspunkt gesehen werden, dass die Arbeitssklaven mit Mindestlöhnen abgespeist werden.

Seit 1998 ist die Halbinsel Hauptquartier der US-Truppen im Nahen Osten. Militärisch verständlich, wenn man dabei Syrien, den Irak und den Iran im kleinen Radius hat, aber auch zum Roten Meer ist es nicht all zu weit.

Da, wo die Kanaken zu Hause sind

„Kanake“ ist keine Bezeichnung im Deutschen für ein bestimmtes Volk – dafür fehlt meistens das Geschichtswissen –, sondern eine abwertend gemeinte Beschreibung von Einwanderern mit einem südländischen Aussehen. Das sind heutzutage Menschen mit Wurzeln im Orient, wobei es gleichgültig ist, ob sie aus der Türkei, Nordafrika, dem Nahen Osten, dem Iran oder Afghanistan kommen. Auf solche Feinheiten kann man leicht verzichten, sind es ohnehin alle nur Kanaken. Aber in der ursprünglichen Bedeutung des Wortes sind es „Menschen“ (was aber in den Augen mancher gar nicht so selbstverständlich ist), denn bei „kanaka“ handelt es sich um die hawaianische Bezeichnung für „Mensch“. Im engeren Sinn sind die Kanaken melanesische Ureinwohner in Neukaledonien im Südwest-Pazifik und machen dort fast die Hälfte der Bevölkerung aus. Auch heute noch pflegen viele Kanaken in ihren Volksgruppen ihre eigene Sprache (davon gibt es immerhin noch 25) und Gebräuche.
Vor der Ankunft von James Cook im Jahre 1774 bestanden auf den Inseln mehr als 300 Kanaken-Clans. Der Archipel Neu Kaledonien (der Name war eine Hommage an Schottland) geriet schnell unter französischen Einfluss, hat heute einen Sonderstatus innerhalb Frankreichs und zählt nicht zu den EU-Außengebieten. 1853 hatten die Franzosen die Inseln des Archipels endgültig in ihren Besitz genommen und ein paar Jahrzehnte hindurch als Strafkolonie benutzt. Nach der Niederschlagung der Pariser Kommune kamen tausende Franzosen ins Land. Die Einheimischen wurden spätestens ab 1887 durch ein der Apartheid ähnliches System massiv unterdrückt. So kam es regelmäßig zu Aufständen, die nicht nur ebenso regelmäßig niedergeschlagen wurden, sondern zu Enteignung und Deportation führten. Die größte Revolte war der Aufstand von 1878, im Zuge dessen der Häuptling Ataï am 1. September enthauptet wurde. Da in den Jahren zuvor Nickel als wertvoller Rohstoff entdeckt worden war, wurden die Kanaken immer mehr ins Landesinnere verdrängt, um Europäer ansieden zu können. In ihren Reservaten wurden dann die Ernten vom weidenden Vieh der neuen Siedler zerstört.
Immer mehr Stämme erhoben sich darauf gegen die Kolonialherren mit dem Ergebnis, dass in den folgenden Kämpfen 200 Franzosen und mehr als 1.000 Kanaken starben. Ein Marinearzt kaufte den Kopf des enthaupteten Anführers Ataï, legte ihn in Formalin und schenkte ihn später der anthropologischen Gesellschaft in Paris. Anfang September 2021, nach 143 Jahren, wurden die Überreste in seiner Heimat beerdigt und damit einer langjährigen Forderung seiner Landsleute Rechnung getragen. Der Zeitpunkt kam nicht von ungefähr, denn es sollte nicht nur ein Kanak Präsident der Region werden, sondern ein Referendum über die weitere Zugehörigkeit zu Frankreich entscheiden. Der Wahlspruch des Landes lautet *Terre de parole, Terre de partage*. „Land“ meint die Wurzeln aller, die dort begraben sind. „Wort“ drückt Vereinbarungen und den Wunsch nach Frieden aus und „teilen“ steht für Schicksalsgemeinschaft.

Eswatini: Umbuso we Swatini

Es ist eines der kleinsten Länder Afrikas, umfasst gerade einmal 17.000 km^2 mit 1,2 Millionen Einwohnern und ist ein Binnenstaat im Süden Afrikas: Eswatini, das aber unter dem Namen Swasiland geläufiger ist, den es bis 2018 trug. Was Eswatini nicht gerade in vorteilhafter Weise bemerkenswert macht, ist seine absolute Monarchie – die letzte Afrikas. König Mswati III. regiert das Land, seit er 18 Jahre alt war – und das ist schon ganze 35 Jahre her.

Dass Eswatini im Index der menschlichen Entwicklung ganz weit hinten liegt – was kümmert es den Monarchen, der laut Medienberichten 2019 knapp 100 neue Luxuswägen importieren ließ. Ein Vertreter der Opposition: *Der schamlose König verwöhnt sich und seine Familie, während er die unzähligen Probleme jener Menschen ignoriert, die er vorgibt anzuführen*. Immerhin hat er ja auch andere Sorgen als der Mann von der Straße: 15 Ehefrauen, die er auf verschiedene Paläste verteilt hat, sind von anderer Dimension als eine simple monogame Beziehung. König sein verpflichtet halt. An und für sich wäre es also längst an der Zeit, dass dem Mann geholfen und er von seinen Bürden befreit wird.

Das sehen manche genauso. Daher erschüttern immer wieder gröbere Proteste das Land, die bisher in Tränengas erstickt und mit Schlagstöcken niedergeknüppelt wurden. Die Aufmüpfigen haben wenig bis gar nichts zu verlieren, denn bald 60 Prozent leben in Armut. Das fördert den Widerstandsgeist und belebt das Demokratiebewusstsein. Derweilen läuft die Armee wieder einmal Amok und die Zahl der Opfer ist heute noch nicht absehbar. Kenner des Landes sind sich sicher, dass der Mann, der sich gerne im Leopardenfell präsentiert, die Macht nicht so ohne weiteres abgeben wird.

Das Volk der Swasi war bereits im Jahr 1846 zu einem Teil unter die Herrschaft der Buren gekommen; das verbliebene Territorium wurde Swasiland genannt. Ab 1890 verstärkte sich der Einfluss insbesondere der Briten, die zustimmten, dass das Land ein Protektorat des Transvaal wurde. Die einheimischen Könige verwalteten das Gebiet unter britischer Aufsicht, was im gegenseitigen Interesse lag. Am 6. September 1968 wurde das Land selbstständig. 1972 nutzten die Machthaber die Gunst der Stunde, verbaten die politischen Parteien, das Parlament wurde aufgelöst, die Rede- und Versammlungsfreiheit abgeschafft. Einzig der absolute Herrscher blieb übrig. Das Apartheidregime in Südafrika hatte kein Interesse an einer unruhigen Grenze und half beim Aufbau einer repressiven Polizeitruppe. Darin hatte es ja eine Menge Erfahrung. Mittlerweile besitzt das Land einen weiteren negativen Rekord: Die HIV-Rate ist die höchste der Welt; im Jahr 2004 waren vier von zehn Landesbürgern infiziert. Zieht man Alte und Kinder ab, sind es sogar sechs von zehn. Aktuell sind es zwar weniger, aber AIDS hat dazu beigetragen, dass die Eswatiner zeitweise die niedrigste Lebenserwartung auf der Welt hatten. Dort gehört das Sterben vor der Zeit noch immer zum traurigen Alltag.

Was zum Himmel stinkt

Manche Erkenntnisse zeigen früher Wirkung – bei anderen dauert es länger, manchmal wesentlich länger. Und oft genug sind die Konsequenzen dann überfällig. Das sind jene Fälle, wo dann davon gesprochen wird, es sei „fünf vor zwölf".

So wurde am 7. September 2020 weltweit das erste Mal der „Internationale Tag der sauberen Luft für den blauen Himmel" begangen, nachdem die UN-Generalversammlung *die Bedeutung sauberer Luft für die Gesundheit und das tägliche Leben der Menschen* anerkannt hat. Wahrscheinlich hat man das Problem schon etwas früher „erkannt", aber bis zum „Anerkennen" dauert es halt so seine Zeit. *Luftverschmutzung trägt zu Herzkrankheiten, Schlaganfällen, Lungenkrebs und anderen Atemwegserkrankungen bei.* Es gibt leider genügend Mütter in hoffnungslos veralteten Industriegebieten, die den Generalsekretär António Guterres aus ihrer leidvollen Erfahrung ergänzen könnten: nämlich um das Asthma ihrer Kleinkinder. Oder Ehefrauen, die die Staublungen ihrer Männer hören, wenn diese aus Bergwerken oder uralten Industrieanlagen heimkommen.

Aber Guterres ergänzt das ihm Wesentliche in seiner Rangfolge, indem er erklärt, die Luftverschmutzung bedrohe 1. die Wirtschaft, 2. die Ernährungssicherheit, 3. die Umwelt.

Ja, wenn die Wirtschaft bedroht ist, dann besteht Handlungsbedarf, denn wir wissen ja: *Geht's der Wirtschaft gut, geht's uns allen gut. Zuerst kommt das Fressen – dann die Moral*, glaubte schon Brecht zu wissen. Aber was ist, wenn das Fressen durch die an den Tag gelegte Unmoral unsere Umwelt bedroht. Jene Unmoral, die schon immer daran festhält, dass die Sintflut erst nach uns kommt, oder höchstens neben uns, weil wir in den reichen Ländern der Welt immer noch mehr Möglichkeiten haben, uns ein rettendes Ufer zu suchen.

Immerhin weiß Guterres zu berichten, dass weltweit zwei von zehn Menschen unreine Luft einatmen und die Luftverschmutzung jedes Jahr schätzungsweise sieben Millionen vorzeitige Todesfälle versursacht. Und er fügt hinzu: vor allem in Ländern mit niedrigem und mittlerem Einkommen. Das hätte schon etwas mutigere Worte vertragen – denn nicht nur die Luftverschmutzung, auch die Klimaerwärmung, der Anstieg des Meeresspiegels, der Trinkwassermangel, Dürreperioden und Hungerkatastrophen, der Verlust der Artenvielfalt und anderes mehr verändern und belasten nicht nur die Umwelt, sie haben auch eine zutiefst soziale Dimension. Arme Menschen haben meistens keine Chance, den Folgen zu entkommen, für deren Ursachen sie am allerwenigsten verantwortlich sind. Sie tragen die meisten Lasten, die zu schultern die wahren Verursacher nicht bereit sind.

Katastrophen, die durch das Klima bedingt sind, haben sich in den letzten Jahren fast verzehnfacht, während Vulkanausbrüche, Erdbeben und Tsunamis (auf die der Mensch keinen Einfluss hat) konstant geblieben sind.

„Ich weinte, und meine Hände zitterten“

Würde man es nicht nachlesen können – man glaubte es kaum, dass es in Österreich 10 bis 20 Prozent der Bevölkerung gibt, die als „funktionale Analphabeten“ gelten. Das heißt, sie haben Schwierigkeiten beim Lesen und Schreiben. Sie stehen nicht im sozialen Abseits, ihre Probleme sind nicht auf den ersten Blick erkennbar – sie verstehen allerdings nicht den Sinn eines längeren Textes, weil sie ihm nicht konzentriert folgen können. Zynisch könnte man sagen, sie seien damit bloß Kinder ihrer Zeit; einer Zeit, die geprägt ist von SMS-Kurznachrichten, Schlagzeilen, Boulevardüberschriften, Werbebotschaften und verstümmelten Satztorsi. Sie sind zwar keine Analphabeten im engeren Sinn des Wortes, aber sie sind ohne Zweifel nur beschränkt kommunikationsfähig.

Am 8. September eines jeden Jahres wird die Aufmerksamkeit auf die Tatsache gelenkt, dass 860 Millionen Menschen auf der ganzen Welt nicht schreiben und lesen können. Dass auch diesbezüglich die Frauen benachteiligt sind, zeigt sich bei den statistischen Zahlen – zwei Drittel der Analphabeten sind weiblich. Die Diskriminierung wird dann augenscheinlich, wenn wie in Afghanistan die Mädchen von den Talban aus den Schulen gedrängt oder in vielen Ländern noch immer in Kinderehen gezwungen werden.

Bedrückend ist aber auch, dass unter den zehn Ländern mit den geringsten Bildungschancen neben Afghanistan ausschließlich schwarzafrikanische Länder zu finden sind. Es sind gleichzeitig die ärmsten Länder der Welt, wobei die Frage nach der Henne und dem Ei müßig ist: Beides bedingt sich gegenseitig.

Dramatisch ist, dass in mindestens 20 Staaten der Erde Menschen, die älter als 14 Jahre sind und lesen und schreiben können, sich in der Minderheit befinden. Auch diese Form der Armut trägt afrikanische Züge. Eine Behauptung, die ich empirisch nicht belegen kann, für die ich aber mehrfach eine Bestätigung bekommen habe: Je erfolgreicher Beziehungen und Korruption in einer Gesellschaft über individuellen Aufstieg und Reichtum bestimmen, desto geringer wird der Wert von Bildung eingeschätzt. Nicht bloß einmal musste ich mir etwa in Rumänien die Frage stellen lassen, was man in der Schule und wo man fürs Leben lernt, wenn ein Universitätsprofessor ein paar hundert Euro verdient, während ein analphabetischer Altmetallhehler vergleichsweise in purem Luxus lebt. Eine Erfahrung, die in Entwicklungsländern umso drastischer ausfällt. Ich denke dann an die Geschichte eines schon älteren Bewohners einer andinen Region, der die Chance ergriffen hatte, die Schule nachzuholen. So berichtet er, dass er geweint und seine Hände gezittert hätten, als er das erste Mal seinen Namen schreiben konnte.

Das Land der Tadschiken

Im Persischen hat der Name mit den Arabern zu tun, denn die „tazik" sind eigentlich die „Menschen aus dem Süden", obwohl das iranische Volk der Tadschiken hauptsächlich nördlich von Persien lebt. Was auf alle Fälle zutrifft, ist dass es sich bei Tadschikistan um einen zentralasiatischen Binnenstaat mit knapp 9 Millionen Einwohnern handelt, der am 9. September 1991 von der Sowjetunion unabhängig wurde.

Wie auch die Nachbargebiete stand es unter persischem Einfluss, bis es von Alexander d. Gr. in sein Großreich einverleibt wurde. Die nächsten 1000 Jahre wurde es immer wieder von Steppennomaden überrannt. Die Arabische Expansion erreichte schließlich auch Tadschikistan, und wieder ein halbes Jahrtausend später waren es die Mongolen, die die Region besetzten. Die „Goldene Horde" wiederum wurde von Timur Lenk verdrängt, der ein neues Großreich in Zentralasien errichtete, das letztlich dem Gebietsanspruch der Usbeken zum Opfer fiel. Eine wechselvolle Geschichte also, bis sich die Russen im 19. Jahrhundert mit den Briten ihr „Great Game" lieferten. Ein Teil wurde Russland zugeschlagen, ein anderer kam zum Emirat von Buchara, das in einem Vasallenverhältnis zum großen Nachbarn stand. Im 20. Jahrhundert war die Region dann fast sechs Jahrzehnte hindurch eine der Sowjetrepubliken und galt als Armenhaus des Riesenreiches, das ohnehin mit Versorgungsproblemen kämpfte. Mit der Unabhängigkeit am 9. September 1991 begannen die inneren Zerwürfnisse, die 1992 in einen Bürgerkrieg mündeten. Verschiedene religiöse und lokale Bewegungen trugen einen Machtkampf aus, der fünf Jahre andauerte. Inzwischen ist zwar Ruhe eingetreten, die aber in erster Linie auf das autoritäre Regime zurückzuführen ist. Außerdem spielt Russland durch seine Truppenpräsenz die Rolle einer wichtigen Entscheidungsmacht in der Region. Zwar gehören 90 Prozent der Tadschiken einem gemäßigten Islam an, trotzdem wächst die Angst vor einem Vordringen von Gruppen wie dem Islamischen Staat und den Taliban.

Tadschikistan ist noch immer der ärmste der zentralasiatischen Staaten. Schätzungen zufolge verdingt sich daher jeder dritte Erwerbstätige im Ausland, die meisten in Russland.

Die Regierung versucht der religiösen Radikalisierung entgegenzuwirken, nachdem 2009 die Religionsfreiheit massiv eingeschränkt wurde. Seitdem wurden Dutzende Islamschulen geschlossen, und Minderjährige dürfen keine Moscheen besuchen. Ein massives Problem stellt auch der Drogenschmuggel dar, denn die wichtigste Route für afghanisches Opium nach Europa führt durch diese Region. Das und die Gefahr islamistischen Terrors rechtfertigt aus der Sicht der Russen, die Truppenpräsenz zu erhöhen. Nicht nur die USA erklären also Einmischungen in benachbarten Ländern mit dem Argument, es handle sich um ihre „Hemisphäre", auch die Russen haben ihre eigene „Sphärengeografie".

„Fridays for Future" und Gandhis Salzmarsch

Als vor einigen Jahren junge Menschen begannen, am Freitag für die Umwelt auf die Straße zu gehe, statt die Schulbank zu drücken, war eine der Fragen, die die Öffentlichkeit beschäftige, nicht den berechtigten Anliegen gewidmet, sondern der Zulässigkeit des „Schulschwänzens". *Jo derfn's denn des?*, die erstaunte Frage eines Habsburger Regenten über die Aufmüpfigkeit des gemeinen Volkes klingt auch heute noch an, wenn ziviler Ungehorsam geübt wird. Zivilcourage gehört nicht gerade zu den ausgeprägten (und auch geschätzten) Eigenschaften in unseren Breiten. Gesetze sind einzuhalten, Vorschrift ist Vorschrift, verboten ist alles, was nicht ausdrücklich erlaubt ist, statt darauf zu beharren, dass wirklich alles erlaubt ist, was nicht (begründet) verboten wird.

Geistiger Urvater eines anderen Denkens ist Henry David Thoreau und seine Schrift über den zivilen Ungehorsam. Dabei sprach er die moralische Verpflichtung aus, Regeln zu verletzen, wenn Ungerechtigkeit ihre Folge ist.

Als sich Mahatma Gandhi 1930 aufmachte, das Salzmonopol der Briten zu brechen, und sich mit 78 Anhängern auf einen Weg von fast 400 Kilometern begab, wusste er, dass es Gegenmaßnahmen geben würde. Die Briten verhafteten in weiterer Folge an die 50.000 Menschen, weil sie dem Empire das Monopol zur Gewinnung von und den Handel mit Salz streitig machten. Als am Ende des Wegs Gandhi einige Körner Salz aufnahm, war der Kampf um die Unabhängigkeit seiner Heimat symbolisch und moralisch entschieden.

Diese Kampagne des durch seine Ermordung verhinderten Kandidaten für den Friedensnobelpreis basierte auf den Prinzipien des gewaltfreien Protests „Satyagraha", was er selbst als „Kraft der Wahrheit" übersetzte

Ihm war bewusst, dass man die Vernunft und das Gewissen des Gegners ansprechen muss, wenn man Erfolg haben will. Dass also ein Appell an Herz und Gewissen immer noch wirkmächtiger ist als die Androhung von Gewalt.

Gewalt führt nach Gandhi gegebenenfalls mit zeitlicher Verzögerung nur zu Gegengewalt. Gewaltlosigkeit dagegen unterbricht die Gewaltspirale.

Auch wenn diese Hoffnung sich nicht immer erfüllen sollte, ist die Chance größer, mit friedlichen Mitteln zum Ziel zu kommen. Denn Gandhi sieht seine Methode des Satyagraha nicht als die Verzweiflung des Schwachen, sondern als die Waffe des geistig und moralisch Stärkeren. Die von Greta Thunberg initiierten „Schulstreiks für das Klima" sind Salzmärsche unserer Zeit. Als Begründung für ihr Vorgehen, bei dem sie die Schulpflicht vernachlässigt, nennt sie die Zukunftsvergessenheit der Erwachsenen. *Wir Kinder tun oft nicht das, was ihr Erwachsenen von uns verlangt. Aber wir ahmen euch nach. Und weil ihr Erwachsenen euch nicht für unsere Zukunft interessiert, werde ich eure Regeln nicht beachten. How dare you! – Wie könnt ihr es wagen,* sagt sie – recht hat sie.

Pinochet über Allende: „Schmeißt ihn in eine Kiste"

Im Morgengrauen des 11. September 1973 startet der lange geplante Putsch gegen Allende, den demokratisch gewählten Präsidenten Chiles. Das Geschehen beginnt schlagartig an mehreren Punkten. Marineeinheiten besetzen die Hafenstadt Valparaíso, die Armee kreist die Hauptstadt Santiago ein, linke Radiostationen werden übernommen, erste Schüsse fallen. Die Putschisten fordern den Rücktritt Allendes. Als der ablehnt und erklärt, er werde die „Moneda", den Präsidentenpalast in Santiago, nicht verlassen, kündigen die Militärs einen Luftangriff auf das Gebäude an. In einem Funkspruch sagt Augusto Pinochet: *Ist der Hund tot, stirbt auch die Tollwut aus.* Die ersten Bomben lassen den Widerstand von ArbeiterInnen und StudentInnen zusammenbrechen. Am 11. September um zwölf Uhr mittags fällt im Büro des Präsidenten ein Schuss – Salvador Allende ist tot. Vier Stunden zuvor hat er seine letzte Rundfunksprache gehalten: *Mit Sicherheit ist dies die letzte Gelegenheit, mich an Sie zu wenden. [...] Mir bleibt nichts anderes, als den Arbeitern zu sagen: Ich werde nicht aufgeben! In diesem historischen Moment werde ich die Treue zum Volk mit meinem Leben bezahlen. [...] Sie haben die Macht, sie können uns überwältigen, aber sie können die gesellschaftlichen Prozesse nicht durch Verbrechen und nicht durch Gewalt aufhalten. Die Geschichte gehört uns und sie wird durch die Völker geschrieben. Arbeiter meiner Heimat: Ich möchte Ihnen für Ihre Treue danken. [...] Es lebe Chile! Es lebe das Volk! Es leben dei Arbeiter! Diese sind meine letzten Worte, und ich bin sicher, dass mein Opfer nicht umsonst sein wird, ich bin sicher, dass es wenigstens ein symbolisches Zeichen ist gegen den Betrug, die Feigheit und den Verrat.*

Aus den Funksprüchen des Verräters und späteren Diktators Augusto Pinochet: *Ein Mitarbeiter berichtet: Ich sag es auf Englisch, weil es Störungen geben könnte – They say, that Allende commited suicide and is dead now.* Pinochet brüllt los: *Schmeißt ihn in eine Kiste und ins Flugzeug damit, Alter, zusammen mit der Familie. Das Begräbnis sollen sie irgendwo anders machen – in Kuba... Sonst haben wir beim Begräbnis nur Schwierigkeiten. Der Kerl macht sogar mit seinem Tod noch Probleme.*

Als Pinochet 33 Jahre später mit 91 Jahren starb, hoben seine Anhänger beim Begräbnis die rechte Hand zum Hitlergruß. Margret Thatcher wiederum hat ihn als ihren „guten Freund" bezeichnet. Sie wusste, mit welcher Brutalität das Regime seine Macht ausgenützt und Andersdenkende verfolgt hat. Für ihre Freundschaftsbezeugungen habe ich nicht das geringste Verständnis, sondern nur Empörung.

Der Enkel eines der Mordopfer spuckte auf den Sarg Pinochets. Dafür habe ich Verständnis.

Kriege töten auch dann, wenn sie „kalt" sind

Der Putsch in Chile war einer der Höhepunkte des Kalten Kriegs in Lateinamerika, denn die USA stemmten sich ab dem Wahlsieg Allendes im Jahr 1970 mit aller Macht gegen die linke Regierung Chiles. Um jeden Preis, und daher mit allen schmutzigen Mitteln der CIA, wollte sie eine „Kubanisierung" des Landes verhindern. Zu gefährlich hätten die Beispielwirkungen sein können, da hier die Linke nicht mit revolutionären Mitteln, sondern an der Wahlurne zur Macht gelangt war. So war ja auch Kissingers Rechtfertigung zu verstehen: *Nur weil ein Volk so blöd sei, den Kommunisten zur Macht zu verhelfen,* dürfe man nicht tatenlos zusehen. Die dahinterstehende Arroganz, Wahlergebnisse dann nicht zu akzeptieren, wenn einem der Sieger nicht zu Gesicht stand, zeigte die US-Sicht zur „Demokratie", wenn es um die „nicht-amerikanischen Hinterhöfe" ging. Notfalls wurden dort eben die eigenen Putzkommandos eingesetzt. Wo sie den Wechsel eines Staates in das gegnerische Lager fürchteten, mischten sich die USA und ihre Verbündeten mit verdeckten Operationen ihrer Geheimdienste und durch Organisation von Militärputschen ein.

Die Sowjetunion war gleichzeitig damit beschäftigt, ein Aufflackern von Widerstand im Bereich ihres kommunistischen Machtkartells niederzuschlagen. Ob beim Volksaufstand in der DDR, bei der brutalen Besetzung Ungarns oder bei der Verhinderung des „Prager Frühlings", es galt immer wieder, „Bruderländern" zu Hilfe zu kommen, wenn die östlichen Machtklüngel in Gefahr gerieten, hinweggefegt zu werden, oder sich zarte Pflänzchen der Demokratie entwickelten.

Ansonsten war der KGB auch damit beschäftigt, Industriespionage zu betreiben, um das aussichtslose Nachhinken der Sowjetunion in technologischer Hinsicht auszugleichen und die Gegner *im eigenen Land in Schach* zu halten.

Natürlich passierten auch da und dort Mordtaten, wie die Ausschaltung unliebsamer „Verräter" im Ausland, natürlich lieferte man auch fleißig Waffen an „revolutionäre Kräfte" und natürlich war man stets bereit zu zündeln, wenn es gegen den kapitalistischen Erbfeind ging. Lateinamerika war nur ein Nebenkriegsschauplatz, denn die kubanische Revolution wurde von den Sowjets zunächst als Abenteuer abgetan. Erst als sich der Erfolg Castros einstellte, wollte Moskau seinen Anteil daran haben. Zunächst war das gar nicht so einfach, denn Castro äußerte sich recht kritisch über die Sowjetunion. Bei einem Besuch im April 1959 in New York proklamierte er noch: *Wir sind gegen jede Art von Diktatur [...] und deshalb sind wir auch gegen den Kommunismus [...] ich bin kein Kommunist*. Das sollte sich im Lauf der Zeit ändern, und mit der Stationierung russischer Raketen auf der Insel bestand Tage hindurch die Gefahr, dass der Kalte Krieg in eine atomare Hitzephase übergehen könnte.

Die Militärdiktaturen, die dann in Lateinamerika folgten und durchwegs Unterstützung der Amerikaner fanden, waren die indirekte Folge davon. Motiv: *Lieber ein folternder Diktator als ein gewählter Linker.*

Hier wirkt ein ewiger Präsident, auch wenn er schon gestorben ist

Eine der Folgen des Zweiten Weltkrieges war, dass nach der Kapitulation Japans (das Korea besetzt hatte) die Halbinsel entlang des 38. Breitengrades in zwei Besatzungszonen geteilt wurde. Im nördlichen Teil waren es sowjetische Truppen und im Süden die Amerikaner, die zunächst einmal das Land besetzt hielten. Am 9. September 1948 wurde die Demokratische Volksrepublik Korea proklamiert, nachdem Stalin höchstselbst die Verfassung des neuen Trabanten redigiert hatte.

Der Westen war im Süden schneller gewesen und hatte bereits am 15. August seine Republik ausgerufen, die dem Wortlaut der Verfassung nach demokratisch war – in der Hauptsache jedoch antikommunistisch. Bereits Monate vor diesem Ereignis begannen genozidähnliche Massaker von Polizeieinheiten und südkoreanischen Truppen an vermeintlichen Unterstützern von „Sozialrebellen", wie auf der Insel Jeju, wo mindestens jeder zehnte Einwohner getötet wurde. Weitere Massaker wurden auch während der heißen Phase des Krieges verübt. Sie wurden von Offizieren der US-Streitkräfte begleitet und teilweise fotografiert. Das dürfte auch der Grund sein, warum man darüber mehr weiß als über die Verfolgung von „Volksfeinden" im Norden, die mit Sicherheit genau so grausam war. Unschuldige Opfer auf beiden Seiten, weil die ideologischen Gefechte zwischen Ost und West in eine immer „heißere" Phase gerieten. Zwei Jahre später begann der Krieg um Korea, als am 25. Juni 1950 Truppen des Nordens die Grenze überschritten, um den Süden ins „Kommunistische Paradies" heimzuholen. Fast genau drei Jahre später war Schluss – mit der gleichen Grenze, aber mit drei Millionen toten Zivilisten und einer Million gefallenen Soldaten. Der nordkoreanische Führer Kim Il-sung versuchte in der Folge, sich sowohl von Moskau als auch Peking zu emanzipieren, weil er eine Ideologie der Autarkie entwickelte und zunehmend zu einem skurrilen Personenkult neigte. Die ursprünglich zumindest verbal angestrebte „Diktatur des Proletariats" wurde zur Herrschaft eines Familienclans.

1972 wurde Kim Il-sung zum Präsidenten von Verfassungs wegen erklärt. Als er 1994 starb, genügte nicht die übliche Dauer einer Staatstrauer. Erst nach drei Jahren der von oben verordneten kollektiven Weinkrämpfe durfte sein Sohn Kim Jong-il ans Ruder. 1998 – die Trauer war standesgemäß beendet – setzte man noch einen drauf und seither ist der Tote auch der ewige Präsident. Der Sohn brachte es nur zum „Geliebten Führer". Dessen Nachkomme wiederum glänzt durch martialische Reden und Drohgesten samt bizarren Fernsehinszenierungen. Jener Teil des Volkes, der nicht gerade in Umerziehungs- und Arbeitslagern sitzt, hungert und friert, weil buchstäblich alles fehlt. Denn auch die Not und das Elend sind autark. Der neue Führer lässt verlauten, dass er einmal in der Woche etwas fastet, um die Leiden seines Volkes zu teilen. Prost, Mahlzeit!

Julian Assange: Die versteckte Wahrheit bloßzulegen ist ein Kapitalverbrechen

Am 3. Juli 2021 feierte er seinen 50. Geburtstag im Gefängnis. Die letzten zehn Jahre hatte er auf der Flucht verbracht, denn er ist ein Schwerverbrecher. Zumindest die USA wollen das so glaubhaft machen, um ihrem Auslieferungsbegehren Nachdruck zu verleihen. Etwas anders sieht es Nils Melzer, immerhin UN-Sonderberichterstatter für Folter und damit so etwas wie das Gewissen der Weltorganisation. Schenkt man ihm Glauben, so wurden *mutmaßliche Kriegsverbrechen und Korruption* enthüllt. Die USA wollen ihn dafür auch noch bestrafen, da er in deren Augen Geheimnisverrat begangen hat. Das wiegt schwer – so schwer, dass man dafür bis zu 175 Jahre (!) eingesperrt oder sogar umgebracht werden kann (ganz offiziell mit Urteil und über Anordnung eines Richters, wenn gewünscht auch mit den „Tröstungen" der Religion versehen und vor den Augen einer ausgewählten Öffentlichkeit, der „Humanität" wegen bevorzugt mit eingespritztem Gift). Erst dann wird der Gerechtigkeit Genüge getan sein, denn wie ein früherer Geheimdienstchef und späterer Trump-Minister bereits (vor)verurteilte: *Die Enthüllungsplattform agiere wie ein nichtstaatlicher feindlicher Geheimdienst, den die USA mit großem Elan verfolgen wird.* Dass dieser Minister namens Mike Pompeo unter Verfolgung auch eine Überwachung des „Delinquenten" in der exterritorialen ecuadorianischen Botschaft in London gemeint hat, ist mittlerweile evident. Für einen Mann, der für sein Land selbstverständlich in Anspruch nimmt, in Venezuela zugunsten eines genehmen Kandidaten einzugreifen, weil dieses Land zur „Hemisphäre"der USA gehört, mag so ein kleiner „Übergriff" auf die Integrität Ecuadors eine Art „Kavaliersdelikt" sein. Das Beispiel zeigt aber, dass die CIA keine Grenzen kennt, wenn es darum geht, „Staatsfeinde" auszulöschen. Eines der „Verbrechen", die Assange zur Last gelegt werden, ist die Veröffentlichung eines Videos vom 12. Juli 2007, das die willkürliche Ermordung von zehn Menschen (darunter zwei Reuters-Journalisten) zeigt sowie die offensichtliche Freude der US-Kampfhubschrauberpiloten am Töten.

Am 6. Dezember 2010 äußerte sich ein FOX-Moderator (der Lieblingsfernsehsender Donald Trumps) zu Julian Assange. *Ein toter Mann kann keine Sachen veröffentlichen. Der Typ ist ein Verräter, er ist verräterisch, und er hat jedes Gesetz der Vereinigten Staaten gebrochen. [...] Und ich bin nicht für die Todesstrafe, also [...] gibt es nur einen Weg, es zu tun: den Hurensohn illegal erschießen.* Für so eine Hetze wird man in den USA nicht bestraft.

Aber wegen Julian Assange läuft noch immer ein Auslieferungsbegehren in London. Am 19. Juni 2021 erhielt seine Familie erstmals seit Monaten eine Besuchserlaubnis im Hochsicherheitsgefängnis Belmarsh. Seine Verlobte berichtete anschließend über die Isolationshaft, *diese treibe ihn in eine tiefe Depression und Verzweiflung*. Dass ein UNO-Ausschuss befand, dass Assange seit 2012 seiner Freiheit beraubt werde, weil ihm kein fairer Prozess gemacht werde, spielt keine Rolle.

Guatemala: Das „Land der Adler“ und der United Fruit Company

Manche Historiker meinen, dass sich der Landesname vom toltekischen, also zentralamerikanischen Wort „Goathemala“ ableitet, das so viel wie „Erde der Bäume“ bedeutet. Da aber „Quauhtemellan“ das Indio-Wort für „Land der Adler“ ist, entscheiden wir uns hier für die schönere Interpretation. Guatemala ist mit 17 Millionen Einwohnern der bevölkerungsreichste Staat Mittelamerikas. So wie alle anderen mesoamerikanischen Länder (außer Belize, das ja in Kolonialzeiten Britisch-Honduras war) feiert man am 15. September den Tag der Unabhängigkeit von Spanien (1821). Da die Region zunächst Teil der Zentralamerikanischen Konföderation war, entstand erst 1840 der unabhängige Staat Guatemala.

Ab Beginn des 20. Jahrhunderts fasste die United Fruit Company Fuß in dem Land, in dem zwei Prozent der Grundbesitzer 70 Prozent der landwirtschaftlich nutzbaren Flächen gehören. Als der demokratisch gewählte Präsident Jacobo Árbenz begann, Landreformen durchzuführen, verstanden das die USA als einen Dolchstoß für ihre wirtschaftlichen Interessen, und so wurde 1954 mit Hilfe der CIA zu einem schon im Iran bewährten Mittel gegriffen: dem Putsch, der ab 1960 in einen dreieinhalb Jahrzehnte währenden grausamen Bürgerkrieg mündete. Der Krieg kostete mindestens 200.000 Menschen das Leben und führte zu einer Million Flüchtlinge. Besonders unter General Efraín Ríos Montt begann die Bekämpfung der indigenen Bevölkerung durch die Diktatur und nahm den Charakter eines Genozids an. Ganze Landstriche wurden flächendeckend bombardiert. Die Truppen des Generals töteten allein im Jahr 1982 zehntausende Menschen, vor allem Mayas.

Das hinderte Präsident Reagan nicht, den Mörder als *einen Mann großer persönlicher Integrität und Engagement* zu bezeichnen, der von den Menschenrechtsorganisatio- *teken zu Unrecht eine aufs Dach kriege, obwohl er die Lebensqualität aller Guatemalteken verbessern und soziale Gerechtigkeit fördern will.* Wer den Schaden durch Mörder hat, braucht sich also um den Spott amerikanischer Präsidenten nicht zu sorgen.

Diese Orgie der Gewalt fand dann fast nahtlos ihre Fortsetzung in der Bandenkriminalität insbesondere von Jugendlichen und der Drogenmafia.

In welchem Zustand sich das Land noch immer befindet, zeigt die traurige Tatsache, dass sich 2018 gleich drei ehemalige Präsidenten wegen Korruption in Haft befanden und die Ermittlungen gegen einen vierten eingestellt werden mussten, weil das Parlament seine Immunität nicht aufhob.

Das Land des ewigen Frühlings, wie sein Wahlspruch verheißt, registriert aus diesen und anderen Gründen – wie Armut und Hoffnungslosigkeit – einen steten Flüchtlingsstrom über die Grenze von Mexiko nach Norden. Vor den Toren der USA ist dann Endstation und es heißt „kehrt Marsch“ ins Ungewisse.

Papua-Neuguinea: Das Land der kraushaarigen Leute

Nein – das Land der Kraushaarigen liegt nicht in Afrika, sondern wird dem australischen Kontinent zugerechnet. Sein Name Papua erklärt sich dadurch, dass Malayen selbst glatte Haare haben und sich die Inselbewohner Neuguineas durch ihr gekräuseltes Haar merklich von ihnen unterschieden. Nach Indonesien und Madagaskar ist Papua-Neuguinea mit seinen 463.000 km^2 der flächenmäßig drittgrößte Inselstaat der Welt, der allerdings wegen seiner dünnen Besiedlung nur neun Millionen Einwohner aufweist. Er gehört auch zu den jüngeren Staaten der Erde, da er erst am 16. September 1975 seine Unabhängigkeit von Australien erlangte. Zuvor war der Ostteil der Insel im Einflussbereich verschiedener Großmächte, wobei es Spanier und Portugiesen waren, die zu Beginn des 16. Jahrhunderts zuallererst in diesen Gewässern vorbeikamen. 1545 landete dann ein Spanier auf der Insel und nannte sie Neu-Guinea, weil die Küste ihn an Westafrika erinnerte, wo er zuvor vorbeigesegelt war. Der Westteil der Insel fiel 1828 an die Niederländer, weshalb er auch noch heute – trotz mancher Unabhängigkeitsbestrebungen – zu Indonesien gehört. Ursprünglich hatten die Niederlande für 1970 die Unabhängigkeit in Aussicht gestellt, worauf die „Morgensternflagge“ der Republik Westpapua zum ersten Mal öffentlich gehisst wurde. Dadurch alarmiert, versuchten indonesische Truppen zu landen, um die Ansprüche auf den Inselteil zu dokumentieren. Da eine Reihe amerikanischer Unternehmen mit dem Abbau von Bodenschätzen hohe Gewinne erzielten und Suharto auch sonst den USA gegenüber als prononcierter Antikommunist gefällig war, wurde entsprechender Druck ausgeübt und der Inselteil mit einem Scheinvotum durch sogenannte „Wahlmänner“ Indonesien zugeschlagen. Von dort aus wird auch heute noch unterdrückt und „indonesiziert“.
1884 einigten sich Großbritannien und Deutschland auf eine Teilung des Ostteils der Insel. 30 Jahre später, bei Ausbruch des Ersten Weltkriegs, besetzten australische Truppen das deutsche „Schutzgebiet“ Kaiser-Wilhelms-Land und den Bismarck-Archipel, wofür ihnen 1920 ein Völkerbund-Mandat erteilt wurde. Eine japanische Zwischenperiode im Zweiten Weltkrieg wurde von den Australiern beendet. Das anschließend von der UNO ausgesprochene Treuhandmandat dauerte bis zur Unabhängigkeit. Leider blieb auch der junge Staat nicht von einem blutigen Bürgerkrieg verschont. Er brach auf der Insel Bougainville aus und zielte auf die Unabhängigkeit ab. Schwere Dürrekatastrophen durch die Auswirkungen des Klimaphänomens „El Niño“ führten zu einer drastischen Verschlechterung der Lebensumstände, die durch Waldbrände, Flutwellen und Erdbeben eine weitere Beeinträchtigung erfuhren. Kein Wunder, dass das Land trotz seiner Bodenschätze zu den armen Regionen der Erde gehört. Großer Analphabetismus, schlechte Gesundheitsversorgung und hohe Arbeitslosigkeit führen zu einer niedrigen Lebenserwartung, zu der sich auch noch eine äußerst kritische Menschenrechtslage gesellt.

„Gusch Schalom“ – und Uri Avnery

Am 10. September 2018 wäre er 95 Jahre alt geworden – aber er starb kurz vorher: der israelische Journalist, Schriftsteller, Politiker und Friedensaktivist Uri Avnery, der bis zuletzt an eine Lösung des Konflikts mit den Palästinensern glaubte. *Ich bin Optimist, ich glaube, dass aus der Dunkelheit der Verzweiflung schon Dämmerung wird,* sagte er bei der Verleihung eines Friedenspreises.

Er kam keineswegs als „Taube“ nach Palästina, in das er als 10-jähriger Helmut Ostermann mit seiner Familie aus dem westfälischen Beckum einwanderte. Als Jugendlicher war er sogar Angehöriger der „Irgun“, jener rechtsgerichteten „Nationalen Militärorganisation“, die gegen Briten und Araber gleichermaßen kämpfte, und befürwortete Terroranschläge gegen die palästinensische Bevölkerung. Also alles andere als ein friedensbewegter „Softie“. Der entscheidende Wendepunkt in seinem Leben war der Unabhängigkeitskrieg des Jahres 1948. Bis dahin hatte er nicht an eine Teilung des Landes geglaubt – nach seinem Krankenhausaufenthalt begann er, sich für die Zweistaatenlösung einzusetzen, aber genauso schlug er 1952 einen Präventivkrieg gegen Ägypten vor und unterstützte ein paar Jahre später die Idee, das haschemitische Königshaus in Jordanien zu stürzen, weil er die Sicherheit Israels gefährdet sah. Er war also beileibe kein Pazifist, sondern seine Friedensbemühungen waren auf reinen Vernunftargumenten gegründet. Seine pragmatische Überlegung: Entweder zwei Staaten – Israel und Palästina – oder ein Staat mit einer abzusehenden arabischen Mehrheit, die dann entweder nicht mehr jüdisch sein würde oder nicht mehr demokratisch, weil man dann den Palästinensern Gleichberechtigung vorenthalten würde. Die Schlussfolgerung daraus: Gründung Palästinas neben dem Staat Israel, Jerusalem als Hauptstadt beider Staaten. 1993 gründete er mit gleichgesinnten Freunden die Initiative „Gusch Schalom“, gleichbedeutend mit „Friedensblock“. Er setzte sich auch für die Trennung von Staat und Religion und gegen den orthodoxen Einfluss auf das politische Leben in Israel ein. Auch der „Zionismus“ als Grundhaltung wurde von ihm verworfen, da er seiner Meinung nach den Friedensprozess erschwere. Das Nationalstaatsgesetz des Jahres 2018 kritisierte er in seinem letzten Artikel heftig: *Wir sind in diesem Land nicht Bewohner auf Zeit und wir sind nicht jeden Augenblick bereit, uns unseren jüdischen Brüdern und Schwestern in anderen Ländern der Erde zuzugesellen. Wir gehören zu diesem Land und wir werden hier noch viele künftige Generationen leben. Deshalb müssen wir zu friedlichen Nachbarn in der Region werden, die ich schon vor 75 Jahren „die semitische Region“ genannt habe. Das neue Nationen-Gesetz zeigt uns eben durch seine halbfaschistische Natur, wie dringlich diese Debatte ist. Wir müssen entscheiden, wer wir sind, was wir wollen und wohin wir gehören. Andernfalls ist unser Staat dazu verdammt, dauerhaft ein Staat der Zeitweiligkeit zu sein.*

Chile: Für die Aymara war es das Ende der Welt

Die Angehörigen des Volkes der Aymara lebten im Andenraum auf dem Altiplano in Bolivien, im Süden Perus und in geringer Anzahl im Norden des heutigen Chile. Verständlich, dass sie das lang gezogene Land im Süden in ihrer Sprache als „kalt" (chiwi) und als „Ende der Welt" (chille) bezeichneten, noch dazu, wo die Inka ihre südlichen Territorien in der Quechua-Sprache ebenfalls „Chili" nannten. Aber auch die Region rund um das heutige Puntas Arenas, wo Magellan nach Querung der später nach ihm benannten „Straße" auf den Pazifik traf, hieß „Tchili", eine indigene Bezeichnung für „Schnee". Es gibt also einige vernünftig klingende Interpretationen, warum dieses Land am Südzipfel Lateinamerikas Chile heißt. Für die Spanier, die unter Pizarro 1533 im Handstreich das Inka-Reich im Norden eroberten, war es eine viel größere Herausforderung, auch das heutige Chile zu unterjochen. Zum einen lagen sowohl die Atacama-Wüste als auch die Anden dazwischen und zum anderen waren die Mapuche ein sehr wehrhaftes Volk, das sich nicht vereinnahmen ließ. Der äußerste Süden wurde daher nie kolonialisiert. Ein Vierteljahrtausend herrschten dann die Spanier, beuteten das Land so vollständig wie möglich aus (Kupfer und Salpeter als Hauptrohstoffe sollten allerdings erst später eine Rolle spielen) und unterlagen dann im Unabhängigkeitskampf gegen die Truppen von San Martín und Bernando O'Higgins. Um dem falschen Eindruck entgegenzutreten, hier hätten in erster Linie Europäer gegen Einheimische (nicht Indigene, die waren ja weithin schon dezimiert) gekämpft, sei festgehalten, dass auf beiden Seiten hauptsächlich Kreolen standen, also Menschen aus einer Verbindung spanischer Männer mit indigenen Frauen. Auch Chile musste alle Phasen der Unabhängigkeit durchleiden, die die anderen südamerikanischen Länder erwarteten: Zunächst feierte man die Unabhängigkeit (18. September 1810), die teilweise wieder verloren ging, um wieder errungen zu werden. Bald begann eine Ära der autoritären Republik, die in den Bürgerkrieg 1891 mündete, um dann für Jahrzehnte im Vergleich zu anderen Ländern einigermaßen stabil zu bleiben. Das änderte aber nichts an der Tatsache, dass der durch Kupfer begründete Reichtum des Landes dem Großteil der Bevölkerung überhaupt nichts brachte und keinesfalls etwas an dessen miserablen Lebensbedingungen veränderte. Das förderte eine starke politische Linke, die nach einigen vergeblichen Anläufen 1970 Salvador Allende ins Präsidentenamt beförderte. Drei Jahre später setzte ein brutaler Putsch dem ein Ende und führte in die finsterste Zeit des Landes. Heute ist zwar die Demokratie einigermaßen wiederhergestellt, aber viele Wunden sind noch offen. Das und die nach wie vor schwierigen Existenzbedingungen haben zu einer Revolte der Jugend und der indigenen Bevölkerung geführt. Es scheint so, als hätte die rechte Elite nicht mehr die autoritäre Stimme von einst:In der verfassungsgebenden Versammlung führt eine Indigene den Vorsitz. Vielleicht lässt sich die Hoffnung des Wahlspruchs doch verwirklichen, denn dieser lautet prophetisch: *Durch Überzeugung oder mit Gewalt.*

19

September

St. Kitts und Nevis: „Das Land über den Einzelnen“

Ob die knapp 50.000 Inselbewohner, die die Bürgerschaft bilden, davon überzeugt sind, dass das Land über ihnen gereiht ist, steht in den Sternen der Karibik. Jedenfalls soll der Wahlspruch dieser parlamentarischen Monarchie, an deren Spitze noch immer die englische Königin steht, das glauben machen. Er verbindet zwei Inseln mit 261 km^2, die durch einen Kanal von drei Kilometern Breite voneinander getrennt sind und zu den kleinsten Staaten der Welt gehören: St. Kitts und Nevis, die zu den Kleinen Antillen zählen. Auch sie wurden von Christoph Kolumbus, und zwar auf seiner zweiten Reise, entdeckt. Er ist zwar selbst nie dort gelandet, hatte aber Namen parat: „San Cristobal“ und „Nuestra Señora de Las Nievas“. 700 Jahre zuvor war schon ein Volk der Arawak, die Igneri, sesshaft geworden, um wiederum ein halbes Jahrtausend später von den Kalinago verdrängt zu werden. Sie nannten dann St. Kitts „Liamuiga“ (fruchtbare Insel) und Nevis „Oualie“ (Land des schönen Wassers).
Aber die Spanier hielten sich nur ein Jahrhundert auf den Inseln, bis die Engländer kamen und eine Kolonie errichteten. Es begann wie sonst schon öfters: mit einem Massaker an den Kalinago. Aber nicht nur die Spanier und Engländer, auch die Franzosen hatten ihr begehrliches Auge auf die Inseln gerichtet, was ein ständiger Streitpunkt war. Schließlich setzten sich die Engländer endgültig durch: Exakt 200 Jahre, von 1783 bis zum 19. September 1983, waren sie in deren Besitz. Dazwischen gab es Wirtschaftskrisen, politische Schwierigkeiten und den Wunsch nach Unabhängigkeit: das Übliche also. Auch die Tatsache, dass die Sicherheitssituation in größeren Siedlungen schlecht ist und bewaffnete Gewalttaten zunehmen, ist leider nichts Außergewöhnliches.
Im Dezember 2008 entschied die Regierung daher, zur Abschreckung die Todesstrafe wieder vollstrecken zu lassen. Ob das zur Bekämpfung der Kriminalität ein taugliches Mittel darstellt, ist mehr als fraglich. Mit 45 Tötungsdelikten pro 100.000 Einwohnern stand das Land im selben Jahr ganz vorne in diesem traurigen Ranking. Aber auch Antigua und Barbuda, die Bahamas, Barbados, Belize, Dominica, Guyana, Jamaika, Kuba, St. Lucia, St. Vincent und die Grenadinen, Trinidad und Tobago beharren weiterhin auf dem barbarischen Recht, Menschen hinzurichten. Selbst wenn in vielen dieser Staaten die Todesstrafe schon lange nicht mehr vollzogen wurde, kann sie jederzeit wieder angewendet werden, wie das Bespiel des wegen Mordes gehängten Charles Elroy Laplac in St. Kitts und Nevis zeigt.
Bis vor 50 Jahren waren der Anbau und die Verarbeitung von Zucker Hauptwirtschaftszweige, die mittlerweile aber Schritt für Schritt vom Tourismus abgelöst wurden. 2019 verzeichneten die zwei Inseln schon eine Million Touristen, die mit 40 Prozent zur Wirtschaftsleistung beitrugen. Am ersten Montag im August wird der Tag der Sklavenbefreiung gefeiert – angesichts von 90 Prozent Einwohnern mit afrikanischen Wurzeln ist die Freude mehr als verständlich.

Léopold Sédar Senghor: Ein Staatsmann und Dichter, der von Eurafrika träumte

Als Léopold Sédar Senghor vor 20 Jahren starb, herrschte nicht nur in Senegal, sondern auch in Europa große Betroffenheit. Er war der erste Präsident des Landes im Jahr 1960 und blieb, viermal wiedergewählt, bis 1980 im Amt. Er war überzeugter Christ in einem mehrheitlich muslimischen Land und Vertreter eines Sozialismus, in dem afrikanische Werte verankert sind. Für ihn war der Mensch Mittelpunkt und nicht wie so oft bei Politikern nur Mittel. Punkt.
Er träumte von einer europäisch-afrikanischen Föderation, die von beiderseitigem-Nutzen sein sollte – afrikanische Kultur und europäische Technologie verbinden sich in einer Kontinental-Föderation „Eurafrika". Angesichts des Wettlaufs, den Araber, Chinesen, Russen wie Amerikaner um Land und Rohstoffe des Riesenkontinents veranstalteten, eine faszinierende Idee. Denn trotz aller Wunden, die der europäische Imperialismus Afrika zugefügt hatte, gibt es noch immer eine fast sentimentale Verbindung zu Ländern wie Frankreich, Deutschland, Großbritannien, Spanien und Portugal. Nicht nur die Sprache, sondern vielfache Beziehungen, vor allem zu den Metropolen, sind von der gemeinsamen Geschichte geprägt. Hier war Léopold Senghor ein Visionär, der seiner Zeit vielleicht für immer voraus war.
Der von Aimé Césaire geprägte Begriff der „Négritude" stand im Mittelpunkt seiner Politik, denn es war die an die Afrikaner gerichtete Aufforderung zu Selbstachtung und Stolz. Er nannte Afrika *jene Hefe, deren das weiße Mehl bedarf,* und erinnerte damit an die Fang-Maske, die Anfang des 20. Jahrhunderts in Paris Matisse und Picasso inspiriert und damit den Weg in die Moderne vorgezeichnet hatte.
Und trotz aller Verpflichtungen fand er auch die Gelegenheit, Gedichte zu schreiben:

Nackte Frau, schwarze Frau
Gekleidet in deine Farbe die Leben, in deine Form die Schönheit ist!
In deinem Schatten bin ich aufgewachsen, deine sanften Hände
Verbanden mir die Augen.
Und da entdeckte ich dich im Herzen des Sommers, des Mittags,
gelobtes Land, hoch von der Höhe versengten Passes
Und deine Schönheit trifft mich ins Herz wie der Blitz eines Adlers.
Nackte Frau, dunkle Frau
Reife Frucht mit festem Fleisch, düstere Ekstasen des schwarzen Weines,
Mund, der mein Mund zum Singen bringt,
Savanne mit klarer Ferne, Savanne, du zitterst im feurigen Kosen
Des Ostwinds,
Geschnitztes Tam-Tam, gespanntes Tam-Tam, du tosest unter den
Fingern des Siegers
Und deine schwere Altstimme ist der Festgesang des Geliebten.

Der 21. September ist „Internationaler Tag des Friedens“

Frieden ist nicht alles, hat Willy Brandt, der deutsche Sozialdemokrat und Friedensnobelpreisträger, einmal gesagt und fortgesetzt, *aber ohne Frieden ist alles nichts.* Friede ist aber auch mehr als die bloße Abwesenheit von Krieg – das wäre eine negative Definition –, sondern der Zustand, in dem sich gerechte, solidarische und freie Gesellschaften befinden oder zumindest nähern sollten. Einer der Vordenker eines solchen „positiven Friedens“ ist der Norweger Johan Galtung, der die Bekämpfung alle Formen der Diskriminierung, Ausbeutung, der ungleichen Verteilung von Einkommen, der Bildungschancen, der Lebenserwartung auch auf Grund von Umweltverschmutzung, des Wohlstandsgefälles und des Verhinderns emanzipatorischer Bestrebungen miteinschließt. Ein solcher Friedensbegriff kann sich nur erfüllen,

- wenn der Kampf gegen Armut und Hunger erfolgreich geführt wird,
- wenn Demokratie nicht bedeutet, dass eine Mehrheit die Minderheit beherrscht, sondern auf deren Anliegen Rücksicht nimmt,
- wenn die Rechte von ethnischen, religiösen und politischen Minderheiten gewahrt werden,
- wenn die Menschenrechte für alle gelten,
- wenn „Heimat“ nur dann eine solche ist, wenn sich auch Minderheiten „beheimatet“ fühlen,
- wenn das „Fremde“ und das „Andere“ als positive Ergänzung des „Eigenen“ betrachtet werden,
- wenn kulturelle Vielfalt als Reichtum und nicht als Gefahr gesehen wird,
- wenn die „Goldene Regel“, egal in welcher Religion, ernst genommen und Toleranz geübt wird,
- wenn die Sexualität nicht als heterosexuelle Norm, sondern als Spektrum verschiedener Beziehungen respektiert wird,
- wenn die Hautfarbe nur eine Frage der Pigmentierung, nicht aber des Rassendenkens ist.

Bei einer Umfrage unter den Mitgliedstaaten der Vereinten Nationen stellte sich heraus, dass eine Mehrheit den Frieden als erste Voraussetzung für eine nachhaltige Entwicklung betrachtet. Das kann nicht verwundern, wenn man die Zahl der Kriege seit 1945 und die zig Millionen Toten betrachtet, die das Schlachten gekostet hat. Dagegen erhob sich allerdings aus fragwürdigen Motiven der Widerspruch des Westens – einschließlich der Friedensnobelpreisträgerin EU –, während vor allem zahlreichen Entwicklungsländer diese Priorität unterstützten. Ein Schelm, wer dabei an die Waffenlobby denkt und auch an die Militärs, die sich so gerne neues Spielzeug wünschen. Da wird dann schon der eine oder andere Kollateralschaden in Kauf genommen.

Belize: Das Land des schlammigen Wassers blüht im Schatten

Für die Maya ist „belix" schlammiges oder trübes Wasser; es kann gut sein, dass es die Küste beschreiben soll, die von dichten und ausgedehnten Mangrovenwäldern geprägt ist. Selber bezeichnet sich Belize in seinem Wahlspruch als *Sub umbra floreo* – was „ich blühe im Schatten" bedeutet. Das Land, das am Karibischen Meer liegt und an Mexiko und Guatemala grenzt, ist etwa 23.000 km² groß und hat knapp 400.000 Einwohner, die zur Hälfte Mestizen sind, das heißt von Weißen und der indigenen Bevölkerung abstammen. Die Maya stellen immerhin noch 11 Prozent der Einwohner und sind ursprünglich aus Mexiko und Guatemala eingewandert.

Eine Besonderheit, die sich auf die Ostküste Mittelamerikas beschränkt, sind die „Garifunas" oder auch „schwarzen Kariben", eine Kultur gestrandeter und entlaufener westafrikanischer Sklaven, die sich mit Kariben vermischten und von den Briten zwangsumgesiedelt wurden. Eine Kuriosität bildet ihre Sprache, denn es gibt mindestens ein paar Dutzend Wörter, die sich erheblich unterscheiden, ob sie eine Frau oder ein Mann spricht. Sprache, Tanz und Musik der Garifuna wurden vor 20 Jahren von der UNESCO als Meisterwerk des mündlichen und immateriellen Erbes der Menschheit anerkannt.

Als die Spanier Anfang des 16. Jahrhunderts an der Küste landeten, war die klassische Mayakultur schon weitgehend zusammengebrochen. Nur Ruinen von Tempelanlagen und Stufenpyramiden zeugten von der einstigen Größe und dem ursprünglichen Glanz. Auf dem Weg zur Eroberung Yucatáns durchzog der Konquistador Hernán Cortés das Land, das im Laufe der folgenden Jahrzehnte „pazifiziert" wurde, was bedeutet, dass große Teile der Bevölkerung von der Küste ins Hochland vertrieben wurden.

Allerdings gab es hartnäckige Zentren des Widerstands wie die Stadt Tipu, die sich mehr oder weniger ihre Unabhängigkeit bewahren konnten. Den Spaniern kam dann ein von ihnen entfachter Bürgerkrieg zugute, in dem sich Gruppen gegenseitig dezimierten. Nichtsdestotrotz zogen sich die Spanier 1729 endgültig zurück, ohne ihren Besitzanspruch aufzugeben. Bis zum Ende des Jahrhunderts war das Gebiet allerdings unter britischer Kontrolle. Für die Holzwirtschaft, der das Interesse der Briten in erster Linie galt, wurden vermehrt Sklaven ins Land geholt, die heute noch immer ein Viertel der Bevölkerung als Vorfahren ausmachen. Als im 19. Jahrhundert die spanische Vorherrschaft in Mittelamerika gebrochen wurde, machten die Briten Belize als Britisch-Honduras immer mehr zu einer Kolonie, zu der es 1871 offiziell erklärt wurde.

110 Jahre später, am 21. September 1981, wurde es erst von den Briten unabhängig, denn es war Guatemala, das durch Grenzstreitigkeiten den Prozess um 20 Jahre verzögerte. Der Staat ist heute einigermaßen stabil, mit einem relativ hohen Freiheitsstatus versehen, aber die Kriminalität ist so wie in der ganzen Region ein Problem. Hier bekommt der Wahlspruch *Im Schatten blühe ich auf* eine andere Note.

Mali: In der Bambara-Sprache ist „mali" das „Nilpferd"

Bei „Bambara" handelt es sich um die in Mali verwendete Verkehrssprache für etwa ein Drittel der 20 Millionen Einwohner, während Französisch nach wie vor die offizielle Amtssprache ist, in der sich auch die verschiedenen Ethnien untereinander verstehen können.
Das Land, das 1,2 Millionen km² groß ist, liegt in der Großlandschaft Sudan sowie im Sahel. In seiner Geschichte existierten hier drei Reiche, die den Transsaharahandel kontrollierten: Ghana, Mali und Songhai.
Erstmals Erwähnung fand das Ghana-Reich Ende des 8. Jahrhunderts, als es in Bagdad als das „Land des Goldes" bezeichnet wurde. Spätere Schilderungen sehen in dem König von Ghana *den reichsten König der Erde*, dessen Hunde goldene Glöckchen trugen. Das Mali-Reich entsprang einem Reich am oberen Niger und erreichte unter Mansa Musa seine größte Bedeutung. Dieser sagenhafte König beherrschte Timbuktu und war derart wohlhabend, dass er auf seiner Pilgerfahrt nach Mekka in Ägypten Station machte und dort auf Grund seiner großzügigen Geschenke den Goldstandard des ägyptischen Dinar zusammenbrechen ließ. Man schätzt heute, dass er etwa zehn Tonnen Gold auf die Reise mitgenommen hatte. Doch wie so oft in der Geschichte hatte auch dieses Reich keinen Bestand und sollte bald darauf zusammenbrechen. Der Islam sorgte dafür, dass die Handelswege weiter aufblühten, und Timbuktu wie auch Djenné waren Zentren auf den Routen. Timbuktu hatte eine Universität, die möglicherweise im 10. Jahrhundert gegründet wurde und damit die erste der Welt war. Auf alle Fälle hatte sie im 12. Jahrhundert 25.000 Studierende und galt als Zentrum der Gelehrsamkeit. Nach dem Zusammenbruch des Mali-Reiches übernahmen einstige Vasallen die Macht, bis 1591 eine marokkanische Invasion erfolgte. Dieses Vordringen der Marokkaner, die Verlagerung des Saharahandels nach Osten und der transatlantische Handel führten zu drastischem Bedeutungsverlust ganz Westafrikas. Der Übergang zur Kolonialzeit, die von 1883 bis 1960 andauerte, war erheblich von klimatischen Veränderungen begleitet, die der Region immer wieder Dürreperioden brachten. Die französischen Truppen besetzten Schritt für Schritt gewaltsam die ganze Region mit der Absicht, ein Kolonialreich quer über den Kontinent vom Atlantik bis zum Roten Meer zu errichten.
Am 25. September 1956 entschieden sich die französischen Kolonien Westafrikas für die Autonomie, aber nur Guinea für die sofortige Unabhängigkeit. Am 22. September 1960 folgte die Unabhängigkeit. Einparteienregimes prägten die Politik bis 1991, dann folgten eine mehr oder weniger demokratische Phase, ein Militärputsch 2012, eine französische Militärintervention (seit 2013) und 2020 putschten wiederum Militärs. Die politische Unsicherheit verunmöglicht eine Stabilisierung Malis, noch dazu wo radikale Islamisten Teile des Landes kontrollieren. Mali ist von seinem Wahlspruch *Ein Volk, ein Ziel, ein Glaube* heute weiter entfernt als in den Jahrzehnten davor.

Saudi-Arabien: Kein anderes Land ist nach der Herrscherdynastie benannt

Zu eben jener Zeit, als auf der iberischen Halbinsel die Moslems vertrieben wurden und sowohl Spanier als auch Portugiesen zur Eroberung der Neuen Welt ansetzten, war auch im Osten Europas eine Macht drauf und dran, ihr Weltreich aufzubauen: die Osmanen. 1514 gelang ein Sieg gegen die persischen Safawiden, 1516 gegen Syrien, schließlich wurde das Mameluken-Reich in Ägypten zerschlagen. Damit übernahm das Osmanische Reich das Protektorat über die heiligen Städte in Mekka und Medina. Mit der Entdeckung des Seewegs von Europa nach Indien durch die Portugiesen ging der arabischen Halbinsel jedoch die Funktion als Durchgangsland für den Handel zwischen Indien und dem Mittelmeerraum verloren, wodurch die Region erheblich an Bedeutung einbüßte. Das Interesse der Osmanen galt nun vor allem den europäischen Eroberungen – die Kriege gegen die Habsburger beherrschten die nächsten zwei Jahrhunderte.
Im Schatten dieser Entwicklung gingen im frühen 17. Jahrhundert ein arabischer Herrscher und ein orthodoxer religiöser Führer einen Pakt ein, der heute noch prägend für die Politik auf der Arabischen Halbinsel ist.
Im Lauf der Zeit dehnte sich der saudische Machtbereich aus und die andauernden Übergriffe wurden zur Gefahr für die osmanische Souveränität, sodass 1818 nach heftigen Kämpfen deren Kapitulation erzwungen wurde. Der letzte Imam Abd Allāh Ibn Saʿūd wurde mit dem Schwert wegen *Korruption auf Erden*, *Spaltung von Muslimen* und *Rebellion gegen den Kalifen* hingerichtet.
1902 kehrten die Sauds wieder an die Macht zurück, eroberten neue Gebiete, kämpften gegen den Scherif von Mekka, profitierten von der arabischen Revolte gegen die Osmanen, institutionalisierten schließlich am 18. September 1932 das Königreich Saudi-Arabien und wurden damit Herrscher eines Landes mit dem Namen ihrer Dynastie. Nationalfeiertag ist jedoch der 23. September, der Tag der Vereinigung 1932. Nach dem Zweiten Weltkrieg stieg das Land zum wichtigsten Öl-Lieferanten in der westlichen Welt auf. Damit wurde eine positive wirtschaftliche Entwicklung in Gang gesetzt, und der Großteil der bis dahin als Nomaden lebenden Bevölkerung wurde sesshaft. Aus armen Beduinen wurden Einwohner einer reichen Monarchie. Ein Konflikt mit Ägypten und später die Gegnerschaft zu dem schiitischen Mullah-Regime im Iran sowie die Feindschaft zu Israel bestimmten die Außenpolitik, während innenpolitisch ein rigides, ja repressives Regime den Alltag prägte. Der Wahhabismus als streng orthodoxe Richtung des Islam wurde weiter als Stütze der saudischen Monarchie gepflegt. Besonders in der Muslimbruderschaft sieht man auf der Ebene eines politischen Islams einen Widersacher, der durch seine populäre Ideologie und ausgeprägte Organisationsform zu einer ernstzunehmenden Gefahr auch im eigenen Land werden könnte. Aber noch immer funktioniert die über 270 Jahre alte Symbiose von wahhabitischer Religion und saudischer Macht.

Guinea-Bissau: Ein afrikanischer Zwerg am Atlantik

So könnte man das Land bezeichnen, das zwischen dem Senegal im Norden und Guinea im Süden buchstäblich eingeklemmt ist und mit etwa zwei Millionen Einwohnern auf einer Fläche, die nicht einmal halb so groß ist wie Österreich, zu den kleinen Staaten des Riesenkontinents gehört: Guinea-Bissau, wobei letzteres die Hauptstadt ist.

Auf ihrer Suche nach Bodenschätzen und der Jagd nach Sklaven waren die Portugiesen schon zur Mitte des 15. Jahrhunderts mit ihren Schiffen entlang der Küste Westafrikas unterwegs und stießen auch auf die Region, die später „Portugiesisch-Guinea" werden sollte.

Der Hafen Lagos an der Algarve war in dieser Zeit Ausgangspunkt zahlreicher Afrikaexpeditionen; über ihn gelangten schwarze Sklaven erstmals in der Neuzeit nach Europa. Lagos erhielt 1444 einen bedeutenden Sklavenmarkt, dessen Gebäude noch heute besteht. Diese portugiesische Kleinstadt wurde aber auch zur Namensgeberin des nigerianischen Lagos, weil sie sich zum Ausgangshafen für die Sklaventransporte entwickelte.

1614 wurde die Kolonie Cacheu ins Leben gerufen, 1753 kam es zur Gründung der Kolonie Bissau. Im Lauf der Zeit konnte Portugal die Kontrolle auch über das Hinterland ausdehnen und die bis dahin unabhängigen Stämme unterwerfen.

Durch die Unabhängigkeit von Guinea und Senegal ab 1958 bzw. 1960 konnte sich der bereits früher ausgebrochene Widerstand gegen die Besatzer der Unterstützung der Nachbarstaaten sicher sein. Seit 1963 fand ein Guerilla-Krieg statt, der schließlich am 24. September 1973 in die einseitige Unabhängigkeitserklärung mündete.

Eine ursprüngliche angestrebte Vereinigung mit den Kap Verden kam letztlich nicht zustande. Mit der Auflösung des kommunistischen Ostblocks löste sich Guinea-Bissau schrittweise von seinem Wirtschaftsmodell und der Einparteienregierung. Nach einer schrittweisen Demokratisierung des Landes kam es 1998 und auch 2000 zu kurzen Bürgerkriegen über die Verteilung der Macht im Lande.

Aber auch später kam Guinea-Bissau nicht zur Ruhe, 2012 erfolgte ein Putschversuch, und erst 2014 wurde mit José Mário Vaz ein Präsident gewählt, der tatsächlich eine volle Amtszeit durchregieren konnte.

Das Land zählt noch immer zu den ärmsten der Welt. Wegen der schwierigen politischen, wirtschaftlichen und sozialen Lage kommt es immer wieder zu Demonstrationen und Kundgebungen, die in gewalttätige Proteste umschlagen. Die Kriminalitätsrate in den Städten ist hoch und illegaler Drogenhandel weit verbreitet.

Es wird noch lange brauchen, bis der Wahlspruch verwirklicht ist: *Einigkeit, Kampf, Fortschritt*. Nur Kampf gibt es heute schon genug.

Kambodscha: Das Reich der Khmer

Sein Beginn wird mit dem Jahr 802 angegeben, dass ein von den Khmer „Kambuja" genanntes Königreich entstand, das sich rund um Angkor („Stadt") entwickelte und etwa 600 Jahre später von den Thai-Völkern eingenommen wurde (die ursprünglich nur einen Vasallen-Status besessen hatten). Jetzt drehte sich der Spieß um und aus der 1000-jährigen Hochkultur der Khmer entwickelte sich eine Abhängigkeit von den Thai im Westen. Als sich ab dem 17. Jahrhundert das Reich Annam im Osten ausdehnte, wurden die Khmer von zwei Seiten bedrängt, und so richtete der König Ang Duong 1854 ein Schutzgesuch an den französischen Kaiser Napoleon III., das zunächst vereitelt wurde. Aber fünf Jahre später wandte sich sein Sohn erneut an die Franzosen, die sich mittlerweile schon in den Besitz von Cochinchina gesetzt hatten, und bat um Hilfe. Dieses Mal waren die Europäer geneigt, dem Ersuchen zu folgen, da sie in dem Khmer-Gebiet einen geeigneten Puffer gegenüber Thailand sahen. Ihnen war natürlich vor allem an der Kolonialisierung Vietnams gelegen, und so blieb Kambodscha in seinen Strukturen erhalten. Ein paar Jahre später wurde es französisches Protektorat. Das anschließend neu gebildete Indochina bestand aus Tongking, Annam-Vietnam, Kambodscha und Laos, wobei das Herz der Region und damit der Mittelpunkt der französischen Interessen in Vietnam lag. Wie wenig sich die Franzosen um das Land kümmerten, zeigt etwa die Tatsache, dass bis 1954 nur 144 Kambodschaner eine Sekundärausbildung absolviert hatten.

Nach dem Zweiten Weltkrieg versuchten die Franzosen mit Unterstützung der Amerikaner, Indochina möglichst lange zu halten. (Südostasien wurde immer mehr zum Schauplatz der Auseinandersetzungen zwischen Ost und West). Kambodscha war zwar in der Zwischenzeit formell ein unabhängiges Königreich mit Norodom Sihanouk an der Spitze, aber die von ihm propagierte strikte Neutralität wurde immer wieder angezweifelt; schließlich wollte man den neutralen Herrscher (erfolglos) wegputschen.

Seine Neutralitätspolitik wurde aber vor allem während des Vietnamkriegs dadurch erschwert, dass das Land seitens der Kommunisten als Aufmarschgebiet missbraucht und von den Amerikanern in illegaler Weise bombardiert wurde. 1970 wurde mit Hilfe der USA gegen Sihanouk während eines Auslandsaufenthaltes geputscht, worauf dieser eine Exilregierung gründete. Bei den amerikanischen Flächenbombardements starben zwischen 200.000 und 1,1 Millionen Menschen, ein Großteil des Farmlandes wurde zerstört. Diesem Schrecken folgte das Grauen der Roten Khmer, die, zunächst als Befreier begeistert empfangen, ein Terrorregime unter ihrem Führer Pol Pot errichteten, das das Land in eine Art Steinzeitkommunismus zurückführen wollte. In dieser Phase der Diktatur starben noch einmal zwei bis drei Millionen Kambodschaner. Am 26. September 1989 zogen sich die letzten vietnamesischen Interventionstruppen zurück – die Unabhängigkeit war wieder hergestellt.

Transformation unserer Welt: Nachhaltigkeit ist Trumpf

Wenn sich die Weltgemeinschaft etwas wünscht, dann darf man davon ausgehen, dass dabei die Hoffnung mit „eingepreist" wurde und nur bedingt realistischer Erwartung entspricht. So geht es auch der am 25. September 2015 verabschiedeten Resolution zur „Transformation unserer Welt", einer Agenda für eine „nachhaltige" Entwicklung bis 2030. Man liest die einzelnen Punkte und denkt sich insgeheim: *schön wär's*. Aber sehen Sie bitte selbst, was so alles auf der Wunschliste der aktuellen Dekade steht und „nachhaltig" wirken soll:

1. Armut in allen ihren Formen und überall beenden.
2. Den Hunger beenden, Ernährungssicherheit und eine bessere Ernährung erreichen und eine nachhaltige Landwirtschaft fördern.
3. Ein gesundes Leben für alle Menschen jeden Alters gewährleisten und ihr Wohlergehen fördern.
4. Inklusive, gleichberechtigte und hochwertige Bildung gewährleisten und Möglichkeiten lebenslangen Lernens für alle fördern.
5. Geschlechtergleichstellung erreichen und alle Frauen und Mädchen zur Selbstbestimmung befähigen.
6. Verfügbarkeit und nachhaltige Bewirtschaftung von Wasser und Sanitärversorgung für alle gewährleisten.
7. Zugang zu bezahlbarer, verlässlicher, nachhaltiger und moderner Energie für alle sichern.
8. Dauerhaftes, breitenwirksames und nachhaltiges Wirtschaftswachstum, produktive Vollbeschäftigung und menschenwürdige Arbeit für alle fördern.
9. Eine widerstandsfähige Infrastruktur aufbauen, breitenwirksame und nachhaltige Industrialisierung fördern und Innovationen unterstützen.
10. Ungleichheit in und zwischen Ländern verringern.
11. Städte und Siedlungen inklusiv, sicher, widerstandsfähig und nachhaltig gestalten.
12. Nachhaltige Konsum- und Produktionsmuster sicherstellen.
13. Umgehend Maßnahmen zur Bekämpfung des Klimawandels und seiner Auswirkungen ergreifen.
14. Ozeane, Meere und Meeresressourcen im Sinne nachhaltiger Entwicklung erhalten und nachhaltig nutzen.
15. Landökosysteme schützen, wiederherstellen und ihre nachhaltige Nutzung fördern, Wälder nachhaltig bewirtschaften, Wüstenbildung bekämpfen.
16. Friedliche und inklusive Gesellschaften für eine nachhaltige Entwicklung fördern.
17. Umsetzungsmittel stärken und die Globale Partnerschaft für nachhaltige Entwicklung mit neuem Leben erfüllen.

Hoffentlich bekommen nicht jene recht, die wiederholt das Sprichwort zitieren: *The way to hell is paved with good intentions.*

Syrien: Im „Maschrek" geht die Sonne auf?

Dass der „Maghreb" der äußere Westen Nordafrikas ist, weil dort die Sonne untergeht, gehört zu den eher geläufigen Begriffen. Aber wie bezeichnet man eigentlich den Ort, wo die Sonne aufgeht? Hier hilft das Arabische ebenfalls weiter, denn es handelt sich um den „Maschrek". Im engeren Sinn wird darunter das heutige Palästina, Israel, Jordanien, Libanon, Syrien und der Irak verstanden. 400 Jahre wurde dieses Gebiet von den Osmanen beherrscht – von 1517 bis 1918. Der Name Syrien ist dabei schon im 8. Jahrhundert vor Christus belegt und geht auf das akkadische „Assur" zurück.

Seine heutigen Grenzen erhielt Syrien allerdings nach dem Ersten Weltkrieg, und diese gingen auf die Vereinbarung von Großbritannien und Frankreich im Jahr 1916 (Sykes-Picot-Abkommen) zurück. Man verstand darunter mehr oder weniger den westlichen Zweig des „Fruchtbaren Halbmonds."

90 Prozent aller Syrer sind zwar Araber, aber mit zehn Prozent stellen die Kurden und die Armenier eine beachtliche Minderheit. Noch immer sind zehn Prozent der im Land lebenden Menschen Christen verschiedener Konfessionen. Sie haben einen nicht unbedeutenden Einfluss auf die Politik. So war beispielsweise der Gründer der panarabischen Baath-Partei ein Christ. Drusen und Jesiden sind weitere Minderheiten, die die religiöse und kulturelle Vielfalt des Landes repräsentieren. Die Entwicklung nach dem Zweiten Weltkrieg stand zunächst ganz im Zeichen des arabisch-israelischen Konflikts. Syrische Armeeeinheiten waren an allen Kriegen beteiligt. Das Land büßte dabei die strategisch wichtigen Golanhöhen ein. Die Allianz mit Ägypten, dem starken Partner in der Region, wurde mit dem Austritt Syriens aus der Vereinigten Arabischen Republik am 28. September 1961 einer empfindlichen Belastungsprobe ausgesetzt.

Als der heutige Machthaber Baschar al-Assad am 10. Juni 2000 ins Präsidentenamt gehievt wurde, gab es die Hoffnung auf einen Damaszener Frühling mit demokratischen Reformen. Allerdings wurde die Führung immer autoritärer, und Assad baute einen regelrechten Personenkult um sich auf.

Die durch den arabischen Frühling ausgelösten Protestaktionen mündeten 2011 in einen brutalen Bürgerkrieg, der bisher mindestens einer halben Million Menschen das Leben gekostet hat, während 13 der 21 Millionen Syrer in- und außerhalb des Landes auf der Flucht sind.

Das Land gehört zu den instabilsten auf der Welt, das Regime ist eine reine Diktatur, es herrscht praktisch vollkommene Unfreiheit, und die Korruption blüht.

Verbrechen gegen die Menschlichkeit sind an der Tagesordnung, Folterzentralen sind über das ganze Land verteilt, Massenhinrichtungen von Zivilisten sind dokumentiert, und wenn Ruhe einkehrt, dann ist es die der Friedhöfe.

Jetzt schweigen zwar die Waffen weitgehend, aber das Land ist zugrunde gerichtet und politisch in einer Sackgasse.

29 September

Palau: The Rainbow's End

Ob das Land tatsächlich am Ende des Regenbogens liegt, wie es sich selbst in seinem Wahlspruch sieht, soll dahingestellt sein – gewiss ist aber, dass von seinen 356 Inseln nur elf bewohnt sind und auf ihnen keine 19.000 Palauer leben, die auf 16 „Staaten" aufgeteilt sind. Der kleinste hat 25 Einwohner; schon allein das dürfte Weltrekord bedeuten. Auch viele Kenner werden mit der Hauptstadt Ngerulmud auf der Insel Babeldaob nicht viel anzufangen wissen, obwohl es die Metropole immerhin auf 271 Einwohner bringt. Der Regierungskomplex mit einem Capitol hat allerdings fast amerikanische Ausmaße. Damit kommt man der Geschichte schon näher, und manches Mysterium klärt sich. Bis zur Unabhängigkeit am 1. Oktober 1994 war Palau nämlich UN-Treuhandgebiet unter der Verwaltung der USA. Bis heute ist es mit den USA assoziiert und stark von der ehemaligen Koloniemacht beeinflusst.

Dadurch erklärt sich auch, dass Palau eine präsidiale Republik mit 16 Bundesstaaten ist – und seien sie noch so klein.

Palau ist Mikronesien zuzuordnen und liegt nördlich von Neuguinea. Eine Besonderheit ist auch darin zu sehen, dass die Haie in den Gewässern rund um die Inseln gesetzlich geschützt sind – einzigartig auf der Welt. Der Anstieg des Meeresspiegels führt nicht nur zu Überschwemmungen, sondern lässt für manche Staaten noch weit Schlimmeres befürchten. Inselregionen wie Palau sind nämlich der Gefahr ausgesetzt, vollständig unterzugehen. Auf dem Klimagipfel in Glasgow 2021 warnte Präsident Surangel Whipps Jr. vor einem Aussterben der Kultur und der Identität der Einwohner seines Landes und forderte radikale Änderungen. *Natürlich kann man die Leute in ein Gebäude nach Shanghai umsiedeln oder auf ein Feld in Arkansas oder sonst wohin. Aber das hätte schwere Folgen,* mahnte der Präsident. *Sie sind nicht länger eine Nation, nicht mehr länger ein Volk. Wir sollten nicht wegen des Handelns der größten* CO^2*-Emittenten aussterben.*

Vorher hatte bereits die Klima-Botschafterin des Pazifikstaats Marshallinseln vor ähnlichen Folgen für ihr Land gewarnt.

Eine weitere Besonderheit des Inselstaates ist die starke Stellung der Frau in der palauischen Gesellschaft, die historisch begründet ist.

Die Kolonialherren, aus Spanien, dann aus Deutschland, anschließend aus Japan und schließlich den USA kommend, konnten zwar die staatlichen Strukturen beeinflussen, die traditionelle Kultur blieb aber gewahrt.

Eine weitere Geschichte: Der Häuptling Ibedul Gibbons kämpfte jahrelang um das Recht seines Volkes, den USA die Stationierung von Atomwaffen verfassungsrechtlich zu untersagen. Unter Druck hatte die Regierung vor der Erlangung der Unabhängigkeit ein Assoziierungsabkommen mit den USA schließen müssen. Die USA sind demnach für die Verteidigung zuständig – der Passus über Palau als atomwaffenfreie Zone musste aus der Verfassung gestrichen werden.

Botswana: Ein schwarzer Prinz mit weißer Frau

Es war einmal ein schwarzer Prinz, der ausersehen war, Herrscher seines Landes zu werden. Aber zunächst wollte er sein Studium in London abschließen und juristische Praxis erwerben. Daher ergab sich, dass er im Jahr 1947 eine Engländerin kennenlernte und bald auch heiratete. Sein heimatlicher Ältestenrat wollte keine Weiße am Hof, und die britische Krone berief eine Expertenkommission, die sich mit dem „Fall“ beschäftigen sollte. *Die Heirat zwischen zwei unterschiedlichen Rassen statuiert ein gefährliches Beispiel*, war man sich einig – das Ehepaar wurde zum Exil verurteilt. Auch in Rhodesien und Südafrika, wo man drauf und dran war, Apartheid als geradezu vom Schöpfer erwartete Trennung von Schwarz und Weiß zu installieren (mit den Weißen oben und den Schwarzen ganz weit darunter, versteht sich) war man zufrieden mit dieser Lösung für das britische Protektorat Betschuanaland.

Als das Land am 30. September 1966 unter dem Namen Botswana unabhängig wurde, übernahm der frühere Prinz, sein Name war Seretse Khama, trotzdem das Amt des Präsidenten. Bis dahin hatte er mit seiner Frau und seinen Kindern unauffällig als Viehzüchter gelebt, wurde später Abgeordneter und schließlich Premierminister. Er war dann 14 Jahre lang ein bedachter und ausgewogen agierender Herrscher, der 1980 im Amt an Krebs starb. 2008 bis 2018 war sein Sohn Jan Präsident des Landes, dessen Wahlspruch eine einzige Hoffnung ausspricht: *Pula* – auf Setswana *Regen*.

Das Land gehört mit 2,3 Millionen Einwohnern auf 580.000 km^2 zu den am dünnsten besiedelten in Afrika südlich der Sahara. Große Teile macht nämlich die Halbwüste Kalahari aus.

70 Prozent der Bewohner leben in Städten, weshalb Botswana zu den am stärksten urbanisierten Ländern des Kontinents zählt. Im Jahr der Unabhängigkeit 1966 gab es nur wenige erfolgreiche Schulabgänger – das hatte den Protektoratsherren genügt. Heute liegt die Rate der Schüler bei 96 Prozent. Mit 9,2 Jahren ist die mittlere Schulbesuchsdauer eine der längsten in Afrika. Auch die Gesundheitsversorgung wurde seit der Unabhängigkeit gut strukturiert. Eines der größten Probleme ist allerdimgs nach wie vor in der außerordentlich hohen AIDS-Rate zu sehen.

Botswana kann zwar als Rechtsstaat gewertet werden, aber die Todesstrafe und ihre tatsächlich vorgenommene Vollstreckung sind eine traurige Ausnahme von humanen Prinzipien.

Das Land hatte zu Beginn seiner Unabhängigkeit zu den ärmsten Afrikas gezählt und gehört heute zu den wirtschaftlich erfolgreichsten. Dabei spielten die Einnahmen aus dem Diamanten-Bergbau eine große Rolle, aber auch die Fleischproduktion und der Tourismus tragen zur guten Entwicklung bei. Frühe Siedler waren die San und die mit ihnen verwandten Khoikhoi. Zu ihren Zeugnissen gehören Felsmalereien in den Tsodilo Hills, einer Hügelkette im Norden der Kalahari – heute als Weltkulturerbestätte anerkannt.

Volksrepublik China: „Zhong guo“ ist das „Reich der Mitte“

Auch gemessen an den Maßstäben alter Reiche war dieses Kaiserreich unvergleichlich, denn es bestand von 221 v. Chr. bis zum Jahr 1912. Sein Name China leitet sich aus dem Sanskrit-Wort „cina“ ab, welches wiederum von der Eigenbezeichnung des Staates Qin stammt, der 778 v. Chr. gegründet wurde. Bis zur Grundsteinlegung des alten Rom dauerte es da noch eine ganze Weile.

Das heutige Festland-China ist etwa so groß wie die Vereinigten Staaten oder Europa bis zum Ural, hat aber ein Vielfaches an Einwohnern und ist neben Indien der bevölkerungsreichste Staat der Erde.

Seine Jahrtausende alte Kultur gehört zu den höchstentwickelten der Menschheit und strahlte schon in der Antike bis nach Europa aus.

Als die Portugiesen begannen, sich langsam an Afrikas Küsten heranzutasten, waren riesige chinesische Flotten längst an dessen östlicher Küste gewesen, um zu Hause dem Kaiser mitzuteilen, man habe nichts entdeckt, was ein weitergehendes Interesse lohnen würde. Es fehlte schlicht jene Lust an Neuem und vor allem an der Eroberung, die die Europäer in alle Weltmeere führen sollte. Und von der See her sollten europäische Mächte dann auch Chinas Schwäche erkennen, die in der Ignoranz gegenüber westlichem Fortschritt lag. Es war die Zeit, als China weit mehr nach Europa und Amerika exportierte (Tee, Seide, Porzellan), als es von dort bezog, und damit ein riesiges Handelsbilanzdefizit bewirkte. Indien oder China waren Zentren, deren hochwertige Waren Europa überhaupt nur kaufen konnte, wenn es sich Zugang zu lateinamerikanischen Edelmetallen verschaffte. Ein Brief des Kaisers von China, Qianlong, an Georg III., König von England, aus dem Jahr 1793 bringt das Verhältnis deutlich zum Ausdruck: *Wie Euer Gesandter selbst sehen kann, besitzen wir alles. Ich lege keinen Wert auf fremde und kunstvolle Gegenstände und habe keine Verwendung für Manufakturgüter Eures Landes*. Erst nach der Zerstörung der asiatischen Wirtschaftskraft mit militärischen Mitteln – schrittweise Aneignung des indischen Subkontinents durch die Briten, Opiumkriege und Niederschlagung des Boxeraufstandes in China – konnte sich Europa an die Spitze der Weltwirtschaft setzen.

Nach 1800 hatte das gesamte Europa einen Anteil an der Weltindustrieproduktion von 28 Prozent und China allein 30 Prozent. 1900 lagen 62 Prozent der Produktion in Europa – China war auf sechs Prozent reduziert worden. Das Riesenland hatte es in den zwei Jahrhunderten davor verabsäumt, seine wirtschaftliche Stärke auch durch militärische Investition und Innovation abzusichern.

Ein weiteres Jahrhundert später ist China wieder auf dem Weg, die wirtschaftlich stärkste Macht der Welt zu werden, und es ist absehbar, zu welchem Zeitpunkt es die USA überholen wird, die das 20. Jahrhundert beherrschten. China vergisst nicht – vor allem keine Demütigungen. Die am 1. Oktober 1949 gegründete Volksrepublik zeigt, dass der Rote Drache scharfe Zähne hat.

Nigeria: Der Fluss „Gi“ gibt dem Land den Namen

Es ist mit über 200 Millionen Einwohnern doppelt so groß wie Ägypten und damit das weitaus einwohnerstärkste Land des afrikanischen Kontinents. Und Ende dieses Jahrhunderts wird Nigeria zu den vier größten Ländern der Welt zählen, denn allein in den letzten 30 Jahren hat sich die Bevölkerungszahl verdoppelt.
Auch hier waren die Portugiesen die ersten Europäer, die aus den Kontakten Geschäfte machten, indem sie Waffen gegen Elfenbein, Palmöl und Sklaven tauschten. Der westliche Teil des Landes wurde daher zur Sklavenküste und der Handel mit Menschen zum Warenhandel degradiert. Das zu wissen ist deshalb wichtig, weil immer wieder argumentiert wird, Sklaven habe es auch davor schon gegeben. Sie waren zwar Abhängige mit eher geringen Rechten und wurden teilweise sogar in die Familienverbände aufgenommen, aber „Sache“ waren sie eben nicht. „Sachen“ können, ohne Strafen zu riskieren, gefoltert, gepeinigt und sogar zerstört werden – und von diesen Rechten machten die Europäer eifrig und teilweise sadistisch Gebrauch. Ab Mitte des 19. Jahrhunderts begannen dann die Briten direkt Einfluss zu nehmen – auch unter dem Vorwand, sie müssten jetzt das Verbot der Sklaverei durchsetzen. Zunächst aber gab es eine unsichtbare Schranke für das Eindringen ins Landesinnere: die Malaria, auch „Grab des weißen Mannes“ genannt, die erst durch das Chinin überwunden wurde. 1862 wurde dann Lagos und Umgebung zum Protektorat, um nach einer gewissen „Schamfrist“ als Kolonie ganz einverleibt zu werden.
Am 1. Oktober 1960 wurde Nigeria unabhängig und das mit einer schwachen Föderalregierung und drei Bundesstaaten. Es kam, wie es kommen musste und von Briten eigentlich vorausgesehen hätte werden können. Nach zahlreichen inneren Unruhen übernahm 1966 das Militär die Macht. Bald entzündete sich der Biafra-Krieg mit seinen furchtbaren Folgen bis hin zu Hungerkatastrophen. Die darauffolgenden Jahrzehnte waren durch einen massiven Ölboom gekennzeichnet, der das Land zum größten Ölexporteur Afrikas machte. Die Folge war jedoch nicht Wohlstand aller, sondern massive Korruption einiger. Die Ölgesellschaften beuteten das Niger-Delta aus und sorgten für massive Umweltschäden, die erst jetzt Konsequenzen haben, denn Gerichte in London und Amsterdam (und nicht in Lagos!) verurteilten SHELL zu Schadenersatz. Für zusätzliche Spannung sorgt die Tatsache, dass jeweils etwa die Hälfte der Bevölkerung aus Muslimen und Christen besteht, wobei erstere mehr im Norden und zweitere im Süden des Landes angesiedelt sind.
Islamistische Gruppen wie Boko Haram kämpfen mit terroristischen Mitteln für die Einführung der Scharia und sorgen durch brutale Entführungsaktionen für weltweites Aufsehen.
Einheit und Glaube, Friede und Fortschritt – ein Wahlspruch, der eher nach Wunschdenken klingt.

Tuvalu: Ein Staat, der „Acht Inseln" heißt, aber deren neun hat

Es scheint, als hätte man sich bei der Namensgebung verzählt, denn auf tuvaluisch heißt der Landesname „Acht Inseln". Zu dem Staat im Südwesten des Pazifischen Ozeans gehören allerdings die neun „Ellice Islands", wie die Inselgruppe bis zu ihrer Unabhängigkeit am 1. Oktober 1978 hieß. Sie bringen es auf ganze 26 km^2, die von vielleicht 12.000 Menschen besiedelt sind. Nur der Vatikan, Monako und Nauru sind an Fläche noch kleiner. Aber es gibt noch einige Superlativen, die durchaus ihren Reiz haben: Tuvalu zählt zu den am wenigsten besuchten Staaten der Erde, hat die wenigsten Straßenkilometer auf der Welt (ganze acht), hat keine einzige Zeitung, und Fernsehen kann nur sehr beschränkt bezogen werden.

Sieht man Aufnahmen von Tuvalu, könnte man an Ansichten vom Paradies glauben, weil darauf Hitze und Luftfeuchtigkeit nicht sichtbar sind. Diese machen allerdings einem Europäer aus gemäßigten Breiten einigermaßen zu schaffen, und auch 222 Regentage im Jahr können das Vergnügen durchaus beeinträchtigen.

Das Atoll Funafuti gilt in seiner Gesamtheit als Hauptstadt, und der Regierungssitz ist das Dorf Vaiaku auf der innerhalb des Atolls liegenden Insel Fongafale. Der schmale Landstreifen zwischen Lagune und offenem Meer ist maximal 200 Meter breit.

Kein Wunder, dass die Inseln von Tuvalu eher zufällig entdeckt wurden und keine allzu große Beachtung fanden. Erst im 19. Jahrhundert erfolgte eine nennenswerte Besiedlung, hauptsächlich wegen des Walfangs und des Sklavenhandels. Aber auch für Zwangsarbeiter aus Tuvalu gab es Abnehmer: einige hundert wurden in den 1860er-Jahren nach Peru deportiert. 1877 kam es dann zur britischen Verwaltung der Inseln, die 1892 Teil des britischen Protektorates der „Gilbert and Ellice Islands" und 1915 zu einer Kolonie des Empire wurden.

Am 1. Oktober 1978 gelang der Sprung in die Selbstständigkeit, allerdings als Mitglied des Commonwealth. Seither ist das Staatsoberhaupt „Elizabeth the Second, by the Grace of God Queen of Tuvalu and of Her other Realms and Territories, Head of the Commonwealth". Der Titel ist viel eindrucksvoller als die Macht, die dahintersteckt.

Das Länderkennzeichen „TV", das die Organisation für Normung dem Inselstaat zugewiesen hat, sorgte nicht nur für internationale Bekanntheit, sondern der Domainverkauf spielte dringend benötigte Dollarmillionen in die Staatskasse.

Das alles wiegt aber die Tatsache nicht auf, dass die Inseln an ihrem höchsten Punkt nur fünf Meter über dem Meeresspiegel liegen und so wie viele andere Eilande im Pazifik von der Klimaerwärmung massiv bedroht sind. Neuseeland und Australien als Zieldestinationen zeigen jedoch bisher die kalte Schulter. Schließlich gehören die *Acht Inseln dem Allmächtigen* – zumindest sagt das der Wahlspruch –, und vielleicht gibt es noch ein Wunder des Eigentümers.

Guinea: Für die Tuareg war es das Land der „Schwarzen“

Lange Zeit hindurch hatte diese Region Westafrikas kein staatliches Eigenleben aufzuweisen, sondern war ein Teil größerer Reiche, und die meisten Bewohner lebten in kleineren „Häuptlingstümern“. Denn das Gebiet lag abseits der großen Handelsrouten – jene durch die Sahara endeten nördlich und westlich, die Atlantikküste war noch nicht befahren. Und so waren es die Reiche von Ghana, Mali und schließlich Songhai, denen die Häuptlinge untergeordnet waren. 1735 gründete der Stamm der Fulbe ein Imamat, die Europäer segelten aber an der Küste vorbei und nutzten allenfalls die davorliegenden Inseln als Handelsstützpunkt. Ab Mitte des 19. Jahrhunderts begannen die Franzosen das Gebiet, das sich zwischen portugiesischen und britischen Besitzungen befand, zu erobern und in das Landesinnere vorzudringen. Seit den 1880er-Jahren trafen sie dabei jedoch auf den heftigen Widerstand eines islamischen Führers und späteren Nationalhelden – Almami Samory Touré. Nichtsdestotrotz konnten sie im Laufe der Jahre ihren Besitz festigen, und 1885 wurde der erste französische Gouverneur in Conakry eingesetzt.
Auch hier führte die Berliner Kongokonferenz zu einer „Klärung“, indem Portugal und Frankreich eine Grenze vereinbarten – ohne die Einheimischen in irgendeiner Weise einzubeziehen. Wo traditionelle Oberhäupter nützlich waren, durften sie im Amt bleiben, sonst wurden sie ersetzt. Das Gebiet wurde 1892/93 Teil der Kolonie Französisch-Westafrika und mit „Guinea“ bezeichnet, was sich von dem Tuareg-Wort „aginaw“ (Schwarze) ableitete.
Ende der 1950er-Jahre trat der Urenkel des seinerzeitigen Widerstandshelden Ahmed Sékou Touré entschieden für die Unabhängigkeit seiner Heimat ein, die dann in einer Volksabstimmung eindrucksvoll bestätigt wurde. Berühmt wurde dabei sein Ausspruch, man zöge *die Armut in Freiheit dem Reichtum in Sklaverei* vor.
Am 2. Oktober 1958 wurde das Land zwar frei, musste aber einen hohen Preis bezahlen, denn in kurzer Zeit zog Frankreich tausende Ärzte, Lehrer, Techniker und Verwaltungsexperten aus Guinea ab, hinterließ durchschnittene Telefonleitungen, Krankenhäuser ohne Medikamente, und für Menschen, die zur Führung befähigt gewesen wären, hatte man bewusst nicht gesorgt. Die Unabhängigkeit Guineas hatte im frankophonen Bereich eine ähnliche Signalwirkung wie die von Ghana im anglophonen Teil Afrikas. Die Schattenseite der Unabhängigkeit war eine Einparteiendiktatur in Guinea, die Gulag-artige Lager für Gegner kannte und mindestens eine Million Menschen in die Flucht trieb.
Nach Sékou Tourés Tod 1984 kam es zu einer gewissen Entspannung der Situation, und für die kommenden zwei Jahrzehnte folgte zwar eine autoritäre Regierungsperiode, in der aber auch Wahlen stattfanden. Von *Arbeit, Gerechtigkeit, Solidarität,* wie es der Wahlspruch verheißt, ist das Land allerdings weit entfernt

Die Toten von Tlatelolco

Es war Antonio Gramsci, der 1921 meinte, *die Geschichte lehrt, aber sie hat keine Schüler*. Ein Satz, der später von der österreichischen Schriftstellerin Ingeborg Bachmann in ihrem Roman „Malina“ verwendet wurde und seither zum österreichischen Bildungsbürger-Zitatenschatz gehört. Ich habe da so meine Zweifel, denn Machiavellis gelehrige Schüler finden sich in vielen Regierungsbüros, Stalins willige Epigonen gibt es auch heute noch und von Hitler glaubt immer noch so mancher, man könne für die Gegenwart von ihm lernen. Das Böse hat immer wieder seine Konjunktur, die Nachahmer und Trittbrettfahrer stehen willig in der Warteschleife. Sie haben sich oft genug ihre Vorbilder aus der Geschichte zurechtgezimmert. Was offensichtlich keine oder zu wenig Schüler findet, ist das „Nie wieder“, verbunden mit Mechanismen, das einmal Geschehene sich nicht wiederholen zu lassen.

Tlatelolco war ein Stadtstaat, über dessen Marktplatz der Konquistador Bernal Díaz del Castillo die Bemerkung machte, sein Tempel sei der größte in ganz Mexiko – und *über die Anzahl der Menschen und die Menge der darin enthaltenen Waren sowie über die gute Ordnung und Kontrolle waren wir erstaunt, denn so etwas hatten wir zuvor noch nie gesehen!*

Das hinderte Hernán Cortés nicht daran, genau dort am 13. August 1521 ein derartiges Blutbad anzurichten, *dass es nicht möglich war, einen Fuß vor den anderen zu setzen, da sich dort so viele Leichen stapelten*. Schätzungen zufolge wurden etwa 40.000 Indígenas abgeschlachtet. Fast genau 447 Jahre später – mittlerweile war der „Platz von Tlatelolco“ in einem Stadtteil von Mexico City zu finden – fand am 2. Oktober 1968 diesem historischen Ort eine friedliche Demonstration von Studenten statt, die von Militärkräften mit Panzern und Angehörigen der Geheimpolizei brutal niedergeschlagen wurde. Was folgte war ein Massenmord an 200 bis 300 Demonstranten, wobei die Zahl deshalb so ungenau ist, weil erst 30 Jahre später Untersuchungen über das Verbrechen eingeleitet wurden. Zehn Tage nach dem Massaker begannen in der Stadt die Olympischen Sommerspiele unter den Augen einer Weltöffentlichkeit, der die Wahrheit verborgen blieb.

Am 26. September 2014 wurden wiederum mexikanische Studenten Opfer von offensichtlich staatlich in Kauf genommener Gewalt. Das Massaker von Ayotzinapa wurde 43 jungen Menschen zum Verhängnis, die entführt, ermordet und verscharrt wurden. Am siebenten Jahrestag des Verschwindenlassens dieser Lehramtsstudenten forderten Angehörige eine Aufklärung über die Verwicklung von Polizei und Militär. Erste Verhaftungen sind erfolgt – die Hintergründe noch immer ungeklärt.

Der deutsche Waffenhersteller Heckler & Koch wäscht wie immer in solchen Fällen seine Hände in Unschuld und wird dabei auch noch von der Justiz gedeckt. Schließlich kann man doch nicht wissen, was mit dem technischen Gerät, das man herstellt, in weiterer Folge gemacht wird. Geschossen haben damit ja andere!

„Uruk" – das semitische Wort für Euphrat und Tigris

Zwischen diesen beiden Flüssen lag das „Zwischenstromland", das zu den ersten Hochkulturen der Menschheit gehörte – Sumer, Akkad, Babylonien, Mittani, Assyrien, Medien sind die klingenden Namen dieser Zeit. Anschließend waren es die Perser, die Mesopotamien beherrschten, und ihnen folgte Alexander d. Gr. Die Römer und die Parther versuchten abwechselnd, das Land ihren Reichen einzuverleiben, bis im frühen 7. Jahrhundert die Araber siegreich ihren Eroberungsfeldzug antraten.

762 wurde Bagdad zur Hauptstadt des Kalifats und bald zur bedeutendsten Stadt der arabischen Welt. Wissenschaft und Kunst, insbesondere auch die Medizin entwickelten ein Niveau, das dem europäischen deutlich überlegen war.

Zu Beginn des 15. Jahrhunderts wurde Mesopotamien dann von dem zentralasiatischen Eroberer Timur verwüstet und fiel im darauffolgenden Jahrhundert an die Osmanen. Im Laufe des Ersten Weltkriegs gehörte es zur Verteilungsmasse der Briten und Franzosen. Die Briten waren dabei listiger, nutzten die Verärgerung der Russen über das Sykes-Picot-Abkommen und sicherten sich auch noch die ölreiche Provinz Mossul. Die Araber, denen für ihren Kampf gegen die Osmanen ein Großreich versprochen worden war, begannen einen Aufstand gegen die Besatzer, den die Briten mit der Einsetzung eines arabischen Königs von ihren Gnaden beantworteten – es war Faisal, Sohn des Scherifen Hussein von Mekka. Am wichtigsten waren jedoch die Ölquellen, die von Unternehmen im britischen Einflussbereich zu geringen Konzessionsgebühren ausgebeutet wurden. Nach dem Zweiten Weltkrieg gab es 1958 einen Staatsstreich von Militärs, um sich von britischem Einfluss zu befreien. Der Irak wurde zur Republik erklärt, und zehn Jahre später kam nach vielen innenpolitischen Wirren die Baath-Partei an die Macht, wo sich dann Saddam Hussein durchsetzen sollte. Ein Jahr nach der Machtübernahme stürzte Saddam das Land in das Abenteuer des Irankrieges, das mit Millionen Toten auf beiden Seiten und keinem Sieger endete. Damals war der Diktator noch der „Gute", weil er gegen den ruchlosen Ajatollah Chomeini kämpfte, und wurde dementsprechend aktiv mit Waffen aus den USA versorgt. Der heutige Erzfeind der Ajatollahs, nämlich Israel, rüstete den Iran auf, indem es 80 Prozent der Waffen lieferte.

Nach dem 11. September 2001 mutierte der Irak, namentlich Saddam Hussein, zum Erzfeind, der durch die „Koalition der Willigen" innerhalb von wenigen Wochen besiegt wurde. Die Lüge über Giftgaslager wurde gewissermaßen zum moralischen Auslöser dieses Krieges. 20 Jahre später ist das Land immer noch nicht befriedet, leidet unter islamistischen Terroristen und mächtigen Milizen. Das Land, das seit 1932 am 3. Oktober seine Unabhängigkeit feiert, kommt nicht zur Ruhe, während die Amerikaner schon längst wieder „zu Hause" sind.

Lesotho: Die Sothos sind ein Volk, das dem Königreich den Namen gibt

Die Bantu-Stämme im Süden Afrikas lebten von Ackerbau und Viehzucht und litten unter dem Mangel an nutzbarem Land, was immer wieder zu Unruhen und Auseinandersetzungen führte. Gleichzeitig versuchten die Zulus, ihr Reich zu vergrößern, was Druck auf die Gebiete erzeugte, die von den Basotho-Stämmen bewohnt wurden. Bis 1820 gelang es unter der Führung von Moshoeshoe, das Gebiet der Basotho zu stabilisieren, bis die Buren im „Großen Treck" nach Nordosten zogen, um dem Einfluss der britischen Kap-Kolonie auszuweichen. Die Buren erlebten allerdings einen schweren Rückschlag, als sie von Subsistenzwirtschaft auf exportorientierte Schafzucht umstellten und eine große Dürre eine schlimme Hungersnot auslöste. Militärisch setzten sich aber schließlich die Buren durch und der Oranje-Freistaat wurde um fruchtbare Gebiete westlich des heutigen Lesotho erweitert. Sie vertrieben dabei die einheimische Bevölkerung und raubten das Vieh. Die Briten hinderten allerdings die Buren an einer allzu großen Ausdehnung ihres Gebietes, weil sie an den Grenzen der Kap-Kolonie keinen mächtigen Burenstaat akzeptieren wollten. Und so wurde Basutoland 1868 zur britischen Kolonie, die schließlich der Kap-Kolonie ausgeschlossen wurde. Es folgten massive Aufstände, die dazu führten, dass Basutoland wieder eine eigene Kolonie wurde. Soldaten aus diesen Gebieten nahmen sowohl im Ersten als auch im Zweiten Weltkrieg auf britischer Seite an den Kampfhandlungen teil und unterstrichen ihre Loyalität zur britischen Krone. Am 4. Oktober 1966 erlangte die Kolonie unter dem neuen Namen Lesotho ihre Unabhängigkeit und wählte eine konstitutionelle Monarchie als Staatsform.

Da dem amtierenden Ministerpräsidenten das Wahlergebnis 1970 nicht passte, rief er den Ausnahmezustand aus und unterdrückte die Opposition mit brutalen Mitteln. 16 Jahre später wurde der autoritäre Regierungschef durch einen unblutigen Militärputsch vertrieben. 1995 kehrte König Moshoeshoe II., der zunächst in den Niederlanden Exil erhalten hatte, auf den Thron zurück und wurde nach seinem Tod vom Sohn beerbt, der aber nicht nur sein Nachfolger, sondern zwischenzeitlich auch schon einmal Monarch gewesen war. Sehr verwirrend, wie so manches in der jüngeren Geschichte Lesothos, die immer wieder von Phasen der politischen Instabilität gekennzeichnet ist. Bezeichnend ist, dass der bis Mai 2020 amtierende Regierungschef Thabana des Mordes an seiner früheren Frau verdächtigt wird. Seine aktuelle Frau wurde bereits wegen Mittäterschaft angeklagt. Das klingt nach Shakespeare im 21. Jahrhundert, obwohl der Wahlspruch *Frieden, Regen und Wohlstand* verheißt. Frieden gibt es keinen, der Wohlstand bleibt in einem der wirklich armen Länder aus und der Regen lässt immer wieder auf sich warten. König Letsie III. (David Mohato Letsie Bereng Seeiso) ist weiterhin der Herrscher des „Königreichs des Himmels". Dieser ist allerdings noch immer nicht allzu gnädig gestimmt.

Nelson Mandela, Desmond Tutu und Albert Luthuli: Ihre Friedensaktivitäten sind Preis-wert

Am 7. Oktober 2021 wurde er 90 Jahre alt, am 26. Dezember starb er im Oasis Care Centre in Kapstadt: der südafrikanische anglikanische Geistliche und Menschenrechtler Bischof Desmond Tutu. Für seine Aktivitäten wurde er 1984 mit dem Friedensnobelpreis ausgezeichnet, so wie auch seine Landsleute Nelson Mandela und Albert John Luthuli. Dass im Laufe der Jahrzehnte gleich drei schwarze Südafrikaner den Friedensnobelpreis erhielten, ist ein Zeichen dafür, welcher Wert international dem Kampf für Frieden und gegen die Apartheid beigemessen wurde.

Bei der Verleihung des Preises in Oslo sagte Bischof Tutu unter anderem: *[...] wo Ungerechtigkeit herrscht, gibt es keinen Frieden. In El Salvador, in Nicaragua und anderswo in Lateinamerika herrschten unterdrückerische Regimes, die Opposition in diesen Ländern geweckt haben. Landsleute werden gegeneinander ausgespielt, manchmal wird die nicht sehr hilfreiche Aufmerksamkeit und das Interesse anderer Mächte angezogen, die die Sphären ihres Einflusses erweitern wollen. Wir haben dies im Mittleren Osten gesehen, ebenso in Korea, den Philippinen, in Kambodscha, in Vietnam, in Nordirland, in Afghanistan, in Mosambik, in Angola, in Simbabwe, hinter dem Eisernen Vorhang.*

Wegen der globalen Unsicherheit sind die Nationen in einen verrückten Rüstungswettlauf verwickelt und geben verschwenderisch Milliarden von Dollar für Instrumente der Zerstörung aus, während Millionen verhungern. Und dabei würde doch ein Bruchteil dessen, was so obszön für Verteidigungsbudgets ausgegeben wird, einen Unterschied machen und Gottes Kinder in die Lage versetzen, ihre Bäuche zu füllen, sich auszubilden und ihnen die Chance geben, ein erfülltes und glückliches Leben zu führen. Täglich werden wir von dem Spektakel eines hohlwangigen Teils der Menschheit verfolgt, der in unendlichen Reihen entlangschlurft, um mit Schüsseln in der Hand das zu sammeln, was die Nächstenliebe der Welt liefert. Zu wenig und zu spät. Wann werden wir lernen, wann werden die Menschen dieser Welt aufstehen und sagen: Es ist genug? Gott schuf uns als Gemeinschaft. Gott schuf uns, damit wir eine Menschenfamilie schaffen, die zusammen existiert, weil wir füreinander geschaffen sind. Wir sind nicht geschaffen für eine ausschließliche Selbständigkeit, sondern für Abhängigkeit, und wir verletzen dieses Gesetz auf unsere eigene Gefahr hin. Wann werden wir lernen, dass ein eskalierender Rüstungswettlauf lediglich die globale Unsicherheit steigert? Wir sind heute einem nuklearen Holocaust näher als zu Zeiten mit weniger Technologie und Ausgaben [...] und so lange sind wir auf dem Weg, der unerbittlich zu unserer Selbstzerstörung führt, und so lange sind wir nicht weit entfernt von einem globalen Selbstmord.

Eine zeitlose Rede eines Gottesmannes in (gott)losen Zeiten!

Der Tod machte ihn unsterblich: Ernesto Che Guevara

Am 9. Oktober 1967 ist Kubas berühmtester Revolutionär neben Fidel Castro im Dschungel Boliviens gestorben – und mit ihm der absurde Traum von einer Weltrevolution, ausgelöst unter den armen Bauern der Anden.
Dass sein Tod verklärende Züge annahm, ist auch seinen Henkern zu verdanken: Denn der Ermordete hat große Ähnlichkeit mit traditionellen Jesus-Darstellungen, darin waren sich sowohl Nonnen des Krankenhauses als auch Frauen in jenem Ort einig, wo sie ihn aufgebahrt betrachten konnten.
Am Vortag war er mit seinen letzten Getreuen in einer Schlucht gefangen genommen und in eine Schule gebracht worden, die als provisorisches Gefängnis diente. Die USA wussten Bescheid, denn ein CIA Agent verhörte ihn und fotografierte die Dokumente des Che. Die Regierung der USA war in Kenntnis, dass er umgebracht werden sollte, unternahm aber nichts dagegen – immerhin würden sie einen lästigen Aufrührer in Südamerika los, dessen Nimbus weltweite Aufmerksamkeit auf sich zog.
Der Feldwebel Mario Terán meldete sich freiwillig zur Exekution. Er betrat das Klassenzimmer, wies den gefesselten Guerillero an, sich hinzusetzen. *Nein, ich bleibe dafür stehen*, entgegnete Guevara. Und dann noch: *Sie töten einen Menschen*. Terán zögerte, dann hob er sein Gewehr und drückte ab.
Guevara, an Armen und Beinen getroffen, wand sich vor Schmerzen am Boden. Dann schoss ihm sein Henker in die Brust. Ernesto Guevara de la Serna, „El Che“, starb um 13:10 Uhr im Alter von 39 Jahren.
Boliviens Regierung, die ihn verscharren ließ, um ihn loszuwerden und um keinen Wallfahrtsort zu schaffen, erreichte genau das Gegenteil: Sie machte Che unsterblich. Die Bilder seiner Leiche gingen um die Welt. Er, der viele Vietnams schaffen wollte, wurde zur Ikone einer Jugendbewegung, die in Washington, Paris, Berlin gegen den Krieg protestierte.
Tatsache ist jedenfalls, dass die Macht der Bilder mit verantwortlich war für den Mythos, der sich durch den gewaltsamen Tod nur noch verstärkte.
Heute, über ein halbes Jahrhundert später, gibt es noch immer keinen Andenkenladen in Buenos Aires oder Havanna, wo man nicht Leibchen mit dem photogenen Antlitz erwerben kann.
Der Film über seine Motorradtour rund um Südamerika trägt zur Ikonisierung bei, weil er soziales Engagement und Mitleid mit den Ärmsten als revolutionären Antrieb schildert. Auch wenn er kein Erlöser der Verdammten dieser Erde war, kein „Jesus Christus mit der Knarre“, als den ihn der Liedermacher Wolf Biermann besang, trug er zur Politisierung der Jugend in diesen Jahren erheblich bei und machte den Kampf gegen amerikanischen Imperialismus und ausbeuterischen Kapitalismus zur Sache vieler junger Menschen auf der ganzen Welt.

Uganda: Das Land der Ganda und das Gasthaus „Zum grünen Jäger“

Der größte der drei Seen wurde von John Hanning Speke, wahrscheinlich dem ersten Europäer an seinen Ufern, nach der britischen Königin Victoria benannt. Albert, der Prinzgemahl der Langzeitkönigin, stand dem Forscherehepaar Samuel und Florence Baker als Taufpate für den gleichnamigen See zur Verfügung und Henry Morton Stanley benützte den späteren König Eduard VII., als er an den Gestaden des dritten Sees weilte.

Tatsächlich war das heutige Uganda ab 1896 britisches Protektorat, und 1900 wurde die Herrschaft Großbritanniens endgültig abgesichert. Seinen Namen bezog das Land vom ehemals zentralen Königreich Buganda („Land der Ganda“), das ab 1840 wachsenden Einflüssen fremder Mächte ausgesetzt war. So tauchten sowohl Deutsche als auch Briten auf, deren Missionare dem wachsenden islamischen Einfluss entgegenwirken sollten. Die vermehrt auftretenden Europäer hatten allerdings eine destabilisierende Wirkung, da viele lokale Führer versuchten, durch eine Annäherung an die Mächte mit der überlegenen Waffentechnik in ihrem eigenen Herrschaftsbereich zu profitieren.

Aber letztlich einigten sich am Tisch der Berliner Kongokonferenz Deutsche und Briten über die Aufteilung ihrer Interessensgebiete: die Engländer grapschten sich Uganda, während sich die Deutschen im Osten an der Küste Tansanias festsetzten. Kenia wiederum war britisch eingefärbt und wurde gemeinsam mit Uganda verwaltet. Ein paar Kriege später war die britische Oberherrschaft für die nächsten sechs Jahrzehnte gefestigt. Die koloniale Wirtschaft war auf den Anbau von Exportgütern wie Kaffee und Baumwolle („Cash Crops“) beschränkt, die zunehmende Anlage von Monokulturen hatte Hungersnöte zur Folge – mit den absehbaren Konsequenzen eines drastischen Bevölkerungsrückgangs. Am 9. Oktober 1962 wurde Uganda unabhängig und Milton Obote der erste Premierminister der Republik. Militärchef in dieser Zeit war Idi Amin, der zunehmend in Opposition ging und Obote am 25. Jänner 1971 stürzte. Die dann folgende Schreckensherrschaft dauerte bis zum Sturz und der Flucht Amins im April 1979. Obote kehrte zurück, und seine zweite Regierungsperiode war noch blutiger als die erste. Sie endete damit, dass der noch immer amtierende Präsident Yoweri Museveni am 29. Jänner 1986 als Staatschef vereidigt wurde.

Er war ein Jahr zuvor ausgerechnet im Niederösterreichischen Unterolberndorf mit anderen Mitkämpfern zu einer konspirativen Tagung zusammengekommen, bei der das „Unterolberndorfer Manifest“ beschlossen wurde, auf welchem die ugandische Verfassung beruht. Der „Gasthof Magister“ (damals Gasthaus „Zum grünen Jäger“) wurde damit ein historisch bedeutsamer Ort, den der Präsident zehn Jahre später mit einem offiziellen Staatsbesuch beehrte. Es ist beileibe keine große Wissenslücke, wenn man dieses Dörfchen trotzdem nicht kennt.

11

Oktober

Fidschi ist „Matanitu ko Viti"

So heißt jener Inselstaat im Südpazifik, der bei uns als „Fidschi" bekannt ist und aus insgesamt 332 Inseln besteht, deren Gesamtfläche gerade 18.000 km^2 ausmacht. Nur ein Drittel davon ist bewohnt; die knapp 900.000 Einwohner bestehen aus einer indigenen Mehrheit an Melanesiern und einer indischen Minderheit, die auf rekrutierte Arbeitskräfte der Zuckerindustrie zurückzuführen ist. Das Inselreich entwickelte sich weithin unbemerkt von der Weltgeschichte, wurde 1643 erstmals von Abel Tasman gesichtet, 1774 von James Cook besucht und erst 1827 näher erforscht. Der dort angeblich praktizierte Kannibalismus und die umliegenden Riffe hielten die Walfänger und Händler lange von den Inseln fern. Ab und an waren Sandelholzfäller zu Besuch, und zu Beginn des 19. Jahrhunderts siedelten sich erste europäische Pflanzer an, die ab 1860 Baumwolle anbauten. Am 10. Oktober 1874 wurde Fidschi eine Kolonie der britischen Krone, um exakt 96 Jahre später die Unabhängigkeit zu erlangen.

Da 1987 indische Parteien die Wahlen gewannen, wurden durch zwei Militärputsche die gewohnten Verhältnisse – also Vorherrschaft der Melanesier – wieder hergestellt und zugleich die Monarchie in eine Republik umgewandelt. Der Wahlspruch des Landes *Fürchte Gott und ehre die Königin* ist aber offensichtlich erhalten geblieben, weil er in einem Band das Wappen ziert.

1999 wurde dann Mahendra Chandhry nach dem Wahlsieg seiner Labour Party Premierminister, und als indischstämmiger Fidschianer erklärte er das Ende der Spannungen zwischen den beiden Volksgruppen zum wichtigsten politischen Ziel.

Bald folgte ein Putsch, und es vertieften sich die ethnischen Spannungen wieder. Einige Jahre später begann das Militär den vierten Staatsstreich innerhalb von 20 Jahren. Der neue Machthaber verkündete *Demokratie sei gut für das Volk, dürfe aber nicht dazu benutzt werden, Korruption zu verstecken.* Das war eher originell, denn ein Blick in die jüngere Geschichte zeigt, dass die Korruption weiterblühte. 2014 fanden dann erstmals wieder Wahlen statt, die diese Bezeichnung verdienen.

Originell war aber auch die Tatsache, dass bis 2006 homosexuelle Handlungen zwar verboten waren, aber gleichzeitig eine Diskriminierung auf Grund der Verfassung nicht erlaubt war. Eine derart widersprüchliche Regelung gab es überhaupt nur auf Fidschi – die Insulaner haben das irgendwann eingesehen und das Verbot abgeschafft.

Die Fidschi-Inseln entsprechen durchaus stereotypen Vorstellungen eines tropischen Paradieses (wenn man von gelegentlichen schweren Stürmen absieht) und sind daher eine attraktive Touristen-Destination.

Äquatorialguinea: „Aquuinaoui“ bedeutet für die Berber „schwarz“

Aus der Sicht der Berber war das Land südlich der Sahara von schwarzen Menschen besiedelt und Sprachforscher kommen zum Schluss, dass sich aus ihrem Begriff „Aquuinaoui“ letztlich die europäische Bezeichnung „Guinea“ abgeleitet hat. Das heutige Äquatorialguinea, mit 28.000 km² und 1,4 Millionen Einwohnern einer der kleinsten Staaten Afrikas, besteht aus den Inseln Bioko und Annobón samt dem Festland im Golf von Guinea. Die Insel Annobón war bis zur Ankunft der Europäer 1473 unbewohnt, während auf Bioko etwa zwischen 700 und 1000 n. Chr. eine Besiedelung vom Festland her erfolgte. An der Küste Biokos landeten portugiesische Seefahrer bereits 1471. Sie erhielt ursprünglich den Namen „Formosa“, der sich aber nicht durchsetzen sollte. So hieß sie dann lange Zeit hindurch „Fernando Poo“ nach ihrem europäischen Entdecker. Später einigten sich Portugal und Spanien auf einen Besitzwechsel der beiden Inseln und des Festlandgebietes im Austausch gegen Teile Brasiliens, die die Spanier ihren Nachbarn abgaben. Erst im Jahr 1979 erhielt die Insel ihren heutigen Namen Bioko.

Da die andere kleine Vulkaninsel, die am 1. Jänner 1473 erstmals angelaufen wurde, unbesiedelt und daher auch namenslos war, bedient man sich einfach des portugiesischen Neujahrsgrußes „Ano boin“ („Gutes Jahr“), aus dem sich das „Annobón“ der Spanier ergab.

Auch das heutige Festlandgebiet von Äquatorialguinea kam vertraglich in den Besitz der Spanier. 1817 verpachteten die Spanier die Insel Bioko an die Briten, die sich aber wegen des für Europäer extrem ungesunden Klimas wieder zurückzogen. Das galt ebenso für die Spanier, die der Einfachheit halber 99-jährige Ausbeutungslizenzen an Großunternehmen vergaben. Die koloniale Machtübernahme auf dem Festland zog sich bis ins 20. Jahrhundert hinein. Der Druck der Vereinten Nationen auf Spanien, sich von diesen Kolonien zu trennen, wurde allerdings in den 1960er-Jahren immer stärker.

Dem standen aber die sehr persönlichen Interessen des damaligen spanischen Ministerpräsidenten Carrero Blanco gegenüber, der mit seinen Firmen weite Teile der Holz-, Kakao- und Kaffeeproduktion kontrollierte. Am 12. Oktober 1968 wurde zwar die Unabhängigkeit erklärt, das Land blieb aber vom ehemaligen „Mutterland“ extrem abhängig.

Es folgte eine brutale Diktatur von Francisco Macías Nguema mit mindestens 40.000 Opfern, und durch die Flüchtlinge verlor das Land in den folgenden zehn Jahren 20 Prozent seiner Bevölkerung. Seine Terrorherrschaft wurde zwar 1979 durch seine Hinrichtung beendet, aber die folgende, bis heute andauernde Kleptokratie des Präsidenten Teodoro Obiang Nguema Mbasogo ist nicht viel erträglicher. Heute ist das Land der drittgrößte Erdölproduzent südlich der Sahara. Für die Menschen dort bringt das gar nichts.

In den Fängen eines „geheimen Dienstes"

Es gehört zum Wesen von Geheimdiensten, dass sie im Verborgenen operieren, die handelnden Personen verdeckt sind und danach getrachtet wird, auch erfolgreich verlaufene Einsätze (genauso wie Misserfolge) nicht an die große Glocke zu hängen. Gelegentlich sind die „Operationen" allerdings so spektakulär, dass sie sich beim besten Willen nicht geheim halten lassen. Zu den größten „Playern" auf diesem Sektor gehört, neben CIA und KGB natürlich, der israelische MOSSAD, dem seit seiner Gründung im Dezember 1949 viele spektakuläre Aktionen gelungen sind. Dass dabei, wie bei vielen anderen Organisationen dieser Art, ein Graubereich zwischen legal und „kriminell" existiert, versteht sich aus der Aufgabenstellung: den Interessen des eigenen Landes dienen und diesem Ziel alles andere unterordnen.

Zu diesen Aktivitäten des MOSSAD, die die Weltöffentlichkeit bewegten, gehörte beispielsweise die spektakuläre Entführung des Massenmörders Adolf Eichmann aus Argentinien, um ihn in Israel vor Gericht stellen zu können. Natürlich gab es auch da kritische Stimmen wegen der Verletzung der Souveränität eines anderen Staates, aber weithin überwog das Verständnis, dass man den Verantwortlichen für den Mord an sechs Millionen Juden vor Gericht bringen wollte, ohne die langwierige und ungewisse Prozedur eines Auslieferungsbegehrens in Kauf nehmen zu müssen.

26 Jahre später konnten die Israelis nicht mit einem ähnlichen Verständnis rechnen, als der am 13. Oktober 1954 in Marrakesch geborene Nukleartechniker Mordechai Vanunu ohne Einverständnis des Gastlandes Italien aus Rom entführt wurde.

Vanunu war in einer frommen jüdisch-marokkanischen Familie aufgewachsen, die 1963 nach Israel auswanderte. Er arbeitete später in einem geheim gehaltenen Atomforschungszentrum in der Wüste Negev, wechselte in der Folge vom rechten in das sehr linke politische Lager und wurde 1985 mit 180 anderen Arbeitern entlassen. Auf einer Weltreise trat er dann zum Christentum über und behauptete öffentlich, dass Israel mittlerweile Atommacht geworden sei. Ende September 1986 wurde er dann von einer Mossad-Agentin nach Rom gelockt, mit einer Injektion ohnmächtig gemacht und per Schiff im Diplomatengepäck nach Israel gebracht. Sechs Wochen hindurch leugnete die israelische Regierung, etwas über seinen Verbleib zu wissen, doch zwei Jahre später wurde er wegen Landesverrats zu 18 Jahren Gefängnis verurteilt, von denen er elf Jahre in Isolationshaft (!) in einem Hochsicherheitsgefängnis verbrachte. Nach seiner Entlassung erwarteten ihn strenge Auflagen, die gegen eine Reihe von Menschenrechten verstoßen.

Leider war er auch ohne es zu wollen Auslöser des sogenannten „Vanunu-Gesetzes", welches den Behörden erlaubt, auch Briefe zu öffnen, die an immune Abgeordnete gerichtet sind. Bei allem Verständnis dafür, dass die innere und äußere Sicherheit eines Staates auch Mittel erfordert, die im Grenzbereich der Legalität angesiedelt sind, geht es bei Vanunu mehr um Rache als um Geheimnisverrat.

Ein Tag gegen die staatlich legitimierte Barbarei samt „Krämpfen mit Erbrechen“

Es ist erst 20 Jahre her, dass ein internationaler Kongress gegen die Todesstrafe die „Straßburger Erklärung“ verabschiedete und seit 2003 gibt es einen internationalen Tag, der an diesen weltweiten Kampf erinnert (10. Oktober). Noch immer ist das „Recht auf Leben“ auch für Schwerverbrecher weltweit umstritten, und während in Europa alle Staaten mit Ausnahme der weißrussischen Diktatur Lukaschenkos diese barbarische Methode der Bestrafung mittlerweile abgeschafft haben, wird im Iran, in Saudi-Arabien, in China, aber leider auch in den Vereinigten Staaten und einer Reihe anderer Staaten nach wie vor hingerichtet. *Wir können sie töten, und in manchen Fällen müssen und sollten wir.* Diese Meinung des US-Rechtsprofessors und Todesstrafenbefürworters Robert Blecker wird auch heute noch von einer allerdings immer knapper werdenden Mehrheit in „Gods own Country“ vertreten. Mittlerweile hat aber sogar die Katholische Kirche, maßgeblich betrieben von Papst Franziskus, die Todesstrafe in ihrem Weltkatechismus eindeutig verurteilt, sodass man die Hoffnung haben kann, der Einfluss auf die Gläubigen werde auch in den USA zu einer Mehrheit an Todesstrafengegnern führen.

Ein „Kurier“-Bericht von Dirk Hautkappa, Washington vom 30. Oktober 2021 möge all denjenigen die Augen öffnen, die noch immer irgendwelche Erklärungen dafür finden, dass es rechtens sei, Menschen staatlich legimitiert umzubringen: Hoffentlich dreht es auch diesen beim Lesen den Magen um.

Nach fast sieben Jahren Zwangspause hat der US-Bundesstaat Oklahoma wieder einen Menschen hingerichtet. Wieder ging es schief. Todeskandidat John Grant zuckte minutenlang heftig und übergab sich. Auslöser: der dreistufige Cocktail in seiner Giftspritze.

Trotzdem will der republikanische Gouverneur Kevin Stitt weitere Exekutionen veranlassen. *Die Hinrichtung von Insasse Grant wurde in Übereinstimmung mit den Protokollen der Strafvollzugsbehörde und ohne Komplikationen durchgeführt.*

Als Dan Snyder am Donnerstagnachmittag diesen Satz aus dem Mund von Justiz-Sprecher Justin Wolf hörte, drehte sich dem Star-Journalisten des lokalen TV-Senders KOKH Fox 25 der Magen um. Snyder war einer von fünf ausgelosten Medien-Vertretern, die Augenzeugen der ersten Hinrichtung im US-Bundesstaat Oklahoma seit Januar 2015. Das Moratorium ging unter anderem auf die weltweit auf Empörung gestoßene Exekution des Mörders Clayton Lockett zurück. Sein Todeskampf, der Anwesende an den Rand der Ohnmacht trieb, dauerte 43 Minuten. Lockett starb an einem Herzinfarkt. Das Gift, falsch injiziert, verfehlte seine Wirkung.

Aber der Gerechtigkeit war scheinbar genüge getan.

Fälle wie diese würden ganze Bände der Berichterstattung füllen, sind aber nicht in der Lage, ein Umdenken der Politiker zu bewirken.

Taiwan: Die „schöne Insel"

Wenn zwei tektonische Platten kollidieren, kann es schon sein, dass daraus eine ganze Insel entsteht, wie das vor fünf Millionen Jahren der Fall war, als die Eurasische und die Philippinische Platte zusammenstießen.
Sie wurde zur Urheimat der Austronesier, zu denen auch die Polynesier gehören. Über die Kontakte mit dem chinesischen Festland gibt es nur spärliche Quellen, sodass im Wesentlichen die Ankunft der Portugiesen im Jahr 1517 Ausgangspunkt für verschriftlichte Hinweise ist. Diese ersten europäischen Seefahrer waren dermaßen beeindruckt, dass sie die „schöne Insel" „Ilha Formosa" nannten. 100 Jahre später kamen die Niederländer und bald darauf die Spanier, die wieder von den Vorgängern verdrängt wurden. Der Einfluss der Kolonialverwaltung war beträchtlich, denn in die bis dahin weitgehend herrschaftsfreien Strukturen wurden Häuptlinge des kolonialen Vertrauens eingesetzt.
1661 floh ein Loyalist der bedrängten Ming Dynastie mit 35.000 Soldaten mit 400 Dschunken auf die Insel, um hier eine Basis für die Rückeroberung Chinas aufzubauen. Daraus entwickelte sich ein feudales Staatswesen, das aber nicht verhindern konnte, dass die Insel unter die Kontrolle Festland-Chinas geriet. Die durch die Europäer bereits vorgezeichnete „Zivilisierung" der indigenen Bevölkerung wurde in Form einer „Sinisierung" von den Chinesen vollendet. 1894/95, infolge des Krieges Chinas gegen Japan, fiel die Insel allerdings an den Sieger, nachdem sie 150 Jahre hindurch von den Chinesen beherrscht worden war. Die Japaner wiederum zwangen die eroberten Völker Taiwans zu einer „Shintoisierung" („Weg der Götter"), das heißt ihre Religion zu übernehmen und eine „ordnungsgemäße Lebensweise" einzuhalten. Aufstände wurden niedergeschlagen und stacheldrahtumzäunte Reservate angelegt. Die „Rückeroberung" des 200 Jahre zuvor eingenommenen Inselgebietes durch die Festlandchinesen wurde zum politischen Ziel der Kuomintang, also der Nationalpartei Chinas.
Nach der Kapitulation Japans im Zweiten Weltkrieg wurde die Verwaltung der Republik China übergeben. In der Folge wurde der 25. Oktober als „Rückübertragungstag" ein inoffizieller Gedenktag.
1947 kam es dann zu einem Aufstand der Taiwanesen gegen die Kuomintang-Besatzungsmacht, dem mit Terror begegnet wurde und 30.000 Menschenleben kostete.
1949 bildete Taiwan den Fluchtort für zwei Millionen Anhänger Chiang Kai-sheks, der sich dorthin nach der Niederlage gegen die Kommunisten unter Mao Zedong zurückgezogen hatte. Es folgte ein repressives politisches Regime, das mit westlicher Unterstützung eine langanhaltende Phase des Wirtschaftswachstums erzielen konnte. 1971 wurde das Land zugunsten der Volksrepublik China aus den UNO-Organisationen hinauskomplimentiert. 1979 brachen die USA die diplomatischen Beziehungen ab. Seitdem wehrt sich die Terrassen-Bucht (Taiwan) gegen die „Ein-China"-Politik.

Alle zehn Sekunden stirbt in der Welt ein Kind an Hunger!

Man schrieb das Jahr 1786, als der britische Arzt und Vikar Joseph Townsend in seiner „Dissertation on the Poor Laws“ feststellte: *Hunger zähmt die wildesten Tiere, Hunger ist ein Lehrer, von dem auch die Rohesten, Starrsinnigsten und Verworfensten noch Anstand, gute Sitten, Gehorsam und Unterwerfung lernen*. Bei so einer Einstellung konnte man Hungersnöte in British-Indien nicht als Tragödie, sondern als probates Disziplinierungsmittel betrachten.

200 Jahre später hat sich das Bewusstsein Gott sei Dank diametral gewandelt und heute sind nicht mehr die Hungernden schuld an ihrer Lage, sondern sie sind Opfer von Umständen, die sie nicht beeinflussen können: eine ungünstige geographische Lage mit Dürreperioden oder Sturmfluten, widrige Launen des Klimas, Kriege, in die sie hineingezogen werden, kleptokratische Regierungen, Ausbeutungsregimes internationaler Konzerne, Landgrabbing und manch anderes mehr, was ihnen einfach auf den Kopf fällt.

Das ist kein unabwendbares Schicksal, sondern dafür gibt es ganz konkrete Ursachen, die auch konkret bekämpft werden könnten.

1. Das Fehlen von Demokratie: Je autoritärer Systeme sind, desto anfälliger sind sie für Korruption und kleptokratische Eliten und desto gleichgültiger sind Armut und Hunger der Bevölkerung.
2. Kriege: Sie vernichten Lebensgrundlagen, Infrastrukturen und ganze Gesellschaften.
3. Der Fluch des Rohstoffreichtums: Was ein Segen sein könnte, wird zum Fluch, wenn es internationale Ausbeutung auf dem Rücken der Arbeitssklaven bedeutet.
4. Landgrabbing und ungleiche Verteilung von Land: Wenn fruchtbares Land den Interessen ausländischer Investoren ausgeliefert wird, die dann Ölpalmen oder Soja anbauen, wenn kleinbäuerliche Produzenten der Macht von Konzernen ausgeliefert werden, dann ist Hunger vorprogrammiert.
5. Armut und Hunger sind siamesische Zwillinge, die einander bedingen; eine gerechtere Güter- und Einkommensverteilung in Gesellschaften mit einer großen Schere zwischen Arm und Reich wäre wirksamer als Hilfslieferungen.
6. Die reichen Länder verursachen mit ihren Emissionen maßgeblich den Klimawandel, unter dem die ärmeren Länder am meisten leiden. Der Norden des Globus lebt auf Kosten des Südens.
7. Immer weniger Konzerne kontrollieren das Agrarbusiness vom Acker bis zum Verkaufsregal. Dazu kommen Finanzspekulationen mit Agrarrohstoffen, die die Preise in die Höhe treiben.

Der Welternährungstag am 16. Oktober ist ein guter Anlass, darüber nachzudenken.

Armut ist eine Schande

Nicht für die Betroffenen, die sie meistens als solche empfinden, sondern für die reichste Gesellschaft, die die Menschheitsgeschichte jemals gekannt hat und gleichzeitig immer mehr Individuen produziert, denen Egoismus als Lebensprinzip eingeimpft wird.

Was macht meine Seele dichterstark?
Zwei Bettelkinder im Rathauspark,
Ein Arbeitsloser in Simmering,
Eine Mutter ohne Ehering.
Ich liebe die Großen des Lebens nicht,
Ihr Schicksal formt sich mir nicht zum Gedicht,
Doch einer Näherin Untergang
Kann werden mir zum Heldengesang.
Was namenlos hin durch das Dasein wallt,
Dem gebe ich Namen und geb' ihm Gestalt:
Der Verkürzten und Verstrickten Schrei
Durchhallt meiner Dichtung Armenkanzlei.

Den Verkürzten und Verstrickten Namen und Gestalt zu geben, wie dies der österreichische Dichter Oskar Jellinek versucht hat, sich auf die Seite der Schwachen zu stellen, weil die Starken sich von selbst behaupten, ihnen Hoffnung zu vermitteln, ist nicht eine Art von „Gutmenschentum", das man sich gelegentlich als Luxus für die Seele leistet, sondern es ist ein Bindemittel, das eine Gesellschaft zusammenhält und ihr humane Züge verleiht.

Wenn die Salzburger Obrigkeit wieder einmal Vertreibungsaktionen unter Salzburger Brücken anordnete, weil dort nächtigende Notreisende aus Rumänien das Auge empfindsamer Bürger störte, so war ihr wohl nicht bewusst, dass angesichts ihres Tuns die Worte des französischen Dichters Anatole France ihre volle Wirkung entfalteten, der da sagte: *Das Gesetz in seiner majestätischen Größe verbietet es sowohl Armen wie Reichen, unter Brücken zu schlafen, wenn sie müde sind, und Brot zu stehlen, wenn sie hungert.* Das ist jene Deklination von Recht statt Gerechtigkeit, wie sie bei Roma angewandt wird.

Wie weit sind wir heute doch davon entfernt, was Papst Gregor der Große der Christenheit aufgetragen hat: *Denn wenn wir den Hilfsbedürftigen das Notwendige darreichen, geben wir ihnen damit doch nur eigentlich das Ihrige und spenden ihnen nicht das Unsrige; wir leisten damit eher eine Pflicht der Gerechtigkeit als dass wir Werke der Liebe verrichten.*

Armut ist nicht das Ergebnis des Schicksals, sie ist die Folge von Egoismus. Ein Gedanke von Papst Franziskus zum internationalen Tag für die Beseitigung der Armut am 17. Oktober eines Jahres.

Manuela Sáenz und Simón Bolívar: Die Feministin und der Freiheitsheld

In Lateinamerika gehört Simón Bolívar zu den großen Heldenfiguren, denen die Befreiung vom spanischen Kolonialjoch zu verdanken ist. Wohl zu Recht zählen auch Männer wie San Martín und O'Higgins in diese Kategorie. Was zumeist verschwiegen wird, ist, dass sie weiße Elitestaaten schufen, in denen die indigene Bevölkerung mehr oder weniger rechtlos war und die Afroamerikaner noch immer als Sklaven behandelt wurden. Vergessen ist, dass San Martín vier bis fünftausend Schwarze in seinen Reihen hatte und auch Bernardo O'Higgins' Armee, mit der 1818 die spanientreuen Monarchisten geschlagen wurden, zur Hälfte aus Schwarzen bestand. Simón Bolívar, der unbestrittene Kopf aller Freiheitsbewegungen Südamerikas, äußerte sich zwar kritisch zur Sklaverei, aber abseits reiner Rhetorik besaß er selbst an die tausend Sklaven und setzte sein Versprechen, für die Freilassung der Schwarzen einzutreten, nur bedingt um. Nur schwarze männliche Sklaven, die sich seiner Rebellion anschlossen, wurden dafür mit der Freilassung belohnt. Auf diese Art füllte er gelichtete Reihen mit neuem Menschenmaterial – für ihn blieben es „Wilde". „El Libertador", wie er achtungsvoll genannt wurde, stammte aus einer reichen Familie spanischer Abstammung, wo „Freiheit" in Wahrheit nur Unabhängigkeit von der Kolonialmacht, Abschaffung des spanischen Handelsmonopols und Wegfall der an die spanische Krone zu entrichtenden Steuern bedeutete. Ansonsten sollte alles so bleiben wie es war, inklusive der Sklaverei und der patriarchalischen Strukturen. Aber möglicherweise wurde er in seinen letzten Lebensjahren von seiner Geliebten Manuela Sáenz beeinflusst, die als eine bedeutende Kämpferin für die Befreiung Südamerikas gilt und von Historikern als *die vielleicht wichtigste Frau in der Geschichte Lateinamerikas* angesehen wird. Jedenfalls gebührt ihr nach Meinung ihrer Verehrer der Ehrentitel „Libertadora del Libertador", weil sie für die Rettung Simón Bolívars bei einem Attentatsversuch verantwortlich war.

Sie hatte ab 1820 aktiv an der Verschwörung gegen den peruanischen Vizekönig teilgenommen, ermöglichte in ihrem Haus in Lima konspirative Gespräche und konnte 1822 den peruanischen Orden „El Sol" als Dank für ihre Verdienste während der Revolution in Empfang nehmen. Sáenz begleitete Bolívar auf seinen Militäreinsätzen quer durch den Kontinent und unterstützte die Revolution, indem sie Informationen sammelte, Flugblätter verteilte und sich für Frauenrechte einsetzte. Sie selbst musste nach Jamaika fliehen, konnte aber später wieder nach Südamerika zurückkehren. Bolívar verließ Kolumbien im Jahr 1830 und starb auf dem Weg in die Karibik.

„Manuelita", wie sie von Freunden genannt wurde, ging nach einem Selbstmordversuch ins peruanische Exil und verdiente sich völlig verarmt ihren Lebensunterhalt mit dem Verkauf von Tabak und mit der Übersetzung von Liebesbriefen, die nordamerikanische Walfänger an ihre südamerikanischen Geliebten schrieben.

19

Oktober

Die „Bananen-Trilogie“ und „Hundert Jahre Einsamkeit“

Als 1949 mit „Der Sturm“ der erste von drei Romanen erschien, die man später als „Bananen-Trilogie“ bezeichnen sollte, war die Debatte um die Globalisierung und ihre Folgen noch nicht eröffnet. Erst ein halbes Jahrhundert zuvor war die Banane von Jamaika nach Mittelamerika gekommen und amerikanische Unternehmen entdeckten sehr bald die klimatische Eignung dieses Landstrichs für den großflächigen Anbau. Sie begannen, im Verein mit der Regierung und den Landeseliten, den Einheimischen das Land meist gegen deren Willen abzunehmen und die Früchte mit Dampfschiffen in den Norden zu transportieren. Dabei gewannen die mit US-amerikanischem Kapital ausgestatteten Unternehmen zunehmend nicht nur wirtschaftlichen, sondern auch politischen Einfluss und wurden im Laufe der Zeit zu einer Quasi-Staatsmacht.
Die später folgenden Romane „Der grüne Papst“ und „Die Augen der Begrabenen“ erzählen in packender und realistischer Form, wie die Diktatur von Jorge Ubico gestürzt wird und 1944 seine Hoffnung auf eine bessere, demokratische Zukunft die Menschen erfüllt. Zehn Jahre später ist der Traum vorbei, der demokratisch gewählte Präsident wird gestürzt und eine neue Diktatur etabliert. Als Folge beginnt ein Bürgerkrieg, der bis zur Unterzeichnung eines Friedensvertrags 1996 zigtausend Guatemalteken das Leben kostete und zu Flucht und Vertreibung von mehreren hunderttausend Menschen führte. Das sollte der Autor Miguel Ángel Asturias, der am 19. Oktober 1899 in Guatemala-Stadt geboren wurde und 1974 in Madrid verstarb, allerdings nicht mehr erleben. Als er starb, war der Bürgerkrieg auf einem traurigen Höhepunkt und paramilitärische Todesschwadronen folterten und ermordeten Bürger, die sie verdächtigten, in linke Aktivitäten verwickelt zu sein. Vor allem gegen die Ureinwohner wurden brutale Massaker verübt, die einer der Schlächter wie folgt begründete: *Die Guerilla ist der Fisch. Das Volk ist das Meer. Wenn du den Fisch nicht fangen kannst, musst du das Meer trockenlegen.*
1967 wurde Miguel Ángel Asturias, Sohn eines Mestizen und einer Maya-Indianerin, mit dem Literaturnobelpreis ausgezeichnet.
15 Jahre später sollte der kolumbianische Schriftsteller Gabriel García Márquez ebenfalls den Literaturnobelpreis erhalten, in dessen Roman „Hundert Jahre Einsamkeit“ auch eine nordamerikanische Bananenfabrik eine große Rolle spielt. Dieses Buch ist eines der am häufigsten übersetzten und gelesenen Werke in spanischer Sprache.
Im Magischen Realismus, dem sich beide zugehörig fühlten, werden die Grenzen zwischen Realität und Fantasie verwischt: Volkskultur, Mythologie, Religion, Geschichte und Geografie verschmelzen zu einer Wirklichkeit, in der Fantasie und Realismus nebeneinanderstehen. Asturias‘ Sohn Rodrigo war der Anführer einer Guerillabewegung gegen die guatemaltekische Militärdiktatur und benutzte den Decknamen „Gaspar Ilom“, den er dem Roman seines Vaters „Die Maismenschen“ entnommen hatte.

MAU MAU: In der Sprache der Kikuyu heißt es „Land durch Freiheit"

Die Wende zum 20. Jahrhundert war für die Menschen, die im heutigen Kenia lebten, keine gute Zeit. Der Widerstand der Bevölkerung gegen die koloniale Machtergreifung wurde mit zahlreichen „Strafexpeditionen" gebrochen, denn die kleinteiligen Stammesgesellschaften waren mit ihren Waffen heillos unterlegen. Dabei wurde der Bevölkerung das Vieh geraubt, ihre Ernten und Dörfer gingen in Flammen auf. Die Einheimischen wurden in Reservate gesteckt und die fruchtbaren Gebiete beanspruchten die Besatzer als „White Highlands". Die Kolonisatoren bedienten sich dabei der Ausrede, dass die Stämme kein Eigentum an Boden kennen würden und sich daher jeder weiße Siedler dessen bemächtigen könne. Die genau definierten kollektiven Eigentumsrechte wurden einfach ignoriert, als ob es in Europa den Begriff der „Allmende" niemals gegeben hätte. Auf die Art und Weise bemächtigte man sich der ertragreichsten Landstriche, die zum „Kronland" wurden, und bald verfügten 10.000 Weiße über 42.000 km^2 Landwirtschaftsflächen.
Sie ließen natürlich arbeiten, und diese schwarzen „Lohnsklaven", die man sich hielt, weil sich ein Gentleman die Hände nicht schmutzig macht, erhielten einen minimalen Lohn samt dem Recht, ein kleines Stück Boden für sich selbst bewirtschaften zu können. Ein Überangebot an Menschen, die durch Arbeit zu überleben versuchten, führte zusätzlich zu schlechter werdenden Bedingungen, was sich dann nach dem Zweiten Weltkrieg in Aufständen entlud. 1952 wurde der Ausnahmezustand verhängt, und in den kommenden zwei Jahren hatte man mit Stacheldraht umzäunte Dörfer errichtet, in denen eine Million Kikuyu ohne Ausgangsmöglichkeit leben musste. Was in der Öffentlichkeit als „Mau-Mau-Aufstand" bekannt wurde, hat die Havard-Historikerin Caroline Elkins in ihrem bahnbrechenden Buch „Britains Gulag: The Brutal Truth of Empire in Kenya" beschrieben: Folterungen und willkürliche Morde, begangen von Vertretern der britischen Krone in den Konzentrationslagern bis 1960. Mehrere zehntausend schwarze Kenianer, vielleicht sogar mehr, starben an Erschöpfung, Krankheiten, Hunger und brutaler Gewalt, die darauf zielte, ihren Geist zu brechen und die koloniale Ordnung wieder herzustellen.
Aufgrund der erdrückenden Faktenlage wäre ein Leugnen zwecklos; dennoch sprach der britische Premierminister Boris Johnson im Jahr 2014 – damals noch als Londoner Bürgermeister – von den *Wohltaten der kolonialen Herrschaft*, die manche Länder nicht hätten genießen können, weil sie außerhalb des Machtbereichs der britischen Krone lägen. Gewalt wird verschwiegen, Unrecht gerechtfertigt und ein kulturelles Wertesystem verteidigt, wo die Peitsche heilende Wirkung besitzt, wenn sie der Weiße einsetzt, um „Wilde" zu „erziehen". Die Kenianer besitzen ein Sprichwort, das darüber alles sagt: *Bis der Löwe schreiben lernt, werden Geschichten über die Jagd immer den Jäger verherrlichen*. Auf zum Halali!

Afrika südlich der Sahara: 17 Gründe zum Nachdenken

1. Hier müssen 42 Prozent der Bevölkerung mit weniger als 1,90 Dollar pro Tag auskommen.
2. 45 Prozent der Weltbevölkerung sind wenigstens von einem Sozialschutzsystem erfasst – in Afrika südlich der Sahara sind es nur 13 Prozent.
3. 23 Prozent sind unterernährt.
4. In Europa und Amerika sterben sechs von 1.000 Kindern unter fünf Jahren, in Afrika südlich der Sahara sind es 84!
5. 2015 gab es weltweit 0,3 Neuinfektionen je 1.000 HIV-unbelasteter Menschen – in Afrika südlich der Sahara sind es fünfmal so viel.
6. Tuberkulose und Malaria sind noch immer ein großes Problem, weil Medikamente und Schutzmaßnahmen in Afrika südlich der Sahara fehlen; das trägt erheblich zu geringerer Lebenserwartung bei.
7. 2016 waren 155 Millionen Kinder unter fünf Jahren von Wachstumshemmung betroffen (für ihr Alter zu klein), davon drei Viertel in Südasien und Afrika südlich der Sahara.
8. Praktisch überall besteht eine dramatische Unterversorgung mit weniger als einem Arzt und weniger als drei Krankenpflegern und Hebammen pro tausend Einwohner.
9. In vielen Ländern hat nur etwa die Hälfte der Kinder nach Abschluss der Grundschule eine Mindestkompetenz im Lesen und Rechnen.
10. 36 Prozent aller Frauen sind vor dem 18. Lebensjahr verheiratet oder in einer eheähnlichen Partnerschaft.
11. Die Geburtenrate bei jugendlichen Frauen im Alter von 15-19 Jahren ist sechsmal so hoch wie in Europa.
12. In 34 Ländern Afrikas südlich der Sahara verfügen weniger als 20 Prozent der Bevölkerung über eine Gelegenheit zum Händewaschen im Haushalt.
13. Mindestens 400 Millionen Menschen müssen heute noch ihre Notdurft im im Freien verrichten.
14. Kinderarbeit ist hier weltweit am häufigsten und betraf 2012 22 Prozent der der Kinder.
15. Die Pro-Kopf-Wertschöpfung beträgt etwa ein Dreißigstel von Europa und Nordamerika und nur zehn Prozent des Weltdurchschnitts.
16. Nur zwölf Prozent der Haushalte verwenden zum Kochen saubere Brennstoffe.
17. Von 46 Ländern der Welt, die die am wenigsten entwickelten Gesellschaften darstellen, liegen 37 in Afrika südlich der Sahara.

Der Zufall der Geburt am falschen Ort entscheidet über das Leben von vielen Millionen Menschen, die auf dieses Schicksal praktisch keinen Einfluss nehmen können und dann auch noch die Belehrungen wohlmeinender Besserwisser ertragen müssen.

Laos: Der Sohn des Gottes Rama ist sein Pate

Rama ist nach den Lehren des Hinduismus die siebente Inkarnation von Vishnu, einem hinduistischen Gott. Von seinen Anhängern wird er als Brahman verehrt und seine Geschichte wird in dem indischen Heldenepos Ramayana erzählt. Er hat einen Sohn namens Lo, von dem sich der Name des südostasiatischen Staates Laos herleitet. Dieser ist der an Einwohnern kleinste (sieben Millionen) und bei einer Fläche von 238.000 km^2 dünnbesiedelste Staat im früheren Indochina, also südlich von China und östlich des indischen Subkontinents. Er war Teil einer französischen Kolonie namens „Union Indochinoise", die aus Laos, Kambodscha, Cochinchina, Annam und Tonkin bestand.
Die Laoten selbst gehörten zu den Thaistämmen, wobei Ende des 13. Jahrhunderts das Großreich der Khmer zerstört wurde, das bis dahin die Region beherrscht hatte. 1353 konnten sich die Laoten lösen und das „Land der Millionen Elefanten" gründen. Es gab keine exakten Grenzen und die Ansprüche Siams und Vietnams überschnitten sich, weshalb die laotischen Reiche eine Art Pufferfunktion ausübten.
1893 führte dann Frankreich einen Krieg gegen Siam um die Gebiete von Laos, das nach dem Sieg der Europäer zu einem Protektorat wurde. Die Bedeutung für Frankreich war dabei weniger wirtschaftlicher als strategischer Natur: Laos bildete die Abgrenzung zum britischen Kolonialreich, das bis Birma reichte.
1941 besetzten japanische Truppen die gesamte Region, bis nach Kriegsende wieder französische Truppen in Laos landeten.
Prinz Souphanouvong gründete 1950 den Pathet Laos, der sich mit den vietnamesischen kommunistischen Viet Minh unter Ho Chi Minh verbündete. Der erste Indochinakrieg erfasste so auch Laos. Am 22. Oktober 1953 bildete der neutralisitische Prinz Souvanna Phouma eine neue laotische Regierung, und auf der Genfer Indochinakonferenz 1954 erhielt das Land die volle Unabhängigkeit. Das Land verpflichtete sich zur Neutralität und die französischen Truppen wurden abgezogen. 1959 brach dann ein Bürgerkrieg zwischen den Regierungstruppen und dem kommunistischen Pathet Laos aus, der 1962 beendet wurde.
Nordvietnamesische Truppen besetzten im Krieg gegen die USA laotische Gebiete und errichteten den Ho-Chi-Minh-Pfad zu ihrer Versorgung in Südvietnam. Auf diese Art und Weise wurde Laos in den Krieg hineingezogen und es kam zu schweren US-Bombenangriffen mit Kampfstoffen zur Entlaubung der Wälder. Am 24. August 1975 wurde die kommunistische Volksrepublik ausgerufen, die bis heute besteht. Wenig später wurde die Monarchie abgeschafft und der letzte König dankte ab.
Das Land hat keinen Meereszugang. Die drei großen Investoren China, Thailand und Vietnam sind für die Entwicklung besonders wichtig. Dabei ist in den letzten Jahren der Einfluss Chinas als stärkster Volkswirtschaft deutlich gestiegen. Laos ist nach wie vor ein Agrarstaat, in dem acht von zehn Einwohnern in der Landwirtschaft tätig sind.

Papa Doc, sein „Baby Doc" und die Tonton Macoutes

Als François Duvalier am 22. Oktober 1957 sein Amt als haitianischer Präsident antrat, galt er zwar als Marionette des Militärs, das sich soeben erst aus der Politik zurückgezogen hatte, konnte sich aber immerhin auf die Zustimmung einer breiten Mehrheit der Wähler berufen. Kaum an der Macht, begann er, die Militärs unter Kontrolle zu halten oder sie auszuschalten.

Vor allem aber schuf er sich eine eigene Miliz, die in der Bevölkerung als „Tonton Macoutes" Angst und Schrecken verbreitete. Vorher hatte sich Duvalier bereits zum Präsidenten auf Lebenszeit gemacht. Die Tonton Macoutes wurden vielfach aus dem kriminellen Milieu rekrutiert und durch die Amnestie, die ihnen Duvalier gewährte, treue Gefolgsleute des Diktators. Da sie in den meisten Fällen kein Einkommen bezogen, mussten sie sich mit Erpressung und Raub über Wasser halten und nutzten die Verfolgung von Gegnern des Präsidenten auch zur Bereicherung. In dem abergläubischen Volk kultivierten sie die Angst, es handle sich bei ihnen um Voodoo-Dämonen oder Zombies. Man konnte sie daran erkennen, dass sie zumeist dunkle Sonnenbrillen trugen, nicht allein auftraten und mit Macheten bewaffnet waren, mit denen sie ganze Familien in einer Art Blutrausch abschlachteten. Opfer wurden dann an öffentlichen Plätzen zur Schau gestellt oder zur Abschreckung auf Bäumen aufgehängt.

Auf alle Fälle entwickelten sie eines der schlimmsten Schreckensregimes, die in der Karibik das Volk unterdrückten. Der britische Schriftsteller Graham Greene hat in seinem Roman „Die Stunde der Komödianten" die Gewaltherrschaft der „Tonton Macoutes" beschrieben. Duvalier instrumentalisierte den Voodoo-Glauben der Armen, indem er verbreiten ließ, er selbst sei niemand anders als der Todesgeist „Baron Samedi", den übernatürlichen Kräfte schützten.

Den USA war er insofern zu Diensten, als er ein Gesetz erließ, welches kommunistische Aktivitäten als gegen die Staatssicherheit gerichtete Verbrechen deklarierte, für die ab 1969 die Todesstrafe bestand.

Er selbst überlebte nicht weniger als neun Umsturzversuche, die er mit brutaler Gewalt niederschlagen ließ. Er war aber auch das Musterbeispiel eines Kleptokraten, der den Staat als sein Privateigentum betrachtete.

Als er 1971 starb, hatte er bereits seinen 19-jährigen Sohn Jean Claude (Baby Doc) als Nachfolger designiert. Dass dieser dann vom Volk „bestätigt" wurde und es laut amtlichem Endergebnis keine einzige Gegenstimme gab, zeigt, wie eisern der Griff war, der das Land umklammerte. US-Kriegsschiffe kreuzten außerdem vor der Küste, um einen reibungslosen Übergang an den jüngeren Duvalier sicherzustellen, der die meiste Zeit das Leben eines Jetset-Playboys führte. Damit war es aber 15 Jahre später vorbei, als er nach Frankreich ins Exil flüchten musste. 2011 kehrte er nach Haiti zurück, wo er drei Jahre später einem Herzinfarkt erlag.

Sambia: Der größte „Wasservorhang" der Erde ist die Grenze

Als David Livingstone den Wasserfall zum ersten Mal sah, nannte er ihn *das schönste, das er in Afrika je zu Gesicht bekam* – wegen seines Sprühnebels nennen ihn die Einheimischen Mosi-oa-Tunya, was so viel bedeutet wie „donnernder Rauch". Auf einer Breite von 1708 Metern stürzt der Sambesi-Fluss in die Tiefe und schafft damit das Weltnaturerbe, das als Viktoriafälle bekannt ist und die Grenze zwischen Sambia und Simbabwe bildet.
War David Livingstone in erster Linie Forscher, so folgte mit Cecil Rhodes ein Machtmensch auf seinen Spuren, der in dem Gebiet des heutigen Sambia Schürfrechte erwarb und vor allem anderen an den Kupfererzlagern interessiert war. Bis 1923 war das Land ohne eigene Administration und wurde dann als „Nordrhodesien" britisches Protektorat. Ab 1930 nahm die Konfrontation der Besatzungsmacht mit den Schwarzafrikanern zu, denn die 70.000 Weißen, die im „Copperbelt" lebten, dominierten die bantusprachigen Völker politisch, wirtschaftlich, sozial und kulturell. Darüber hinaus wurde das Zusammenleben zunehmend von der Apartheid-Politik im Süden beeinflusst, wo man sich ein rassistisches Bollwerk gegen die afrikanischen Unabhängigkeitsbewegungen versprach. Am 24. Oktober 1964 gewann Sambia unter der Präsidentschaft von Kenneth Kaunda die Unabhängigkeit.
Der Verfall des Kupfer-Weltmarktpreises setzte dem jungen Staat, der von der einseitigen Wirtschaftsstruktur der Briten geprägt war, erheblich zu; darüber hinaus wucherte Korruption, die von ökonomischer Inkompetenz begleitet wurde.
Erst 1990 fand die erste demokratische Mehrparteienwahl statt und 1991 trat Kaunda nach 27 wechselhaften Jahren als Staatschef ab. Als letzter der afrikanischen Freiheitshelden starb er 2021 im Alter von 97 Jahren. Kaunda war ein Lehrer, der sich schon in jungen Jahren dem Kampf gegen den Kolonialismus verschrieben hatte.
Noch im September 2019 hatte er warnend seine Stimme erhoben, als im Gefolge von gewalttätigen Übergriffen in Südafrika gegen afrikanische Migranten in seinem eigenen Land Gewalt gegen südafrikanische Einrichtungen drohte. *Afrika ist unser eigenes Mutterland*, sagte er mahnend mit brüchiger Stimme. Wegen seines Engagements für Menschlichkeit und Frieden war der Vegetarier und Antialkoholiker in Afrika hoch geachtet. Als erster Präsident des nachkolonialen Sambia wollte der jüngste Sohn eines Missionars seine Vision vom „sambischen Humanismus" umsetzen und afrikanische Traditionen mit christlichen und sozialistischen Werten vereinen.
Sambias Wirtschaft ist laut Weltbank nach 15 Jahren großen sozioökonomischen Fortschritts zuletzt erlahmt. Aber nach wie vor lebt die Hälfte der 18 Millionen Einwohner in Armut, und das Land ist hoch verschuldet. Der langjährige Oppositionsführer Hakainde Hichilema, dem wirtschaftliche Kompetenz attestiert wird, hat im sechsten Anlauf einen Sieg bei den Präsidentschaftswahlen errungen. An ihm liegt es nun, den Wahlspruch umzusetzen: *Ein Sambia, eine Nation.*

Auch der Origami-Kranich ist eine Friedenshoffnung

Das weltweit bedeutendste Zeichen für den Frieden ist wahrscheinlich der atomaren Abrüstung gewidmet und wurde erstmals beim Londoner Ostermarsch zum Kernwaffenforschungszentrum Aldermaston verwendet. Nach einer vom Künstler selbst in Umlauf gebrachten Geschichte stellt es einen stilisierten Menschen mit – angesichts einer waffenstarrenden Welt – hilflos nach unten gebreiteten Armen dar. Aber auch die Taube als Friedenssymbol ist weltweit anerkannt und geht auf die Sinflut-Erzählung des Alten Testaments zurück.

Noah lässt nach der Katastrophe eine Taube frei, die mit einem Olivenzweig im Schnabel zur Arche zurückkehrt – als Zeichen dafür, dass es Land gibt. Aber auch der Kranich gilt seit dem Tod der jungen Japanerin Sadako Sasaki als Friedenshoffnung. Denn Sasaki folgte dem japanischen Sprichwort, wonach demjenigen, der tausend Kraniche aus Papier faltet, ein Wunsch erfüllt wird.

Zum Zeitpunkt des Atombombenabwurfs am 6. August 1945 war sie zweieinhalb Jahre alt und wuchs als scheinbar gesundes Mädchen heran, bis zehn Jahre später Leukämie diagnostiziert wurde – eine Krebserkrankung, die bei Überlebenden der Atombombenabwürfe häufig auftrat. Ihre beste Freundin erzählte ihr von der alten japanischen Legende, worauf sie begann, während eines mehrmonatigen Krankenhausaufenthaltes Papierkraniche zu falten. Nachdem sie innerhalb weniger Wochen die tausend Kraniche gefaltet hatte, setzte sie ihre Arbeit in der Hoffnung auf Heilung fort. Als sie am 25. Oktober 1955 starb, hatte sie laut ihrem Bruder 1.600 Kraniche fertiggestellt. Noch heute kennen viele japanische Kinder diese Geschichte, und so wurden die Origami-Kraniche zu einem Symbol der internationalen Friedensbewegung.

Die Atombombenabwürfe der USA in Hiroshima und Nagasaki hatten unmittelbar 100.000 Menschen getötet, darunter sehr viele von der japanischen Armee verschleppte Zwangsarbeiter, die dadurch doppelt Opfer des Krieges wurden.

In den USA wird der Abwurf der Bomben nach wie vor als gerechtfertigt angesehen. So sagte Präsident George Bush sen. noch 1991 (!), dass *die Abwürfe Millionen von Leben gerettet haben*. Bis heute hat keine Regierung der USA eine offizielle Entschuldigung gegenüber den zivilen Opfern der Abwürfe und ihren Angehörigen abgegeben.

Am 26. Mai 2016 besuchte Barack Obama als erster amtierender US-Präsident Hiroshima. Als Entschuldigung für den Atombombenabwurf sollte dieser Besuch aber nicht verstanden werden. Schließlich hatte er den Friedensnobelpreis ja schon etliche Jahre zuvor erhalten.

Wer jemals ein Foto von Sadako Sasaki im Sarg, aufgebahrt in einem Meer von Blumen, scheinbar friedlich schlafend, gesehen hat, kann eine solche Haltung der USA nur mit Zorn und Bitterkeit zur Kenntnis nehmen. Könnte doch eine Entschuldigung womöglich Schadenersatzforderungen provozieren, und beim Geld hört sich die Freundschaft (und auch der Frieden) bekanntlich auf.

Die „Radcliffe-Linie“ bestimmt Schicksale

Der britische Kaiser von Indien ließ sich auf dem asiatischen Subkontinent von einem Vizekönig vertreten, dem nach dem Zweiten Weltkrieg die undankbare Aufgabe zufiel, den mehr oder weniger hastigen Rückzug der britischen Kolonialmacht durch künftige Grenzziehungen vorzubereiten. Völlig abgeschottet und unter strengen Sicherheitsbedingungen war es dem 1. Viscount Radcliffe vorbehalten, auf Karten Linien einzuzeichnen, die die Trennung der Dominions Indien und Pakistan ermöglichen sollten. Diese Schreibtischtat führte unmittelbar zum Tod von etwa einer Million Menschen und der Vertreibung und Umsiedelung von weiteren 20 Millionen Menschen – Hindus, Moslems, Sikhs. Wie es halt Autoritäten gegenüber Subalternen so gewohnt waren, setzte man auf den Überraschungseffekt, in dem die genaue Grenzziehung erst am Tag der Unabhängigkeit Pakistans und einen Tag vor der Unabhängigkeit Indiens bekanntgegeben wurde. Es gab somit keine Möglichkeit für eine geordnete Ausreise oder Umsiedelung; so kam es zu einer Massenflucht von Menschen, die plötzlich feststellen mussten, dass sie *auf der falschen Seite* der neuen Grenze wohnten – das heißt in erster Linie die falsche Religion hatten. Dabei wurde allerdings den sogenannten „Fürstenstaaten“ freigestellt, ob sie sich zu einem der beiden Teile bekennen oder unabhängig bleiben wollten.

Abgesehen davon, dass die obrigkeitliche Vorgangsweise noch Jahre später bei der Trennung von Bangladesch und Pakistan blutige Folgen haben sollte, brach auch im Norden ein Krieg der beiden jungen Staaten um die Vorherrschaft im formal unabhängigen Kaschmir aus. Einer der Gründe war in der Tatsache zu sehen, dass das Fürstentum zwar eine hinduistische Herrscherfamilie, aber eine muslimische Mehrheit hatte und sich am 26. Oktober 1947 zur Unabhängigkeit bekannte.

Und so drangen wenige Monate später paschtunische Freischärler in Kaschmir ein und riefen das „Freie Kaschmir“ aus. Der Maharaja ersuchte Indien um militärischen Beistand, welcher unter der Voraussetzung gewährt wurde, dass das freigekämpfte Territorium sich Indien anschließt. Die Konsequenz: Kaschmir verlor nicht nur seine Unabhängigkeit, sondern ist seit dem 1. Jänner 1949 praktisch geteilt und bildet die de-facto-Grenze zwischen Indien und Pakistan. Seither erheben beide Seiten Anspruch auf das gesamte Territorium. In den Jahren 1965, 1971 und 1999 folgten weitere Kriege. Auch China hat sich seinen „Zipfel“ gesichert: 1956 wurde das Gebiet Aksai Chin, das Teil des ursprünglichen Jammu und Kaschmir gewesen war, unter seine Kontrolle gebracht. Kaschmirische Nationalisten auf beiden Seiten der Waffenstillstandslinie haben den Kampf um einen eigenen unabhängigen Staat noch nicht aufgegeben. Gleichzeitig ist der chinesisch-pakistanische Wirtschaftskorridor das Rückgrat von Pekings „Belt and Road“-Initiative der neuen Seidenstraße. Kaschmir hat von alters her eine Brücken- und Knotenfunktion zwischen Vorder-, Zentral- und Südasien. Ein Stoff, aus dem Kriege gemacht werden.

St. Vincent und die Grenadinen: Sie verdanken ihren Namen einem Heiligen und einer Stadt

Als Christoph Kolumbus am 22. Jänner 1498 auf eine Insel stieß, erinnerte er sich daran, dass es sich um den Tag des heiligen Vincent handelte. Für die damals eingeborenen Kariben war sie „Hainoun“, was „Heimat der Gesegneten“ bedeutete. Gesegnet war ja auch der Heilige, und so wurde die Insel St. Vincent benannt.

Europäische Kolonialisten begannen bald überall in der Karibik mit dem Anbau von Zuckerrohr, wobei die Schwerarbeit auf den Feldern von dafür geraubten Menschen aus Subsahara-Afrika geleistet werden musste. Als 1635 zwei Sklavenschiffe vor der Insel auf Grund liefen, bildeten sich aus den Nachfahren der Überlebenden und den einheimischen „gelben“ Kariben die „schwarzen Kariben“. In Zentralamerika und den USA sind sie noch heute eine Volksgruppe mit über 100.000 Angehörigen – die „Garifuna,“ was in ihrer Sprache „Yams-Esser“ bedeutet. Auf den Inseln der Karibik schafften sie es, nicht zuletzt aufgrund der britisch-französischen Konkurrenz, zumindest zu einem Teil ihre Unabhängigkeit zu bewahren und nicht wieder in einen Sklavenstatus zu fallen. Sie wurden allerdings von den Kolonialisten argwöhnisch bis feindselig betrachtet, weil sie das für andere verlockende Beispiel freier Schwarzer darstellten. Kriegerische Auseinandersetzungen zwischen Briten und Franzosen, bei denen die Garifuna auf der Seite der letzteren standen, endeten mit einer vollständigen Niederlage der Franzosen. Die besiegten Garifuna wurden – zusammen mit aufständischen Sklaven – auf eine andere Insel deportiert, wo schon die Hälfte von ihnen starb. 2.248 „schwarze Kariben“ wurden anschließend an die honduranische Küste umgesiedelt, wo sie sich bis ins heutige Belize ausbreiteten. Nach der Abschaffung der Sklaverei im Jahr 1838 entwickelte sich auf St. Vincent eine neue Gesellschaft, in der die nun freien Nachkommen der Sklaven die Bevölkerungsmehrheit bildeten.

Als Ersatz für die Sklaven holten die Großgrundbesitzer indische Vertragsarbeiter auf die Insel, die zu ähnlich entwürdigenden Bedingungen die Schwerstarbeit fortsetzen mussten. Den Status einer britischen Kolonie tauschte am 27. Oktober 1979 St. Vincent mit der Unabhängigkeit und gehört heute mit den angeschlossenen Grenadinen (den Namen gaben die Spanier den Inseln nach ihrer andalusischen Stadt) dem Commonwealth of Nations an.

Heute leben insgesamt 117.000 Einwohner in dem Inselstaat, die zu zwei Dritteln Nachkommen der Sklaven aus Afrika sind. Ein wichtiger Wirtschaftsfaktor ist der Tourismus, der für einen erheblichen Teil der Arbeitsplätze sorgt. Nicht ganz so gerne gesehen wird in der Weltgemeinschaft eine andere Tourismusform als die von „Sightseeing und Wellness“, nämlich die Flucht in eine Steueroase, in der sich noch immer Schwarzgeld unterbringen lässt. Immerhin hat die Regierung seit 1. Jänner 2017 den Fang von Meeresschildkröten verboten, die vom Aussterben bedroht sind. Irgendwann wird die Steuerflucht verboten werden, um sie zum Aussterben zu bringen.

Turkmenistan: Das Land der „wahren Türken"

Wenn 95 Prozent des Landesgebietes von einer Wüste namens Karakum eingenommen werden, versteht sich, dass die meisten Menschen in den Oasengebieten und Städten leben. Mit fast 500.000 km^2 und gerade sechs Millionen Einwohnern ist Turkmenistan buchstäblich eingeklemmt zwischen Kasachstan und Usbekistan im Norden und Iran sowie Afghanistan im Süden, der Westen grenzt an das Kaspische Meer. „Türkmen" bedeutet in der Landessprache „wahre Türken", als deren Land die Einwohner Turkmenistan betrachten.

Alexander der Große eroberte quasi im Vorübergehen auf dem Weg nach Indien das heutige Staatsgebiet; 150 Jahre später waren es die Parther, gefolgt von den Sassaniden und den iranischen Hunnen, die Turkmenistan beherrschten. Ab dem 8. Jahrhundert waren die Araber dominierend, wodurch die Bevölkerung mit dem Islam in Berührung kam. Den Seldschuken folgte Dschingis Khan mit seinen Horden; schließlich wechselten sich die verschiedensten Herrscher ab. Man könnte sagen: ein typisches zentralasiatisches Schicksal, das sich mit der Herrschaft des Russischen Reiches ab 1894 fortsetzte. Eine Republik der Sowjetunion wurde Turkmenistan im Jahre 1925 und blieb es bis zum 27. Oktober 1991, als es seine Eigenständigkeit erlangte. 15 Jahre hindurch wurde es vom ehemaligen Chef der Kommunisten, Saparmyrat Nyýazow, bis zu dessen Tod geführt. Es änderte sich wenig gegenüber den früheren Verhältnissen, denn mit Hilfe des Militärs und eines starken Geheimdienstes entwickelte sich ein allgegenwärtiger Personenkult, der so weit ging, dass Nyýazow nicht nur Präsident auf Lebenszeit wurde, sondern sich sogar zum „Propheten" ausrufen ließ. Der „Türkmenbashi" (Führer der Turkmenen) bestimmte eines seiner Bücher – die „Ruhnama" – zur offiziellen Pflichtlektüre aller wahren Türken und ließ überall Statuen von sich, aber auch von seinem Vater und seiner Mutter aufstellen. Auch nach seinem Tod blieben die Wahlen inszeniert und unfrei und der neue Präsident glänzte durch Ideen, die nicht weniger bizarr waren als die seines Vorgängers. Da beispielsweise Weiß seine Lieblingsfarbe war, waren ab 2015 nur mehr weiße Autos erlaubt und andersfarbige wurden aus dem Verkehr gezogen. Allerdings sieht er sich nicht als Prophet, sondern trägt den schlichten, ja geradezu demütigen Titel „Beschützer". Für die Nachfolge war er als „Leibzahnarzt" seines Vorgängers gewissermaßen prädestiniert. Dafür hat er andere Marotten entwickelt, wie etwa einen eigens für ihn geschaffenen Orden und Gedenkmedaillen mit seinem Portrait. Er tritt auch gerne als Sänger, DJ, Gitarrenspieler und vor allem als Sieger bei Wettbewerben auf und hat konfuse bis gefährliche Anti-Corona-Empfehlungen.

Dass Turkmenistan gemeinsam mit anderen zentralasiatischen Staaten zu den Hauptbetroffenen des Klimawandels zählt, weil der Temperaturanstieg hier viel höher ausfallen wird als im globalen Mittel, scheint ebenso wie die weitverbreitete Armut eine eher untergeordnete Rolle in der Politik des Präsidenten zu spielen.

Das Massaker von Pinjarra und die Unabhängigkeitserklärung Neuseelands

Am 28. Oktober 1834 tötete eine berittene Polizeitruppe im westlichen Australien 15 bis 30 Aborigines als Vergeltung für einen Hinterhalt, der ein Vierteljahr davor einem Soldaten das Leben gekostet hatte. Als die umstellten Einheimischen ihre Unterlegenheit gegenüber der berittenen Polizei erkannten, sprangen sie in einen Fluss, wo sie erschossen wurden, wenn sie zum Luftholen auftauchten.

Dieser Vorfall war nur eines von unzähligen Massakern, die mit dem „Black War" in Tasmanien, einem Genozid an der Urbevölkerung, begannen und erst 130 Jahre später mit dem sogenannten „Coniston-Massaker" endeten. Hier hatte ein Veteran des Ersten Weltkriegs 32 Aborigines erschossen, nachdem zwei Weiße angegriffen worden waren. Ein Gericht befand später, dass die „Aktion" gerechtfertigt gewesen wäre. Erst jetzt hat die australische Regierung beschlossen, den „Gestohlenen Generationen" von Aborigines Wiedergutmachung zu leisten. Aus rassistischen Gründen veranstaltete man nämlich nicht nur Massaker, sondern raubte den Ureinwohnern auch Kinder, um sie zu „Weißen" zu erziehen: Das heißt, man zwang sie, Englisch zu sprechen, die Kultur der Europäer anzunehmen und in ihre Kirchen zu gehen. Zwischen zehn und 30 Prozent der indigenen Bevölkerung waren davon betroffen und Fachleute vermuten, dass zwischen 1910 und 1970 (!) 100.000 Kinder ihren Eltern weggenommen wurden. Bis heute leiden Betroffene wie auch ihre Nachkommen unter diesem Trauma, das einen erhöhten Drogen- wie Alkoholmissbrauch bewirkt. Erst 2008 fand sich ein australischer Regierungschef zu einer Entschuldigung bereit. Und weitere 13 Jahre später stimmte die Regierung einer Wiedergutmachungszahlung an Überlebende zu. Ein seit langem überfälliger Schritt, wie selbst der Regierungschef zugab.

Auf den Tag genau ein Jahr nach dem Massaker von Pinjarra, am 28. Oktober 1835, wurde in Waitangi von den nördlichen Stämmen Neuseelands ein Dokument unterzeichnet, das als der erste Vertrag im Land gilt, noch vor dem berühmten „Vertrag von Waitangi". Zuvor waren die „Musketenkriege" ausgetragen worden, bei denen sich die Stämme gegenseitig mit den neuartigen Waffen bekämpften und es tausende Tote gab. Letztendlich waren alle Stämme mehr oder weniger mit den Schusswaffen ausgestattet, die Festungen waren ausgebaut und schwer einzunehmen, sodass es zu einem Gleichgewicht der Kräfte kam, die Kriege ein Ende fanden und der erste Vertrag von Waitangi zustande kam. Bis dahin hatten sich die Maoristämme gegenseitig dezimiert. Von 1845 bis 1872 folgte eine Periode des Kampfes der Siedler gemeinsam mit Soldaten gegen die indigene Bevölkerung. Die Konsequenzen dieser Kriege waren für die Maori extrem hart: Sie wurden zum größten Teil enteignet und ihrer Identität beraubt. Inzwischen hat sich die britische Krone für diese Politik entschuldigt. Die rund 800.000 Maori, immerhin 16,5 Prozent der Bevölkerung Neuseelands, sind noch immer schlechter ausgebildet, häufiger arbeitslos und öfters krank als der Rest der Neuseeländer.

Suez: Der Kanal ist die Grenze zwischen Asien und Afrika

Zehn Jahre lang wurde nach den Plänen, an denen auch der Österreicher Alois Negrelli Anteil hatte, gebaut und 1869 feierlich eröffnet. Der Suez-Kanal, der das Rote Meer mit dem Mittelmeer verbindet und damit Teil der maritimen Seidenstraße ist, war das größte Projekt seiner Zeit und ist bis heute die wichtigste künstliche Wasserstraße der Welt geblieben. Schon im Alten Ägypten war es durch den Bubastis-Kanal möglich gewesen, mit Schiffen vom Nil ins Rote Meer zu gelangen, und auch im Mittelalter gab es Überlegungen, diesen Wasserweg in der Landenge von Suez neu zu errichten, um der portugiesischen Expansion nach Indien, die sich ja entlang der westafrikanischen Küste rund ums Kap entwickelte, buchstäblich das Wasser abzugraben. Die nach wie vor geltende Konvention von Konstantinopel, die am 29. Oktober 1888 vereinbart wurde, sieht vor, dass der Kanal von allen Schiffen, also Handels- wie auch Kriegsschiffe aller Staaten, sowohl in Friedens- als auch in Kriegszeiten genutzt werden kann. Der Bau des Suez-Kanals fand in einer politisch brisanten Phase statt, denn Russland war eben dabei, sein Riesenreich in den Kaukasus und nach Zentralasien auszudehnen; die Franzosen hatten sich im Maghreb festgesetzt, die Briten ihren Einfluss auf Ägypten ausgedehnt und waren drauf und dran, sich den indischen Subkontinent und seine Randgebiete vollkommen anzueignen. Der Wettlauf um Afrika zeichnete sich ebenso bereits ab wie der Verfall des Osmanischen Reiches und der Aufstieg Deutschlands absehbar waren. Die Vereinigten Staaten waren dabei, ihren Bürgerkrieg zu verkraften und sollten Ende des Jahrhunderts neue imperiale Gelüste zeigen. Kein Wunder, dass Großbritannien von Anfang an versucht hatte, den Kanalbau zu verhindern, da die strategischen Vorteile der Staaten am Mittelmeer und Russlands bedeutend größer waren, aber nach Genehmigung des Baus durch die „Hohe Pforte“ (die osmanische Führung) aufgeben musste. Schließlich besetzten die Briten im Jahr 1882 Ägypten und begründeten eine Herrschaft, die bis 1922 andauern sollte und sie an den Rand des Kanals brachte.

Als dann in den 1950er-Jahren der ägyptische Präsident Nasser das Land auch formal aus dem Einfluss der Engländer befreien wollte und zunächst die mehrheitlich britisch-französische Kanalgesellschaft verstaatlichte, kam es zum gemeinsamen Angriff Großbritanniens, Frankreichs und Israels auf Ägypten, der als „Suezkrise“ bezeichnet wird und am 29. Oktober 1956 begann. Ziel war, Nasser zu stürzen, Israel sollte Ägypten auf dem Sinai und im Gaza-Streifen angreifen. In diesem Fall machten allerdings die USA und die Sowjetunion gemeinsam Sache vor der UNO und erzwangen den Rückzug der drei Aggressoren.

Die Suezkrise war damit für Großbritannien zu einer Demütigung ersten Ranges geworden. Wirtschaft und Währung gerieten unter Druck, weil sichtbar geworden war, dass Großbritannien seine Weltmachtstellung endgültig verloren hatte.

Die Pandit Brahmanen – indischer Adel aus Kaschmir

In der Befreiungsbewegung der Inder gegen die britische Besatzungsmacht spielte der spätere erste Ministerpräsident des unabhängigen Staates Indien Jawaharlal Nehru eine entscheidende Führungsrolle. Seine Familie stammte aus Kaschmir, gehörte den Pandit Brahmanen an, die eine der höchstrangigen Jati, das heißt Clans, im indischen Kastensystem sind.

Schon der Großvater war zweimal Präsident der Congress Party, die die Sammlungsbewegung der Hindi darstellte und den maßgeblichsten Einfluss neben der Moslem-Liga ausübte.

Jawaharlal Nehru wurde am 2. September 1946 Chef der Interimsregierung, die für die Vorbereitung der Unabhängigkeit 1947 eingesetzt wurde, und übte das Amt des Ministerpräsidenten bis zu seinem Tod 1964 aus. Großen Einfluss auf seine Politik hatte die Tochter Indira, die schon 1955 zur Präsidentin der Kongresspartei gewählt worden war und nach dem Tod des Vaters in das Kabinett des Nachfolgers Shastri eintrat. So gewährte Nehru bespielsweise auf Anraten Indira Gandhis dem 14. Dalai Lama im März 1959 nach dessen Flucht aus China Asyl. Über 100.000 Landsleute folgten dann dem geistlichen Oberhaupt ins indische Exil, wodurch die Beziehungen zu China nachhaltig beeinträchtigt wurden. Der Tiefpunkt in dieser Entwicklung war sichtlich der Grenzkrieg im Oktober 1962, als die Chinesen 50.000 km^2 indisches Territorium besetzten. Die strittigen Grenzfragen, von denen es eine ganze Reihe gibt, sind bis heute nicht endgültig geklärt und einer der Gründe für die Kluft zwischen den beiden bevölkerungsreichsten Staaten der Erde.

Nach dem Tod des Ministerpräsidenten Shastri setzte sich Indira in der Nachfolgefrage durch und wurde am 24. Jänner 1966 erste Premierministerin. Ihr wichtigster politischer Erfolg in der Anfangszeit war jene „Grüne Revolution", die dafür sorgte, dass die indische Bevölkerung eine Grundausstattung an Nahrungsmitteln hatte und die Zeit der ganz großen Hungerkatastrophen vorbei war. Als der Bürgerkrieg in Ostpakistan eskalierte und neun Millionen Flüchtlinge in Indien versorgt werden mussten, war es wiederum Indira Gandhi, die Flüchtlingscamps besuchte, nach eigenen Aussagen sprachlos war und Entsetzen über das pakistanische Militärregime ausdrückte. Der von Pakistan angestrengte Krieg gegen Indien war in kurzer Zeit zu Lasten des Aggressors entschieden und Indira Gandhi auf dem Höhepunkt ihrer Beliebtheit.

Ab 1975 regierte sie zunehmend autoritärer, um ihrer Absetzung zu entkommen, verlor aber am Ende des Ausnahmezustandes 1977 die Wahlen und wurde aus dem Amt gedrängt. 1980 gelang ihr neuerlich der Wahlerfolg zur Ministerpräsidentin.

Am 31. Oktober 1984 sollte der britische Schauspieler Peter Ustinov ein Interview mit Indira Gandhi in ihrem Garten machen. Plötzlich gab es Unruhe und Schüsse und Ustinov sprach in die Kamera: *[...] auf Indira Gandhi ist soeben geschossen worden*. Zwei Sikh-Leibwächter hatten sie ermordet.

Antigua und Barbuda: „Die Alte" und die „Bärtige"

Als Christoph Kolumbus am 10. November 1493 die Insel sichtete, gab er ihr den Namen „die Alte", also „Antigua", weil seine Schutzheilige Maria in der Kathedrale von Sevilla als „Virgen de la Antigua" verehrt wurde. An diesem Tag waren die Spanier zwischen mehreren Inseln unterwegs, um Hispaniola zu erreichen, und Kolumbus beschrieb die neu gesichtete Insel „als von Wilden bewohnt, ohne Trinkwasser oder Dinge von Wert". Nicht ganz drei Jahrzehnte später versuchte eine Gruppe Spanier die Insel zu besiedeln, gab aber bald wieder auf. Die einheimischen Karibenstämme dürften dabei ausgestorben sein. Trotzdem kommt das Eiland paradiesischen Vorstellungen mit seinen 365 schönen und feinsandigen Stränden sehr nahe. Antigua besitzt darüber hinaus zahlreiche Kaps und Naturhäfen und die Landschaft ist geprägt von Palmen, Ananas – und Baumwollfeldern.

Erst 140 Jahre nach ihrer europäischen Entdeckung wurde die Insel im Jahre 1632 von den Briten kolonialisiert, und ab 1674 wurde Zuckerrohr angebaut. Das war auch der Zeitpunkt, zu dem dann zehntausende afrikanische Sklaven auf die Insel gebracht wurden. Auch Barbuda, von Kolumbus „die Bärtige" genannt, wurde erst 1666 durch die Briten kolonisiert, blieb aber gering besiedelt. Weite Teile der Insel gingen in den Besitz einer Familie über, die ebenfalls Zuckerrohrplantagen anlegen ließ. 1860 kam es zu einer Vereinigung der Inseln Antigua und Barbuda in einer Kolonie, die dann am 1. November 1981 die Unabhängigkeit von Großbritannien erlangte.

Von den etwa 85.000 Einwohnern leben nur 1600 auf Barbuda. Die kleine Inselmonarchie, deren Staatsoberhaupt Königin Elisabeth II. ist, gehört zu den „Inseln über dem Wind", und das weist darauf hin, dass die hier vorherrschende Windrichtung der Nordost-Passatwind ist, der für ein feuchtes Klima sorgt.

Dazu gehören auch die unabhängigen Staaten St. Kitts und Nevis sowie Dominica und Überseegebiete Großbritanniens, der Vereinigten Staaten, Frankreichs und der Niederlande; eine Insel (Aves) ist venezolanisches Staatsgebiet. Die „Inseln unter dem Wind" an der Nordküste Südamerikas hingegen sind vom Passatwind unbeeinflusst und weisen ein sehr trockenes Klima auf. Zu ihnen gehören die unabhängigen Staaten St. Lucia, St. Vincent und Grenadinen, Grenada und Barbados.

Antigua und Barbuda ist eine relativ stabile Demokratie mit Freiheitsrechten ohne wesentliche Einschränkungen. Für Empörung sorgte allerdings vor einigen Jahren der Bericht des UN-Menschenrechtrats über katastrophale Bedingungen in einigen Gefängnissen des Landes.

Es gibt aber auch erfreuliche Informationen über die Insel: laut dem Guinness-Buch der Rekorde handelt es sich um das heiratsfreudigste Land, noch dazu mit der geringsten Selbstmordrate. Ob es da einen Zusammenhang gibt, ist (noch) nicht erforscht. Jedenfalls hat sich das Land einen sehr ambitionierten und optimistischen Wahlspruch verordnet: *Jeder strengt sich an, alle haben Erfolg.*

Lord Balfour: Wenn ein britischer Außenminister deklariert

Der 2. November ist einer der geschichtsträchtigsten Tage des 20. Jahrhunderts. Diese Feststellung kann man ohne Übertreibung treffen, denn die „Balfour-Deklaration" sollte die Grundlage für die Schaffung eines jüdischen Staatswesens in Palästina werden.

In ihr erklärt sich Außenminister Balfour im Jahr 1917 einverstanden, mit dem 1897 festgelegten Ziel des Zionismus in Palästina eine „nationale Heimstätte" des jüdischen Volkes zu errichten. Allerdings sollten dabei die Rechte bestehender nicht-jüdischer Gemeinschaften gewahrt bleiben, womit vor allem die arabische Bevölkerung gemeint war. Da Palästina zu diesem Zeitpunkt noch im Machtbereich der Osmanen gelegen war, erhofften sich die Briten davon die Mobilisierung zusätzlicher (finanzieller) Ressourcen, aber auch langfristige strategische Vorteile bei der zukünftigen Machtverteilung im Nahen Osten. Da die Erklärung nur sehr allgemein von einer „Nationalen Heimstätte für die Juden" sprach und weder Fragen der Grenzziehung, der politischen Organisation oder Begrenzung der Einwanderung behandelt wurden, war die Reaktion der Araber zunächst sehr zurückhaltend. Immerhin hatten ihnen die Briten ja für ihren Aufstand gegen die Osmanen einen eigenen Staat versprochen und sie hatten (noch) keine Zweifel an der Einhaltung der Zusicherung. Schließlich deutete nichts in diesem Schreiben Balfours an Lord Rothschild in diese Richtung.

Bereits seit 1882 hatte Großbritannien das formal dem Osmanischen Reich unterstehende Ägypten besetzt, und ein Palästina unter britischer Oberhoheit war ein ideales Verbindungsstück zu den britischen Einflusszonen im Nahen Osten und der wichtigsten Kolonie, nämlich Britsch-Indien. Dazwischen lag der Suez-Kanal, der dadurch ebenfalls besser gesichert werden konnte. Nach den Pariser Verhandlungen in Folge des Ersten Weltkrieges, bei denen sich herausstellte, dass die britische Zusage gegenüber den Arabern nicht eingehalten werden würde, begannen sich arabisch-nationalistische Kreise zu organisieren.

Als Churchill Palästina besuchte, machte er Emir Abdallah von Transjordanien einige Zugeständnisse: Den Arabern wurde Selbstverwaltung in Aussicht gestellt. Den zionistischen Institutionen wurde kein weiteres Mitspracherecht eingeräumt und zudem betont, dass die britische Regierung nicht die Absicht habe, Palästina „so jüdisch werden zu lassen, wie England englisch ist". Während die Zionistische Organisation sich gezwungen sah, diese Politik zunächst hinzunehmen, wurde sie von den Arabern als den jüdischen Interessen gegenüber zu kompromissbereit angesehen und daher abgelehnt und boykottiert. In Churchills Einlenken ist der Versuch erkennbar, die arabische Seite durch Zugeständnisse zu beschwichtigen.

Die Gewalt eskalierte in den Folgejahren und forderte Opfer auf beiden Seiten, bis nach dem überstürzten Abzug der Briten 1948 der erste Israelisch-Arabische Krieg ausbrach. Für die Palästinenser gibt es bis heute noch keine Lösung.

Dominica: Wai'tukubuli – „ihr Körper ist hoch"

Sie nennen sich zwar selbst Kalinagos, haben aber mit ihrer Fremdbezeichnung dieser Weltgegend den Namen gegeben: Die Kariben. Im Osten dieser Insel lebt die größte annähernd homogene Gemeinschaft dieses Volkes, die mit unter 1.000 Angehörigen angenommen werden muss.
Ein britischer Verwalter der Insel meinte, sie seien durch ihren heldenhaften Widerstand jedem Versuch entgangen, sie in die Sklaverei zu zwingen. Ihre Dörfer lagen an der Küste, und nur zur Jagd gingen sie in die Berge. Dieses gebirgige Geländeprofil führte offensichtlich auch zu dem Namen, den sie ihrer Heimat gaben: „Wai'tukubuli – ihr Körper ist hoch". Auch diese Insel wurde von Kolumbus auf seiner zweiten Fahrt gesichtet und zwar am 3. November 1493. Da es sich um einen Sonntag handelte, gab er ihr den lateinischen Namen Dominica. Die Einwohner hatten offensichtlich große Furcht vor Menschen, die aus Canib kamen, worauf das Wort „Caniba" als „Kannibalen" auch ins Deutsche vordrang.
Wegen des schon beschriebenen besonders starken Widerstandes war Dominica die letzte Insel der Karibik, die kolonialisiert wurde. Nach einem französischen Zwischenspiel wurde sie 1805 zur britischen Kolonie erklärt und 1865 zur Kronkolonie erhoben, was bedeutete, dass sie von der Krone direkt verwaltet wurde. In der Karibik haben diesen Status noch immer die Inseln Anguilla, die Britischen Jungferninseln, die Kaimanninseln, Montserrat sowie die Turks- und Caicosinseln.
Am 3. November 1978 wurde die Unabhängigkeit von Großbritannien proklamiert. 1980 wurde Mary Eugenia Charles zur Premierministerin gewählt und blieb als erste Staatschefin der Karibik 15 Jahre im Amt. Sie war eine entschiedene Friedensbefürworterin und sollte 1981 mit Hilfe des rechtsradikalen amerikanischen Ku-Kux-Klan gestürzt werden, was jedoch scheiterte. Positive Konsequenz: Wegen dieses Putschversuches wurden die Streitkräfte aufgelöst. Auch Costa Rica, Grenada, Panama, St. Lucia, St. Vincent und die Grenadinen sind diesen Weg in Mittelamerika und der Karibik gegangen und sind in ein „Regional Security System" eingebettet. Im Gegensatz zu anderen Karibikinseln fehlen Sandstrände weitgehend und die raue Küste ist ein Hindernis beim Ausbau des Tourismus, obwohl die Insel einiges für einen ökologisch geprägten Fremdenverkehr zu bieten hätte. Dominica trägt nämlich den inoffiziellen Beinamen „Die Naturinsel" wegen der üppigen und artenreichen Tier- und Pflanzenwelt. So hat der Nationalpark Morne Trois Pitons die Auszeichnung, ein UNESCO-Weltnaturerbe zu sein. Das Klima ist tropisch, wird aber durch nordöstliche Winde gemäßigt; immer wieder führen jedoch Hurrikans zu schweren Verwüstungen und Regenfälle verursachen Überschwemmungen und Erdrutsche, die den 72.000 Einwohnern zu schaffen machen. Auf der Insel leben im Vergleich zu anderen Weltgegenden ungewöhnlich viele Menschen, die das hundertste Lebensjahr überschritten haben – vielleicht ist ihnen der Wahlspruch zu verdanken: *Nach Gott das Land*.

Mikronesien: Ein Kunstwort aus dem Griechischen gibt dem Land den Namen

Es ist ein Sammelbegriff für ein ganzes Inselmeer, das aus 2.000 tropischen Inseln und Atollen auf einer Fläche von über sieben Millionen km² im westlichen Pazifischen Ozean besteht.

Von den verschiedenen Inselgruppen gehören Guam und die Nördlichen Marianen zu den Außengebieten der Vereinigten Staaten, während Kiribati, die Marshallinseln, Nauru und Palau selbstständige Staaten sind. Da es in der Geschichte die verschiedensten Besitzansprüche europäischer Mächte gab, wird das Gebiet als „Mikronesien" – aus dem Griechischen kommend für „mikros" (klein) und „nesoi" (Inseln) – bezeichnet. Dies ist auch der Name einer ganzen Gruppe Föderierter Staaten, die seit dem 3. November 1986 ihre Unabhängigkeit von den USA gewonnen haben. Der Staat nimmt den größten Teil der Karolinen ein, die eine Inselgruppe Mikronesiens sind. Obwohl es auf einer Festlandfläche von 700 km² 114.000 Einwohner gibt, stellt sich die Bundesstaatlichkeit nach US-amerikanischem Vorbild als Föderation der vier Staaten Chuuk, Kosrae, Pohnpei und Yap dar, die auch vier der sechs Amtssprachen beitragen. Dazu kommen zwei weitere Inselsprachen und Englisch. Eine Vielzahl weiterer Sprachen wird ebenfalls verwendet, diese gelten jedoch nicht als Amtssprachen. Sie alle haben als Spiegelbild der jeweiligen Besatzer spanische, deutsche, japanische und englische Einsprengsel. Die größte und mit fast 50 Prozent der Einwohner dominante Volksgruppe sind allerdings die Chuukesen. Als erste Europäer waren zwar die Portugiesen vor Ort, aber die Spanier, die 1696 die Inseln in Besitz nahmen, waren zwei Jahrhunderte lang die prägende Nation. Sie verkauften ihre Anteile 1899 an Deutschland, das im Ersten Weltkrieg den Japanern weichen musste. Nach dem nächsten großen Krieg wurden die Inseln zum UN-Treuhandgebiet, welches von den USA verwaltet wurde. Jetzt bot sich den Amerikanern eine probate Möglichkeit, nicht nur Militärstützpunkte aufzubauen, sondern auch Atomtests durchzuführen. Wer schon sollte sie davon abhalten, wenn die Franzosen das Gleiche auf dem polynesischen Mururoa-Atoll taten und die Briten ihre Atombomben in Australien zündeten? Das britische Areal wurde den ursprünglichen Besitzern, einer Aborigines-Gemeinde allerdings nachher wieder zurückgegeben, weil es unbewohnbar ist.

Die mikronesischen Staaten sind relativ stabil und haben einen sehr hohen Freiheitsstatus. Das Land ist geprägt von Subsistenzlandwirtschaft und Fischfang, während der Tourismus (noch) unterentwickelt ist.

Der Abbau von hochwertigem Phosphat-Erz ist ein weiteres Standbein, allerdings ohne verarbeitende Industrien. Zu den großen Problemen zählt aber die Volksgesundheit, denn die Mikronesier gehören zu den dicksten Menschen der Welt, zurückzuführen auf die landestypische Ernährung. Aber noch wichtiger als der Body-Mass-Index ist der Freedom-in-the-World-Index, und da hat das Land 92 von 100 möglichen Punkten.

Marshallinseln: Hier wird „Vollendung durch gemeinsames Wirken“ angestrebt

Die ersten Seefahrer aus Europa waren Spanier, die die Inseln 1526 anfuhren, aber ansonsten blieben diese für 250 Jahre mehr oder weniger unbeachtet, bis sie der englische Kapitän John Marshall 1788 besuchte. Später erhielten sie daher auch den Namen „Marshallinseln“, der weit geläufiger geworden ist als die einheimische Bezeichnung „Aolepan Aorokin Majel“, was Marshallesisch ist, die Sprache der 53.000 Einwohner. Mit dieser Einwohnerzahl auf 181 km² gehört der Inselstaat zu den kleinsten Ländern der Erde. Die über 1.200 Inseln ragen im Durchschnitt nur zwei Meter über den Meeresspiegel hinaus und gehören damit zu den vom Klimawandel am meisten bedrohten Gebieten.

Es waren aber nicht die Briten, sondern deutsche Kaufleute, die in der zweiten Hälfte des 19. Jahrhunderts die Inseln nutzten und vor allem Kokosplantagen anlegten. Dem Handel folgte hier die Flagge und 1886 wurden die Hoheitsrechte für das Deutsche Reich reklamiert. Im Gegensatz zum Zweiten Weltkrieg hatte im Ersten Japan 1914 den Deutschen den Krieg erklärt, besetzte die Inseln und begann, Militärbasen zu errichten. Dies war in der Folge die Gelegenheit für die neue imperialistische Macht aus Asien, alle ihre Mandatsgebiete von der Welt abzuschotten, die Bevölkerung zu entrechten, eine Japanisierung zu betreiben und die Militärpräsenz auszuweiten. Im Zweiten Weltkrieg war das Gebiet dann heftig umkämpft, und nach dem Krieg verlangten die siegreichen USA von der neugeschaffenen UNO, dass ihnen die Inseln als Treuhandgebiet überantwortet werden sollten, was schließlich auch geschah.

Zum einen wollten die US-Militärs dauerhafte Basen, um ihr pointillistisches Stützpunktimperium weltweit auszubauen, und zum anderen brauchte man abgelegene Inseln, um die Atombomben-Tests fortführen zu können.

So siedelte man die einheimische Bevölkerung ganz einfach um, um zwischen 1946 und 1958 auf dem Bikini-Atoll und auf Eniwetok zahlreiche Atom- und Wasserstoffbombentests durchzuführen. Die „Operation Crossroads“ mit zwei Nukleartests in der Luft und unter Wasser fand mit 42.000 Soldaten und über einhundert Reportern statt, die über den Schreckens-Pilz weltweit berichten sollten, um Amerikas Stärke zu demonstrieren. Das Bikini-Atoll ist heute noch unbewohnbar, und der langjährige Vorsitzende der Atom-Energie-Kommission Glenn T. Seaborg nannte den Test die *erste nukleare Katastrophe*, als ob Hiroshima nicht geschehen wäre.

Bob Hope, der beliebte Filmstar und Komiker, kommentierte das Geschehen folgendermaßen: *Kaum war der Krieg vorbei, suchten wir uns den einzigen Punkt der Erde, der vom Krieg unberührt geblieben war, und jagten ihn zur Hölle*. Zu Hause in den USA wurde von Admiral Blandy gemeinsam mit seiner Frau dann eine Torte angeschnitten, die die Form eines Atompilzes hatte. Nicht umsonst ist der Wahlspruch des Inselreichs *Vollendung durch gemeinsames Wirken*.

Gandhi und Churchill: Der Inder und der Rassist

Als Mahatma Gandhi 1913 seinen Protestmarsch gegen diskriminierende Regelungen durchführte, die in Südafrika gegen die indische Bevölkerung gerichtet waren, wäre es noch möglich gewesen, seitens des Mutterlandes Großbritannien einzugreifen, wenn man dies gewollt hätte. Das Empire war aber ganz und gar nicht frei von Rassismus, wie sich am Beispiel von Winston Churchill zeigte. Im Jahre 1919, als er dem British Air Council präsidierte, erteilte er eine seiner häufigen Lektionen über die Kunst des Krieges: *Ich vermag das ganze Getue um den Gebrauch von Gas nicht zu verstehen. Ich bin sehr dafür, Giftgas gegen unzivilisierte Stämme einzusetzen. Das hätte eine gute moralische Wirkung und würde einen lange währenden Schrecken verbreiten.*

Und im Jahre 1937 hielt er in einer Rede vor der Palestine Royal Commission eine seiner häufigen Vorlesungen über die Geschichte der Menschheit: *Ich weise die Auffassung zurück, dass den Rothäuten in Amerika oder den Schwarzen in Australien etwas Schlechtes damit angetan wurde, dass eine stärkere Rasse, eine Rasse von größerer Qualität gekommen ist und ihren Platz eingenommen hat.*

Schon 50 Jahre vor Gandhis Protestmarsch hatte sich die Londoner Anthropologische Gesellschaft mit dem am Kontinent aufgeblühten Rassismus auseinandergesetzt und kam zu dem Schluss, *dass Schwarze den Weißen geistig unterlegen seien und nur die Europäer die Fähigkeit hätten, „sie zu Menschen zu machen und zu zivilisieren".* Europa widmete seine besten Energien dieser edlen Mission, hatte jedoch kein Glück damit. Fast anderthalb Jahrhunderte später, im Jahre 2007, bekräftigte der US-Amerikaner James Watson, Nobelpreisträger für Medizin, es sei wissenschaftlich bewiesen, dass die Schwarzen immer noch weniger intelligent seien als Weiße.

Bei einem Protestmarsch am 6. November 1913 kam es zu einem Aufbäumen von 2.200 Inderinnen und Indern gegen die rassistischen Einschränkungen.

Gandhi erinnerte sich dabei an seine erste Ankunft in Südafrika:

Am siebten oder achten Tag nach meiner Ankunft verließ ich Durban wieder. Ein Platz in einem Wagen der ersten Klasse war für mich bestellt worden. [...] Der Zug kam in Maritzburg, der Hauptstadt von Natal, gegen neun Uhr abends an. [...] Dann kam ein Reisender und schaute mich von oben bis unten an. Er sah, dass ich ein, Farbiger' war – das störte seinen Frieden. Also schoss er hinaus und kam gleich darauf mit einem oder zwei Beamten zurück, [...] „Kommen Sie mit, Sie müssen ins Gepäckwagenabteil!"

Der bittere Wermutstropfen dabei: Gandhi hatte nichts gegen Einschränkungen für Schwarze, weil er eine restriktive Gesetzgebung für deren Natur angemessen erachtete. *Diese kann jedoch nicht für Asiaten gelten,* schreibt er in seinen Erinnerungen. Auch er ein Rassist?

Westsahara: Der „Grüne Marsch" in die Wüste

Es war der 6. November 1975, als sich 350.000 weitgehend unbewaffnete Marokkaner aufmachten, um die Südgrenze ihres Landes in die spanische Kolonie Westsahara zu überschreiten. Dass dieser Einfall mit der Farbe Grün in Verbindung gebracht wurde, hat nichts mit dem friedvollen Olivenzweig, sondern nur mit dem Islam zu tun, da man sich der Unterstützung Allahs gewiss war.

Als der Schlagbaum an der Grenze geöffnet wurde, drängten 40.000 Teilnehmer im Laufschritt und mit erhobenem Koran in das Nachbarland, hissten die marokkanische Fahne, knieten nieder und rieben sich das Gesicht mit der Erde Westsaharas ein. Dabei wurde *Allah ist groß* und *Die Sahara ist marokkanisch* gerufen.

Schon zehn Jahre zuvor, am 16. Dezember 1965, hatte die Generalversammlung der Vereinten Nationen Spanien aufgefordert, diese Kolonie in die Unabhängigkeit zu entlassen und der Bevölkerung das Recht auf Selbstbestimmung zu gewähren. Auf Grund des immer stärker werdenden internationalen Drucks und des bewaffneten Widerstands der 1973 gegründeten Befreiungsbewegung Polisario entschied sich Spanien für ein Referendum, das allerdings nicht zustande kam.

Die von Marokko durch den Marsch erzwungenen Verhandlungen in Madrid kamen sehr schnell zu dem Ergebnis, dass Spanien bis 28. Februar 1976 die Westsahara an Marokko und Mauretanien abtreten werde. Der algerische Protest wurde abgeschmettert und eine fragwürdige Stammesversammlung stimmte dem Verhandlungsergebnis einstimmig zu. Darin sahen Marokko und Mauretanien eine ausreichende Selbstbestimmung, sodass es bis heute nicht zu der von der UNO geforderten Volksabstimmung gekommen ist. Die Polisario rief im Gegenzug die Demokratische Arabische Republik Sahara aus, die von einer Reihe von Staaten zwar als rechtmäßige Vertreterin der Westsahara anerkannt ist, der aber die internationale Akzeptanz fehlt. Die Polisario führte einen jahrelangen Krieg, der Mauretanien zum Rückzug veranlasste. Dieses Gebiet wurde aber sofort von Marokko in Beschlag genommen, sodass heute 70 Prozent der ehemilgen Kolonie kontrolliert werden.

Daher leben derzeit etwa 100.000 Sahrauis in vier Flüchtlingslagern in der algerischen Sahara. Entlang der Waffenstillstandslinie wurde von den Marokkanern eine befestigte Grenzanlage gebaut, die „Berm" heißt und einen 2.700 km langen Sandwall darstellt. Das Gebiet ist minenverseucht, und es soll das Einsickern von Rebellen in die besetzten Gebiete verhindert werden. Für die Sahrauis ist es die „Mauer der Schande", während auf der anderen Seite der Befestigung von „Hassans Wall" gesprochen wird.

Aminatou Haidar ist eine Menschenrechtsaktivistin, die sich für die politische Selbstbestimmung der Westsahara einsetzt. 1987 beteiligte sie sich an Demonstrationen, wurde gemeinsam mit 17 weiteren Frauen vier Jahre ohne Verfahren an einem geheimen Ort festgehalten und gefoltert. 2005 wurde sie erneut verhaftet und misshandelt. Wegen ihres gewaltfreien Widerstandes nennt man sie „Gandhi der Westsahara".

Tenochtitlans Menschenopfer und die spanische Inquisition

Als Hernán Cortés am 8. November 1519 die sagenhafte Hauptstadt der Azteken Tenochtitlan erreichte, begleiteten ihn zwar nur 300 Spanier, aber er wusste eine große Armee einheimischer Soldaten hinter sich, die er durch ein Bündnis mit feindlichen Staaten gewonnen hatte. Die Spanier waren überwältigt vom Anblick der riesigen Stadt, deren König Moctezuma II. sie mit reichen Geschenken überhäufte. Die riesige Stadt war auf einigen Inseln erbaut worden und mit dem Festland nur durch drei Dämme verbunden. Hätten es die Azteken darauf angelegt, hätten die Spanier mit ihren Verbündeten keine Chance gehabt, ihrer Vernichtung zu entkommen. Deshalb setzte Cortés Moctezuma in einem Palast mehr oder minder fest, doch als das Verhältnis immer aggressiver wurde und die Spanier bei einer Tempelfeier alle anwesenden Azteken töteten, zogen die Stadtbewohner die Zugbücken der Dämme hoch. Die Europäer saßen buchstäblich in der Falle. Ihre Lage wurde immer aussichtsloser, und als auch noch die Vorräte zu Ende waren, ließ Cortés Moctezuma auf das Dach des Palastes bringen, wo er entweder von seinen eigenen Untertanen mit Steinwürfen getötet oder von den Besatzern mit dem Schwert umgebracht wurde. Auf der Flucht starben fast drei Viertel der Spanier und eintausend ihrer Verbündeten. Jene Spanier, die in einem anderen Stadtteil untergebracht waren, wurden nach ihrer Ergreifung den Göttern geopfert. Den 440 überlebenden Spaniern kam eine Pockenepidemie zu Hilfe, die die Einheimischen stark schwächte und auch deren neuen König tötete. Im April 1521 riegelten Cortés und die mit ihm verbündeten Eingeborenen mit Hilfe von Schiffen die Stadt ab, und die Spanier begannen mit der schrittweisen Eroberung. Vier Monate später wurde sie Tage hindurch geplündert und die Einwohner zu Tausenden getötet.

Bernardo de Sahagún, ein Missionar, der 1529 nach Mexiko gekommen war, schilderte in seiner „Historia general de las cosas de Nueva España" nicht nur die Eroberung, sondern auch die Praxis der Menschenopfer: *Bereits 40 Tage vor dem Fest war ein Sklave als Gott Xipe Tòtec (Unser gehäuteter Herr) verkleidet worden. Dann wurde er als Inkarnation des Gottes verehrt, bis er zusammen mit den Vertretern weiterer Götter zum Opferstein geführt wurde. Die Priester legten sie mit der Brust nach oben und schnitten ihnen die Brust mit einem dicken, breiten Feuersteinmesser auf. Danach rollte man sie herab, – Sie klapperten, sie kugelten gleich Kürbissen –, bis sie unten auf der Vorterrasse ankamen.* Schilderungen wie diese lösten Entsetzen aus und gaben in Spanien die Rechtfertigung für rigides Vorgehen gegen solche Barbaren.

Ein Franziskaner schrieb: *Es war das Schreien so vieler Seelen und das viele Blut, das als Beleidigung gegen ihren Schöpfer vergossen wurde, das Gott dazu inspiriert hatte, Cortés nach Westindien zu schicken. „Wie einen zweiten Moses nach Ägypten."*

Zur gleichen Zeit beliebte die spanische Inquisition die „Judaskrippe" einzusetzen, eine äußerst brutale Foltermethode, bei der es die Opfer förmlich zerriss.

Gustavo Gutiérrez: Befreiung durch Entkoloniarisierung

Vor 50 Jahren, im Spätherbst 1971, veröffentlichte der peruanische Theologe Gustavo Gutiérrez seine „Theologie der Befreiung", denn das Leben mit den Armen in den Elendsvierteln von Lima war für ihn stets eine praktische Basis seines Arbeitens und Denkens.
Die jahrzehntelang in der Kirche äußerst kontroversiell diskutierten Gedanken von Gutiérrez, der sich so manchen vatikanischen Rüffel gefallen lassen musste, wurden jetzt auch vom Papst „vom anderen Ende der Welt" gewürdigt. Seinerzeit war es gewissermaßen ein theologischer Paukenschlag, mit dem der Autor wenige Wochen vor Beginn der zweiten lateinamerikanischen Bischofskonferenz in Medellín an die Öffentlichkeit ging. Es war die Zeit nach der zumindest offiziellen Entkolonialisierung weiter Teile der Welt, vieler repressiver Regimes in Lateinamerika, die Zeit der Kriege in Südostasien und der weltweiten Studentendemonstrationen. Aus seinem Verständnis heraus, das die Unterdrückung der Länder des globalen Südens als Konsequenz der Ausbeutung durch die reichen Länder des Nordens erkannte, plädierte Gutiérrez für ein Konzept der „Befreiung" aus Armut, Ausgrenzung und Unterdrückung. Er war dabei der festen Überzeugung, dass die Forderungen des Evangeliums in radikaler Unvereinbarkeit zu einer ungerechten und entfremdeten Gesellschaft stünden. Darüber hinaus glaubte er, dass zwischen der religiös erhofften Erlösung und gesellschaftlich erkämpfter Emanzipation und Befreiung des Menschen ein innerer Zusammenhang bestehe, erklärt der Theologe Franz Gmainer-Pranzl. Vor allem seine Übernahme sozialwissenschaftlicher Methoden sowie marxistisch beeinflusster Gesellschaftsanalysen waren den römischen Glaubenshütern ein Dorn im Auge. Im Zuge der Weiterentwicklung seiner Theorien bekannte Gutiérrez, dass man sich drei weiteren Themen zuwenden müsse, die er bis dahin vernachlässigt habe: die Rolle der Kultur, die Situation ethnischer Minderheiten und die Position der Frau. Auch andere „Zeichen der Zeit" sollten beachtet werden, wie Migration, Globalisierung und Ökologie – ganz im Sinne der Lehrschreiben von Papst Franziskus.
Aber es gibt auch einen postkolonialen Dialog, dem sich Christen und Christinnen stellen müssten, wie Stefan Silber in einem ,„FURCHE"-Beitrag feststellt:
Die vom Kolonialismus geprägte Denkweise in Nord und Süd wurde durch die staatliche Unabhängigkeit nicht einfach außer Kraft gesetzt. Vielmehr blieb sie im kulturellen Gedächtnis erhalten, sowohl in den früheren Kolonien wie in den Staaten Europas. Menschen in kolonial geprägten Ländern wuchsen vielfach mit einer selbstverständlichen Überzeugung ihrer eigenen Unterlegenheit gegenüber Europäerinnen und Europäern auf. Sie konnten sie an der Hautfarbe, an der Muttersprache, an der sozialen Herkunft und an den Bildungsmöglichkeiten festmachen.
„Befreiung" bedeutet also: Nicht nur die scheinbar Unterlegenen emanzipieren sich, sondern der andere Teil trennt sich von seinen Überlegenheitsphantasien.

Henry Morton Stanley: „Doktor Livingstone, nehme ich an"

War es Unsicherheit, Überheblichkeit oder pure Lust an der Schlagzeile, die Henry Morton Stanley zu diesen Worten veranlasste, als er David Livingstone in einer Siedlung am Tanganjikasee aufgestöbert hatte. Jedenfalls war die Wahrscheinlichkeit, dass er am 10. November 1871 in Ujiji einen anderen Europäer zu Gesicht bekam als den Gesuchten, relativ gering. Von unehelicher Geburt, wusste Stanley nicht, wer sein Vater war, wurde als Kind in ein Arbeitshaus gesteckt und arbeitete schließlich als Tagelöhner, bis er auf einem Schiff anheuerte, das ihn nach New Orleans brachte. Nach einem Intermezzo als Soldat auf beiden Seiten der Bürgerkriegsfront wurde er Korrespondent einer Lokalzeitung und landete schließlich beim „New York Herald". Als er an verschiedenen Kriegsfronten unterwegs war, ereilte ihn der Auftrag des Herausgebers: *Finden Sie Livingstone.* Dieser schottische Arzt, Missionar und Afrikaforscher hatte seit drei Jahren kein Lebenszeichen mehr gegeben, nachdem er 1866 in das Gebiet der ostafrikanischen Seen aufgebrochen war. Tatsächlich gelang es ihm im darauffolgenden Jahr, Livingstone zu finden. Das stellte für die Royal Geographical Society in London einen empfindlichen Rückschlag dar, denn auch sie hatte die Suche nach Livingstone aufgenommen, war aber an dem jungen Parvenü gescheitert. Der 28 Jahre ältere Livingstone war zu dem Zeitpunkt des Treffens schon recht geschwächt, erforschte aber trotzdem gemeinsam mit Stanley noch das Nordende des Tanganjika-Sees. Im Jahre 1872 setzte er seine Suche nach den Quellen des Nil fort, musste später in der Hängematte getragen werden und starb schließlich 60-jährig an der Ruhr. Für ihn war, wie er selbst immer wieder betonte, *sein Herz in Afrika*. Und so wurde auch sein Herz unter einem afrikanischen Baum begraben, während seine Begleiter den einbalsamierten Leichnam unter großen Anstrengungen an die Küste brachten, wo er nach London verschifft wurde. Demgegenüber gab Stanley zu, den Kontinent zu verabscheuen, und seine Bücher hießen dementsprechend „Durch den dunklen Weltteil" und „Im dunkelsten Afrika". Trotzdem machte er weitere Expeditionen und war bestrebt, Zentralafrika und den Kongo dem britischen Kolonialreich einzugliedern, doch in London ging man auf diese Ideen nicht ein.

Umso mehr Interesse hatte er beim belgischen König Leopold I. erweckt, für den er den Kongo erwerben sollte. Fünf Jahre hindurch sammelte Stanley dann „Kaufverträge" ein, von deren weitreichendem Inhalt die Stammesfürsten keine Ahnung hatten. Leopold II. erwarb nämlich nicht nur den Boden, sondern auch die Arbeitskraft der Bewohner.

Als Stanley 1904 starb, waren die Nachrichten über die Gräueltaten im Kongo bereits publik geworden und auch Stanleys Beitrag dazu blieb nicht mehr im Verborgenen. Dazu trugen auch seine Tagebücher mit folgendem Eintrag bei: *Die beiden Betrunkenen zu 100 Peitschenhieben verurteilt, danach sechs Monate in Ketten.*

In Afrika wurde der Rassist „Bula Matari" genannt – „Zermalmer der Steine".

Ken Saro-Wiwa: Erhobenen Hauptes zum Galgen

Lebend bin ich ein Symbol des Widerstandes, tot werde ich zum Märtyrer und damit noch gefährlicher, schrieb der nigerianische Schriftsteller, Menschenrechts- und Umweltaktivist Ken Saro-Wiwa in einem seiner letzten Briefe aus dem Gefängnis in Port Harcourt, bevor er und acht seiner Mitstreiter am 10. November 1995 hingerichtet wurden. Wie Augenzeugen der Hinrichtung später schildern sollten, sei er erhobenen Hauptes und die Hymne des Ogoni-Volkes singend zum Galgen geschritten.
Sein Verbrechen: Zu offensichtlich hatte er für sein kleines Volk und den Umweltschutz im Niger-Delta Partei ergriffen und damit die Kreise der Ölmultis gestört.
1989 gründete er die „Bewegung für das Überleben des Ogoni-Volkes", die sich eine kulturelle und politische Autonomie der halben Million Ogoni und die Sanierung der durch die Erdölförderung geschädigten Gebiete sowie die Beteiligung der Bevölkerung an den Einnahmen aus der Erdölförderung zum Ziel setzte. Ausdrücklich wurde signalisiert, dass man die Ziele ohne irgendeine Gewaltausübung erreichen wolle. Der Erfolg der Aktivitäten war dermaßen groß, dass der Mineralölkonzern SHELL zeitweise seine Förderung im Ogoni-Gebiet einstellte. Beispielsweise folgte einem Demonstrationsaufruf im Jänner 1993 mit weit über 300.000 Teilnehmern mehr als die Hälfte des gesamten Volkes. Das war zu viel für die Militärs an der Spitze der Regierung, die daraufhin das Ogoni-Gebiet militärisch besetzten, um die Geschäfte geölt weiterlaufen zu lassen. Ein Jahr später wurde Ken Saro-Wiwa mit acht Mitstreitern unter dem Vorwurf verhaftet, sie hätten Anstiftung zum Mord begangen, was vier Stammesältesten der Ogoni das Leben gekostet haben soll. Der anschließende Schauprozess führte dazu, dass die meisten Verteidiger aufgaben und ihr Mandat aus Protest niederlegten. Die Folge war allerdings, dass sich die Angeklagten ohne Rechtsbeistand selbst verteidigen mussten. Viele aufgerufene Zeugen gaben später zu, dass sie von der Regierung bestochen worden waren, um vor dem Tribunal falsch auszusagen. Trotz des internationalen Aufsehens wurden nicht nur Todesurteile über alle Angeklagten ausgesprochen, sondern diese auch wenige Tage später vollzogen.
Die Strafe des Commonwealth für neun Justizmorde: ein Ausschluss, vier Jahre später aufgehoben. Die Schlussfolgerung: *Pecunia non olet* – außer es kommt vom oleum.
SHELL wurde vorgeworfen, nicht nur an der Umweltverwüstung des Niger-Deltas beteiligt zu sein und die Lebensgrundlagen der Ogoni zu zerstören, sondern auch Mitschuld am Tod der neun Aktivisten zu haben. Bevor ein amerikanisches Gericht über eine Klage wegen Menschenrechtsverletzungen und Umweltzerstörung entscheiden konnte, zahlte SHELL 15,5 Millionen Dollar an alle Geschädigten und Hinterbliebenen.
Der nigerianische Schriftsteller Wole Soyinka war der erste, der einen Literaturnobelpreis für seine afrikanische Literatur erhielt. Er ist ein unverblümter Kritiker des nigerianischen Militärs und bezieht sich in vielen Schriften auf die brutalen Methoden der Repression dieser Soldateska.

Angola: N'gola war der König von Ndongo

Als die Portugiesen 1483 als erste Europäer an der Küste an Land gingen, nahmen sie offiziell Beziehungen zum Königreich Kongo auf – gewissermaßen „von Staat zu Staat“, was an und für sich ungewöhnlich war, denn die Handelsstationen standen damit unter der Herrschaft des afrikanischen Reiches und hatten nur einen begrenzten Spielraum. Deshalb drängten die Portugiesen in den Süden und damit außerhalb des königlichen Einflusses.

1576 gründete man Luanda, das nicht auf Eroberung und Beherrschung, sondern ausschließlich auf den Sklavenhandel ausgerichtet war. Als der „Wettlauf um Afrika“ begann, setzte auch Portugal alles daran, sich möglichst große Gebiete einzuverleiben, musste aber wegen des britischen Drucks auf eine Verbindung zwischen Angola und dem ostafrikanischen Mozambik verzichten. Noch vor Beginn des Ersten Weltkriegs hatten Großbritannien und das Deutsche Reich vereinbart, dass die Deutschen ganz Angola und die Engländer zur Arrondierung Südafrikas einen Großteil von Namibia erhalten sollten. Aber dazu kam es bekanntlich nicht mehr, und so wurde die Kolonie 1951 zu einer portugiesischen Überseeprovinz. Trotzdem wurden die antikolonialen Kräfte immer stärker und ab 1960 kam es zu einem Unabhängigkeitskrieg, der bis 1975 andauerte. Nach der „Nelkenrevolution“ begann in Angola ein bewaffneter Machtkampf, der sich zu einem Bürgerkrieg auswuchs.

Am 11. November 1975 wurde in Luanda vom „Movimento“ die Volksrepublik Angola ausgerufen, wobei diese Gruppe im Bürgerkrieg von der Sowjetunion und Kuba unterstützt wurde; den Gegnern standen die USA und Südafrika zur Seite. Im Jahre 1994 einigte man sich, ein Mehrparteiensystem umzusetzen, und von 1992 an war 25 Jahre hindurch Josè Eduardo dos Santos Präsident der Republik. Die Kämpfe mit Rebellengruppen dauerten allerdings noch Jahre hindurch an und waren erst entschieden, als der lukrative Diamantenschmuggel und damit die Geldquelle für Waffenkäufe unterbunden war.

Nach wie vor handelt es sich aber um ein autoritäres instabiles Staatswesen mit wenig demokratischen Institutionen und geringem Freiheitsstatus.

Die Wahlen der Nationalversammlung, die 2008 erstmals seit Ende des Bürgerkriegs stattfanden, dürften jedoch trotz allem einigermaßen fair verlaufen sein und die Ergebnisse im Großen und Ganzen dem Willen der Bevölkerung entsprechen. Aufrecht ist allerdings die allgegenwärtige Korruption – Milliarden Dollar der Öleinnahmen versickern in dunklen Kanälen und stehen damit den mehr als dreißig Millionen Angolanern nicht zur Verfügung.

Ein immer noch nicht gelöstes Problem ist die Exklave Cabinda, wo es eine starke Unabhängigkeitsbestrebung gibt. Die Sezessionisten berufen sich darauf, dass es vor der Kolonialzeit eine souveräne Verwaltung Cabindas gegeben habe. Aber da dort das Öl lebendig sprudelt, scheint die Regierung in Luanda taube Ohren zu besitzen.

Henry Mortimer Durand: Er zieht einfach einen Strich durchs Land

Zunächst war der Brite im öffentlichen Dienst der Indischen Kolonialregierung, bis er 1884 ihr Außenminister wurde und dieses Amt zehn Jahre hindurch bekleidete. Anschließend war er Botschafter Großbritanniens in mehreren Hauptstädten und starb 74-jährig nach einer langen Karriere im Glanz der britischen Krone und ihres damaligen Weltreiches. Das alles wäre kein Grund, ihm besondere Beachtung zu schenken, denn Beamtenleben wie das seine gab es viele und sind längst vergessen. Aber sein Name bleibt in Erinnerung, weil er mit einer willkürlich gezogenen Grenze in Verbindung steht. Es handelt sich dabei um die fast 2.500 Kilometer lange Demarkationslinie zwischen Afghanistan und Britisch Indien, die heute noch zu Pakistan hin Gültigkeit besitzt. Von Einvernehmen kann dabei keine Rede sein, denn der britische Druck auf das Emirat Afghanistan nach dem zweiten Krieg beider Länder war beachtlich. Die sogenannte „Durand-Linie“ wurde am 12. November 1893 bewusst durch die Siedlungsgebiete der Paschtunen gelegt, was dazu führte, dass einige Stämme entzweit und hunderte Dörfer voneinander getrennt wurden. Etwa ein Drittel des ursprünglich afghanischen Gebietes fiel so an die Briten. Das Ziel war eine strategische Pufferzone gegen das zaristische Russland – weiterführende Interessen besaßen die Briten nicht. Immerhin gibt es heute weltweit etwa 50 Millionen Paschtunen, von denen 23 Millionen in Pakistan und 15 Millionen in dem nach ihnen benannten Afghanistan leben. Das Wort „Afghan“ wird allerdings heute nur noch sehr selten als Eigenname der Paschtunen benützt. Ihre Gesellschaft wird hauptsächlich durch ein Stammeswesen mit einem strengen, vom orthodoxen Islam geprägten Kodex bestimmt. Das führt dazu, dass die Zusammengehörigkeit in Sippen und Clans gelebt wird, die Stämme bilden – eine Verbundenheit der Stämme untereinander besteht eher nicht. Sie wurde die Durand-Linie für Menschen, die weder Grenzen noch die Idee eines Nationalstaates kannten, eine fast unüberwindbare Mauer.

Während die eine Seite von nun an im Reich des Emirs lebte, musste sich die andere dem Willen der Kolonialisten unterwerfen. Konsequenz: Tausende von Paschtunen wurden zwangsevakuiert und mussten oft als Kanonenfutter für eine Krone herhalten, die ihnen fremd und unnahbar blieb.

Die Wirkung blieb über die ganzen Jahre brisant, denn paschtunische Nationalisten träumten immer wieder von einer Vereinigung der Gebiete.

Diese von Gewalt geprägte Situation und eine unbeherrschbare Grenze halten den Krieg am Hindukusch am Leben. Auch wenn in Afghanistan jetzt die Taliban gesiegt haben, bleiben die durch die Durand-Linie entstandenen Probleme offen. Es wird immer wieder deutlich, wie viel verbrannte Erde die einstigen Kolonialisten in dieser Region der Welt hinterlassen haben.

Durand war einer der Leichenbestatter des Empire.

Bucht von Kiautschou: „Heil dir im Siegerkranz"

So hieß die deutsche Kaiserhymne, die bei patriotischen Gelegenheiten erklang. Heute ist Qingdao eine Millionenstadt am Gelben Meer – vor 120 Jahren nannten die deutschen Eroberer sie Tsingtao. An sie erinnert noch ein Exportschlager, nämlich das Tsingtao-Bier, das es überall gibt, wohin Chinesen ihre Küche exportiert haben.
Zu den Zeiten, als die Deutschen die Küste besetzt hielten, war es Hauptstadt ihres kolonialen Stützpunktes, dessen Geschichte am 14. November 1897 begann. An diesem Tag hatte eine deutsche Landetruppe die Bucht von Kiautschou annektiert und eine Marinebasis errichtet. Es sollte der östlichste Kriegshafen werden. Denn das Deutsche Reich wollte das Feld nicht alleine den Briten überlassen, die sich schließlich ja Hongkong gesichert hatten, nachdem sie gegen das chinesische Kaiserreich zwei Kriege geführt hatten, die als „Opiumkriege" in die Geschichte eingingen. Von der neuen Basis aus würde man wie die anderen europäischen Kolonialmächte das Festland des Reiches der Mitte erobern. Um die Weltmeere zu beherrschen, brauchte man nicht nur Kriegsschiffe, die das Wilhelminische Reich drauf und dran war zu bauen, sondern man brauchte auch Stationen, um Lebensmittel und Kohle zu bunkern. Wollte man die britische Hegemonie auf den Ozeanen brechen, war ein „deutsches Hongkong" unerlässlich, wie es Großadmiral Alfred von Tirpitz strategisch vorgegeben hatte.
Nach dem militärischen Sieg der Briten über die Chinesen, der 1860 besiegelt war, wurde das Land regelrecht mit Opium aus Britisch-Indien überschwemmt und über 40 Millionen Menschen der Sucht ausgeliefert. Ziel der Aktion: Verbesserung des Handelsbilanzdefizits und Schwächung der Kaisermacht in Peking, um das Land einem europäischen Diktat zu unterwerfen. Für die Kapitalisten aller Länder, einschließlich USA und Japan, war das Reizvollste allerdings der Riesenmarkt, der weit größer und aufnahmefähiger als ganz Europa war. So war auch der deutsche Industrielle Krupp bald vor Ort, um mit seinen Kanonen prächtige Geschäfte zu machen. Was den einen das Opium, waren den anderen eben die Waffen. Bernhard von Bülow, der später sogar Reichskanzler werden sollte, kleidete die Obsession in einen Satz: *Wir wollen niemanden in den Schatten stellen, aber wir verlangen auch unseren Platz an der Sonne.*
Nachdem der Traum durch die Folgen des Ersten Weltkrieges geplatzt war, waren die Siegermächte allerdings nicht bereit, die deutsche Kolonie wieder an ihren rechtmäßigen Besitzer zurückzugeben. Belohnt wurde Japan, das sich schon seit Jahren als gefügiger Schüler erwiesen hatte, wenn es um die Imperialismuslektionen ging. In der „grünen Insel", wie Qingdao hieß, erinnern noch immer Kirchen beider christlicher Konfessionen, die ehemalige Residenz des Gouverneurs und das Qingdaoer Bierfest, das dem Münchner Oktoberfest nachempfunden ist, an die Kolonialzeit.

Brasilien: Das glutrote Holz wurde zum Färben verwendet

Eigentlich weiß man nicht wirklich, welcher Europäer als erster jene Küste entdeckte, die heute die Atlantikgrenze des Riesenstaates bildet. Auf alle Fälle war die Neue Welt schon Jahre zuvor durch den Vertrag von Tordesillas (1494) in eine spanische und portugiesische Hemisphäre geteilt worden, ohne dass man wusste, was dahinter liegt. Man hatte schlicht einen Längengrad herangezogen, demzufolge beanspruchte Portugal jenes Land, das offiziell Cabral am 22. April 1500 aufsuchen und für den portugiesischen König in Besitz nehmen sollte. Nachdem reiche Vorkommen eines Holzes ausgemacht worden waren, das man für die Gewinnung eines Farbstoffes verwendete und aus dem man auch edle Möbel herstellte, nannte man es nach dem portugiesischen Wort für „glutrot" Brasilien. Ambitionen der Franzosen, sich ebenfalls an der Küste festzusetzen, schlugen fehl, und sie wurden 1625 endgültig vertrieben.
Schon wenige Jahrzehnte nach der ersten portugiesischen Niederlassung wurden Sklaven aus Afrika importiert, und zu Beginn des 17. Jahrhunderts war Brasilien bereits der größte Zuckerproduzent der Welt. Das war der Anfang eines schwungvollen Dreieckshandels von Europa nach Afrika (billige Manufakturwaren), von dort nach Südamerika (Sklaven) und dann zurück nach Europa (Zucker, Kakao, Edelmetalle). Die Devise lautete: *Nie leer unterwegs sein, dann verdient man am prächtigsten.*
Gelegentliche Aufstände Einheimischer und entlaufener Sklaven störten zwar das Geschäft, aber nicht so sehr, dass Brasilien sich nicht zum Juwel der Krone hätte entwickeln können.
Eine Zeitlang im frühen 19. Jahrhundert war die Kolonie sogar Sitz des portugiesischen Königshofes, bis es am 12. Oktober 1822 zum Kaiserreich erklärt wurde.
Aufstände im Norden wie im Süden trübten zwar das Bild, aber bis zum 15. November 1889 konnte sich der Monarch halten – dann war auch Brasilien Republik.
Der „alten Republik" folgte die „Ära Vargas", die dem „Estado Novo" in Portugal nachempfunden war. Über Druck der USA kam es 1954 zu einem Wechsel und unruhigen Zeiten, die bis 1964 anhielten. Dann herrschte 21 Jahre das Militär – animiert von der CIA, die Macht zu übernehmen, um „sozialistischen Tendenzen" entgegenzuhalten. Während dieser Zeit waren Morde, staatliche Todesschwadronen, Folter und Verschwindenlassen an der Tagesordnung; viele dieser Verbrechen blieben bis heute unaufgeklärt. Trotzdem findet die Diktatur des Militärs bis heute ihre glühenden Bewunderer, darunter den jetzigen Staatspräsidenten Jair Bolsonaro. Kompromittierend für alle politischen Richtungen sind die gewaltigen Korruptionsskandale. Das Land mit seinen 212 Millionen Einwohnern gehört heute zu den zehn größten Volkswirtschaften. Mindestens die gleiche Bedeutung hat es für das Weltklima, das durch die massive und illegale Abholzung des Amazonas-Urwaldes bedroht ist. Brasiliens Wahlspruch lautet wie zum Hohn: *Ordnung und Fortschritt.*

Der 16. November: Ein Tag der Wende

Am 16.November 1989 fand in Bratislava eine Studentendemonstration statt, bei der die Polizei nicht eingriff und die Demonstranten ungehindert durch die Stadt ziehen ließ. In den darauffolgenden Tagen weiteten sich die Demonstrationen landesweit aus, die Schauspieler der Prager Bühnen schlossen sich an und später wurden diese Ereignisse als Beginn der „Samtenen Revolution“ bewertet, die unblutig verlief.
Ebenfalls an diesem 16. November 1989 wurden auf dem Gelände der „Zentralamerikanischen Universität“ in San Salvador von einem Kommando der Eliteeinheit Atlacatl sechs Jesuiten und zwei Hausangestellte ermordet, weil sie nach Meinung des Generalstabs der salvadorianischen Armee zu den „intellektuellen Köpfen“ der politischen Opposition gehörten. Das galt natürlich nicht für die Köchin Julia Elba Ramos und deren Tochter Celina, die auf ausdrücklichen Befehl des für die Kommandoaktion verantwortlichen Obersten umgebracht wurden, um keine Zeugen des Verbrechens auf dem Universitätsgelände am Leben zu lassen. Die Todesschützen wollten schon abziehen, als sie das Wimmern der schwerverletzten Frauen hörten. Sie erkundigten sich per Funk, was sie tun sollten. *Erledigt sie*, lautete die Antwort, die wahrscheinlich von Vize-Verteidigungsminister Juan Orlando Zepeda kam.
Aber so wie die „Samtene Revolution“ war auch in El Salvador der Wandel nicht mehr aufzuhalten, denn der brutale Mord an acht Menschen hatte sogar in jenem Land Entsetzen ausgelöst, das bis zuletzt im „Kampf gegen linke Terroristen“ auf der Seite der Militärs gestanden war: den Vereinigten Staaten.
Der Bürgerkrieg war mit dem Mord an Erzbischof Óscar Romero ausgebrochen; neun Jahre später nach der grausamen Bluttat am Universitätsgelände wurde der internationale Druck so stark, dass die Regierung gezwungen war, mit der Opposition Friedensgespräche zu führen.
Bis heute wurden die meisten Täter nicht zur Rechenschaft gezogen, wie auch in vielen anderen Fällen, da in den Verhandlungen eine Amnestie vereinbart worden war. *Es wird immer gesagt: Man darf die Wunden nicht wieder aufreißen*, sagt die aus Österreich stammende Theologin Martha Zechmeister, die an der Universität lehrt und forscht. *Man kann die Wunden aber gar nicht aufreißen, weil sie nie verheilt sind.*
In unmittelbarer Nachbarschaft zu dem kleinen Garten, wo auch an die Mordopfer erinnert wird, hat die Universität eine „Sala Memorial de Martines“ eingerichtet, die an die schätzungsweise 75.000 Opfer des Bürgerkrieges erinnern soll.
Acht Stelen tragen die Namen der acht Opfer:
Die Köchin und Haushälterin Julia Elba Romas, deren Tochter Celina López und die Jesuiten Ignacio Ellacuría, Segundo Montes, Ignacio Martín-Baró, Joaquín López y López, Juan Ramón Moreno und Amando López.

Ein Stammvater, drei Sprachen, drei Religionen und viele Feindschaften

Die semitischen Sprachen sind ein Zweig der afro-asiatischen Sprachfamilie und werden von mehr als einer Viertelmilliarde Menschen gesprochen. Zu ihnen zählen das Arabische, das Hebräische und das Maltesische. Der „Stammvater" Abraham ist Ausgangsmythos der drei Buchreligionen Judentum, Christentum und Islam.

Die Machpela („Höhle der Patriarchen") ist jener Ort, an dem Abraham und Sara, Isaak und Rebekka, Jakob und Lea bestattet sind und der für alle drei Religionen von hoher Bedeutung ist. Das gleiche gilt für Jerusalem und seine heiligen Stätten

Die Judenfeindschaft der Christen war zunächst vor allem religiös begründet durch die angebliche Verantwortung der Juden für den Tod Jesu. Dazu kamen ökonomische, soziale und zuletzt „rassische" Motive, die den heutigen Antisemitismus gedeihen ließen. Die Feindschaft zwischen europäischen Christen und Arabern zeigte sich in deren Vertreibung von der iberischen Halbinsel und den Kreuzzügen ins Heilige Land. Der Islam wurde dann mit den Eroberungen der Osmanen auf dem Balkan zur Gefahr für Europa stilisiert. Auf der anderen Seite war hunderte Jahre später der imperialistische Griff der Europäer auf Nordafrika und den Nahen Osten eine Kampfansage an Wertvorstellungen, die in islamischen Ländern bestanden. Die Behandlung der Araber bei der Aufteilung des Nahen Ostens nach Zerschlagung des Osmanischen Reiches war auch nicht gerade ein vertrauensbildender Schritt.

Die Besatzungspolitik des Staates Israel nach 1967, seine Methoden, Palästinenser zu Bürgern zweiter Klasse zu machen, sind ebenso gefährliche Sprengfallen für den Frieden wie die terroristischen Angriffe der Hamas und anderer Palästinensergruppen. Am 15. November 1988 wurde zwar der Staat Palästina ausgerufen, der auch Beobachterstatus bei der UNO besitzt, aber Frieden mit Israel gibt es keinen. Das Leben im Gazastreifen gleicht der Existenz in einem Druckkochtopf, der ständige Bau von Siedlungen im Westjordanland ist eine permanente Provokation. Und Opfer auf beiden Seiten sind Zivilisten.

Wir fühlen uns vor allem hilflos, sagt der 1954 geborene palästinensische Schriftsteller Ali Qleibo angesichts der massiven Angriffe von beiden Seiten im Mai 2021. *Die Stunde der Extreme* nennt zur gleichen Zeit der ebenfalls 1954 geborene israelische Schriftsteller David Grossmann die Situation. Seine traurige Erkenntnis: *Beide Seiten, die palästinensische wie die israelische, wenden einander ihre dunkelste Seite zu. In dieser Situation absoluter Finsternis ist es nahezu aussichtslos, für Frieden zu werben, für die Option eines normalen Lebens, das wir kaum mehr kennen. Und es ist ebenso schwierig, Akzente zu finden, die den Friedensprozess wieder beleben können!*

Mich stimmt das besonders traurig, weil ich seit Jahrzehnten mit Menschen auf beiden Seiten des Stacheldrahtes mitempfinde, ohne eine Lösung zu sehen.

Der Geburtstag des Sultans ist Nationalfeiertag

Qabus bin Sa'id Al Sa'id, der am 10. Jänner 2020 80-jährig in Maskat starb, war fünfzig Jahre hindurch der Sultan von Oman und damit Alleinherrscher im Süden der Arabischen Halbinsel gewesen. Er erlag einem Krebsleiden, war unverheiratet und hatte weder Kinder noch Geschwister, konnte aber für sich in Anspruch nehmen, der am längsten regierende arabische Monarch zu sein. Sein Geburtstag, der 18. November, wurde zum Nationalfeiertag bestimmt und ist auch Ausdruck der Tatsache, dass er, obwohl autokratisch herrschend, bei der Bevölkerung sehr beliebt war.
Als er 1970, nach einer Ausbildung in Großbritannien, seinen Vater durch einen Staatsstreich absetzte und ins Exil ausfliegen ließ, war Oman in jeder Hinsicht ein rückständiges Land. Nur wenige Kilometer Straßen in Maskat waren asphaltiert, die Verwaltung mittelalterlich und die Bildungs- sowie Gesundheits- und die Sozialstruktur zurückgeblieben. Seit seiner Regierungsübernahme war Qabus daher auf Grund seiner europäischen Vorbilder um eine Öffnung und Modernisierung des Landes bemüht. Dabei kamen ihm der steigende Erdölpreis und die daraus sprudelnden Staatseinnahmen zugute. Die ehemalige Feudalgesellschaft wurde in wenigen Jahrzehnten unter Beibehaltung der Tradition in eine moderne Dienstleistungs- und Industriegesellschaft umgewandelt. Der Sultan war ein liberal gesinnter Muslim der ibaditischen Richtung. Er hat nicht nur den Bau zahlreicher Moscheen finanziert, sondern – weitum einzigartig – auch Kirchen christlicher Religionsgemeinschaften sowie Hindutempel gefördert.
Nach dem Tod Mohammeds im Jahr 632 war es in dem omanischen Ort Diba zu einem Aufstand gegen die Regierung in Medina gekommen, der schließlich dazu führte, dass im Oman ein zweites Imamat der Ibaditen errichtet wurde.
Durch die Verlagerung des Kalifats nach Bagdad gewann die Golfregion wieder verstärkte Bedeutung im internationalen Handel bis nach Ostafrika und Hinterindien.
1507 kamen die Portugiesen in den Oman, wurden aber 1624 wieder vertrieben. Die Omani konnten ungehindert von Europäern den lukrativen Sklavenhandel betreiben. 1746 wurde dann die bis heute regierende Said-Dynastie begründet. Auf Grund von Machtkämpfen, die Großbritannien in die Karten spielten, wurde 1861 das Reich der Saids in ein Sultanat Oman und in eines für Sansibar geteilt. Dies führte zum wirtschaftlichen Niedergang, der durch die Isolationspolitik der Saids noch verstärkt wurde. Erst unter Qabus wurde jene Reformphase eingeleitet, die die Omanis als ihre „Renaissance" bezeichnen. So wurde das Land zu einem moderat wohlhabenden Staat. Ein UNO-Bericht erwähnt, dass Oman in den letzten 40 Jahre seine soziale und wirtschaftliche Lage massiv verbessern konnte. Mit seinen fünf Millionen Einwohnern ist das 310.000 km² große Sultanat sehr dünn besiedelt, gleichzeitig gibt es einen hohen Grad an Verstädterung. Fast 90 Prozent der Bevölkerung sind Einwanderer. Alleine 1,3 Millionen Inder haben hier Beschäftigung gefunden.

Der „Der Welttoilettentag“ ist kein Scherz

Wenn man im Internet einschlägige Seiten aufruft, so wird man auf eine ganze Reihe von Gedenk- und Aktionstagen stoßen, die wie ein schlechter Witz klingen oder pure Nebensächlichkeiten betreffen. So fragt es sich, ob es einen „Internationalen Tag der Blockflöte“ oder einen „Internationalen Tag der Jogginghose“ braucht. Der Murmeltiertag ist in Nordamerika ein Volksfest, wie wir aus einem Film wissen. Ein „Weltgästeführertag“ erscheint ebenso entbehrlich wie ein „Tag der offenen Töpferei“. Da macht dann der „Internationale Tag der Eltern-Kind-Entfremdung“ schon einen tieferen Sinn, vor allem wenn man diesen am „Weltlachtag“ zu ergründen sucht. Hygienisch von Bedeutung ist möglicherweise auch der „Tag des Handtuchs“, der zeitlich nahe zum „Welthurentag“ angesiedelt ist. Der „Tag der Hotdogs“ dient eher nicht der Volksgesundheit, und der „Tag der Lebensmittelvielfalt“ ist mit Recht beschränkt auf deutsche Länder, denn in großen Teilen der Welt würde er als reine Provokation aufgefasst werden.

Ein „Internationaler Tag des Eies“ ist selbstsprechend und unerlässlich notwendig wie der „Tag des deutschen Butterbrotes“. Da fällt es dann nicht aus dem Rahmen, wenn in den letzten Tagen des ausklingenden Jahres der „Welt-Orgasmustag“ gefeiert wird, denn immerhin bieten die vor der Tür stehenden Festtage Anlass für vielfältige Freuden.

Wenig Anlass zum Scherzen gibt allerdings der „Welttoilettentag“ am 19. November, denn der Kampf um Sanitäranlagen ist weltweit noch lange nicht, und schon gar nicht siegreich, beendet. Hintergrund ist das Fehlen von ausreichend hygienischen Sanitäreinrichtungen für 40 Prozent der Weltbevölkerung. Sie sind gefährdet durch verschmutztes Wasser und dadurch hervorgerufene, teils tödlich verlaufende Krankheiten. Ursachen dafür sind nicht nur die fehlende Infrastruktur, sondern auch die massive Korruption auf dem Wassersektor, die jährlich einen Schaden von einigen Milliarden Dollar verursacht. Die saubere Toilette – in vielen Staaten schon eine Selbstverständlichkeit – ist für vier Milliarden Menschen noch immer ein unerreichbarer Luxus. Da es auch an anderen Hygienemöglichkeiten mangelt, drohen Durchfallerkrankungen, Hepatitis, Tuberkulose, Würmer und leider oft auch der Tod. Allein 300.000 Kinder unter fünf Jahren sterben jährlich an Durchfallerkrankungen. Wie auch in anderen Bereichen sind die Verhältnisse in Subsahara-Afrika und Teilen Asiens am schlimmsten. Weltweit nutzen mindestens zwei Milliarden Menschen eine mit Kot kontaminierte Trinkwasserquelle und zwei von fünf Menschen haben keine Möglichkeit, sich die Hände mit Wasser und Seife zu waschen. Wir waschen sie dafür umso lieber in Unschuld.

20

November

Palmares und die Flucht aus der Sklaverei

Nicht nur die Brutalität der Wächter, auch nicht die Härte der Plantagenarbeit allein, sondern auch der Verlust der Freiheit bewog Sklaven in ganz Südamerika wie auch in der Karibik, zu fliehen und eine selbstständige Existenz zu wagen. Hatten sie die Hunde der Wärter oder professionelle Sklavenjäger aufgestöbert, wurden sie entweder ihren „Eigentümern" zurückgegeben, von den Hunden zerfleischt oder totgeprügelt. All diese Konsequenzen hinderten sie jedoch nicht, immer wieder das Wagnis der Freiheit einzugehen, entweder allein oder in ganzen Gruppen, wie 1597 auf einer Plantage im brasilianischen Pernambuco. Rund 40 Sklaven hatten sich bewaffnet, ihre Peiniger getötet und flohen in den Dschungel. Daraus entstand im Laufe der Jahre ein regelrechtes Staatswesen von etwa 6.000 km² und 30.000 Bewohnern in einem Dutzend Dörfern. Da die meisten Sklaven dieser Gegend aus dem heutigen Angola stammten, ist es naheliegend, dass sie das Hauptkontingent der Einwohner stellten. Quilombos waren eher Siedlungen von freigeborenen schwarzen Menschen, während Mocambos in dieser Zeit ein Gemisch von Schwarzen, Mulatten, Indigenen bis hin zu entlaufenen portugiesischen Soldaten darstellten.
Die Hauptstadt, die etwa 8.000 Einwohner besaß, nannte sich Macaco und wurde zum Zentrum des „Königreichs Angola-Janga". Die Kolonisatoren an der Küste nannten diesen kleinen Binnenstaat „Palmares". Schon fünf Jahre nach der Gründung versuchten die Besatzer, diese Siedlungen bei einem regelrechten Feldzug zu zerstören und die Einwohner wieder in die Sklaverei zu treiben. Es blieb nicht bei diesem ersten Versuch, sondern es sollten ganze vierzig folgen.
Ein bei den Portugiesen aufgezogener Junge floh im Alter von 15 Jahren in den Dschungel und nannte sich fortan Zumbi statt Francisco, ein Name, den ihm sein portugiesicher Herr gegeben hatte.
Der damalige Anführer der Quilombos, ein gewisser Ganga Zumba, hatte am 5. November 1678 mit den Portugiesen einen Friedensvertrag unterzeichnet, demzufolge die Bewohner, die er vertrat, frei sein sollten. Es war ihm allerdings verboten, entlaufene Sklaven aufzunehmen. Die Portugiesen hielten sich aber nicht an die Abmachungen; schließlich wurde Ganga Zumba von den eigenen Leuten vergiftet.
Zumbi, der mittlerweile der Führer der Quilombos geworden war, befahl den Rückzug in den Dschungel. Allerdings wurden sie entdeckt und es begann ein wüstes Gemetzel, bei dem hunderte Quilombos getötet wurden, andere stürzten in eine tiefe Schlucht und wiederum andere wurden neuerlich versklavt.
Zumbi konnte zwar fliehen, wurde aber verraten und am 20. November 1695 getötet. Seine Jäger schnitten ihm den Kopf ab, konservierten diesen in Salz und steckten ihm seinen Penis in den Mund. So wurde er als Trophäe nach Recife geschickt, wo ihn der Gouverneur auf einen Stab aufgespießt auf dem Hauptplatz der Stadt viele Jahre zur Schau stellte. Wahre Christenmenschen!

Angelo Soliman: Der Mohren-Diener von Wien

Zunächst war er ein Tauschobjekt und wechselte gegen ein Pferd den Eigentümer. Im Alter von zehn Jahren wurde er dann mit dem Schiff nach Messina gebracht, wo er – im besten Knabenalter stehend – für eine Marquise als prächtiges Geschenk gekauft wurde. Seit Beginn des 18. Jahrhunderts wurde Europa von exotisierenden Vorstellungen Afrikas heimgesucht, in denen seine Menschen zu „edlen Wilden" stilisiert wurden. Erst die „Rassenwissenschaften", die mit der Aufklärung einsetzten und im 19. Jahrhundert einen ersten Höhepunkt erreichten, machten die „Neger" zu Wesen auf der untersten Zivilisationsstufe. Pygmäen wurden in der frühen Neuzeit als Fabelwesen entlarvt, um den Begriff im 19. Jahrhundert für afrikanische Völker mit geringer Körpergröße und großer Ähnlichkeit mit Affen zu verwenden.
Jedenfalls schickte es sich in feinen adeligen Haushalten, über einen schwarzen Diener zu verfügen, der umso mehr gefragt war, je dunkler er war – denn umso größer war der Unterschied zum zarten Weiß der Damen, die sich nicht dem Sonnenlicht aussetzten (dicker Puder verstärkte den Effekt). Kinder als modisches Accessoire waren also sehr begehrt, und so wurde unser Junge mit 13 Jahren dem Fürsten Georg Christian Lobkowitz in Wien geschenkt, den er die nächsten zwei Jahrzehnte im Kriegsdienst und auf all seinen sonstigen Reisen begleitete. Man gönnte sich ja sonst nichts in dieser schweren Zeit! Der nächste adelige Herr war wieder ein hochwohlgeborener Fürst: Joseph Wenzel I. von Liechtenstein. Es war damals üblich, seine schwarze Begleitung nicht nur entsprechend auszustaffieren, sondern sie auch als Gesellschafter in der kleinen Öffentlichkeit Gleichrangiger vorzuführen. Sie sollten das Prestige mehren. Dafür war Angelo Soliman, so nannte man ihn nach seiner Taufe, von besonderer Qualität: Er bewegte sich wie selbstverständlich in feinen Kreisen, sprach sechs Sprachen und wurde auf einen Schlag durch Hasardspiel auch noch vermögend. Die Wiener Freimaurer nahmen ihn in die Loge „Zur wahren Eintracht" auf. Er lernte Mozart und andere Größen seiner Zeit kennen, ja er durfte sogar den Kaiser unterhalten. Aber dann geschah das Undenkbare: Er heiratete, ohne seinen Fürsten um Erlaubnis zu fragen. Die Entlassung war die mildeste aller möglichen Konsequenzen. Allerdings zwangen ihn Geldprobleme wieder zurück in den Status eines „hochfürstlichen Mohren". Als solcher starb er auch am 21. November 1796, sein Körper wurde ohne das Wissen seiner Tochter Josephine seziert, gehäutet und ausgestopft. Die Tochter wehrte sich jahrelang gegen das unvollständige Begräbnis und forderte Haut und Haar ihres Vaters zurück.
Der Kaiser ließ das, was von Soliman erhalten blieb, mit Federkrone und Federrock drapieren und seiner Sammlung einverleiben.
Die Stadt Wien erinnert sich an ihn mit einem Weg im 3. Bezirk: Länge 66,91 Meter und 0,81 Minuten Gehzeit vermerkt die Stadtverwaltung lapidar.

Libanon: Schneeberge, die man bis zur Küste sieht

Ihr Holz wird schon seit 5000 Jahren verwendet, weil es dauerhaft und leicht zu bearbeiten ist. Daher wurde es in der Antike für den Palast- und Tempelbau genauso wie für die Schiffe und die Möbelherstellung genützt. Ihre traditionelle Bedeutung schlägt sich auch in der Flagge und dem Wappen nieder: die Zeder ist das Symbol des Libanon, der seinen Namen von den schneebedeckten Gipfeln des Gebirges ableitet (die semitische Sprachwurzel „lbn" bezeichnen „weiß"). Wenn man Herodot Glauben schenkt, hat es um 2750 v. Chr. erste Siedlungen entlang der phönizischen Küste gegeben, aus denen Stadtstaaten entstanden, die ihrerseits Siedlungskolonien im Mittelmeerraum gründeten. Die wohl bedeutendste war Karthago im heutigen Tunesien, das zu einem mächtigen Gegner Roms erwuchs.
Im frühen 7. Jahrhundert n. Chr. besiegten die muslimischen Araber die Byzantiner, der Libanon wurde an das Kalifat angeschlossen und teilte fortan das Schicksal Syriens. Unter den Osmanen errangen ab dem 16. Jahrhundert die Emire der Drusen großen Einfluss und konnten den Libanon weitgehend unabhängig regieren.
Von 1860 bis 1915 war das Land eine selbstständige osmanische Provinz und wurde ab 1919 französisches Mandatsgebiet wie auch das benachbarte, wesentlich größere Syrien. Von Beginn an gab es Spannungen zwischen den christlichen Nationalisten, die Frankreich als Schutzmacht ansahen, und den arabischen Nationalisten, die eine eigene arabische Nation anstrebten, wie sie es schon im Krieg auf Grund britischer Versprechungen erhofft hatten.
Am 22. November 1943 wurde schließlich die Unabhängigkeit des Libanon akzeptiert und zwei Jahre später war das Land sogar Gründungsmitglied der Vereinten Nationen. Die Libanonkrise 1958 zwischen Befürwortern einer prowestlichen und jenen einer proarabischen Politik führte zur Intervention der USA.
Ab 1975 wütete bis 1989 ein Bürgerkrieg im Land, der zu mehreren syrischen und israelischen Interventionen führte. 1982 begann Israel den Libanonfeldzug, der dem Ziel diente, die PLO zum vollständigen Abzug aus Beirut zu zwingen. Seit der islamischen Revolution im Iran entstand die Hisbollah-Bewegung, die sich darauf berufen konnte, dass inzwischen die Mehrheit der Libanesen der schiitischen Glaubensrichtung angehörte. Bemerkenswert hoch ist der Anteil der christlichen Gruppierungen, die noch Ende der 1950er-Jahre die Mehrheit der Bevölkerung stellten.
Die syrische Politik ist vor die äußerst schwierige Aufgabe gestellt, ein Machtparallelogramm zwischen Sunniten, Schiiten, Christen und Drusen zu gestalten, den Einfluss Syriens und des Iran in Grenzen zu halten und die Eingriffe Israels im Süden des Landes abzuwehren. Dazu kommt, dass bis zum Jahr 2019 mehr als eine Million Syrer ihr Land verließen und nun in libanesischen Flüchtlingslagern versorgt werden müssen. Als ob das alles nicht genug wäre, wurde auch noch der Beiruter Hafen durch eine verheerende Explosion verwüstet und ganze Stadtteile unbewohnbar.

Hindou Oumarou Ibrahim: Menschenrechts- und Klimaaktivistin aus dem Nomadenvolk

Hindou Oumarou Ibrahim entstammt dem Stamm der Mbororo. Diese sind eine Volksgruppe, die mit den Fulani, dem größten Nomadenvolk der Welt, verwandt sind und selbst 15 bis 18 Millionen Angehörige zählen. „Mboro" bedeutet in der Fulanisprache „Rinderhirte". Die wichtigsten Dinge in ihrem Leben sind die Familie und das Vieh, von denen ihre Existenz abhängt. Auf dem Gehöft bauen sie Hirse und Sorghum an und halten Kleintiere. Das Familienoberhaupt mit seinen Frauen und Kindern bleibt auf dem Hof, während die jüngeren Söhne und Familien das Vieh hüten und mit den Tierherden durch die Sahelzone um den Tschadsee ziehen. Sie haben zwar keine Bezeichnung für Klimawandel, aber für sie ist die Katastrophe bereits Realität geworden. *Der Tschadsee stirbt* – so deutlich äußern afrikanische Politiker ihre Sorgen bezüglich der Folgen des Klimawandels. Der Binnensee erstreckte sich einst übe etwa 25.000 km² – heute existieren davon nur noch sechs Prozent. Der Grund: die vergangenen Dürren trockneten den See beinahe aus und verknappten so den Wasserspeicher und die Lebensgrundlagen für Millionen Menschen. Die Seefläche ist mittlerweile zwar konstant, aber die Bevölkerung hat sich fast verdreifacht, und so leben 40 Millionen Menschen in den angrenzenden Gebieten, die von Landwirtschaft, Viehhaltung und Fischfang und damit vom Wasser abhängig sind.

Dabei trifft die schleichende Klimakatastrophe auf eine chronisch instabile Region: Die islamistische Terrorgruppe Boko Haram hat sich immer weiter ausbreiten und an Stärke gewinnen können, weil vor allem junge Menschen desillusioniert sind und radikalisiert werden. Gleichzeitig aber verschärft der Terror den Hunger im Sahel und ist das Problem statt die Lösung.

Hindou Oumarou Ibrahim ist von dieser Situation geprägt und hat auch in der Zeit ihrer Ausbildung nicht verabsäumt, in den Ferien die Rinder ihrer Familie zu hüten. Sie weiß daher, wovon sie spricht, wenn es darum geht, die Perspektive indigener halbnomadischer Völker zu vertreten. Dazu gehört vor allem die Frage, wie mit den Folgen des Klimawandels umgegangen werden soll. Und so wurde die 32-jährige Frau zu einer Schlüsselfigur in internationalen Komitees indigener Völker und bei den UN-Klimakonferenzen. Sie verweist sehr deutlich auf den Zusammenhang zwischen Klimakrise und Terrorismus: *Boko Haram garantiert den Menschen vor Ort das Überleben, wo es die Regierung nicht schafft. Der Klimawandel sorgt für mehr Ungleichheit, er wird hier im Tschad aber gleichzeitig zu einem internationalen Sicherheitsproblem.*

Für sie ist auch wichtig, das Wissen der Indigenen zur Bekämpfung von Klimawandelfolgen einzusetzen.

Immerhin seien sie Experten für eine Lebensweise im Einklang mit der Natur. *Wissenschaft gibt es seit 200 Jahren, das Wissen der indigenen Völker aber ist Jahrtausende alt,* sagt sie und plädiert dafür, dieses Erbe der indigenen Völker mit wissenschaftlichen und technischen Ansätzen zu verbinden.

Suriname: Die Surinen geben dem Land heute den Namen

Auch hier war es der umtriebige Christoph Kolumbus, der 1498 die Küste entdeckte, doch ein Jahr später waren es Alonzo de Hojeda und Juan de la Cosa, die sie genauer erforschten. Aber erst als sich das Gerücht verbreitete, dass es tief im Inneren ein Land mit unermesslichen Reichtümern an Gold und Edelsteinen geben soll, wurden diverse Glücksritter angelockt und Domingo de Vera nahm den Landstreifen fast 100 Jahre nach der „Erstbesichtigung" am 23. April 1594 für Spanien in Besitz. Der feierliche Festakt war an anderen Beispielen gut erprobt und bestand aus einer Verlesung des in Spanisch verfassten Besitzprotokolls, wobei Kirche, Papst, Religion und König die bestimmende und die dort lebenden Menschen überhaupt keine Rolle spielten. Waren sie anwesend, bildeten sie lediglich die Staffage. Man kniete sich vor einem Kreuz nieder und sprach ein Dankgebet zum Himmel. *Dann nahm Domingo de Vera eine Tasse Wasser und trank sie aus, er nahm eine zweite und goss sie über den Boden aus, soweit er nur konnte, zog sein Schwert und schnitt das Gras um sich herum sowie einige Baumzweige, während er sprach: Im Namen Gottes nehme ich dieses Land in Besitz für Seine Majestät Don Philipp, unseren legitimen Herrscher.* Und schon war der König um ein Stück Land reicher, aber das EL Dorado wurde nicht gefunden.
Wie sonst auch in diesem Winkel der Welt waren verschiedene Nationen darum bemüht, mit einer Kolonie Fuß zu fassen, was letztlich dazu führte, dass drei Länder ihren Anteil an dem Land hatten, das man als Guyana bezeichnete. Die Briten, deren Teil als Guyana unabhängig wurde, die Franzosen, die den ihren auch heute noch behalten, und schließlich die Niederländer mit „Suriname", dessen Name sich von der Sprache „Sranan" ableitete, die von fast der gesamten Bevölkerung gesprochen wird. Beim Wiener Kongress ist bekanntlich alles mögliche vereinbart geworden. So auch, dass die Engländer das heutige Guyana behielten und den Niederländern Suriname zurückgaben. Dabei blieb es bis zur Unabhängigkeit am 25. November 1975. Nach der Abschaffung der Sklaverei war man seitens der Kolonialherren bestrebt, möglichst viele (Zwangs-)Vertragsarbeiter aus Indien und Java anzusiedeln. Das hatte zur Konsequenz, dass heute Kreolen und Menschen indischer Abstammung je 37 Prozent der Bevölkerung ausmachen, 14 Prozent haben ihre Wurzeln in Indonesien, andere in China.
Ein Militärputsch im Jahre 1980 und weitere Staatsstreiche destabilisierten das Land; er eskalierte in der Erschießung von 15 Oppositionsmitgliedern ohne jede Form eines Prozesses. Die entscheidende politische Persönlichkeit dieser Jahre war Desi Bouterse, ein Kreole, der später ebenso wie sein Sohn von der niederländischen Justiz wegen Drogenhandels verurteilt wurde. Dennoch durfte er sich auf Grund einer Wahl durch das Parlament ab 19. Juli 2010 Präsident nennen.

Das Vermächtnis der Schmetterlinge

1981 wurde bei einem Treffen lateinamerikanischer und karibischer Feministinnen der 25. November, der Todestag der dominikanischen Schwestern Mirabal, zum Gedenktag der Opfer von Gewalt an Frauen ausgerufen. 18 Jahre später wurde diese Mahnung von den Vereinten Nationen aufgegriffen und zu einem Internationalen Gedenken erweitert.

Eduardo Galeano, der südamerikanische Schriftsteller und Historiker, merkte dazu an:

Im Urwald in Alto Paranà schützen sich die schönsten Schmetterlinge, indem sie sich zeigen. Sie breiten ihre schwarzen Flügel aus, die mit roten und gelben Pinselstrichen leuchten, und flattern völlig sorglos von Blüte zu Blüte. Nach Tausenden von Jahren der Erfahrung haben ihre Feinde gelernt, dass diese Schmetterlinge giftig sind. Die Spinnen, die Wespen, die Eidechsen, die Fliegen und die Fledermäuse schauen ihnen von Weitem, aus kluger Entfernung nach.

Am 25. November 1960 wurden drei Kämpferinnen gegen die Diktatur des Generalissimus Trujillo in der Dominikanischen Republik totgeschlagen und in einen Abgrund geworfen. Sie waren die Schwestern Mirabal. Sie waren die Schönsten von allen, man nannte sie „die Schmetterlinge".

An diesem Tag fuhren die Schwestern Minerva, Patria und Maria Teresa Mirabal mit einem Chauffeur ins abgelegene Gefängnis von Puerto Plata, um ihre Männer, die der Diktator Trujillo dort inhaftiert hatte, zu besuchen.

Die jungen Frauen selbst waren kurz zuvor aus der Haft entlassen worden, wie ihre Männer gehörten sie der Widerstandsorganisation mit dem Namen „Bewegung des 14. Juni" an. Von ihrem Besuch kamen die Schwestern nicht zurück. Für ihre Mutter und die zu Hause gebliebene Schwester Dede war klar: Die Schwestern waren ermordet worden.

Das Regime wollte den Mord an den Schwestern Mirabal, die im Untergrund den Decknamen „las Mariposas" – die Schmetterlinge – trugen, vertuschen. Die Familie aber ließ trotz Verbots die Leichen untersuchen, und es wurde schnell klar, dass die jungen Frauen erwürgt, geschlagen und dann mitsamt dem Jeep einen Steilhang hinuntergestoßen worden waren.

In den 30 Jahren seiner Herrschaft ging Trujillo mit brutaler Gewalt gegen Regimegegner vor, ließ rund 30.000 Menschen töten. Der peruanische Literatur-Nobelpreisträger Mario Vargas Llosa machte ihn zur schrecklichen Hauptfigur seines Romans „Das Fest des Ziegenbocks".

Der Tyrann Trujillo sollte die Schmetterlinge nicht lange überleben. Im Mai 1961 wurde er in seinem Heimatort erschossen.

Die Schwestern Mirabal wurden zur Legende. Ihre Schwester Dede Mirabal betreute bis zu ihrem Tod im Jahr 2014 ein kleines Museum.

Suzanna Arundhati Roy: Auch die Titanic konnte untergehen

Vielleich hat der Kapitän der Titanic die Gefahr von Eisbergen für sein Schiff unterschätzt, weil es nach Meinung der Experten gar nicht sinken konnte.
Manchmal scheint es so, dass unsere Erde mit diesem Schiff verglichen wird und vorerst nicht untergehen kann – oder erst in ein paar Milliarden Jahren, wenn die Sonne zu heiß wird, weil sie anschließend ausbrennt. Was aber ziemlich sicher ist: Die Spezies Mensch wird vorher verschwinden – das Tempo hat sie zum Teil selbst in der Hand. Auf alle Fälle besteht die Gefahr, dass es ihr recht bald zu heiß wird. Die Folgen werden für die einen schneller und dramatischer eintreten als für die anderen. Dabei gilt die unausgesprochene Devise: Lieber reich im Norden als arm im Süden.
Es ist wie auf der Titanic: Es gibt die Luxusdecks, die sich nur wenige leisten können, und die Unterdecks, die den Habenichtsen zugewiesen werden. Die am 24. November 2021 60 Jahre alt gewordene politische Aktivistin und Globalisierungskritikerin Suzanna Arundhati Roy beschreibt die Szene:
Wir fahren immer weiter auf unserer Titanic, während sie langsam in die dunkler werdende See kippt. Unter den Deckarbeitern bricht Panik aus. Auf den billigen Plätzen werden die ersten bereits weggeschwemmt. Im Festsaal aber wird weiter Musik gespielt. Die einzigen Anzeichen für eine Gefahr sind die etwas schräg geneigten Kellner, die auf ihren Silbertabletts zur Seite gerutschten Spieße und Häppchen, das ein wenig übertriebene Schwappen des Weins in den Kristallgläsern. Die Reichen sind beruhigt zu wissen, dass die Rettungsboote an Deck für Reisende der Businessklasse reserviert sind. Die Tragik daran ist, sie haben damit wahrscheinlich recht.
Was den Reichen allerdings zu denken geben sollte, wenn sie sich die Opferlisten ansehen: Auch den einen oder anderen von ihnen hat es erwischt. „Reichsein" ist keine Garantie dafür, dem Untergang zu entkommen. Arundhati Roy nutzte ihre Bekanntheit als Schriftstellerin, die ihrem Erstlingswerk „Der Gott der kleinen Dinge" zu verdanken war, für ihre politischen Anliegen. So griff sie die atomare Aufrüstung von Indien und Pakistan an und verurteilte den Hindu-Nationalismus in ihrer Heimat. In „Die Politik der Macht" schreibt sie, wie der Lebensraum der praktisch rechtlosen, ärmsten Bevölkerungsgruppen der Dalit und der Adirasi immer mehr eingeschränkt wird. Ihre schriftstellerische Tätigkeit konzentrierte sich immer mehr auf die Kritik sozialer Schieflagen und politischer Verwerfungen. So bezog sie Stellung gegen die Art des von der US-Regierung geführten „Kriegs gegen den Terror", den Irakkrieg sowie die Politik der Weltbank und der Welthandelsorganisation. Damit wurde sie weit über Indien hinaus zu einer der bekanntesten Sprecherin für Umweltschutz-, Friedens- und globalisierungskritische Bewegungen. Sie beklagte auch, dass es für Intellektuelle in Indien nicht mehr möglich sei, darauf hinzuweisen, dass Hindus für die Angst von Moslems verantwortlich seien, weil sie nur ihre religiös geprägte Sichtweise gelten ließen und die Leiden der Opfer verdrängten.

Das grenzenlose Imperium mit vielen hundert Stützen

Es gibt wohl nur ganz wenige bewegte Bilder in der Geschichte, die so viel Emotionen ausgelöst haben wie der Einschlag zweier Flugzeuge in die New Yorker „Twin Towers" am 11. September 2001. Herrschte überwiegend Betroffenheit, so gab es auch Weltgegenden, wo Genugtuung, ja Häme darüber sichtbar wurde, wie verletzlich der Gigant trotz seiner militärischen Macht eigentlich ist. Die anfängliche Schockstarre in den USA wich aber bald einer aggressiven Rhetorik, wie sie Präsident Bush an den Tag legte, als er die Staaten der Welt in dem von ihm propagierten „Kampf gegen den Terror" vor die Alternative stellte:
Entweder ihr steht auf unserer Seite oder ihr seid mit den Terroristen. Wer also nicht bereit war, die einfachen Schnittmuster der US-Administration zu akzeptieren, wurde in die Reihe der Feinde gestellt. Außerdem musste man einer Politik zustimmen, die davon ausging, dass der „Krieg gegen den Terror" nicht in der Defensive geführt werden konnte, sondern offensive Maßnahmen – sprich: Angriffe – erforderte.
Das sollten schließlich einige Länder zu spüren bekommen, die ohnehin misstrauisch beäugt worden waren, wie der Irak, Libyen und Afghanistan. Außerdem wurden zwei Zentren des Bösen ausgemacht, die im Iran und Nordkorea lagen; gegenüber Russland und an der Schwelle zum neuen Jahrhundert auch China galt es stets, eine militärische Überlegenheit zu demonstrieren, weil auch sie als potentielle Gefahr identifiziert wurden. Zynisch könnte man festhalten, dass der mächtigen US-Waffenindustrie nichts Besseren widerfahren konnte als „Nine-Eleven". Schon bald darauf sollte der Irak zum großen Absatzmarkt werden. Die hemmungslose Militarisierung der amerikanischen Außenpolitik sowie eine noch stärkere pointillistische Stützpunktpräsenz rund um den Globus haben der Welt deutlicher als zuvor vor Augen geführt, dass die USA unter dem Deckmantel der Terrorbekämpfung verstärkt eine imperiale Politik fortsetzen wollen. Der Zusammenbruch des Ostblocks hatte lediglich ein paar Jahre hindurch die trügerische Hoffnung aufkommen lassen, die Welt könnte sich dem Ende des Rüstungswahnsinns zubewegen. Aber ganz im Gegenteil: Die ständig zunehmende militärische Expansion des amerikanischen Imperiums – der Rückzug aus dem Irak und Afghanistan ändert daran gar nichts – kann sich darauf stützen, dass sowohl Europa als auch Japan verlässliche Partner sind.
Die Vereinigten Staaten haben ihren eigenen Angaben zufolge etwa 750 militärische Stützpunkte im Ausland. Diese reichen von Thule auf Grönland bis Peru und von Neuseeland bis Guantánamo und von Ägypten bis Südkorea. Damit aber nicht genug: In Südostasien soll mit Mittelstreckenraketen kräftig aufgerüstet werden, um mit China „gleichzuziehen". Dabei gilt die gute alte römische Spruchweisheit: *quod licet jovi, non licet bovi*. Was dem amerikanischen Jupiter zusteht, ist dem Ochsen auf der Welt noch lange nicht erlaubt. Und Ochsen sind sie alle, die sich nicht der US-amerikanischen „Hemisphäre" unterordnen.

Panama: In der Cueva-Sprache ist es ein fischreicher Platz

Vor der Ankunft der Europäer im Jahr 1501 war das Land weitestgehend von indigenen Völkern besiedelt, deren größte Gruppe die Cueva darstellten. In ihrer Sprache war Panama ein fischreicher Platz, der den Isthmus zwischen den beiden Ozeanen umfasste. Erst zwölf Jahre später gelang es Vasco Núñez de Balboa, der Berichten der indigenen Bevölkerung folgte, den Isthmus zu überwinden; er nannte den Ozean, den er als erster Europäer zu Gesicht bekam, „Mar del Sur" (Südmeer), bis sich später die Bezeichnung „Pazifik" durchsetzte. Auf dem „Camino Real" wurden fortan Gold und Silber auf dem Rücken von Maultieren transportiert, um dann nach Europa verschifft zu werden, wo es den Reichtum der Spanier vermehrte. Der Erfolg der spanischen Besatzer stand in scharfem Kontrast zur Unterdrückung der indigenen Völker, die auch hier bald nach der Conquista weitgehend ausgerottet waren. Sie wurden durch afrikanische Sklaven ersetzt, die immer wieder zu entkommen versuchten. Gelang dies, so führten die „Cimarrones" einen Guerillakrieg gegen die Unterdrücker.
Am 28. November 1821 erklärte sich Panama für unabhängig von Spanien. Nach einigen Wirren in den darauffolgenden Jahren, einer kurzlebigen Unabhängigkeit und kurzen Bürgerkriegen wurde der Isthmus wieder an das nun ebenfalls unabhängige Neugranada angeschlossen.
Die darauffolgende Epoche wurde vor allem von den Plänen eines Kanalbaues bestimmt, die die spanische Regierung schon 1530 geprüft hatte. 350 Jahre später versuchte der Erbauer des Suezkanals Ferdinand de Lessep, ein gleichartiges Projekt in Mittelamerika, scheiterte aber an Epidemien und den schlechten Bodenverhältnissen. Es war der amerikanische Präsident Theodore Roosevelt, der 1902 die Arbeiten wieder aufnehmen ließ, doch zunächst seinen „Big Stick" auspackte, den Knüppel in Form einer militärischen Intervention niedersausen und den unabhängigen Staat ausrufen ließ. Die USA sicherten sich die Hoheitsrechte über den späteren Kanal und auch jenes auf jederzeitige militärische Eingriffe. Sie setzten in den Jahrzehnten darauf das fort, was sie 1898 in Kuba begonnen hatten: die Hemisphäre nach ihren Vorstellungen auszurichten. Bis 1968 galt Panama als einigermaßen oligarchisch ausgerichtete „Demokratie", bis nach einem Putsch eine brutale und korrupte Militärpartie an die Macht kam. General Torrijos wurde zum „Großen Führer der Revolution Panama", starb aber 1981 bei einem Flugzeugattentat, bei dem möglicherweise US-Geheimdienste mit im Spiel waren. So kam der nächste General, nämlich Manuel Noriega, an die Macht, der Ronald Reagan in der „Iran-Contra-Affäre" dienlich war. Das Verhältnis verschlechterte sich jedoch, und 1988 wurde Noriega in den USA wegen Drogenhandels, Geldwäsche und kriminellen Machenschaften angeklagt.
Bei den anschließenden Unruhen wurden tausende US-Soldaten nach Panama geschickt, um „amerikanisches Leben" zu schützen. Wie sich erst später herausstellte, war Noriega viele Jahre auf der CIA-Gehaltsliste gestanden, bis man ihn fallenließ.

Mauretanien: Die Phönizier nannten sie „Mahurim"

Als Männer des Westens (Mahurim) bezeichneten die Phönizier den Berberstamm, der dadurch den Namen „Mauri" bekam. Der westafrikanische Wüstenstaat Mauretanien hat seine Bezeichnung nicht von den Römern, für die „maurus" der Mohr war, sondern von ursprünglich nomadisch lebenden Mauren, einem Mischvolk aus Arabern, Berbern und assimilierten schwarzen Westafrikanern. Und so kann das Land als Brücke zwischen Nord- und Westafrika gesehen werden: Es war Transportroute für den Gold-, Salz- und Sklavenhandel zwischen den nördlichen und südlichen Grenzgebieten der Sahara, zwischen den sesshaften Landwirten des subsaharischen Afrika und den Nomaden des Maghreb. Verbindend war allerdings schon seit dem 9. Jahrhundert auch der Islam, der sich auf den Handelsrouten nach Süden ausgebreitet hatte.

Vom 14. bis zum 18. Jahrhundert sickerten verstärkt jemenitische Stämme ein, die den Süden der arabischen Halbinsel auf der Suche nach Weideflächen verlassen hatten. Die stärkere arabische Präsenz veranlasste Berberstämme, nach Süden auszuweichen, wo sie die einheimische schwarze Bevölkerung unterwarfen. Die Berber wurden allmählich von den nachdrängenden arabischen Gruppen besiegt, bis in der zweiten Hälfte des 16. Jahrhunderts die Europäer anfingen, Interesse an Mauretanien zu zeigen. Im 19. Jahrhundert waren es dann die Franzosen, die allmählich die Region militärisch besetzten, sich aber in erster Linie die arabischen Herrschaftsstrukturen zunutze machten. Trotz der marokkanischen Ansprüche, die auf das Gebiet erhoben wurden, erhielt das Land nach einer zweijährigen Übergangszeit am 28. November 1960 seine Unabhängigkeit.

Mauretanien blieb aber geteilt in einen „schwarzen" Süden und einen Norden unter maurischer Dominanz.

Ein Putsch im Jahr 1978 konzentrierte die politische Macht in den Händen von Militärs, die sich vor allem mit den für Mauretanier negativen Folgen des Westsahara-Konflikts auseinanderzusetzen hatten.

Weitere Putsche folgten, bis 2006 ein Militärrat mit der schrittweisen Wiedereinführung einigermaßen demokratischer Verhältnisse begann. Aber 2008 war der nächste Staatsstreich fällig, bis ein Jahr später wieder Wahlen stattfanden.

Das Riesenland mit einer Fläche von einer Million km² hat nur vier Millionen Einwohner, die bereits über die Hälfte in Städten wohnen. Das Nomadentum ist in den letzten Jahrzehnten stark rückläufig. Menschenrechtlich betrachtet gehört das Land zu den schlimmsten Beispielen, denn die Sklaverei wurde zwar 1980 (!) abgeschafft, wird aber noch immer in großem Ausmaß praktiziert. Schätzungen zufolge gibt es 600.000 Menschen, die in Sklaverei gehalten werden, was mit 15 Prozent gemessen an der Bevölkerung den höchsten Anteil auf der Welt darstellt. Mitglieder der Anti-Sklaverei-Bewegung werden immer wieder mit fadenscheinigen Argumenten inhaftiert oder sonst unter Druck gesetzt.

Barbados: Die Inselgruppe wurde nach ihren Feigenbaumwurzeln benannt

Als der Portugiese Pedros Campos 1536 auf einer Insel die herabhängenden Wurzeln von Feigenbäumen sah, fühlte er sich an Bärte erinnert und nannte sie „os barbados" (die Bärtigen) – ein Name, der ihr bis heute erhalten blieb. Die ersten Bewohner der Insel waren allerdings die Arawak und Kariben, die schon in den ersten 15 Jahren nach der Entdeckung durch spanische Eroberer für die Plantagenarbeit versklavt wurden. Wer konnte, floh vor dieser Zwangsarbeit, und so fanden die Engländer 100 Jahre später eine weithin verwaiste Insel vor. Die nächsten drei Jahrhunderte besiedelte Großbritannien die Insel mit Sklaven aus Irland und später mit Indentur-Sklaven – das war eine Knechtschaft auf Zeit. Wer da glaubt, er hätte etwas falsch verstanden, der irrt: Die Engländer belieferten tatsächlich ihre Inseln in der Karibik auch mit Sklaven aus ihrer Nachbarschaft, besonders in der Mitte des 17. Jahrhunderts unter der Herrschaft von Oliver Cromwell. Die Wirtschaft von Barbados fußte vor allem auf der Produktion von Rohrzucker, der nach England verschifft wurde. Damit rangierte man unter den größten Produzenten der Welt und komplettierte das Angebot mit Rum und Sirup. Erst in den 1990er-Jahren begann der Tourismus der Zuckerindustrie den Rang abzulaufen.

Barbados gilt wie andere Fluchtplätze in der Karibik als Steueroase und steht auf der schwarzen Liste der Europäischen Union.

Im September 2020 kündigte die barbadische Premierministerin Mia Mottley an, das Land anlässlich der 55. Wiederkehr des Unabhängigkeitstages am 30. November 2021 zur Republik zu erklären.

Heute leben etwa 300.000 Menschen auf der Insel mit 430 km². Sie nennen sich in ihrer Kreolensprache Bajans und stammen zu 90 Prozent von den Nachkommen afrikanischer Sklaven. Mehr als ein Drittel von ihnen lebt in der Hauptstadt Bridgetown und ihren Vororten. Weitere Schwerpunkte sind an der touristisch geprägten Südküste und im Osten mit dem Badeort Bathsheba anzutreffen.

Die Insel hat eine Nationalblume, die „Red Pride of Barbados" (Pfauenstrauch), die auch das Wappen des Landes ziert. Außerdem will man stolz und fleißig sein, wie der Wahlspruch offenbart.

Ganz fleißig war man ohne Zweifel bei der Abholzung des Tropenwaldes, der fast die ganze Insel bedeckte und heute nur noch in kläglichen Restbeständen vorhanden ist. Denn die Gier nach Zucker war eben größer als die Ehrfurcht vor dem Wald.

Rosa Parks: Der falsche Platz im Bus Nr. 2857

Es war schon Abend an jenem 1. Dezember des Jahres 1955, als sie sich müde von der Arbeit auf einem Platz in dem Bus niederließ, der sie nach Hause bringen sollte. Da stieg ein Mann ein und verlangte von ihr und dem Sitznachbarn, sie sollten die Reihe räumen. Die übrigen Personen machten sofort und anstandslos ihren Platz frei, nur die 42-jährige Frau weigerte sich, da sie nicht den Rest der Fahrt stehen wollte. Der Busfahrer empfand das Verhalten der Frau als so empörend, dass er die Polizei rief und auf ihrer Verhaftung bestand. Die Polizisten nahmen sie daraufhin fest, da sie sich ohne Zweifel der Störung der öffentlichen Ruhe schuldig gemacht hatte, und sie wurde einem Richter vorgeführt, der sie zu einer Strafe von zehn Dollar und vier Dollar Gerichtskosten verurteilte. Das war nicht wenig Geld im Jahr 1955, noch dazu für eine Näherin und Schwarze überdies. Aber so waren die Gesetze in Montgomery, Alabama damals, und die Obrigkeiten ließen mit sich nicht spaßen, wenn sich die „Nigger" nicht daran hielten. Denn in den Bussen waren die ersten vier Reihen für Weiße reserviert und es gab einen nächsten Abschnitt, den sogar Schwarze benutzen durften, wenn er von keinem Weißen beansprucht wurde. Wenn das doch der Fall war, war die komplette Reihe zu räumen, denn es war nicht zumutbar für einen Weißen, neben „Colours" zu sitzen. Die mussten dann eben alle stehen – ja, so war es Gesetz. Auch Schulen, Parkbänke und Aufzüge funktionierten in der gleichen Weise, von Restaurants gar nicht zu reden, wo Schwarze höchstens abwaschen, aber ganz sicher nicht essen durften. Schließlich wollte man sich ja nicht den Appetit verderben lassen, und Gottes Wille war es sicher auch, das bestätigte (fast) jeder weiße Priester. Rosa Parks, so hieß die mutige Frau, erzählte später, sie habe es sattgehabt, ständig nachgeben zu müssen. Und wer konnte es ihr verdenken, außer den Weißen damals in den Südstaaten. Da konnte der Unmut schon da und dort in einen Lynchmord ausarten, wie beim kleinen Emmett Till, der am 28. August des gleichen Jahres in Money/Mississippi umgebracht worden war. Eine Jury, ausschließlich aus weißen Männern bestehend, sprach die Mörder nach einer Verhandlung, die sich zu einem gemütlichen Familienpicknick entwickelt hatte, frei.

Rosa Parks' Weigerung führte zum „Montgomery Bus Boycott", den der damals noch relativ unbekannte Martin Luther King jr. organisierte und der die Behörden später dazu zwang, die Rassentrennung innerhalb von Bussen und Zügen aufzuheben.

Rosa Parks war nicht die erste Afroamerikanerin, die ihren Sitz für eine weiße Person nicht aufgeben sollte. Irene Morgan hatte dies bereits elf Jahre vorher getan; Mary Louise Smith wurde aus dem gleichen Grund schon im Oktober 1955 festgenommen; Amelia Browder wurde im April 1955 ebenfalls in Montgomery arretiert; und Claudette Colvin widersetzte sich am 2. März 1955 dieser Form der Rassentrennung.

Außerdem war es schwarzen Frauen verboten, die Umkleidekabinen in Bekleidungsgeschäften zu benützen. Schließlich könnte dies abfärben.

John Brown und „bleeding Kansas"

Der Bürgerkrieg, den der Norden der USA mit dem Süden ausfocht, war kein Ereignis, das urplötzlich ausbrach, sondern hatte eine ganze Reihe an Vorgeschichten. Eine davon ist in der Historie als „bleeding Kansas" bekannt und beschreibt Ereignisse, die vor der Gründung dieses Bundesstaates stattfanden. Zu dieser Zeit hatte eine gleich große Anzahl an Bundesstaaten die Sklaverei erlaubt, wie sie in anderen verboten war. Dieser Status quo wurde durch den Kansas-Nebraska Act von 1854 gefährdet, der es den Einwohnern überließ, über die Zulässigkeit der Sklaverei zu entscheiden.
Als sich im Frühjahr 1856 die bürgerkriegsähnlichen Zustände immer mehr zuspitzten, trat John Brown mit seinen Söhnen in eine Milizkompanie ein, um auf der Seite der „Abolitionisten" zu kämpfen. Mit diesem Begriff wurden jene Gegner der Sklaverei bezeichnet, die sich aus unterschiedlichen Motiven, vor allem aber religiösen Gründen, für die Aufhebung dieser menschenverachtenden Form des Zwanges aussprachen.
Als Reaktion auf den Mord an einem Sklavereigegner verübte Brown mit vier seiner Söhne und drei weiteren Männern das Pottawatomie-Massaker, bei dem fünf die Sklaverei befürwortende Siedler entführt wurden und man ihnen mit Schwertern die Schädel spaltete. Haftbefehle gegen die Mörder wurden zwar erlassen, jedoch nicht vollstreckt und John Brown setzte sein Treiben fort, avancierte im Norden zum Helden, während man ihn im Süden als Verbrecher ansah. Bei einer blutigen Aktion einer Kompanie von US-Marines wurde John Brown dann gefasst und am 2. Dezember 1859 gehängt.
Die medienwirksamen Auftritte sorgten für weltweite Bekanntheit, und so versuchte Victor Hugo eine Begnadigung zu erreichen, indem er in einem offenen Brief auch vor einem drohenden Bürgerkrieg warnte.
John Brown lehnte während des Prozesses auch Fluchtangebote ab, denn er selbst sah sich als Märtyrer im Kampf gegen die Sklaverei, der durch seinen Tod am meisten bewirken könne. Henry David Thoreau, der sich in seinen Schriften für den zivilen Ungehorsam ausgesprochen hatte, sah in John Browns Wirken eine Auflehnung im Namen der Humanität und feierte ihn nach der Hinrichtung als Helden und modernen Demokraten.
Besser traf es wohl Hermann Melville, der ihn einen „Meteor" des Todes nannte.
Am 2. Dezember 1949 verabschiedeten die Vereinten Nationen die Konvention über die Bekämpfung des Menschenhandels und der Ausbeutung anderer Personen. Doch auch heute noch, sieben Jahrzehnte später, ist die Sklaverei ein weltweites Thema, vielleicht in einer etwas weniger offenkundigen Form wie auf den Sklavenfeldern vor 200 Jahren. In Ländern wie Mauretanien gibt es noch immer der Sklaverei ähnliche Zwangsarbeitssysteme und Kindersoldaten werden noch immer in Schwarzafrika zwangsrekrutiert.

Die Vereinigten Arabischen Emirate: Der trügerische Glanz von 1001 Nacht

Es war die Domestizierung des genügsamen und ausdauernden Kamels, die vor 3.000 Jahren Reisen durch öde Wüstengegenden ermöglichte, und so begann der Handel mit Indien noch lange vor der Ausdehnung des Römischen Reiches jenseits des Mittelmeeres. Der Landweg vom heutigen Syrien und dem Irak führte zum Seeweg über den Persischen Golf zum südasiatischen Subkontinent. Nach dem Tod Mohammeds war der Triumph des Islams auf der arabischen Halbinsel vollendet; später kam das Gebiet der südlichen arabischen Halbinsel unter das Regime des Osmanischen Reiches. Eine Zeitlang besaßen dann Mitte des 17. Jahrhunderts die Portugiesen die Kontrolle, bis sie wieder von osmanischen Kämpfern vertrieben wurden. Beduinen, die sich im 18. Jahrhundert niederließen, betrieben nicht nur die einträgliche Perlenfischerei, sondern auch die genauso lukrative Piraterie, was der Küste ihren Namen eintrug. Das wurde mit der Zeit auch den Briten lästig, die in Indien Fuß gefasst hatten, und so führte eine Reihe von „Strafexpeditionen" schließlich zu einem „Seefriedensvertrag", der die Emirate sukzessive zu britischen Protektoraten werden ließ. Aus der „Piratenküste" war so die „Vertragsküste" geworden, an der nichts mehr ohne Zustimmung der Briten geschah. Anfang der 30er-Jahre des 20. Jahrhunderts begann dann das Öl zu sprudeln, aber erst 1962 wurde die erste Schiffsladung von Abu Dhabi exportiert. Parallel dazu verloren britische Ölfirmen zunehmend an Einfluss zugunsten amerikanischer Unternehmen.

Am 2. Dezember 1971 wurde auch offiziell der Protektoratsstatus beendet und die Emirate wurden unabhängig. Am gleichen Tag gründeten die Herrscher von Abu Dhabi, Schardscha, Adschman, Dubai, Fudschaira und Umm al-Qaiwain die Vereinigten Arabischen Emirate, denen als siebentes Mitglied wenige Monate später auch Ra's al-Chaima beitrat.

Die föderale absolute Monarchie hat zwar einen Präsidenten und einen Premierminister, aber jedes der sieben Emirate besitzt auch eine eigene Regierung. Die VAE verfügen über die siebtgrößten Ölvorkommen, sind die am meisten entwickelte Volkswirtschaft des Nahen Ostens und gleichzeitig eine der reichsten Regionen der Welt. Abu Dhabi und Dubai sind heute Metropolen des Glitzers und des Reichtums. Sie täuschen darüber hinweg, dass 80 Prozent der Einwohner Arbeitsmigranten sind, die nur eingeschränkte Rechte besitzen. In aller Regel gilt eine 48-Stunden-Woche mit einem freien Tag und es gibt weder eine Arbeitslosen- noch Rentenversicherung des Staates. Dass Homosexualität nicht nur illegal ist, sondern sogar mit dem Tod bestraft werden kann, wie auch die Beweislastumkehr bei Vergewaltigungen (die Frau muss stichhaltige Beweise vorlegen, denn sonst kann sie wegen „außerehelichen Sex" verurteilt werden) charakterisieren ein archaisches System, das sich auch in einem sehr niedrigen Demokratieindex und Freiheitsstatus äußert.

Aufstieg und Fall der iberischen Kolonialimperien

Im Zenit seiner Macht war das spanische Kolonialgroßreich, das sich über Amerika, Afrika, Asien und Ozeanien erstreckte, eines der größten Imperien in der Menschheitsgeschichte.

Ein Grund für die ersten Entdeckungsfahrten war in der Rivalität mit dem Königreich Portugal gelegen, das eine Vormachtstellung im Seehandel erreicht hatte. Spanien musste zunächst im 15. Jahrhundert die Reconquista abschließen. Das bedeutet, die letzten muslimischen Bastionen 1492 zurückzugewinnen, um dann einen Seeweg nach Indien zu suchen. Der Landweg war ja durch die Osmanen beherrscht, die sich soeben anschickten, Südosteuropa zu erobern. Gründe für den späteren Niedergang dieses Reiches waren neben den Revolutionen in Frankreich, Nordamerika und Haiti, die Unabhängigkeitsbewegungen in Lateinamerika entfachten, auch die kolonialen Bestrebungen Großbritanniens, Frankreichs und der Niederlande, die die spanische Hegemonie empfindlich störten. Mit Portugal hatte man sich ja vertraglich über eine Teilung der Welt geeinigt. Schweden und Dänemark waren zu unbedeutend, Italien und Deutschland betraten erst später die Weltbühne, so wie auch Japan in Ostasien. Die Vereinigten Staaten versetzten dem Rest des Imperiums in der Karibik und auf den Philippinen den Todesstoß.

Nach dem Verlust der lateinamerikanischen Besitzungen hatte es in Madrid noch einmal die Hoffnung gegeben, man könne das Rad der Zeit zurückdrehen. 1858 kämpften Spanier und Franzosen gemeinsam in Vietnam und eroberten 1859 Saigon. Im gleichen Jahr folgte ein Krieg gegen Marokko und der amerikanische Bürgerkrieg gab die Gelegenheit, Santo Domingo zu besetzen. Das mit Frankreich gemeinsam gestartete Abenteuer einer Intervention in Mexiko endete erfolglos und 1862 zog sich Spanien wieder zurück. Zwei Jahre später wurde ein Restaurationsversuch in Südamerika gestartet, in dessen Rahmen sich am 5. Dezember 1865 Chile und Peru verbündeten, denen sich 1866 Ecuador und Bolivien anschlossen. Nach mehreren verlustreichen Schlachten zog sich die spanische Flotte auf die Philippinen zurück. Nach der Aufgabe von Äquatorialguinea und der Westsahara blieben am Ende die Kanaren, die Enklaven Ceuta und Melilla sowie die Tatsache, dass Spanisch eine der weltweit am meisten gesprochenen Sprachen ist.

Das portugiesische Kolonialreich war das am längsten bestehende Kolonialreich Europas. Seine Geschichte begann 1415 mit der Eroberung von Ceuta und endete mit der Rückgabe der letzten Überseeprovinz Macau an die Volksrepublik China im Jahr 1999.

Brasilien, Angola und Mosambik waren die Herzstücke des Kolonialreiches, während man sich sonst eher auf Handelsstützpunkte wie in Indien, China und kleinere Gebiete wie Ost-Timor oder Inseln im Atlantik stützte.

Mark Twain, Jean Jaques Rousseau und das Eigentum an einem Stück Land

Der berühmte amerikanische Schriftsteller Mark Twain, der ein nicht minder berühmter Zyniker war, äußerste sich einmal zum amerikanischen Kaufrausch derart: *Kaufen Sie Land, es wird keines mehr gemacht.*

Als die Europäer begannen, die riesigen Flächen der Neuen Welt zu erobern, stießen sie auf Völker, denen der individuelle Besitz an Grund und Boden völlig fremd war. Sie bewegten sich in ihrer Umwelt und lebten sehr viel eher als die Eindringlinge in Einklang mit der Natur. Zeugnis dafür sind auch ihre animistischen Religionen, die davon ausgehen, dass alles in der Natur einen Geist oder eine Seele hat und die Menschen nur mit ihrer Umgebung Harmonie und Frieden finden können. Die Europäer fanden in der Bibel eine Rechtfertigung nicht nur für die Enteignung ganzer indigener Völker, sondern auch für einen schrankenlosen Raubbau und mörderische Ressourcenvernichtung. Die Massenjagd auf die Bisons hatte nicht nur Schießwut zur Ursache, sondern auch gezielte Vernichtung der Lebensgrundlagen jener indigenen Bevölkerung, die man anschließend halbverhungert in Reservate steckte.

Auch heute noch wird weltweit die Lebensgrundlage von Millionen Menschen durch sogenanntes „Landgrabbing" vernichtet, das vor allem die Kleinlandwirtschaft trifft. Vielfach sichern sich ausländische Privatinvestoren und Konzerne große Landflächen in Entwicklungsländern zu Schleuderpreisen, um Nahrungsmittel oder Pflanzen für die Spritgewinnung anzubauen. Die Erträge der Ernte werden zur Gänze zugunsten reicher Industriestaaten exportiert. Mit der Bewirtschaftung externer Ackerflächen stellen die ausländischen Konzerne die Nahrungsmittel-, Wasser- und Energieversorgung der westliche Welt sicher, deren Regierungen die Ausbeutung armer Regionen als durchaus probates Mittel sehen, die hauseigen exzessive Konsumwirtschaft zu unterstützen.

Parallel zum Bedarf einer wachsenden armen Bevölkerung und noch immer steigender Konsumbedürfnisse einer schrumpfenden reichen Bevölkerung sorgt der weltweite Klimawandel dafür, dass fruchtbarer Boden immer rarer wird. Am 5. Dezember ist der „Internationale Tag des Bodens" – man sollte sich in Erinnerung rufen, was Jean Jaques Rousseau dazu gesagt hat:

Der erste, der ein Stück Land eingezäunt hatte und es sich einfallen ließ zu sagen: ‚Das gehört mir', war der wahre Gründer der bürgerlichen Gesellschaft. Wie viele Verbrechen, Kriege, Morde, wie viel Not und Elend und wie viele Schrecken hätte derjenige dem Menschengeschlecht erspart, der seinen Mitmenschen zugerufen hätte: Hütet euch, auf diesen Betrüger zu hören; ihr seid verloren, wenn ihr vergesst, dass die Früchte allen gehören und die Erde niemandem.

Frantz Fanon: „Schwarze Haut, weiße Masken“

Man brauchte die Projektion des Rückständigen, Primitiven, Barbarischen, um die Selbstkonstruktion Europas als überlegene Kultur zu ermöglichen. Europa sei auf dem *Schweiß und den Leichen von Negern, Arabern, Indern und der gelben Rasse* gebaut, es sei also eine „Kreation der Dritten Welt“, kann man bei Frantz Fanon, dem am 6. Dezember 1961 mit nur 36 Jahren an Leukämie verstorbenen Theoretiker der antikolonialen Befreiungsbewegungen, lesen.
Die Kolonien waren nicht nur Versorgungsstationen der Europäer mit Rohstoffen und Nahrungs- sowie Genussmitteln, sondern auch Laboratorien, in denen Verwaltungsapparate, polizeistaatliche Methoden und militärische Strategien erprobt wurden. Die Besatzer bauten die ersten KZ, segregierten Wohngebiete nach Rassen, verteilten Arbeit und Einkommen nach der Hautfarbe. Hannah Arendt nannte das *geregelte Unterdrückung auf dem Verordnungswege, die wir Bürokratie nennen*. Sie sprach auch von der Barbarisierung der Europäer in den Kolonien und sah in ihrer Machtpolitik die Ursprünge totalitärer Herrschaft. Aber der Kolonialismus war keineswegs nur auf ökonomischer, politischer und militärischer Dominanz begründet, sondern auch auf einer kulturellen Mission, die als zivilisatorisches Fortschrittsprojekt angeblich notwendig war, um die Kolonialvölker von ihren religiösen Dämonen, ihrem gesellschaftlichen Chaos und ihrer archaischen Triebhaftigkeit zu befreien, damit sie *gute Christenmenschen* werden und *in den Himmel kommen konnten*, statt vor verschlossenen Toren der Glückseligkeit zu stehen.
Der russisch-französische Philosoph Alexandre Kojève stellte einmal fest, dass dieser früher nehmende durch einen heute angeblich gebenden Kolonialismus ersetzt wurde. Denn die Hilfsindustrie werde von dem angetrieben, was westlicher Fortschrittsglaube sei.
Frantz Fanon erkannte schon in seinem ersten großen Werk „Schwarze Haut, weiße Masken“: *Der schwarze Mensch erscheint aus der Perspektive der Weißen als minderwertig, aber umgekehrt ist der Weiße mit seinen „Errungenschaften“ Zivilisation, Kultur, kurz Intellekt, nachahmenswert.*
In seinem Sterbemonat wurde sein Hauptwerk „Die Verdammten dieser Erde“ veröffentlicht, das noch heute als Manifest des Antikolonialismus gilt.
Verlassen wir dieses Europa, das nicht aufhört, vom Menschen zu reden, und ihn dabei niedermetzelt, wo es ihn trifft, an allen Ecken seiner eigenen Straßen, an allen Ecken der Welt. Ganze Jahrhunderte hat Europa nun schon den Fortschritt bei anderen Menschen aufgehalten und sie für seine Zwecke und seinen Ruhm unterjocht.
Der britische Premier Boris Johnson bedauert hingegen heute noch jene Länder, die die „Wohltaten“ des Kolonialimperiums nicht in Anspruch nehmen konnten. Kein Wunder, war doch sein großes Vorbild Winston Churchill, ein ganz mieser Rassist und dazu noch britischer Imperialist.

China: Die andere Seite des globalen Krieges

Wenn heute vom Zweiten Weltkrieg die Rede ist, dann wird von dem aufopferungsvollen Kampf des russischen Volkes und der Roten Armee, vom „Blitzkrieg", vom Aufstieg und Fall Hitlerdeutschlands, von Bombennächten, von verbrannter Erde, von Verbrechen der Wehrmacht, vom Hinschlachten der Zivilbevölkerung, von der Landung der Alliierten in der Normandie und vom unfassbaren Verbrechen des Holocaust gesprochen. Beim Kriegseintritt der USA erfährt man, dass die Kriegserklärung gegenüber Japan Folge des Angriffs auf Pearl Harbour am 7. Dezember 1941 war und das Kriegsende im Pazifik durch die Atombombenabwürfe auf Hiroshima und Nagasaki bewirkt wurde. Das Kriegsgeschehen in Südostasien manifestiert sich in japanischen Kamikaze-Angriffen auf US-Kriegsschiffe, Dschungelkämpfen auf irgendwelchen Inseln, Heldeninszenierungen wie die Schlacht bei Iwo Jima und ganz allgemeine Darstellungen grausamer japanischer Krieger.

Dass aber in Asien der Krieg schon zehn Jahre zuvor begonnen hatte, als die Japaner nach der Besetzung der Mandschurei ihren Marionettenstaat Mandschuko ins Leben gerufen hatten und spätestens seit dem Massaker von Nanjing im Dezember 1937 ganz China in Banne des japanischen Imperialismus stand, bleibt den Europäern weitgehend verborgen. Seit das Inselreich sich an der Niederschlagung des Boxeraufstandes im Jahr 1900 mit dem größten Militäraufgebot beteiligt hatte, seit man sich Taiwan und Korea angeeignet hatte, war man in die Reihe der (auch von den anderen) anerkannten Kolonialmächte aufgestiegen – wurde also als ihresgleichen betrachtet. Bei allem was der Krieg also in Europa an Schrecklichem mit sich gebracht hatte, sollte man zumindest einen Augenblick der Erinnerung auf Nanjing richten, denn was dort innerhalb von sechs Wochen an Verbrechen verübt wurde, übersteigt all das, was wir an Verstellungsvermögen aufbringen können. Innerhalb kürzester Zeit wurden 200.000 bis 300.000 Zivilisten und Kriegsgefangene ermordet, 20.000 Frauen vergewaltigt und verschleppt. Willkürliche Massenhinrichtungen, das lebendige Begraben und Serienköpfungen knieender Chinesen, das Häuten von Gefangenen bei lebendigem Leib, das Aufhängen von Chinesen an den Zungen, das Nageln von Kindern an Wände, das Abschneiden von Brüsten und anderes, was die krankhafteste menschliche Phantasie übersteigt, gehört zu den überlieferten Schreckensbildern.

China zählt mit 20 Millionen Opfern nach der Sowjetunion zu den Ländern, die den größten Blutzoll dieses Weltkrieges zu tragen hatten. China hat den verbündeten Achsenmächten nicht nur den Krieg erklärt, sondern auch gegen sie in Ostasien gekämpft. China gehört zu den Opfern, aber schließlich auch zu den Siegern dieses Weltkrieges. Diese Tatsache zu berücksichtigen und dem Land und seinen Menschen die notwendige Anerkennung zu zollen, würde vielleicht zu einer besseren Verständigung beitragen. Dafür muss die Geschichte dieses Krieges nicht umgeschrieben, sondern nur ergänzt werden.

Neuguinea: Die Strahlen der Sonne, die den Dunst des Meeres vertreiben

So poetisch klingt in der Sprache der Biak „Irian“ und bezeichnet die Insel Neuguinea. Der Westen der Insel war unter niederländischer Herrschaft, die auch nach der Unabhängigkeit Indonesiens im Jahre 1949 aufrecht blieb, obwohl der neue Staat Anspruch darauf erhob. Die fadenscheinige Begründung der Holländer war, dass die melanesische Bevölkerung von derjenigen der anderen indonesischen Inseln zu verschieden sei. Tatsächlich war man an den Erdölvorkommen interessiert. Die Niederlande gerieten allerdings immer stärker unter Druck und gestanden die Unabhängigkeit Westguineas 1970 zu.

Am 1. Dezember 1961 wurde die „Morgensternflagge“ zum ersten Mal öffentlich gehisst. *Großer Jubel herrschte im Land, die Menschen tanzten, sangen und feierten den „Beginn einer neuen Ära“*, war zu lesen. Aber man hatte die Rechnung ohne den Wirt gemacht.

Die indonesischen Intentionen, in den Besitz zumindest dieses Inselteils zu gelangen, wurden von den USA unterstützt und ein Abkommen geschlossen, welches den Übergang in den indonesischen Herrschaftsbereich regelte – über die Köpfe der Menschen hinweg.

Im Kalten Krieg spielte das Inselreich eine große Rolle, und die USA setzten auf das Militär und General Suharto, der dann 1965 erfolgreich putschte, Sukarno kaltstellte und den Massenmord an Chinesen sowie Kommunisten zu verantworten hatte, dem bis zu drei Millionen Menschen zum Opfer fielen. Heute weiß man aus Dokumenten, dass die meisten Opfer völlig unschuldig und die USA genau unterrichtet waren. Die Botschaft erhielt sogar Updates der Hinrichtungen und bot Hilfe an, um die Medienberichterstattung zu unterdrücken. Und so unternahmen die USA auch nichts gegen die brutalen Umsiedlungsaktionen, die die Papuas aus Westneuguinea vertreiben sollten, um sie durch Indonesier zu ersetzen.

Dazu kam, dass Suharto den Abbau von Bodenschätzen durch das US-Unternehmen Freeport begünstigte und außerdem erteilte er die Förderlizenzen für Gold- und Kupferminen. Amerikanische Unternehmen stemmten sich mit allen Mitteln gegen eine faire Volksabstimmung über die Unabhängigkeit, und so wurde eine Abstimmung unter ausgesuchten „Wahlmännern“ zur Farce. Bis heute haben über 150.000 der ehemals 700.000 Papua durch Gewalt ihr Leben verloren. Sie waren Ziel rassistischer Kampagnen, an denen sich Islamisten, Polizei und armeenahe Institutionen beteiligten. Indonesien herrscht wie eine neue Kolonialmacht und hat auch nach dem erzwungenen Abgang des Verbrechers Suharto noch immer die Zügel autoritär in der Hand. Munir Said Thalib, geboren am 8. Dezember 1965, wurde mit 39 Jahren auf dem Flug von Jakarta nach Amsterdam mit Arsen vergiftet, wobei die Verantwortung für diesen Mord beim indonesischen Geheimdienst lag. Der „alternative“ Nobelpreis für seine Menschenrechtsaktivitäten im Inselstaat war für die Führung wohl zu viel des Guten.

Ralph Bunche: Der vergessene Nobelpreisträger

Als er nach elf Monaten ununterbrochener Verhandlungen nach Hause zurückkehrte, wurde er wie ein Held begrüßt. New York gab ihm eine Konfetti-Parade am Broadway und Los Angeles rief einen Tag mit seinem Namen aus. Normalerweise wurden solche Ehren Kriegshelden, später Astronauten, vielleicht auch besonders populären Filmstars oder Politikern zuteil. In diesem Fall galten sie einem UN-Vermittler für Palästina, noch dazu einem gescheiterten Mediator, und außerdem auch noch einem Schwarzen. Ralph Bunche war nicht nur US-Diplomat, sondern auch ein Bürgerrechtler, der allerdings stets im Schatten von Martin Luther King stand. Er war 1904 in Detroit geboren worden. Die Eltern waren bescheidene Arbeiter, und die Großmutter war noch als Sklavin zur Welt gekommen. In Los Angeles lebte er mit seinen beiden Schwestern und nach dem frühen Tuberkulosetod der Eltern bei der Großmutter. Um zu überleben, musste er jede Beschäftigung annehmen, die er fand. So war er Zeitungsverkäufer und Hausdiener ebenso wie einfacher Arbeiter.

Da er nicht nur intelligent, sondern auch sehr sportlich war, erhielt er ein Stipendium, das ihm einen Universitätsabschluss ermöglichte. Mit 23 Jahren schloss er dieses mit summa cum laude als Jahrgangsbester ab. Er konnte dank mehrerer Stipendien nicht nur weitere Studien absolvieren, sondern auch Forschungsreisen nach Afrika antreten. In dieser Zeit war Bunche stets in der Bürgerrechtsbewegung aktiv und gab gemeinsam mit dem berühmten schwedischen Sozialwissenschaftler Gunnar Myrdal das Buch „An American Dilemma" heraus.

Präsident Franklin D. Roosevelt berief ihn in sein „Schwarzes Kabinett", das sich mit Minderheiten beschäftigte, und seine Aktivitäten führten ihn auch mit Martin Luther King zusammen. *Rassentrennung und Demokratie sind unvereinbar,* war er überzeugt, und daher müssten die Weißen dafür eintreten, dass die Demokratie „farbenblind" sei. 1946 „borgte" sich UN-Generalsekretär Trygve Halvdan Lie Bunche vom US-Außenministerium und übertrug ihm die Aufgabe, sich mit jenen Völkern der Welt zu beschäftigen, die noch keine Selbstverwaltung erlangt hatten.

Vom Juni 1947 bis August 1949 arbeitete er dann an der wichtigsten Aufgabe seiner Karriere: der Konfrontation von Arabern und Juden in Palästina. Es ging zunächst um die Durchführung der von der UNO genehmigten Teilung des Landes. Dieser Plan musste aber infolge der Kämpfe, die ausgebrochen waren und zur Ausrufung des Staates Israel führten, aufgegeben werden. Die Generalversammlung der UNO hatte Graf Folke Bernadotte und nach dessen Ermordung Ralph Brunche mit der schwierigen Gesprächsführung beauftragt.

1950 erhielt er als erster Schwarzer den Friedensnobelpreis. Bis zuletzt war er in der internationalen Friedenspolitik aktiv und verstarb 67-jährig am 9. Dezember 1971 in New York.

Harold Pinter: Wirklichkeit und Wahrheit

Am 10. Dezember des Jahres 2005 wurde der Literaturnobelpreis an Harold Pinter vergeben, der schwer von seiner Krankheit gezeichnet, eine Video-Botschaft abgab, in der er unter anderem ausführte:
Wie jeder der hier Anwesenden weiß, lautete die Rechtfertigung für die Invasion des Irak, Saddam Hussein verfüge über ein hoch gefährliches Arsenal an Massenvernichtungswaffen, von denen einige binnen 45 Minuten abgefeuert werden könnten, mit verheerender Wirkung. Man versicherte uns, dies sei wahr. Es war nicht die Wahrheit. Man erzählte uns, der Irak unterhalte Beziehungen zu al-Qaida und trage Mitverantwortung für die Gräuel in New York am 11. September 2001. Man versicherte uns, dies sei wahr. Es war nicht die Wahrheit. Man erzählte uns, der Irak bedrohe die Sicherheit der Welt. Man versicherte uns, es sei wahr. Die Wahrheit sieht völlig anders aus. Die Wahrheit hat damit zu tun, wie die Vereinigten Staaten ihre Rolle in der Welt auffassen und wie sie sie verkörpern wollen.
[...] Jeder weiß, was in der Sowjetunion und in ganz Osteuropa während der Nachkriegszeit passierte: die systematische Brutalität, die weit verbreiteten Gräueltaten, die rücksichtslose Unterdrückung eigenständigen Denkens. All dies ist ausführlich dokumentiert und belegt worden.
Aber ich behaupte hier, dass die Verbrechen der USA im selben Zeitraum nur oberflächlich protokolliert, geschweige denn dokumentiert, geschweige denn eingestanden, geschweige denn überhaupt als Verbrechen wahrgenommen worden sind. Ich glaube, dass dies benannt werden muss, und dass die Wahrheit beträchtlichen Einfluss darauf hat, wo die Welt jetzt steht. Trotz gewisser Beschränkungen durch die Existenz der Sowjetunion machte die weltweite Vorgehensweise der Vereinigten Staaten ihre Überzeugung deutlich, für ihr Handeln völlig freie Hand zu besitzen.
Ich glaube, dass den existierenden kolossalen Widrigkeiten zum Trotz die unerschrockene, unbeirrbare, heftige intellektuelle Entschlossenheit, als Bürger die wirkliche Wahrheit unseres Lebens und unserer Gesellschaften zu bestimmen, eine ausschlaggebende Verpflichtung darstellt, die uns allen zufällt. Sie ist in der Tat zwingend notwendig.
Wenn sich diese Entschlossenheit nicht in unserer politischen Vision verkörpert, bleiben wir bar jeder Hoffnung, das wiederherzustellen, was wir schon fast verloren haben – die Würde des Menschen.
Die Würde des Menschen steht auch im Mittelpunkt der am 10. Dezember 1948 verabschiedeten „Allgemeinen Erklärung der Menschrechte" durch die Vereinten Nationen. *Alle Menschen sind frei und gleich an Würde und Rechten geboren*, lautet ihr allerster Artikel.

Adolfo Pérez Esquivel: „Mit einer Faust kann man nicht säen“

Adolfo Pérez Esquivel wurde vor 90 Jahren in Buenos Aires als Sohn eines Fischers und einer Guarani in sehr arme Verhältnisse geboren. Als seine Mutter starb, musste ihn sein Vater in einem katholischen Waisenhaus unterbringen, was seine Entwicklung sehr beeinflusste. Als Bürgerrechtler erhielt er wegen seines an Mahatma Gandhi orientierten gewaltfreien Einsatzes für die Menschenrechte den Friedensnobelpreis. Die Nominierung hatte ihm in der Zeit der brutalen Militärjunta das Leben gerettet. In einem Interview vor zehn Jahren („Kontinente“) brachte er unter anderem folgendes zum Ausdruck:

Sie arbeiten tagein, tagaus für die Rechte der Kinder, der Indigenas, der Arbeiter, der Armen – an allen Fronten.

Ja, alles steht in Verbindung miteinander. Dabei sprechen wir immer von den Menschenrechten in ihrer Ganzheit. Einfach erklärt: Ein Tropfen Wasser macht einen ganzen Fluss aus, und ein Fluss ist in einem einzigen Wassertropfen enthalten. Wir sind alles und gleichzeitig Teil von allem. Weswegen ich mich nicht nur in Argentinien, sondern auch im Nahen Osten, in Afrika und Asien für die Menschenrechte einsetze. Wenn man sich nur den lokalen Problemen widmet, verliert man den Blick fürs Ganze.

Welches Erlebnis in Ihrem Leben war entscheidend für diesen stetigen Kampf?

Seit eh und je setze ich mich für Menschen in marginalen Situationen ein. Als Heranwachsender zuerst im Kleinen, etwa in meiner Nachbarschaft. Grundlage dafür war und ist mein christlicher Glauben. Meist genießt man als junger Mensch zunächst eine konventionelle christliche Erziehung. Man nähert sich dem Glauben aus Tradition, etwa durch die Familie. Wenn man aber einmal die Kraft des Evangeliums entdeckt hat, hat man den Weg der Befreiung gefunden. Das Evangelium befreit oder es ist nicht das Evangelium. Es ist keine Schrift der Vergangenheit, sondern eine Schrift, die unsere Gegenwart erleuchtet. Mit der Zeit versteht man außerdem die Bedeutung und den Sinn des gewaltfreien Kampfes. So wie ihn Mahatma Gandhi und Martin Luther King geführt haben. Bestimmt ist auch meine Herkunft ein Grund für meinen steten Kampf: Ich komme aus einer sehr armen Familie.

Wie haben Sie die Zeit der Militärdiktaturen im Südamerika erlebt?

Ich wurde auf meinen Arbeitsreisen durch den Kontinent in verschiedenen Ländern verhaftet, in Uruguay, Chile, Brasilien. In Ecuador nahm man mich 1976 mit 21 Bischöfen in Riobamba fest und wies mich später aus. In Buenos Aires verschleppten mich die Militärs 1977 und sperrten mich in ein Geheimgefängnis. Ich blieb 14 Monate in Haft, bis Mai 1978.

Welchen Traum gibt es für Sie noch zu erfüllen?

Solange man im Diesseits reist, sollte man es mit offenen Händen tun. Mit einer Faust kann man nicht säen. Für mich ist jedes Kind, dem ich helfen kann, das Leben anzulachen, ein erfüllter Traum.

Kenia: Das Land ist nach dem „Weißen Berg" benannt

„Harambee" ist der Wahlspruch jenes Landes, das mit seinen 48 Millionen Einwohnern auf 580.000 km² auf Grund seiner erarbeiteten Wirtschaftsleistung das größte Südostafrikas ist. Das Land heißt heute Kenia, und der Wahlspruch ist Aufruf zur Einigkeit – *Lasst uns zusammenarbeiten*. Er ist zwar in Swahili, der Verkehrssprache an der ostafrikanischen Küste verfasst, aber Englisch ist als Erbe der Kolonialzeit noch immer jene Sprache, in der alle Beschlüsse des Parlaments abzufassen sind. Sie ist somit das Band der Verständigung zwischen mehr als 40 Volksgruppen mit mehr als 50 Sprachen geblieben. Der Landesname leitet sich allerdings aus der Sprache der größten Volksgruppe ab, den Kikuyu, der auch der berühmte Landesbürger und Vater der Unabhängigkeit Jomo Kenyatta angehörte. Auch hier waren es zunächst die Portugiesen, die an der Küste Fuß fassten und von 1593 bis 1698 die Unabhängigkeit stark einschränkten. Dann wurden die Omani die Herren an der Küste, doch die Geschichte Kenias als Kolonie begann erst 1885 mit einem deutschen Protektorat, das bereits zehn Jahre später an die britische Krone fiel. Aber erst mit dem Bau der Uganda-Bahn von Mombasa zum Viktoria-See gelang es, auch das Landesinnere kolonial zu erschließen. Zwischen 1890 und 1914 waren es sogenannte „Strafexpeditionen", die den Widerstand der Bevölkerung brechen sollten. Chinin schützte dabei die Besatzer, deren Maschinengewehre ihr Übriges taten. Der Bevölkerung wurde das Vieh geraubt, ihre Ernten und Dörfer verbrannt. Die fruchtbaren Gebiete wurden den Einheimischen weggenommen und an Weiße verteilt. Nach dem „Vorbild" Amerika wurden die Afrikaner in Reservate gesteckt, die sie nicht verlassen durften.
Die zu einem trügerischen Sprichwort gewordene „feine englische Art" galt nur für Ihresgleichen, die „Primitiven" bekamen die Peitsche zu spüren. Das war es wohl, was Rudyard Kipling unter der „Bürde des weißen Mannes" verstand.
Dass der Erste Weltkrieg in dieser Region zwischen Deutschen und Briten zu opferreichen Kämpfen führte, findet man selten oder gar nicht in Geschichtsbüchern. 350.000 afrikanische „Träger" waren von den Briten zwangsrekrutiert worden und 50.000 Afrikaner starben im Zwangsdienst. Der Widerstand gegen die Besatzer endete auch in den folgenden Jahrzehnten nicht und gipfelte im blutigen Mau-Mau-Krieg. Am 12. Dezember 1963 erlangte das Land seine Unabhängigkeit, Jomo Kenyatta wurde der erste Präsident. Er wird heute noch als „das Licht Kenias" verehrt, wobei seiner großartigen Lebensleistung leider auch autoritäre Schattenseiten gegenüberstehen.
Zunehmende Korruption, weit verbreitete Armut und ein instabile Sicherheitslage gehören heute zu den größten Problemen, die 2017 durch eine verheerende Dürre noch verschärft wurden. Massive Übergriffe auf Opposition und Zivilgesellschaft, das Verschwindenlassen von Personen, Gewaltexzesse, Folter und außergerichtliche Tötungen sind leider nach wie vor gang und gäbe.

Wer erschoss Malcom X wirklich?

Es war die Richterin Ellen Biben, die im Spätherbst 2021den Schlussstrich unter zwei Jahre dauernde Untersuchungen zog und erklärte: *Ich bedauere, dass dieses Gericht die schweren Justizirrtümer in diesem Fall nicht rückgängig machen und Ihnen die vielen verloren Jahre zurückgeben kann.* Mehr als 56 Jahre nach dem Mord an Malcom X war nun klar, wer mit dieser Tat nichts zu tun hatte: der heute 83-jährge Muhammad Àziz und der bereits 2009 verstorbene Khalil Islam. Beide waren 1966 gemeinsam mit Mujahid Abdul zu lebenslanger Haft verurteilt worden, obwohl Letzterer, der bei der Tat gefasst worden war, stets beteuert hatte, die beiden anderen seien gar nicht beteiligt gewesen. Die Korrektur des Fehlurteils kam auf Grund einer Netflix-Serie zustande, die neue Diskussionen und Erhebungen der Staatsanwaltschaft ausgelöst hatte.
Dabei kam man zum Schluss, dass die damaligen Ankläger, das FBI und die New Yorker Polizei zahlreiche Beweismittel zurückgehalten hatten, die zu einem Freispruch der beiden führen hätten müssen. Gleichzeitig wurden so auch Hinweise auf mögliche andere Verdächtige vertuscht, weil man offensichtlich die beiden heute als unschuldig erkannten Teilnehmer an der Veranstaltung, bei der Malcolm X erschossen wurde, schnellstmöglich hinter Gitter bringen wollte. Sicher war ja, dass die Täter schwarz waren, und das reichte offensichtlich aus.
Nach einer schwierigen und deprimierenden Jugend hatte Malcom X den Führer der Nation of Islam, Elijah Muhammad, kennengelernt, der für ihn zu einer Art Ersatzvater wurde. Bald wurde er auf Grund seiner rhetorischen und intellektuellen Fähigkeiten zu einem gefragten Redner der Organisation. Er prangerte den Rassismus der weißen Gesellschaft an. Immer wieder zeigte er Verbindungen zwischen der amerikanischen Geschichte und der Versklavung der Afrikaner auf. *Sie lynchten Schwarze und predigten den Schwarzen gegenüber „Gewaltlosigkeit". Sie gaben ihnen die miesesten Jobs und erklärten, Schwarze taugten zu nichts anderem. Sie verhinderten die Bildung der Afroamerikaner und nahmen gleichzeitig Anstoß an deren Analphabetismus.* Kein Wunder, dass Malcom X von den Medien zum Feindbild stilisiert wurde und man ihn als *gewalttätigen Hassprediger* und *schwarzes Monster* hinstellte. Die Betonung einer eigenständigen, kämpferischen Geschichte hatte bei den „WHASPS", den „white anglo-saxon people", mit ihrem Überlegenheitsdünkel keinen Platz. Es reichte wohl nicht, dass die Nigger keine Sklaven mehr waren – jetzt wollten sie gleich die ganze Hand der Gleichberechtigung. Und so war Malcom X überzeugt davon, dass sich die Schwarzen ihre eigene, von den Weißen eben nicht verfälschte Geschichte aneignen müssten, um ihr Selbstbewusstsein zu entwickeln. Die weiße Geschichtsschreibung habe den Afroamerikanern den Ruf angedichtet, unterwürfig, dumm, harmlos und ignorant zu sein. Gerade dagegen müsse man sich zur Wehr setzen und die Rolle als „Hausneger" und damit „Onkel Toms Hütte" verlassen.

„Ihr habt uns unser Land genommen ..."

Erst wenn der letzte Baum gerodet, der letzte Fluss vergiftet, der letzte Fisch gefangen ist, werden die Menschen feststellen, dass man Geld nicht essen kann. Heute geht man davon aus, dass dieser Satz aus einer Prophezeiung des kanadischen Stammes der Cree stammt, aber im Prinzip von vielen indigenen Völkern Nordamerikas gelebt wurde, die dem Gedanken des Gemeingutes entsprechend nicht verstehen konnten, warum ihnen vom weißen Mann Grund und Boden weggenommen wurde, um Besitztitel an einzelnen Personen zu vergeben.

Das galt aber nicht nur für fruchtbares Acker- und großflächiges Weideland, sondern auch für die Wegstrecken des „Dampfrosses", das die Verbindung zwischen den Großen Seen im Osten und der Pazifikküste im Westen der USA herstellte. Bei ihrer Eröffnung durfte auch ein Häuptling sprechen, für den die neue Bahnstrecke den Verlust seiner Heimat symbolisierte: *Ich hasse alle weißen Menschen. Ihr seid Diebe und Lügner. Ihr habt uns unser Land genommen und uns zu Ausgestoßenen gemacht.* Da der Dolmetscher zu feige war, diese Worte der Wut und Enttäuschung zu übersetzen, sprach er ein paar belanglose Höflichkeitsfloskeln, die mit Applaus bedacht wurden. Der Mann, der da so sprach, hatte in seinen früheren Lebensjahren den Namen „Springender Dachs" getragen, aber auf Grund seines überlegten Vorgehens wurde später „Hunkesi" dazu gefügt – *der sich langsam bewegt*. Als er mit 14 Jahren in den Kreis der Krieger eingeführt wurde, erhielt er seinen endgültigen Namen „Thathanka Iyotake", was so viel hieß wie *der Bisonbulle, der sich setzt, um über die Herde zu wachen*, für die Amerikaner schlicht „Sitting Bull".

Die Mitte des 19. Jahrhunderts brachte dann vermehrt Versuche der US-Armee, die indigenen Stämme in kleine Reservate zu drängen, ihnen Weidflächen zu nehmen und die Jagdgründe einzuschränken. Das führte zu Auseinandersetzungen, Guerillakämpfen, Schlachten und Massakern, bei denen mit wenigen Ausnahmen die Einheimischen als gedemütigte Verlierer auf der Strecke blieben. Um so geschockter war das weiße Establishment, als General Georg Amstrong Custer eine vernichtende Niederlage in der Schlacht am Little Big Horn hinnehmen musste, die ihm vor allem Sitting Bull zufügte. Nach seiner Flucht ins kanadische Grenzgebiet fand er sich vier Jähre später in einem Reservat wieder. Im Morgengrauen des 15. Dezember 1890 umstellten 43 Polizisten Sitting Bulls Hütte, um ihn zu verhaften, weil das Gerücht aufgekommen war, er wolle das Reservat unerlaubt verlassen. Im Gefolge eines Schusswechsels wurde er, der selbst unbewaffnet war, getötet. 14 Tage später umstellten Soldaten mit Maschinengewehren die Siedlung. Hunderte starben im Kugelhagel, und als am Wounded Knee der Pulverdampf sich verzog, war der letzte Widerstand gebrochen. Der weiße Mann hatte nun endgültig gesiegt, aber gleichzeitig viel an Würde verloren.

Kirgisistan: Das Land der Steppennomaden

Einst war es Großreich von nomadisierenden Stämmen, das die Jenissej-Kirgisen über Jahrhunderte aufrechterhielten und über welches man relativ wenig Informationen besitzt. Erst zu Beginn des 13. Jahrhunderts traten die Kirgisen aus dem Schatten, als sich ihre Khane freiwillig dem ältesten Sohn von Dschingis Khan unterstellten. Dem Primat der „Orda Horde" folgte die „Weiße Horde" und schließlich die „Große Horde", bis sich die Kirgisen dem Kaiserreich China unterwarfen. Im Gegensatz dazu unterstellten sich die Kasak-Kirgisen dem russischen Zaren. Um 1885 begann dann auch im heutigen Kirgisistan die russische Expansion, bis zwei Jahrzehnte später die vollständige Herrschaft im Land an das Russische Reich übergangen war.
Aufständen im frühen 20. Jahrhundert und einer kurzen Phase der Autonomie wurde durch die Rote Armee ein Ende bereitet, schließlich wurde das Land 1936 zu einer Sowjetrepublik – ein Status, der bis zur Unabhängigkeit 1991 beibehalten wurde. Auch diesem Teil der Sowjetunion blieb der „Große Terror" der Stalinzeit nicht erspart und es kam zu Massenerschießungen von führenden Köpfen ohne Gerichtsurteil. Vor dem Zerfall der Sowjetunion kam es zu einer Übereinkunft mit den benachbarten Kasachen, die sich gegen die nicht türkischen Bevölkerungsminderheiten richtete. Am 15. Dezember 1990 erklärte Kirgisistan seine Souveränität. Erster Staatspräsident war Askar Akajew, der zunehmend autoritär regierte. Unruhen nach der Präsidentenwahl 2005 führten zur „Tulpenrevolution", die den Rücktritt des Präsidenten zur Folge hatte. Aber auch unter seinem Nachfolger hielten die Auseinandersetzungen an und führten schließlich zu dessen Flucht ins benachbarte Kasachstan.
Ab 2010 beruhigte sich die Lage und der Vorsitzende der Sozialdemokraten wurde Präsident, und als dieser 2017 an seinen Wunschnachfolger übergab, schienen sich stabile Verhältnisse einzustellen. Aber die Auseinandersetzungen flammten wieder auf und die Lage ist nach wie vor instabil. Nach den Parlamentswahlen Anfang Oktober 2020 führten Proteste in der Hauptstadt Bischkek zu vielen Verletzten und auch Terroranschläge verunsichern die Bevölkerung von etwa sechseinhalb Millionen, die zu zwei Dritteln aus Kirgisen und Usbeken sowie Russen als großer Minderheiten besteht.
Das Land gehört zu den ärmsten Regionen Zentralasiens, die Landwirtschaft ist nach wie vor die Basis der Wirtschaft. Kirgistan besitzt enorme Vorkommen an seltenen Erden und Gold, wobei letzteres von einer kanadischen Firma ausgebeutet wird. Einen zentralen Platz nimmt allerdings die Pferdezucht ein, die Jagd mit Falken sowie Windhunden gehört ebenso zu den nationalen Kulturgütern wie die traditionellen Jurten. Das „Manas Epos" als zentrales Werk der kirgisischen Literatur wird seit über einem Jahrtausend durch mündliche Überlieferung bewahrt – es geht dabei vor allem um Freiheit – ein Gut, das die Menschen bis heute nur eingeschränkt genießen können.

Kasachstan: Hier sind Steppenreiter zu Hause

Das aus dem Türkischen stammende Wort „Qazaq“ bedeutet „Steppenreiter“ und wird als Bezeichnung erstmals 1254 urkundlich erwähnt, obwohl sich die Kasachen erst 200 Jahre später als Abspaltung vom Usbeken-Khanat formierten. Das Volk teilte sich in drei Horden, die zeitweise miteinander verfeindet waren und sich schließlich zwischen 1731 und 1742 dem Russischen Kaiserreich unterwarfen, so dass dieses vergleichsweise friedlich seinen Einflussbereich erweitern konnte. Endgültig ging das Kasachen-Khanat 1822 unter, und bis 1868 hatten sich auch die letzten Klans den Russen unterworfen. 1918 wurde dann die kommunistische Macht etabliert und es entstand eine Sowjetrepublik. Es folgte eine Zeit der Massendeportationen, Massenflucht und Hungerkatastrophen, die bis zu eineinhalb Millionen Menschenleben kosteten – mehr als 30 Prozent der ethnisch kasachischen Bevölkerung starben. Nach dem Zweiten Weltkrieg war Kasachstan Testgelände für die sowjetischen Atomwaffen und musste fast 500 Explosionen hinnehmen. Viele davon in der Atmosphäre oder am Boden; erst ab 1963 wurden sie unterirdisch durchgeführt.

Am 16. Dezember 1991 wurde das Land unabhängig und Nursultan Nasarbajew übernahm das Präsidentenamt, das er zunehmend autokratisch und selbstherrlich bis 2019 innehatte. Kasachstan ist mit seinen 2,7 Millionen km² der größte Binnenstaat der Welt, hat aber nur 19 Millionen Einwohner, was das Land auch zu einer der am dünnsten besiedelten Regionen macht. Zwei Drittel sind Kasachen, während die Russen immerhin mit einem Viertel eine sehr große Minderheit bilden. Amnesty International berichtet über die Ausbeutung hunderttausender illegaler Migranten aus zentralasiatischen Nachbarländern, da das Land über die stärkste Wirtschaftsmacht der Region verfügt, die einen relativen Reichtum ermöglicht hat. Die Basis dafür bilden Erdöl und Erdgas samt den riesigen Reserven, die in den letzten drei Jahrzehnten exploriert wurden. Dazu kommt, dass drei Viertel der Fläche landwirtschaftlich nutzbar sind und Getreide exportiert werden kann.

In der geostrategischen Analyse von Zbigniew Brzeziński in seinem grundlegenden Werk „Die einzige Weltmacht" wird Kasachstan aus US-amerikanischer Perspektive als *Schild (Usbekistan als Seele) des nationalen Erwachens der verschiedenen Völker der Region* verstanden. Die Lage Kasachstans schütze die anderen zentralasiatischen Länder vor direktem Druck Russlands, mit dem es eine 7.000 Kilometer lange gemeinsame Grenze besitzt.

Kalaallit Nunaat ist das Land der Inuit

Wer im 19. Jahrhundert als Anthropologe oder Völkerkundler Bedeutung erlangen wollte, musste der Wissenschaftlichkeit seiner Untersuchungen wegen Vermessungen am lebenden Objekt vornehmen. Dazu waren die „Völkerschauen“ Rekrutierungsquellen, aus denen man sich im Studierzimmer versorgte. Marktführer war hier der Hamburger Tierparkunternehmer Carl Hagenbeck, der Feuerländer, Lappen, Eskimos, Indianer und Nubier dem Publikum als „Primitive“ oder „unverfälschte Naturmenschen“ vorführte. Auch der Mediziner Rudolf vom Virchow konnte dieser Verlockung nicht widerstehen und untersuchte eine Frau aus der „Eskimotruppe“ von 1880. Ihm wurde überhaupt nicht bewusst, mit welcher Überheblichkeit hier Rassismus betrieben wurde:
Es war sehr schwierig, an ihr Messungen vorzunehmen, die bei den anderen ganz einfach vor sich gingen. Sowie es an die Körpermessungen ging, fing sie an zu zittern und geriet in höchste Aufregung. Währen ich die Klafterlänge feststellen wollte und ihre Arme horizontal ausstreckte, was ihr wohl im ganzen Leben noch nicht vorgekommen war, bekam sie plötzlich den Anfall: Sie sprang mit beiden Beinen in einer zusammengebückten Stellung im Zimmer umher […] Sie schrie, ihr hässliches Gesicht sah dunkelrot aus, die Augen leuchteten, es bildete sich etwas Schaum vor dem Munde, genug, es war ein höchst widerwärtiger Anblick […] Dann mit einem Male stand sie still, legte den Kopf auf den Tisch, verharrte ein paar Minuten in dieser Stellung, richtete sich dann auf und sagte in ihrer Sprache: „Nun bin ich wieder gut.“ (Zeitschrift für Ethnologie, 1880)
Mit den Pygmäen, den Lappländern und ähnlichen „Rassen“ gehörten die „Eskimos“ in die unterste Lade der Evolution, und man war überzeugt, mit ihnen in der Kette der Entwicklung des Homo sapiens jenen „Halbmenschen“ begegnet zu sein, die dem Affen näher waren als der hochentwickelten weißen Spezies aus dem Norden.
Vor 5.000 Jahren begann die Einwanderung von Inuit auf der größten Insel der Erde – in Grönland. Später kamen die Nordmänner, die man „Graenlendigar“ nannte und die um 1550 aus bisher unbekannten Gründen wieder verschwanden. Exakt vor 300 Jahren (1721) wurde die Insel „wieder entdeckt“ und für die Dänen ein Stützpunkt für den Walfang und die Fischerei. 1953 wurde das Land Provinz von Dänemark und war somit keine Kolonie mehr. Heute besitzt es eine beschränkte Souveränität und ist durch die Krone mit dem ehemaligen Mutterland verbunden. Die indigene Bevölkerung beträgt etwa 50.000 Inuit, was gleichbeutend mit „Menschen“ ist. Die Sozialstruktur der traditionellen Inuit-Gesellschaft war weitgehend egalitär, das heißt, jeder Mensch hatte prinzipiell die gleichen Zugangsmöglichkeiten zu den Ressourcen, und es gab nur geringe Rangunterschiede. Kam es zu ernsteren Streitigkeiten, wurden diese häufig mit öffentlichem Spott (!) geahndet.
Handle mit dem Herzen, aber nicht mit den Stimmbändern, ist eines ihrer Sprichwörter.

„These boots not are made for walking"

Der 18. Dezember ist seit einigen Jahren der „Internationale Tag der Migranten", an dem auch daran erinnert werden sollte, dass mittlerweile Klimawandel und Umweltstörung die wichtigsten Gründe für Vertreibung und Migration darstellen. Die Klimakrise zerstört Lebensgrundlagen und vertreibt Menschen aus ihrer angestammten Heimat. Ihre zerstörerische Wucht hat zuerst den globalen Süden und dort wiederum die Ärmsten der Armen getroffen, die am allerwenigsten zur Entstehung der Krise beitragen. Wir hören Tag für Tag von neuen Rekordtemperaturen, Hitzewellen, riesigen Waldbränden, zerstörerischem Starkregen, Flutkatastrophen und Dürren, die wiederum zu Hungerkatastrophen führen.

Im globalen Norden wird eine höhere Inflationsrate als zuletzt gewohnt zum Sorgenkind der Nationen und der Anstieg der Benzinpreise verursacht mehr Schlagzeilen als jener des Meeresspiegels. Verkehrsstaus und Blechlawinen sind ein aktuelleres Thema als Hitzestaus und Eislawinen – allerdings nur dann, wenn letztere uns selbst nicht treffen. Im Süden unserer Erde treffen der Anstieg des Meeresspiegels und die Zunahme der Wetterextreme auf schwache, häufig ländliche Bevölkerungsgruppen und schaffen gemeinsam mit Hunger und Kriegen jene Zwangssituation, die dann zu Migrationsbewegungen führt. In nördlichen Breiten redet man dann von jenen parasitären „Elementen", die als „Klimaflüchtlinge" oder „Wirtschaftsflüchtlinge" an die wohlgefüllten Krippen in den gemäßigten Zonen drängen. Den Populisten bieten sie genügend Stoff für Panikmache in einem Wettbewerb, wer das schrecklichere Zukunftsszenario bieten kann. Der größte ökologische Fußabdruck latscht dabei unbeirrt durch das Gelände und erwartet, dass sich der Rest mit möglichst geringen Schuhgrößen zurechtfindet. Zum Wandern sollen sich diese Schuhe möglichst nicht eignen, vor allem dann nicht, wenn es in den Norden des Globus geht. *These boots not are made for walking!* Wissenschaftler befürchten, dass am Ende des Jahrhunderts jeder zehnte Mensch in einer Gegend leben wird, die in mehrerer Hinsicht von den Folgen des Klimawandels betroffen ist, wenn nicht massive Gegenmaßnahmen eingeleitet werden. 811 Millionen Menschen – ein Zehntel der derzeitigen Weltbevölkerung – litten nach Angaben der Vereinten Nationen 2020 an Hunger und fast drei Mal so viel konnten sich nicht angemessen ernähren. 41 Millionen stehen am Rand einer Hungersnot. Sie leben in 43 Ländern, in denen Destabilisierung und Massenmigration drohen.

David Beasly, Chef des UN-Welternährungsprogramms, zeigt die Folgen auf: *Wenn sie (diese Länder) instabil werden, werden viele ihre Heimat verlassen – wie es in Syrien war. Syrien hat 21 Millionen Einwohner, nur einige Millionen gingen nach Europa. In der Sahelzone – vom Atlantik bis zum Roten Meer – leben 500 Millionen Menschen. Sie denken, Sie hätten ein Problem mit Syrien? Wenn die Region destabilisiert wird, sieht Syrien im Vergleich dazu aus wie ein Sonntagnachmittags Picknick.*

The Problem We All Live With

So lautet der Titel eines Bildes des Malers Norman Rockwell aus dem Jahr 1963. Es wird als ikonographisches Werk der Bürgerrechtsbewegung in den Vereinigten Staaten angesehen. Dargestellt wird Ruby Bridges, ein sechsjähriges afroamerikanisches Mädchen auf dem Schulweg – ein Bild, das die Rassentrennung in den Südstaaten der USA scharf angreift. Präsident Obama ließ 2011 eine Kopie des Gemäldes im Weißen Haus aufhängen.

In der bildenden Kunst gilt Norman Rockwell als typisches Beispiel für die „Americana“, also kulturelle Schöpfungen der Gesellschaft der Vereinigten Staaten mit ihren positiven wie negativen Begleiterscheinungen.

Das Mädchen, das er festgehalten hat, wurde 1954 als Ruby Nell Bridges in Taylortown, Mississippi geboren. Als Ruby vier Jahre alt war, zog die Familie aus wirtschaftlichen Gründen nach New Orleans. Dort arbeitete der Vater als Tankwart, die Mutter übernahm Nachtjobs, damit die Familie wirtschaftlich überleben konnte. Als das Mädchen sechs Jahre wurde, erlaubte der Staat Louisiana, dass Afroamerikaner in New Orleans bislang rein weiße Schulen besuchen konnten und somit an Grundschulen die Rassensegregation aufgehoben werden sollte. Die Hürde dabei: Sie mussten einen schwierigen Eignungstest bestehen, was Ruby und fünf weiteren Kindern gelang.

Am 14. November 1960 wurde das Mädchen von vier Federal Marshals in die Schule begleitet, die auch auf Rockwells Bild zu sehen sind, das umso eindrucksvoller wirkt, als von den Begleitern nur die im Vergleich zu dem kleinen Mädchen riesengroßen Körper, aber nicht deren Köpfe zu sehen sind. Sie stehen für die unpersönliche Staatsgewalt, in deren Auftrag ein Job erledigt wird. Ruby wird bei der Schule von einer wilden Menge empfangen, die sie anschreit und mit Gegenständen bewirft.

Bei solcher Gelegenheit schämt man sich, ein Weißer zu sein. Die Schule selbst war völlig leer, da alle anderen Kinder von ihren Eltern zu Hause behalten oder an andere Schulen gegeben wurden. Auch die Lehrer waren nicht bereit, sie zu unterrichten, bis auf Barbara Henry, eine Lehrerin, die erst damals von Boston nach New Orleans gekommen war. Über Monate unterrichtete Barbara Henry alleine; sie war die zweite Heldin in diesem rassistischen Drama. Einer der Begleit-Marshals sprach von Ruby voller Bewunderung: *Sie hat viel Mut bewiesen. Sie hat nie geweint. Sie hat nicht gewimmert. Sie marschierte wie ein kleiner Soldat mit, und wir sind alle sehr stolz auf sie.*

Die „Little Rock Nine“ – die ersten afroamerikanischen Schülerinnen, die drei Jahre zuvor den Zugang zu einer Schule in Arkansas erzwungen hatten – waren noch von der Nationalgarde gehindert worden, die Schule zu betreten. Erst Bundestruppen verhalfen gegenüber einem wütenden Mob dem Recht zum Durchbruch. Einer von ihnen konnte 2009 als Ehrengast bei der Vereidigung des ersten afroamerikanischen Präsidenten teilnehmen.

Schwarz auf Weiß

Im Jahr 2021 wurde der am 20.12.1948 im damaligen Sultanat Sansibar geborene Abdulrazak Gurnah mit dem Literaturnobelpreis ausgezeichnet.
Er ist erst der fünfte Afrikaner, dem dieser wichtigste Preis im Bereich der Literatur zugesprochen wurde. Das spricht nicht gegen die Qualität der Literatur auf diesem Kontinent, sondern unterstreicht den stark eurozentrischen Blick – denn nunmehr 95 von bisher 117 Preisträgern kamen aus Europa oder Nordamerika, und die Afroamerikanerin Toni Morrison war vor fast 30 Jahren (1993) die letzte schwarze Preisträgerin.
Alle Arbeiten Gurnahs sind von seinem Lebensthema geprägt, nämlich dem Schicksal Ostafrikas zur Kolonialzeit. Dazu die Schwedische Akademie in ihrer Begründung der Auszeichnung: Gurnah erhalte sie *für sein kompromissloses und mitfühlendes Durchdringen der Auswirkungen des Kolonialismus und des Schicksals von Flüchtlingen in der Kluft zwischen Kulturen und Kontinenten.* Die Figuren seiner zehn Romane stünden zwischen dem Zurückgelassenen und dem Kommenden, fänden sich mit Vorurteilen und Rassismus konfrontiert. Ebenso würde sie die Notwendigkeit beschäftigen, ihre Biographien neu zu erfinden, aber auch das Schweigen als ein Versuch, nicht mit der Welt ringsum in Konflikt zu geraten.
Gurnah musste aus Sansibar flüchten, als 1963 das britische Protektorat unabhängig wurde und die schwarze Mehrheitsbevölkerung die Jagd auf die arabischstämmige Oberschicht eröffnete. Sansibar war Jahrhunderte hindurch unter dem Einfluss des Oman gestanden, dessen Sultan 1831 sogar den Regierungssitz dorthin verlegt hatte. Die Stadt Stone Town war zu dieser Zeit der wichtigste Knotenpunkt für den Sklavenhandel an der ostafrikanischen Küste. Dreißig Jahre später wurde das Inselreich zu einem unabhängigen Sultanat. Durch den sogenannten Sansibar-Helgoland-Vertrag zwischen dem Deutschen Reich und Großbritannien wurde Sansibar britisches Protektorat und erlangte am 10. Dezember 1963 seine Unabhängigkeit. Nach einer blutigen Revolution der Mehrheitsbevölkerung gegen die historisch begründete arabische Oberschicht und unter starkem internationalen Druck schlossen sich dann die Inseln der Festlandrepublik von Tanganjika an und es entstand das heutige Tansania.
Gurnah wird nicht müde, den Europäern aufzuzeigen, welche Folgen der Kolonialismus für die Bewohner Afrikas hatte und wie sich diese in die Gegenwart verlängern. In Mitteleuropa wurde er durch den Roman „Schwarz auf Weiß" bekannt, in dem ein indischstämmiger Tansanier vielfältige Diskriminierungen beim Studium in England erfährt. Man kann aber auch erkennen, dass es in seiner Heimat Rassismus gegen Weiße gibt. Schwarz-Weiß mit allen Schattierungen dazwischen also.

Antonio de Montesinos: Ich bin die Stimme eines Rufers in der Wüste

Am 21. Dezember 1511, dem vierten Adventsonntag, trat der Dominikanermönch Antonio de Montesinos in der kleinen Kirche von Santo Domingo vor die versammelten Honoratioren, unter ihnen auch Diego Colón, der Sohn des Christoph Kolumbus. Er war der Verwalter des Ecomienda-Systems, das die Indigenen zu Leibeigenen der Spanier machte. Die Ausbeuter konnten sie nicht nur zu den härtesten Arbeiten zwingen, sie schinden und die Frauen vergewaltigen – nein, sie konnten sie auch ohne Strafe auf ihren Feuern rösten, wenn ihnen danach war. Alle Anwesenden wussten von diesen Schlächtereien, aber niemand tat etwas dagegen. Da begann der Prediger: *Ich bin die Stimme Christi in der Wüste dieser Insel. Daher sollt ihr aufmerksam zuhören, eure Sinne gespannt und eure Herzen geöffnet. Denn diese Stimme wird euch Ungewöhnliches und Unerwartetes verkünden. Sie wird für euch eine harte, fürchterliche und gefährliche Stimme sein, und ihr werdet nicht glauben können, was sie euch verkündet!* Die Anwesenden waren ob solcher Drohungen entsetzt und empört. Doch der Mönch hatte die Predigt mit seinen Brüdern abgesprochen, die sie durch ihre Unterschrift zu einer gemeinsamen Sache gemacht hatten.
Wegen eurer Grausamkeiten und Tyrannei gegen diese unschuldigen Menschen lebt ihr in der Todsünde und werdet ihr sterben. [...] Ihr tötet diese Menschen, damit ihr euer Gold kriegt. Aber achtet ihr darauf, dass man sie lehrt, ihren Gott und Schöpfer zu ehren? [...] Sind dies keine Menschen? Haben sie keine rationalen Seelen? Seid ihr nicht verpflichtet, sie so zu lieben wie euch selbst? Dann drohte der Dominikaner ganz offen mit den Konsequenzen für jeden einzelnen.
Versteht ihr das nicht? Fühlt ihr das nicht? In welchen Abgründen lebt ihr, in welchen lethargischen Träumen seid ihr gefangen. Seid versichert: In eurem Zustand könnt ihr euch nicht eher retten als die Araber und Türken, die den Glauben an Jesus Christus ablehnen. Man verlangte daraufhin von Montesinos, er sollte am kommenden Sonntag das Gesagte widerrufen, weil es *Aufmüpfigkeit wider den König* sei.
Am 28. Dezember trat der Mönch erneut auf die Kanzel, doch anstatt seine Anklage zu widerrufen, bekräftigte er sie nicht nur, sondern drohte auch, dass die Geistlichen keinem Sklavenhalter mehr die Beichte abnehmen würden.
Diego Colón warf Montesinos vor, dass er Ärgernis verursache, indem er neue Ansichten verbreite und *Neues und Schädliches* predige, wie Las Casas gleich zweimal in seinen Büchern hervorhebt. Las Casas ging in beißender Ironie darauf ein: *Die Neuheit bestand in nichts anderem, als zu bekräftigen: Die Menschen zu töten sei eine größere Sünde als Wanzen zu zertreten*. Noch heute kann man oftmals in Lateinamerika lesen „Montesinos vive".
Am 21. Dezember 1965 wurde von UN-Generalversammlung das Internationale Übereinkommen zur Beseitigung jeder Form von Rassendiskriminierung verabschiedet. Genau 454 Jahre nach Montesinos Predigt!

Bartolomé de Las Casas: Wie der spanische Saulus zum dominikanischen Paulus wurde

Bartolomé de Las Casas war in jungen Jahren als Kolonialist in die spanischen Besitzungen in der Neuen Welt gekommen, wurde aber schon wenige Jahre später zu einem der schärfsten und auch beachtetsten Kritiker der Conquista und der Misshandlung der indigenen Bevölkerung. Das trug ihm genau so viel Widerstand wie Anerkennung ein, und erst heute wird er mit Titeln überhäuft, die sein damaliges Wirken würdigen. Neben „Prophet der Befreiung", „Patron der Indianer" wird er als „Vorreiter des Anti-Kolonialismus" und „Verteidiger der Menschenrechte" gesehen. Aber zunächst lebte er ab 1502 als Großgrundbesitzer auf Hispaniola und nahm auch an Sklavenjagden teil. Als er Montesinos Predigt in Santo Domingo hörte, war er zunächst dessen Gegner, doch auf einem Eroberungszug durch Kuba wurden ihm die Augen geöffnet, als er Zeuge der unmenschlichen Brutalität der Spanier wurde. Er schrieb, er habe dort Grausamkeiten von solchem Ausmaß gesehen, dass sie sich kein Mensch vorstellen könne. Als Konsequenz trat er dem Dominikanerorden bei und wurde zum ersten Priester, der seine Weihen für die Neue Welt erhielt.

Da er zu Einfluss am spanischen Hof gelangt war, erließ der König auf sein Betreiben hin 1542 die „Nuevas Leyes", mit denen das Los der indigenen Bevölkerung erleichtert werden sollte. Die Siedler ignorierten allerdings die neuen Gesetze und die Krone schaffte sie auf Druck der transatlantischen Lobby wieder ab. Las Casas ließ sich aber nicht entmutigen und schrieb sein bis heute berühmtes Büchlein „Kurzgefasster Bericht von der Verwüstung der Westindischen Länder".

Als ein Franziskanerbruder einen Häuptling vor dessen Hinrichtung zum Christentum „bekehren" wollte, damit er nach dem Tod in den Himmel käme, hielt Las Casa dessen Antwort fest: *[...] und er fragte, ob Christen in den Himmel kämen. Der Mönch sagte: ja, wenn es gute Christen sind. Daraufhin sagte der Kazike ohne weiteres Nachdenken, dann wolle er nicht in den Himmel, sondern in die Hölle, nur um derartig grausame Menschen nicht sehen und mit ihnen zusammen sein zu müssen.* Papst Benedikt XVI., der frühere Chef der Glaubenskongregation Joseph Ratzinger, erklärte, dass den indianischen Ureinwohnern durch die Verkündung des Evangeliums keine fremde Kultur aufgezwungen worden sei; vielmehr hätten die Indianer die Christianisierung *still herbeigesehnt*. Das Einzige, was der Kazike wahrscheinlich herbeisehnte, war, von seinen Qualen endlich erlöst zu werden.

In seinem Büchlein schrieb Las Casas eine Chronik des Genozides, die bis heute den Hass nationalistischer Spanier auf sich zieht, weil aus „Helden" „Mörder" gemacht würden. Die Helden hat Las Casas so beschrieben:

Sie wetteten untereinander, wer unter ihnen einen Menschen auf einen Schwertstreich mitten voneinander hauen, ihm mit einer Pike den Kopf spalten oder die Eingeweide aus dem Leib reißen könne. Neugeborene Geschöpfe rissen sie bei den Füßen von den Brüsten ihrer Mütter und schleuderten sie mit den Köpfen wider die Felsen.

Eine Million Rosen für Angela Davis

So hieß in den 70er-Jahren eine staatlich organisierte Solidaritätskampagne der DDR zur Freilassung der US-amerikanischen Philosophin, Kommunistin und Black-Power-Aktivistin Angela Davis. Es ging um eine Postkartenaktion für die Enthaftung der wegen Terrorismus festgehaltenen Bürgerrechtlerin. Diese großangelegt Kampagne in der Hochphase des Kalten Krieges verankerte die Amerikanerin fest im kulturellen Gedächtnis der DDR-Bürger, weil man in Angela Davis die „Heldin des anderen Amerikas" sehen konnte, so wie man selbst Teil des anderen Deutschlands sein wollte. Vor 50 Jahren hat ihr der Liedermacher Franz Josef Degenhardt einen Song gewidmet:
Dies ist die Geschichte von den Untaten der / Kommunistin Angela Davis und warum sie in die / Gaskammer geschickt werden soll: / Drei schwarze Brüder, die sangen, das war / anno siebzig am dreizehnten Januar / im Hof vom Gefängnis von Soledad / im kalifornischen Bundesstaat. / Das durften sie nicht, weil es war schon halb zehn, / doch sie wollten den schönen Vollmond sehn. / Auf dem Wachturm postierte der Wächter John Mills, / der Negerhasser mit der Narbe am Hals. / Und der schoss gleich ein paar Magazine leer, / und da sangen die drei schwarzen Brüder nicht mehr. [...]
Die gefangenen Männer von Soledad, / die wollten Bestrafung für diese Tat / und streikten. Da kam John Mills vor Gericht. / Doch der Richter sagte: Mills tat bloß seine Pflicht. / Na, und paar Tage später fand man John Mills / erschlagen und mit durchschnittenem Hals. / Da hat sich der Gouverneur Reagan gefreut, / weil es saßen nämlich zu dieser Zeit / drei schwarze Panther in Einzelhaft, / die hat er dann wegen Mord angeklagt. [...]
Der Richter hieß Haley und war ein Faschist, / genau, wie der Gouverneur einer ist. / Der hat zu Prozessbeginn gleich gesagt: / Martin Luther King, den hat man zu Recht/ umgebracht. / Und der war natürlich ganz scharf rauf zu sehn, / wie Revolutionäre in die Gaskammer gehen. / Ein geplanter Mord, wie verhindert man den? / Also, ein Bruder von einem Angeklagten, der hieß / Jonathan Jackson, den ließen sie in den Gerichtssaal / rein/ und der sollte die drei Genossen befrein. [...]
Jackson, der springt übern Richtertisch, / drückt die Waffe dem Richter hart ins Genick. / Und Handschellen los und Schusswaffen her. / Und im Nu ist der ganze Gerichtssaal leer. / Und der Richter ist noch als Geisel dabei, / Aber draußen wartet schon die Polizei. / Und kommen raus, und da knallen die Bullen schon, / und so verblutet die Befreiungsaktion. / Die Gerichtsstufen rollen die drei, / aber der Richter Haley ist auch mit dabei. [...]
Die an der Macht sind, die wissen Bescheid: / Ihr mächtiges Ende ist nicht mehr weit. / wenn die Ohnmächtigen anfangen, sich zu befrein. / Und da fiel ihm Angela Davis ein. / Weil sie sagte schon immer, dass das so ist. / Und die sagt das nicht bloß, denn sie ist Kommunist. Darum klagt man sie an wegen Hilfe zum Mord / an dem Richter der Panther von Soledad.

Libyen: Ein Berberstamm gibt dem Land den Namen

Schon vor etwa 4.300 Jahren drangen berberische Libyer in das Niltal ein, lieferten sich Kämpfe mit den Ägyptern und siedelten sich in Oasen an. Schließlich gelang es den Libyern sogar, die Herrschaft in Ägypten für mehr als drei Jahrhunderte an sich zu reißen, ohne die ihnen fremde Kultur zu übernehmen.
Seit dem 7. Jahrhundert v. Chr. setzte an der Küste die griechische Kolonisation ein, und Phönizier kamen in das Gebiet des heutigen Tunesien und Lbyen.
Nachdem Alexander der Große den Perserkönig geschlagen hatte, konnte er auch Ägypten in sein Großreich eingliedern. Die nächsten Herrscher waren die Ptolemäer, es folgten Diadochenkämpfe, bis die zunehmende Dominanz Roms den Küstenraum zu einem Teil des Reiches werden ließ. Dazu gehörten auch Teile des heutigen Libyen. Das Christentum breitete sich von Ägypten kommend aus; nach koptischer Tradition stammte der Evangelist Markus sogar aus Kyrene im heutigen Libyen.
Ab 643 kam es zur arabischen Eroberung und Islamisierung. 900 Jahre später folgte die Besetzung der Küstenregionen durch die Osmanen, deren Präsenz und Herrschaft im Laufe der Jahrhunderte immer schwächer wurde. Am 29. September 1911 marschierten italienische Truppen ein, weil Libyen das letzte noch nicht kolonialisierte Gebiet Nordafrikas war und die Befürchtung bestand, die Franzosen könnten ihre Besetzung von Marokko, Algerien und Tunesien weiter nach Osten ausdehnen, wo sie dann auf die Briten stoßen würden, die ja Ägypten beherrschten.
Erstmals in der Geschichte der modernen Kriegsführung setzten die Italiener bei ihrem Feldzug Flugzeuge für Bombenangriffe ein und richteten in Tripolis ein Blutbad unter der Bevölkerung an.
Unter dem Druck der sich anbahnenden Balkankrise gab das Osmanische Reich seine Gebietsansprüche auf; so entstand eine italienische Kolonie, bis im Zweiten Weltkrieg die alliierten Truppen die Deutschen und Italiener verdrängten.
Bis zur Unabhängigkeit des Landes hatte Libyen den Status eines UN-Treuhandgebietes unter britischer Besatzung. Am 24. Dezember 1951 wurde Libyen zur Monarchie erklärt. Die Herrschaft von König Idris wurde im Laufe der Jahre immer repressiver und korrupter. Das Land beschäftigte 20.000 Geheimpolizisten, und Folterungen waren an der Tagesordnung.
Am 1. September 1961 wurde der König von panarabischen Offizieren gestürzt. Der bizarre Oberst Muammar-al-Gaddafi kam an die Macht, die er in den darauffolgenden Jahrzehnten immer despotischer und brutaler ausübte. 2011 brach ein Bürgerkrieg aus, in dessen Verlauf Gaddafi getötet wurde. Im Mai 2014 verursachte das bestehende Machtvakuum einen zweiten Bürgerkrieg, der das Land in verschiedene Einflusssphären spaltete und gleichzeitig Terrororganisationen den Boden bereitete.
Heute ist Libyen ein Paradebeispiel für einen „failed state“.

Der Kreis und seine Hexenmeister

Als ausgerechnet am 24. Dezember des Jahres 1865 in Pulaski, Tennessee der Ku-Klux-Klan von sechs Offizieren der unterlegenen Südstaaten gegründet wurde, hatten die „Eingeweihten" noch keine politische Zielsetzung, sondern es war schlicht eine Geheimgesellschaft frustrierter Konföderierter. Aber als sie erkannten, dass sie mit ihrer Maskerade bei ihren nächtlichen Ausritten ehemalige Sklaven so schön einschüchtern konnten, ergab sich der spätere Zweck von selbst: Schwarzen Angst einzujagen, sie in Schrecken zu versetzen und ihnen zu zeigen, wer nach wie vor der eigentliche Herr im nationalen Hause sei. Es war eine gute Möglichkeit zu beweisen, dass man die Gleichstellung und Gleichbehandlung der ehemaligen Handelsware mit echten Menschen, das heißt Weißen, nicht hinnehmen wollte, wenn man Mitglied des Ku-Klux-Klans wurde. Dementsprechend stark war auch der Zulauf im Süden der USA. Ziel war, durch Einschüchterung, aber auch Brandstiftung, körperliche Gewalt, Entführung und Mord die ehemaligen Sklaven an der Ausübung ihrer neu erworbenen Bürgerechte zu hindern. Die Aggression richtete sich aber in ähnlicher Weise auch gegen alle jene, die versuchten, dem neuen Recht zum Durchbruch zu verhelfen. Sie wurden als Kollaborateure der Yankees und Kriegsgewinnler denunziert und verfolgt. Gesetzliche Maßnahmen gegen den Kux-Klux-Klan hatten nur teilweise Erfolg, denn in einigen Südstaaten stieg das Ausmaß der Gewaltdelikte sogar an. Der im Jahre 1915 uraufgeführte Film „Die Geburt einer Nation" verstärkte neuerlich den Hass auf Schwarze und hauchte dem Klan neues Leben ein. Seine Wiederauferstehung am Thanksgiving-Tag ließ das brennende Feuerkreuz zum weithin leuchtenden Symbol werden. Auch die Führungsgarnitur war neu ausgestattet: Aus dem „Großen" wurde der „Imperiale Hexenmeister", dazu kamen ein „Großer Drache" und ein „Großer Zyklop". All das sollte heroisch und furchteinflößend wirken. Auch diese Aggression wurde breiter: Intellektuelle, Juden, Katholiken und Gewerkschaftsführer wurden als nationale Zielobjekte ausgemacht und die Ausdehnung auf die ganzen USA erreicht. Mit der Wirtschaftskrise reduzierte sich der Klan auf einen rassistischen Kern. Erst die Bürgerrechtsbewegung der 50er- und 60er-Jahre verschaffte ihm neuen Zulauf. Vor allem die „White Knights of the Ku-Klux-Klan" im Bundesstaat Mississippi waren eine brutale Verbrecherorganisation, der weder etwas Ritterliches noch etwas Christliches anhaftete. Verurteilungen waren die Ausnahme, weil entweder der Staat Mississippi eine Anklage verweigerte oder sympathisierende Jurymitglieder für skandalöse Freisprüche sorgten. So traurig es ist, aber ausgerechnet die Wahl von Barack Obama zum neuen Präsidenten bescherte dem Klan einen Zulauf, der in der dumpfen Zeit Donald Trumps sich noch deutlich verstärkte, denn dieser Mann hatte für einen weißen Rassismus das richtige Gespür.

Sinclair Lewis hatte schon 1935 prophezeit: *Wenn der Faschismus nach Amerika kommt, wird er sich in die Fahne hüllen und ein Kreuz tragen.*

Zwei Friedensnobelpreise in einem kleinen Land am Ende der Welt

Timor gehört zum östlichen Teil des malaiischen Archipels und zählt damit zu den kleinen Sundainseln. Die geographische Besonderheit dieses Teils der Insel besteht darin, dass das Land als einziges in Asien zur Gänze südlich des Äquators liegt. Ein kleiner Teil der Bevölkerung ist noch gemischt portugiesisch-timoresischer Herkunft, und zu diesen „Mestizos" zählt auch der ehemalige Staatspräsident José Ramos-Horta.

Als nach einem kurzen Bürgerkrieg am 28. November 1975 die Unabhängigkeit ausgerufen wurde, begann Indonesien mit der „Operation Seroja" das Land zu besetzen und machte es zu einer seiner Provinzen „Timor Timur", was so viel heißt wie „der Osten der Ostinsel". Die Folgen waren grauenhaft, denn in den darauffolgenden Jahren starb ein Drittel der Einwohner an Hunger, durch Epidemien und bei den Kämpfen gegen die Besatzer. Auf Grund internationalen Drucks kam es 1999 zu einem Referendum, bei dem sich die Bevölkerung zugunsten der Unabhängigkeit aussprach. Die Folge waren weitere Gewalt der Indonesier, eine Friedenstruppe der Vereinen Nationen und schließlich die Unabhängigkeit 2002.

Der am 26. Dezember 1949 geborene Ramos-Horta musste bereits 1970 ins politische Exil nach Ostafrika gehen, nachdem er für das katholische Bistum Dili politische Artikel verfasst hatte. Immer wieder geriet er in das Fadenkreuz der Polizei, und nur die Nelkenrevolution 1975 rettete ihn vor einer neuen Verbannung. Von 1976 bis 1986 war er ständiger Vertreter der ehemaligen Regierungspartei bei den Vereinten Nationen und kämpfte gegen die indonesische Invasion mit ihren Massenmorden und für die Unabhängigkeit Ost-Timors. In seiner Heimat verlor er in dieser Zeit drei seiner elf Geschwister durch die Gewalt der Besatzungsmacht.

Für sein Engagement gegen die Unterdrückung erhielt er 1996 gemeinsam mit dem Bischof Carlos Filipe Ximenes Belo den Friedensnobelpreis.

Belo studierte zunächst Philosophie in Lissabon, trat dem Orden der Salesianer Don Boscos bei und ging dann als Lehrer zurück in seine Heimat. Auch er ging ins Exil, studierte Theologie und erhielt 1980 die Priesterweihe in Rom. Als er zurückkam, reagierten die Indonesier mit offener Feindschaft und massiven Einschränkungen seiner Rechte. Er war das Ziel mehrerer Mordanschläge, weil er sich unerschrocken für das Selbstbestimmungsrecht der Ost-Timoresen einsetzte.

Horta führte in der Übergangsregierung das Außenministerium und später zusätzlich die Aufgabe des Verteidigungsministers. Ein paar Jahre darauf wurde er Ministerpräsident und 2007 für eine Wahlperiode Präsident des Landes. Er war auch als Generalsekretär der Vereinten Nationen und UN-Hochkommissar für Menschrechte im Gespräch, entschied sich aber, im Land zu bleiben: *Ich habe eine andere Aufgabe hier,* war seine Erklärung.

Die Christtags-Rebellion

Anfang des 16. Jahrhunderts segelt ein Schiff von der afrikanischen Küste in die Karibik. Es landet auf der Insel Hispaniola; an Bord befindet sich eine wertvolle Ladung vom afrikanischen Kontinent: Gold, Elfenbein und Sklaven. Dicht an dicht liegen 50 schwarze Männer unter Deck, die an Händen und Füßen mit Eisenketten zusammengeschlossen sind. Noch wissen sie nicht, was sie in dieser Neuen Welt erwartet, in die sie als Ware verfrachtet worden sind. Später wird man sie nicht nach Köpfen, sondern nach dem Gewicht handeln – besseres oder schlechteres Frischfleisch – je nach Qualität von unterschiedlichem Preis. So verfeinert ist der Handel allerdings noch nicht. Jetzt wird einfach Stückware an den Mann gebracht. So weit der Beginn des Sklavenhandels und seine unmenschliche Logik.
Der jüngere Bruder des berühmten Christoph Kolumbus, Bartholomäus genannt, gründete im Süden, an der Mündung des Flusses Ozama, eine neue Stadt, nämlich Santo Domingo, welche die Hauptstadt der Insel wurde. Als sein Bruder Christoph am 31. August 1498 erneut die Stadt besuchte, musste er zunächst Streitigkeiten der Siedler mit Bartholomäus schlichten und verstärkte die Suche nach Gold. Auf Grund negativer Berichte in der Heimat wurden beide gefangen genommen und in Ketten gelegt nach Spanien zurückgeschickt. Dort wurden sie zwar begnadigt, nicht aber in ihren früheren Ämter eingesetzt.
Inzwischen hatte die Zwangsarbeit die Zahl der indigenen Bevölkerung drastisch dezimiert, und so kam man auf die Idee, Sklaven aus Afrika einzusetzen. Schon 1509 wurde Diego Colón, der Sohn von Christoph Kolumbus, Gouverneur, später auch Vizekönig Hispaniolas. Wie es sich für eine derart hochgestellte Persönlichkeit gehörte, wurde er laut einem zeitgenössischen Bericht von einem großartigen Gefolge begleitet.
Diego musste allerdings nach Spanien zurück, um seine Ansprüche sicherzustellen, und als er am 12. November 1520 nach Santo Domingo zurückkehrte, geschah dies mitten in einem einheimischen Aufstand im Bereich der Franziskanermissionen. Was folgte, war ein Jahr später der früheste dokumentierte Sklavenaufstand in Amerika, der am Christtag ausgebrochen sein soll. Die im Jahr 1522 erlassenen Sklavengesetze beschreiben, dass *eine bestimmte Anzahl von Sklaven mit Absicht rebelliert hat, um alle Christen zu töten, die sie zu Gesicht bekamen, sich zu befreien und das Land zu übernehmen.* Was davon wirklich stimmte und was einfach Rechtfertigung für drakonische Regeln war, ist heute nicht mehr feststellbar. Wovon man ausgehen kann, ist, dass es sich um muslimische Angehörige der Wolof-Nation gehandelt hat, die einen Aufstand auf der Zuckerplantage von Diego Colón anführten. Einer ganzen Reihe von ihnen gelang die Flucht in die Berge, wo sie gemeinsam mit den indigenen Tainos unabhängige Gemeinschaften bildeten.

Lin Xiaobo:
Abgesehen von einer Lüge besitze ich nichts

Auch wenn ich weiß
Tod ist ein geheimnisvolles Unbekanntes
Wenn man lebt, kann man ihn nicht kennenlernen, auf keine Weise
Und einmal tot
Kann man ihn nicht noch einmal erleben
Doch schwebe ich noch immer im Tod
Ein Schweben im Ertrinken
Zahllose Nächte hinter vergitterten Fenstern
Und die Gräber unter dem Sternenlicht
Haben meine Albträume offenbart
Abgesehen von einer Lüge
Besitze ich nichts

Das hat der chinesische Dichter und Dissident Liu Xiaobo während seiner Gefangenschaft in einem Gedicht geschrieben. Dem am 28. Dezember 1955 geborenen Systemkritiker und Menschenrechtler wurde 2010 der Friedensnobelpreis verliehen, doch sein Stuhl blieb leer, weil ihm das Regime die Ausreise verweigert hatte. Sein „Verbrechen": Er hatte eine Denkschrift unterschrieben, in der es hieß: *Die Freiheit ist der Kern der universellen Werte. [...] Wo die Freiheit nicht blüht, kann von moderner Zivilisation keine Rede sein.* Das galt als *Anstiftung zum Umsturz der Staatsgewalt* und sollte ihn für elf Jahre ins Gefängnis bringen. Er hat es nie mehr verlassen, denn er starb vor dem Haftende an Leberkrebs.
Lin Xiaobo war den chinesischen Behörden schon lange ein Dorn im Auge. Bereits 1989 hatte er sich an den Pekinger Studentenprotesten beteiligt, die in der Nacht vom 3. auf den 4. Juni gewaltsam beendet worden waren. Er wurde daraufhin nicht nur von seiner Arbeitsstelle entlassen, sonder saß von 1989 bis 1991 in Haft.
Als ihn auch weitere Gefängnisaufenthalte psychisch und physisch nicht brechen konnten, wurde er drei Jahre hindurch zur „Umerziehung durch Arbeit" verpflichtet. Es folgten Hausarrest und laufende Behördenschikanen, die ihn trotzdem nicht zum Verstummen brachten. Er veröffentlichte im Ausland Texte wie „Eines Tages wird die Freiheit nach nach China kommen. Die nicht gehaltene Verteidigungsrede eines Dissidenten". Erst die heimtückische Krankheit, Leberkrebs, beendete seinen heldenhaften Widerstand gegen ein schikanöses, autokratisch-bürokratisches und unmenschliches Regime. Das Nobelpreiskomittee ehrte *seinen langen und gewaltlosen Kampf für Menschenrechte*. Sein Leichnam wurde eingeäschert, aber entgegen den sonst üblichen Sitten wurde seine Asche nicht an Land bestattet, sondern im Beisein seiner Angehörigen ins Meer ausgestreut. Offensichtlich wollte man eine bleibende Erinnerungsstätte an Liu Xiaobo verhindern.

Von Henry David Thoreau bis Edward Snowden

Otto von Bismarck wird der Satz zugeschrieben: *Mut auf dem Schlachtfeld ist bei uns Gemeingut, aber Sie werden nicht selten finden, dass es ganz achtbaren Leuten an Zivilcourage fehlt.* Das „Feld der Ehre" ist halt kriegerisch, und Zivilcourage wird auch heute noch oft mit Quertreiberei verwechselt. Zumindest eine Form des Widerstandes, die auch Courage einfordert, ist ziviler Ungehorsam, wie ihn jenseits des Atlantiks Henry David Thoreau geprägt hat, indem er erklärte, warum er aus Protest gegen den Krieg mit Mexiko und die Sklavenhaltung keine Steuern mehr bezahlte. Dafür war er auch bereit, ins Gefängnis zu gehen.

Solches mag von der Staatsmacht noch einigermaßen zivilisiert hingenommen werden, doch sie greift dann zu äußerst repressiven Mitteln, wenn es in ihrer Sicht der Dinge um Geheimnisverrat geht. Und desto peinlicher eine Angelegenheit, desto entlarvender sie ist, um so lauter wird dann „Verrat" gebrüllt und das ganze Arsenal an Waffen aufgeboten, um den „Verräter" mundtot zu machen. Da ist keine Rede mehr von löblicher „Zivilcourage", von verständlichem zivilen Widerstand, nein da wird sofort nach der Methode „Haltet den Dieb" vorgegangen. Eines der prominentesten Beispiele der jüngsten Geschichte ist der ehemalige CIA-Mitarbeiter Edward Snowden, dessen Enthüllungen Einblicke in das Ausmaß der weltweiten Überwachungs- und Spionagepraktiken von Geheimdiensten geben. Gemäß dieser einfachen Formel teilte Präsident George W. Bush jr. nach den Terroranschlägen vom 11. September 20021 die Welt in zwei Hemisphären.

Wer nicht für uns ist, ist gegen uns.

Den US-Ermittlungsbehörden wurde erlaubt, eine weitreichende Überwachung der Zivilbevölkerung durchzuführen. Das Erfordernis einer richterlichen Genehmigung für Telefon- und Internetüberwachung wurde aufgehoben, Abhörrechte des FBI erheblich erweitert. Während aus dem US-Bundesgesetz kein Hehl gemacht wurde, hielt man ein weiteres drastisches Überwachungsprojekt jahrelang geheim: Mit dem PRISM-Programm ermächtigten die USA ihren Auslandsgeheimdienst NSA mit der weltweiten Überwachung elektronischer Kommunikation ab 2005. Großbritannien führte mit Tempora parallel dazu eine ähnliche Operation durch.

Erst der ehemalige CIA-Mitarbeiter Edward Snowden deckte die Tätigkeiten ab dem Jahre 2013 im Zuge der NSA-Affaire auf. (PROFIL)

Snowden lebt seit 2013 im Exil in Moskau, weil er von den USA mit einem internationalen Haftbefehl verfolgt wird. Was davon zu halten ist, zeigt eine Empfehlung des Europäischen Parlaments, alle Vorwürfe gegen Snowden fallen zu lassen und ihm als Menschenrechtler Schutz zu gewähren. Wie notwendig dieser ist, zeigt die Tatsache, dass Ex-Geheimdienstler in den USA ihm dafür entweder sofort eine Kugel in den Kopf schießen wollen oder fordern, dass er nach einem Prozess hingerichtet wird.

Freedom Ride

He was my brother
Five years older than I
He was my brother
Twenty-three years old the day he died
Freedom Rider
They cursed my brother to his face
„Go home, outsider
This town's gonna be your buryin' place"
He was singin' on his knees
An angry mob trailed along
They shot my brother dead
Because he hated what was wrong
He was my brother
Tears can't bring him back to me
He, he was my brother
And he died so his brothers could be free
He died so his brothers could be free

Simon und Garfunkel veröffentlichten dieses Lied im Jahr 1964 in Erinnerung an Andrew Goodman, der im selben Jahr ermordet worden war. Er stammte aus einer jüdischen Familie in New York und wurde im Elternhaus für soziale Themen sensibilisiert. Am Queens College freundete er sich mit Paul Simon an und am 21. Juni 1964 brach er mit den Aktivisten James Earl Chaney und Michael Schwerner auf, um zu einer Kirche zu fahren, die aus rassistischen Motiven niedergebrannt worden war. Der Sheriff und sein Stellvertreter waren Anhänger der White Knights of the Ku-Klux-Klan und bereiteten einen Hinterhalt vor, dem alle drei Aktivisten zum Opfer fallen sollten.

„Freedom Ride" wurde zur Bezeichnung einer Widerstandsform, die aus der Bürgerrechtsbewegung entstand. Die Freedom Riders wollten die Abschaffung der staatlich sanktionierten Rassentrennung herbeiführen, um das vom Supreme Court ausgesprochene Verbot der Diskriminierung in öffentlichen Verkehrsmitteln, Gaststätten und Wartesälen zu kontrollieren. Zwischen Juni und September 1961 fanden sechzig Fahrten statt, die zum Teil gewaltsame Proteste hervorriefen. Der offiziellen Politik war das lästig, wie zum Beispiel eine Reaktion von Präsident Kennedy zeigte: *Können Sie Ihre gottverdammten Freunde nicht davon abhalten, in diese Busse zu steigen? Die sollen das abblasen. Sagen Sie Ihnen das!* Schließlich wollte man die weißen Rassisten in den Südstaaten nicht völlig vor den Kopf stoßen, weil man ihre Repräsentanten brauchte, um mehrheitsfähig zu bleiben.

Letzlich setzten sich Zivilcourage und Widerstand gegen Rassenwilkür durch.

Von Schönheit hell umflammt ist diese Erde
Und ihre Zukunft ist herrlich und groß

Dieser Optimismus, den Jura Soyfer in seinem „Lied von der Erde" trotz schlechter Zeiten bekennt, soll den Übergang zwischen den Jahren begleiten. Wie ein Gebet erscheint mir dieses hoffnungsvolle Gedicht. *Es kommt darauf an, das Hoffen zu lernen,* sagt der Philosoph Ernst Bloch. Ich lerne noch immer, neugierig und erwartungsvoll, weil ich sonst verzagen würde.

Denn nahe, viel näher als ihr es begreift
Hab ich die Erde gesehn.
Ich sah sie von goldenen Saaten umreift,
Vom Schatten des Bombenflugzeugs gestreift
Und erfüllt von Maschinengedröhn.
Ich sah sie von Radiosendern bespickt;
Die warfen Wellen von Lüge und Haß.
Ich sah sie verlaust, verarmt – und beglückt
Mit Reichtum ohne Maß.

Voll Hunger und voll Brot ist diese Erde,
Voll Leben und voll Tod ist diese Erde,
In Armut und in Reichtum grenzenlos.
Gesegnet und verdammt ist diese Erde,
Von Schönheit hell umflammt ist diese Erde,
Und ihre Zukunft ist herrlich und groß.

Denn nahe, viel näher, als ihr es begreift,
Steht diese Zukunft bevor.
Ich sah, wie sie zwischen den Saaten schon reift,
Die Schatten vom Antlitz der Erde schon streift
Und greift zu den Sternen empor.
Ich weiß, daß von Sender zu Sender bald fliegt
Die Nachricht vom Tag, da die Erde genas.
Dann schwelgt diese Erde, erlöst und beglückt,
In Reichtum ohne Maß.

Voll Hunger und voll Brot ist diese Erde
Voll Leben und voll Tod ist diese Erde,
In Armut und in Reichtum grenzenlos.
Gesegnet und verdammt ist diese Erde,
Von Schönheit hell umflammt ist diese Erde,
Und ihre Zukunft ist herrlich und groß!

31

Dezember

Imagine all the people

Mit einigen Gedanken meines Freundes Peter Gnaiger zu John Lennons „Imagine" endet mein ganz persönliches Kalendarium: „Geschichte anders notiert", weil ich mir noch so vieles vorstellen und erträumen kann, wenn ich diese Liedzeilen lese:

Imagine all the people
Sharing all the world.

Und nicht nur das Siebtel, das noch weiß ist. Die Religion war für John Lennon wohl kein Erfolgsmodell. Davon zeugen die ersten Zeilen von „Imagine":

Imagine there's no heaven
It's easy if you try
No hell below us
Above us, only sky

Wörter, wie in Granit gemeißelt. Aber der Himmel reicht uns schon lange nicht mehr: Above us only sky? Das war einmal. Heute muss die Reise schon weiter gehen. Milliardäre überwinden für ihr Privatvergnügen den Himmel in Überschallgeschwindigkeit. Kein Himmel und keine Hölle? An diesen Gedanken hat sich die moderne Gesellschaft dagegen ganz gut gewöhnt. Wer die Hölle fürchtet, der übernimmt auch Verantwortung. Wer nicht an den Himmel glaubt, der lässt leichter zu, dass die Menschen ihren Planeten versauen.

Imagine all the people
Livin' for today

Im Heute leben. Im Hier und Jetzt. Das ist Epikur in Reinkultur. Dieses Denken begleitete Lennon bis zu seinem Tod. Eines seiner letzten Lieder hieß „Watching The Wheels". Darin heißt es: „I'm just sitting here watching the wheels go round and round. I really love to watch them roll." Heute werden die Menschen zur Selbstdarstellung gehetzt. Lennons Texte brachten noch zum Ausdruck, dass man sich freuen kann, wenn im Winter die trockene Kälte kommt.

Weil die gesund ist. Und dass man sich nicht freuen soll, wenn es warm wird, weil man weiß, dass es nur deshalb warm wird, weil man sich freut. Diese federleichten Gedanken dürften Bestandteil dieser Zeit des Aufbruchs gewesen sein.

Imagine there's no countries
It isn't hard to do
Nothing to kill or die for
And no religion, too

Imagine all the people
Livin' life in peace

Schöne Sätze sind das. Sie sind die pure Liebeserklärung für ein friedliches Miteinander. Alle sind gleich. Alle sind vereint. Trotzdem kamen diese Gedanken schon am 11. 9. 2001 monatelang auf eine schwarze Liste, ·die der US-Radiosender Clear Channel Communications erstellte. 161 Lieder durften nach dem Terroranschlag nicht mehr gespielt werden. Neben „Imagine" befanden sich auch „What A Wonderful World" von Louis Armstrong und „War! (What Is It Good For)". Die Begründung war kurios: Es hieß, die Texte dieser Lieder seien fragwürdig. In Wahrheit sollten die US-Amerikaner aggressiv gehalten werden. Dem Radiosender entging nichts. Sogar der Beatles-Song „Ob-La-Di, Ob La-Da" wurde aus dem Radio verbannt. Die ersten drei Buchstaben könnten nämlich eine Anspielung auf Osama bin Laden sein.

Dass es keine Länder mehr geben solle, keine Religion und keine Morde, war ein ehrenwertes Anliegen. Damals wurde an einem vereinten Europa gebastelt, heute droht dieses Friedensprojekt zu verfallen.

You may say I'm a dreamer
But I'm not the only one
I hope some day you'll join us
And the world will be as one

Imagine no possessions
I wonder if you can
No need for greed or hunger
A brotherhood of man

Imagine no possesions

Von der imaginierten Realität der letzten schönen Strophe sind wir heute meilenweit entfernt. Von einer „Bruderschaft der Menschen" kann nicht im Entferntesten die Rede sein. Im Mittelmeer ertrinken viele vor unseren Augen, Grenzen werden neu gezogen, Routen gesperrt. Dafür wird heute viel über Sprache diskutiert. Daher ist plausibel, dass das Wort ,,Bruderschaft" heute um die Schwesternschaft erweitert werden müsste. „Was macht es da schon, dass heute fast jeder Mensch ein Handy hat und 80 Prozent der Menschen nur sechs Prozent des gesamten Vermögens. Das stört offenbar niemanden."

Und so gehören meine abschließenden Gedanken all diesen Menschen und ihren Sehnsüchten.

Imagine all the people
Sharing all the world

Heute ist wieder Krieg in Europa, in der Ukraine. Sinnloses Sterben – wortloses Elend.

Voll Leben und Tod ist die Erde
In Armut und Reichtum grenzenlos

You may say I'm a dreamer
But I'm not the only one

Ich lasse mir die Hoffnung nicht nehmen, dass auch aus Träumen Wirklichkeit werden kann.

Aus der Geschichte lernen?

Misstraut gelegentlich euren Schulbüchern! Sie sind nicht auf dem Berge Sinai entstanden, meist nicht einmal auf verständige Art und Weise, sondern aus alten Schulbüchern, die aus alten Schulbüchern entstanden sind, die aus alten Schulbüchern entstanden sind, die aus alten Schulbüchern entstanden sind. Man nennt das Tradition.

Der das schrieb, wusste, wovon er sprach. Er wurde als 17-Jähriger während des Ersten Weltkriegs zur schweren Artillerie eingezogen, warnte vor dem aufkeimenden Nationalsozialismus, erhielt prompt Publikationsverbot, seine Bücher landeten am 10. Mai 1933 auf dem Scheiterhaufen – und dennoch verließ er Deutschland nicht, harrte aus und schrieb nach 1945 weiter für das Feuilleton und diverse Kabaretts. Der Biedersinn war ihm verdächtig, das Mitläufertum verhasst und traditionellen Bildungsinhalten stand er reserviert, wenn nicht gar ablehnend gegenüber. Die Rede ist von Erich Kästner, und dieser kommt einem bei der Lektüre des vorliegenden alternativen Geschichtsbuchs unwillkürlich in den Sinn.

Ebenso wird man an Ilse Aichinger und ihren ersten großen Text „Aufruf zum Misstrauen" aus dem Jahr 1946 erinnert, in dem die damals 25-Jährige schreibt: *„Kaum haben wir gelernt, den Blick zu heben, haben wir auch schon wieder gelernt, zu verachten und zu verneinen."* Und den sie beschließt mit dem Appell: *„Werden wir misstrauisch gegen uns selbst, um vertrauenswürdiger zu sein!"*

Diesem Misstrauen trägt Wolfgang Radleggers Kalendarium „Geschichte anders notiert" Rechnung. Es ist ein ungewöhnliches und gleichzeitig notwendiges, längst überfälliges Buch: Zu den 365 Tagen eines Jahres hat er 365 Ereignisse und Personen (manchmal auch Persönlichkeiten) zusammengetragen, die im Schatten anderer „größerer" Ereignisse und Personen (seltener Persönlichkeiten) stehen oder sich gar nicht im öffentlichen wie privaten Bewusstsein befinden. Immer sei Historie als „Geschichte von oben" vermittelt worden (und wird es bisweilen auch heute noch), erklärt er, und das habe ihn seit jeher gestört. Ein „Geschichte von unten" sei dringend nötig, um die Zeitläufte besser verstehen zu können und vor allem die – zweifelhafte – Rolle des Westens mit seinen zahllosen Kriegen und Eingriffen in anderen Ländern und Kulturen richtig einschätzen zu können. Nicht weniger als eine Korrektur des herkömmlichen Geschichtsbildes sei ihm beim Verfassen dieses Buches vorgeschwebt – und dabei konnte er, stellt man beim Lesen erstaunt, fast ehrfürchtig fest, auf ein ungemein großes Wissen zurückgreifen, das im Lauf der Jahrzehnte angewachsen ist und den sozialen wie auch sozialistischen Blickwinkel Radleggers nicht verheimlichen kann und auch gar nicht will.

Aus der Geschichte lernen?

Herausgekommen ist kein wissenschaftliches Buch – Radlegger verzichtet bei Zitaten weitgehend auf genaue Quellenangaben, die den Lesefluss nur stören würden –, auch kein allumfassendes „Standardwerk“ (was bei der Materie ohnedies nicht zu leisten wäre), sondern ein gut lesbares, verständliches „work in progress“ (denn was er zusammengetragen hat ist nur ein kleiner Ausschnitt aus der unübersehbaren Fülle an nennenswerten Geschehnissen – obwohl er selbst mittelalterliche, antike und noch weiter zurückliegende Fakten miteinbezieht), ein Kompendium von oftmals unglaublichen Geschichten, die einen erschaudern und nachdenklich werden lassen, ein höchst persönliches Plädoyer für Menschlichkeit, das ungeplant, weil nicht vorhersehbar im Schatten des Ukraine-Konflikts publiziert wird, von dem nicht abzusehen ist, wie er sich noch entwickeln wird, von dem aber jetzt schon klar ist, dass er eine Zäsur in der jüngeren Geschichte Europas und der gesamten Welt bilden und Eingang in eine Fortsetzung der „Geschichte anders notiert“ finden wird.

Ein Buch, das in jede Bücherei, vor allen Dingen aber jede Schulbibliothek gehört!

Christoph Janacs, Lektor

Geschichte neu lernen

Als Wolfgang Radlegger mich mit seiner Idee eines Kalendariums der „anderen" Geschichte konfrontierte, war ich begeistert. So etwas habe ich bisher noch nicht gekannt. Ich habe aber auch nicht im geringsten geahnt, was für eine Aufgabe auf uns als Verlag zukommt. Stapelweise handgeschriebene Seiten – eine schon rein körperlich enorme Aufgabe des Autors – galt es in ebsolcher Anstrengung zu transskribieren, kürzen, lektorieren, korrigieren, bis nach etlichen Durchgängen mit den immer sich einschleichenden Fehlern das Buch nun fertig vorliegt.

Ich bedanke mich bei dem Autor Wolfgang Radlegger für seinen unermüdlchen Einsatz und sein Durchhaltevermögen in oft schwierigen Zeiten. Ich bedanke mich bei alle denen, die unter enormem zeitlichen Druck das handschriftliche Manuskript „entschlüsselt" und Namen und Zeitangaben überprüft haben. Ich bedanke mich bei Christoph Janacs für sein penibles Lektorat.

Die Beschäftigung mit diesen Texten hat mir eine neues Verständnis politischer Vorgänge gebracht, mit denen ich schon damals interessiert aufgewachsen bin. Wenn ich heute aktuelle Berichte in den Zeitungen und Medien verfolge, werden mir Zusammenhänge und Entwicklungen neu bewusst – und mich schaudert vor dem, was schon war, und dem, was kommen könnte.

Volker Toth, Verleger

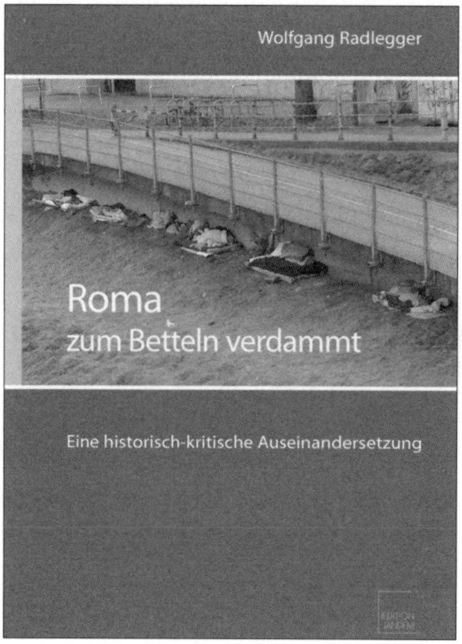

ISBN 978-3-902932-66-2

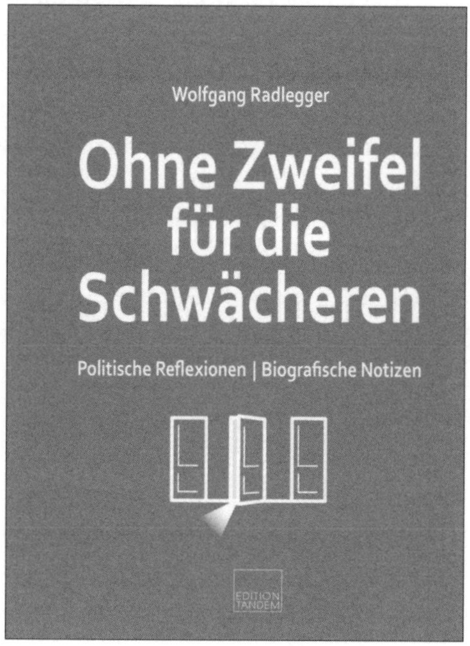

ISBN 978-3-904068-38-3

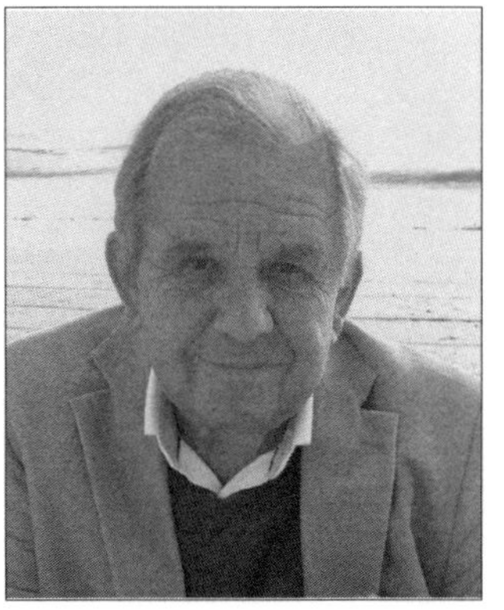

Wolfgang Radlegger

geboren 1947 in Grödig bei Salzburg, Kindheit in Buenos Aires, Gymnasium in Salzburg, lebt in Salzburg.
1978-1979 Mitglied des österreichischen Bundesrates;
1979-1989 Mitglied der Salzburger Landesregierung;
ab 1984 Landeshauptmann-Stellvertreter;
Landesparteiobmann der SPÖ.
Ab 1991 leitende Tätigkeit bei der Bausparkasse Wüstenrot, Vorsitzender des Vorstandes; bis Jahresmitte 2022 Mitglied des Vorstandes der Eigentümergenossenschaft Wüstenrot und diverser Aufsichtsräte im Bausparkassen- und Versicherungsbereich.
Autor zahlreicher Artikel.
2011 erschien in Wien das Buch „Vom Stillstand zum Widerstand".

In der EDITION TANDEM erschienen:

2017	Roma – zum Betteln verdammt Eine historisch-kritische Auseinandersetzung
2018	2. Auflage
2021	Ohne Zweifel für die Schwächeren Politische Reflexionen | Biografische Notizen

Wolfgang Radlegger
Geschichte anders notiert
Ein Kalendarium

Laktorat: Christoph Janacs
Gestaltung: Volker Toth
Druck: Florjancic, Maribor

ISBN. 978-3-904068-59-8

www.edition-tandem.at